“十二五”国家重点图书

瓦斯爆炸伤害学

主　编　白俊清　李树峰

副主编　张　柳　程　光

　　　　申立勇　田树文

主　审　李世波　程爱国

北京大学医学出版社

WASI BAOZHA SHANGHAIXUE

图书在版编目（CIP）数据

瓦斯爆炸伤害学/白俊清，李树峰主编．—北京：北京大学医学出版社，2011.6

ISBN 978-7-5659-0160-7

Ⅰ.①瓦…　Ⅱ.①白…②李…　Ⅲ.①瓦斯爆炸—爆炸伤—研究　Ⅳ.①R826.5

中国版本图书馆 CIP 数据核字（2011）第 061200 号

瓦斯爆炸伤害学

主　　编：白俊清　李树峰

出版发行：北京大学医学出版社（电话：010-82802230）

地　　址：（100191）北京市海淀区学院路 38 号 北京大学医学部院内

网　　址：http：//www.pumpress.com.cn

E - mail：booksale@bjmu.edu.cn

印　　刷：北京画中画印刷有限公司

经　　销：新华书店

责任编辑：韩忠刚　**责任校对**：金彤文　**责任印制**：张京生

开　　本：889mm×1194mm　1/16　**印张**：23.5　**字数**：699 千字

版　　次：2011 年 7 月第 1 版　2011 年 7 月第 1 次印刷　**印数**：1－2500 册

书　　号：ISBN 978-7-5659-0160-7

定　　价：175.00 元

编委会

序

2009年2月22日山西焦煤集团屯兰煤矿发生的瓦斯爆炸事故，据统计井下当班工人436人，有362人安全升井获救，井下遇难61人，送医院途中死亡13人，住院治疗114人（危重伤员5人）。由此说明两个问题：一是并不是每起瓦斯爆炸事故死亡率都惊人地高；二是应当加强现场救治和运送途中的高级生命支持。从“以人为本首先要以人的生命为本，科学发展首先要安全发展，和谐社会首先要关爱生命”的宗旨出发，只要有1%的希望，我们也要倾力相救。由河北联合大学、山西晋城煤业集团总医院编写的《瓦斯爆炸伤害学》就为“人的生命高于一切”的瓦斯爆炸事故后的医疗救治提出了具有划时代意义的指导价值。

《瓦斯爆炸伤害学》以他们独特的思维方式和理念，在总结对比1989—1998年和1999—2009年前后10年我国瓦斯爆炸伤害救治经验的基础上，提出了我国瓦斯爆炸伤害救治的先进经验和存在的问题，从而指出了今后发展的方向。它的实用性就在于我国安全生产应急救援体系的建立、矿山医疗救护体系与规范以及各部位伤的诊断和治疗；它的先进性就在于站在现代医学的高度去认识创伤免疫学、肠道屏障功能与伤后感染及其预后的关系；他的独特性就在于对煤矿仅有的自压伤与自压伤综合征、瓦斯爆炸伤后的心理干预与治疗、瓦斯爆炸伤后免疫抑制的论述。更可喜的是，随着我国经济状况的好转，近几年开展了瓦斯爆炸伤害后的基础研究，为深入研究瓦斯爆炸伤害的病理生理学、分子生物学、救治学、康复学等提供了一个平台。希望今后能在世界上独树一帜，为人类造福。

每一起重大瓦斯爆炸事故都会给人民生命财产造成巨大损失，在社会上产生恶劣影响，我们的心情自然也十分沉痛。安全生产是当前影响社会和谐的突出矛盾和人民群众最关心、最直接、最现实的问题之一。以人为本首先要以人的生命为本，科学发展首先要安全发展，和谐社会首先要关爱生命。希望这本书能够成为煤矿应急救援培训的教材，成为制定全国瓦斯爆炸伤害救治指南的基础。

中国预防医学会煤炭系统分会主任委员
河北联合大学校长

袁聚祥
2011年3月于唐山

前　言

我国的煤矿均为瓦斯矿井，而且44%属于高瓦斯矿井。因此，瓦斯爆炸一直是中国煤矿安全生产的“第一杀手”，煤矿瓦斯爆炸所造成的伤亡当属煤矿创伤中的首位。据来自于新华社、媒体网公布的数字统计，2005年在115起重大的矿难中，伤亡人数共1911人，其中死亡1695人，受伤者216人。其中52起是煤矿瓦斯爆炸事故，死亡人数937人，受伤者为88人，死亡率达到了91%。2008年120起矿难事故死亡数为716人，其中因瓦斯爆炸、瓦斯突出、窒息、CO中毒死亡数为659人，占91.04%。2009年煤矿重大瓦斯爆炸事故所占比例高于80%，而且最大的特点是由小矿向国有大矿挺进，4起特别重大煤矿事故，其中3起发生在国有大型煤矿。就是送达到医院得到救治的伤员，也有10%左右的死亡率。据专家预测，随着煤矿开采深度的不断增加，机械化程度的不断提高，开采强度的不断增强，矿井内涌出的瓦斯量还会进一步增大，瓦斯灾难会越来越成为煤矿灾害防治的重点和难点。

近10年来，我国瓦斯爆炸伤害的救治工作取得了长足的进步，主要表现在：确立了煤矿瓦斯爆炸伤害应急救援体系与程序，明确和提高了对煤矿瓦斯爆炸造成主要危害的认识，对瓦斯爆炸伤害概念、吸入性损伤、有害气体中毒、创伤急救“黄金一小时”和链式救治质量、煤矿瓦斯爆炸烧伤感染以及心理精神障碍干预与治疗都有了新的认识，还开展了瓦斯爆炸伤害的基础性研究、将高质量的辅助检查应用于临床诊治等。但是依然存在着诸多问题，主要是缺少一本指导性的专著，从而导致：①造成概念、救治方法不统一，救治水平不平衡，救治效果差异极大；②现场处理不规范、入院不及时、丧失了救治“黄金时间”；③由于伤情评分没有得到统一和规范，以致造成对群体伤员现场伤情拣别有误差，甚至轻重颠倒，延误急救与治疗；④对煤矿工人、救护人员、医护人员培训质量不规范，致使对出井后的伤员处理不当，有的用压力较高的水管冲洗，导致二次损伤；⑤煤矿瓦斯爆炸伤害造成全身脏器损害的序贯性不十分肯定，致使救治过程中重点先后顺序不明确，延误确切治疗；⑥对于瓦斯爆炸伤害的临床特点认识不够全面，往往只重视烧伤、休克和其他复合伤，而忽略了具有瓦斯爆炸伤害特点的呼吸道损伤、自体挤压伤或自体挤压性挤压综合征的早期发现与治疗，致使病情延误，或遗留重残，或导致死亡；⑦对伤者的创伤后心理应激反应重视不够，以致治疗期延迟，甚至导致创伤后精神障碍或精神分裂症。

因此，如何使我国瓦斯爆炸伤的救治整体提高到一个新水平？仍然是我们的长期而艰巨的任务。为了提高我国瓦斯爆炸伤害医疗救治的整体水平，在全国煤矿医疗卫生机构普及现代救治知识，在总结近10年的进展、救治过程中存在的问题和明确今后发展方向的基础上，有必要编写一本当今世界上尚未问世的《瓦斯爆炸伤害学》的专著。

本书共二十三章，内容丰富，图文并茂、文字简练、易解易懂、实用性强。论述了我国煤矿瓦斯爆炸伤的特点、现场救治程序、现代救治方法，突出了我国煤矿瓦斯爆炸伤害救援体系、特有的呼吸性损伤、自体挤压伤与自体挤压伤综合征、瓦斯爆炸伤害的心理干预与治疗等这些都是一般创伤学所没有的。本书既包括有现代理论、又有实际病例介绍，既有线条图解、又有实际病例照片。对于指导全国矿山医院医务工作者从事瓦斯爆炸伤害救治有重要的意义。也可以作为相关定点医院参考书推广。

本书一个最大的特点是并不拘泥于“学”的限制，有很大篇幅内容是现实经验的总结，还以“创造性思维”方式综述了关于创伤免疫、肠道屏障、瓦斯爆炸伤害的实验性研究，目的在于启发从事瓦斯爆炸伤害的医护工作者不是着力寻找陈旧的知识，也不是去重踏别人走过的老路，而是把注意力引向发现新的事物、新的规律、新的理论、新的观点，促进人们向更高、更新、更复杂而广阔的方向开拓前进。期望能够在下次再版时变为“转化医学”的结晶。

编写此著作的基础是全国煤炭系统各医院的丰富经验和资料，也参考了诸多的论著，有些图片也都是引自于诸多医护人员的论著，尤其是瓦斯爆炸伤害的基础研究，主要引自于任文杰教授等的成果，在此表示诚挚地谢意！

在编写过程中得到了王正国院士、岳茂兴教授、周志道教授等的大力支持和指导，在此表示衷心地感谢！由于是第一次编撰本书，尽管几易其稿，问题在所难免，甚至有分歧意见，敬请同道们斧正。

白俊清

李树峰

内容提要

本书共分二十三章，概述了我国瓦斯爆炸的原因及其防治措施，论述了我国煤矿瓦斯爆炸伤的特点、现场救治程序、现代救治方法，突出了我国煤矿瓦斯爆炸伤害救援体系、特有的呼吸性损伤、自体挤压伤与自体挤压伤综合征、有害气体中毒、免疫力低下、以呼吸衰竭为首发的序贯性脏器功能损伤与衰竭、瓦斯爆炸伤害的心理干预与治疗等，这些都是一般创伤学所很少涉及的内容。其中第十章瓦斯爆炸性烧伤的救治中突出了“烧伤休克的迁延性复苏”的救治方法；第十五章瓦斯爆炸伤害合并胸部损伤的救治中突出了“肺爆震伤、吸入性损伤、有害气体中毒”的救治方法；第十七章瓦斯爆炸伤害后挤压综合征救治中突出了“自体挤压伤和自体挤压伤综合征”的救治方法；第二十一章煤矿瓦斯爆炸伤害的影像学诊断中描述了煤矿爆炸伤害后肺、脑、脊柱、腹部、挤压伤的特征性表现；第二十二章描述了具有特点的煤矿瓦斯爆炸伤害者的心理应激障碍及其预防和治疗措施；第二十三章综述了几年来煤矿瓦斯爆炸伤害的动物模型复制、基础研究及其今后研究的方向。

本书既包括有现代理论、又有实际病例介绍，既有线条图解、又有实际病例照片。本书内容较丰富，图文并茂、文字简练、易解易懂、实用性强，对于指导全国矿山医院医务工作者从事瓦斯爆炸伤害救治具有重要的意义，也可以作为相关定点医院参考书推广。在本书的最后还附注了英中、中英文对照一览表，以备查阅和参考。

目 录

第一章　损伤概论

第一节　概　述

一、损伤的定义

损伤（injury）是一个通称名词，它是指人体受各种致伤因子作用后发生组织结构的破坏和功能的障碍。其中因不同致伤因素而分为创伤、战伤、烧伤、电击伤、化学性损伤、生物性损伤等。

二、致伤因素

1. 由机械因素所致的损伤称之为创伤（或称外伤）（trauma），如锐器切割、钝器打击、重力挤压、火器射击等。

2. 由物理因素所致的损伤各分别有称谓，如高温、低温、电流、放射线、激光等所造成相应的烧伤（burn）、冻伤（frostbite）、电击伤（electrical injury）、放射伤（radiation damage）等。

3. 在战争条件下所发生的损伤通称为战伤（war wounds）。

4. 化学因素如强酸、强碱所致的损伤为化学性烧伤（chemistry injury）。

5. 生物因素所致的损伤为生物性损伤（biological injury）。如咬伤或螫伤，可带入毒素或病原微生物致病。

三、创伤分类与评分

（一）创伤分类

1. 按伤口是否开放分类　以体表结构的完整性是否受到破坏，可将创伤分为开放性和闭合性两大类。开放性创伤（open injury）的伤口或创面易受到污染。而闭合性创伤（closed injury）无伤口和外界相通，损伤局部污染少见。但闭合性腹部伤时，肠破裂可能发生严重的腹腔污染。

2. 按致伤部位、组织器官分类　如分为颅脑伤、胸部伤、腹部伤、肢体伤等。诊治中可进一步按组织器官区分，如心脏挫伤、软组织损伤、肠破裂等。

3. 按致伤原因分类　如刀剑等冷兵器所致的刃器伤（bayonet injury）；枪弹、弹片等投射物所致的火器伤；冲击波所致的冲击伤；锐器所致切割伤、刺伤；钝性暴力作用组织发生挤压伤（crush injury）机动车辆撞击所致的交通事故伤等。

4. 按伤情轻重分类　依据对组织器官损伤程度及其对全身的影响划分轻、中、重。轻度伤无内脏伤，仅体表轻微擦伤和挫伤或小的开放性软组织伤。重度伤多为重要脏器和部位的严重损伤，呼吸、循环、意识等重要生理功能发生障碍，伤员有生命危险。

（二）创伤评分

对创伤伤员生理和（或）解剖参数进行数学计算，通过定量评分显示伤情的方法为创伤评分。创伤评分又可分为院前评分和院内评分。院前评分系指从受伤现场至医院确定性诊断、治疗这段时间内，对创伤伤员主要采用呼吸、脉搏、血压和意识等生理参数评分，择重优先急救、快速转运。常用的有院前指数（prehospital index，PHI）、创伤指数（trauma index，TI）、Glasgow 昏迷分级（Glasgow coma scale)、CRAMS 分级标准（circulation，respiration，abdomen，motor，speech Scale）等。院内评分是指伤员到达医院后，主要依据损伤的解剖学特征对伤员严重度定级，从量化角度对伤员预后进行预测。常用的有简明损伤定级（abbreviated injury scale，AIS），损伤严重度评分（injury severity score，ISS）等。

四、创伤后机体反应

创伤后机体会发生局部和全身反应。局部损伤表现为炎症反应和细胞增殖，全身反应包括神经内分泌、细胞因子和炎症介质、代谢和器官功能变化。创伤后机体局部和全身反应与创伤严重程度有关，本质上是机体动员自身能力，尽可能保存生命和恢复结构功能完整性的自限性过程，然而较重创伤引起的急剧反应常可能损害机体自身，如目前认为创伤后过度炎症反应是导致多器官功能障碍综合征的重要原因，因此需要在治疗时加以调整。

（一）局部反应

组织损伤后，破损小血管通过神经轴突反射立即收缩，血小板在受损血管局部黏附、聚集，凝血系统活化生成的纤维蛋白与血小板、其他血细胞组成栓子阻塞伤口以止血。随后收缩的小血管扩张，毛细血管壁通透性增加，血浆蛋白渗出至组织间隙，从而发生肿胀。中性粒细胞是最先进入伤口吞噬细菌的炎性细胞，继而由单核细胞代替，后者在纤维结合蛋白和细胞因子的作用下分化为巨噬细胞，以吞噬和消化细菌、组织碎片和衰老的中性粒细胞，释放大量生长因子和细胞因子，趋化炎性细胞在伤口聚集，刺激内皮细胞、成纤维细胞迁移、增殖。损伤局部可出现红、肿、热、痛、功能障碍。伤员也可出现发热、循环血白细胞增多等全身症状。

损伤组织的炎症反应取决于局部的炎症介质和细胞因子代谢。损伤组织以及侵入细菌的毒素可激活凝血、补体和激肽系统，释放补体碎片（C3a、C5a）、缓激肽等，活化血小板，组织细胞以及趋化至损伤组织的中性粒细胞、巨噬细胞，释放组胺、5-羟色胺、花生四烯酸代谢产物、血小板激活因子、氧自由基、肿瘤坏死因子、白介素等，从而引起炎症反应的病理变化。

创伤炎症反应是机体对创伤的自限过程，浸润伤口的免疫细胞可吞噬细菌和清除失活组织，局部渗出物能稀释存在于局部的毒素与有害因子，血浆抗体能中和毒素，激活的巨噬细胞释放生长因子与细胞因子调控炎症反应与伤口愈合。例如，在创伤救治中如果使用大量肾上腺皮质激素过度抑制炎症反应，则会使伤口愈合延迟并易发生感染。

（二）全身反应

1. 神经、内分泌反应

创伤时，疼痛、失血、缺氧可通过神经通路和多种感受器（压力、容量、化学）传导至中枢神经系统，兴奋交感神经-肾上腺髓质、下丘脑-垂体系统。伤后交感神经兴奋，其轴突释放去甲肾上腺素进入血液循环，同时交感神经促使肾上腺髓质释放儿茶酚胺（肾上腺素、去甲肾上腺素），与组织器官 α 受体、β 受体结合可调节心血管功能，提高心率，加强心肌收缩，使皮肤、骨骼肌、肾、胃肠道血管收缩，以保证心、脑、肺等生命器官的血流供给；刺激肝和骨骼肌糖原分解，增加糖异生和游离脂肪酸氧化。

伤后下丘脑-垂体系统释放促肾上腺皮质激素（adrenocorticotrophic hormone，ACTH）、促甲状腺素释放激素（thyrotropic hormone，TRH）、生长激素（growth hormone，GH）、抗利尿激素（antidiuretic hormone，ADH）增加。ACTH 促进肾上腺皮质合成和释放糖皮质激素，糖皮质激素协同儿茶酚胺发挥对心血管的调节作用，抑制炎症反应，参与机体能源的动用。TRH 具有促进甲状腺分泌甲状腺素（T_4），增加机体氧耗量和糖酵解、糖异生，增强交感神经的作用。GH 可增加机体对氨基酸的摄入和肝脏蛋白质的合成，减少肝脏葡萄糖的输出。ADH 可加速肾远曲小管和集合管对水分的重吸收。

伤员血容量下降可引起的肾脏动脉血流量和肾小管钠离子浓度的下降，以及β-肾上腺素能神经冲动增加，刺激肾脏动脉的球旁器分泌肾素，促使血管紧张素Ⅰ转化为血管紧张素Ⅱ，后者调控肾上腺皮质分泌醛固酮，与 ADH 协同发挥维持血容量的作用。

此外，创伤时胰高血糖素和胰岛素释放增加，血糖水平升高。

2. 炎症介质、细胞因子的变化

损伤组织、侵入细菌毒素、异物可刺激机体组织细胞和免疫细胞释放大量的炎症介质和细胞因子，不仅可以引起局部的炎症反应，同时可进入血液循环引起全身反应。氧自由基有显著的细胞毒性作用，补体系统活化产生的补体片段可导致白细胞黏附、激活、损伤内皮细胞，细胞因子可引起发热、急性时相蛋白合成等。严重创伤时全身炎症反应剧烈，炎症介质和细胞因子的大量释放对机体组织细胞产生直接性损伤，机体抗感染能力减弱，易出现全身炎性反应综合征（SIRS），并发感染可发生多脏器功能障碍（MODS）的严重后果。

3. 代谢变化

伤后的自主神经张力、激素、细胞因子的变化，参与创伤后机体代谢改变的调控。创伤后立即发生氧耗量抑制、心输出量低于正常、体温降低，血中葡萄糖、乳酸、游离脂肪酸水平升高，但葡萄糖生成无明显改变。上述变化在创伤后立即发生，由于创伤程度不一，可持续数小时至数天不等，这是机体在低血容量和组织灌流不足时的代偿反应。在成功地采用复苏措施后，伤员机体分解代谢加强，体温升高，葡萄糖生成增加，血中葡萄糖、游离脂肪酸浓度升高，这一期可持续数天至数月。分解代谢亢进一方面可以提供能量，提供氨基酸重新组成修复创伤所需的蛋白质；另一方面可导致细胞群减少、体重减低、肌力下降、免疫力降低等，这显然不利于机体，为此需要适当的营养支持。

五、损伤的修复

损伤愈合可分为两种基本形式，一是由结构与功能相同的组织再生来完成，修复后的组织与原来的完全相同或基本相同，称为完全再生（修复），如肝、骨骼；二是由成纤维细胞、毛细血管构成的肉芽组织充填伤口，继而转变为瘢痕组织，称为不完全再生（修复），这是创伤愈合常见的形式。

胎儿创伤愈合不同于成人，伤口愈合中无炎症反应和瘢痕形成，损伤的组织可完全再生。

1. 创伤愈合的类型

（1）一期愈合（原发愈合）：为切缘对合良好的闭合性伤口，如缝合的清洁皮肤切口，肉芽组织少，形成极小的瘢痕。愈合后功能良好。

（2）二期愈合（瘢痕愈合）：多发生于组织创面范围较大，坏死组织较多，伤口感染明显，初期外科处理不及时或不正确的伤口，需经肉芽组织填充组织缺损，瘢痕化明显是该期愈合的重要特征。

延迟愈合：

在临床上，伤口愈合后拆线的基本规律大致如下：头面部 4～5 天拆线，胸腹部 7～8 天拆线，腰背部 10～12 天拆线，四肢关节部 14 天拆线。若患者的伤口在上述时间内未能完全愈合，这在医学上被称为伤口延迟愈合。招致延期愈合的原因有：感染、异物存留、营养不良、创口缺血等。

2. 创伤修复的过程

此过程可分为三个阶段。

（1）炎症期：损伤组织的止血与炎症反应是此期的重要特征，由于凝血和炎症反应，损伤组织中沉积的纤维蛋白和糖蛋白、骨连接素或玻基结合素（Bo base combining element）、纤维结合蛋白为修复细胞移行进入损伤部位提供了临时性基质，血小板脱颗粒和移入损伤组织的巨噬细胞释放各种因子，启动了修复细胞的迁移和增殖。

(2) 增殖期：成纤维细胞、血管内皮细胞在血小板、巨噬细胞释放的生长因子刺激下，迁移进入伤口，这一进程在伤后2～3天已较明显。成纤维细胞和由内皮细胞分化和移行形成的毛细血管网构成肉芽组织，充填组织裂隙。位于伤缘、表皮基底层和皮肤附属器的上皮细胞，也以每天1 mm的速度迁移，一期愈合的伤口在伤后24～48小时形成上皮层。

在各种生长因子的刺激作用下，迁移至损伤组织的成纤维细胞开始合成并释放胶原蛋白、粘连蛋白和蛋白多糖等细胞间质成分。胶原蛋白在细胞外形成胶原纤维。随着细胞间质胶原纤维的增加，以及成纤维细胞和毛细血管减少，肉芽组织最终转化为瘢痕组织。伤后4～5天肉芽组织中出现肌成纤维细胞，这是由成纤维细胞、平滑肌细胞以及血管周细胞分化而来的。肌成纤维细胞收缩会使伤口面积缩小。

(3) 重塑期：最初形成的瘢痕组织由于胶原过多，排列紊乱，因而硬度和张力都不适应生理需要，需要经过较长时间的改建、重塑，胶原酶和其他酶降解多余的胶原纤维，最终形成按应力方向排列的胶原纤维束，这一过程将持续12～18个月，但瘢痕组织难以恢复到未损伤组织的强度和弹性。

3. 影响创伤修复的因素

(1) 感染：损伤组织感染后，细菌的外毒素、内毒素和蛋白水解酶都可损伤细胞和基质，使局部组织成为化脓性病灶，肉芽组织生长缓慢。严重贫血、低蛋白血症、血管疾患、糖尿病等代谢疾病以及全身免疫功能抑制，均可继发造成感染的发生和加重。引起感染的局部因素包括伤道内异物存留、残存的坏死组织、血肿与凝血块以及关闭伤口后形成的死腔等。

(2) 血液循环障碍：损伤组织氧分压低于30 mmHg时，成纤维细胞合成和分泌胶原蛋白的功能被抑制、休克、伤前患有闭塞性脉管炎、静脉曲张、闭塞性动脉硬化症、结节性多动脉炎等周围性血管疾患和静脉功能不全，以及伤口包扎过紧都可能引起局部灌流障碍，组织修复延迟。

(3) 营养状况：营养不良者伤口愈合延缓。维生素C以及铁、钙、镁、锌等离子的缺乏，也会影响胶原和其他蛋白合成。

(4) 免疫抑制：艾滋病患者免疫功能缺陷，组织创伤后易发生感染或出现多发性特发性出血性肉瘤(Kaposi肉瘤)。糖尿病、肝硬化、尿毒症、白血病时，机体功能被抑制，会影响组织的愈合过程。

(5) 药物及其他物理、化学因素：糖皮质激素、消炎痛等抑制炎症反应的药物、细胞毒性药物、放射线等均可抑制创伤性炎症反应和修复细胞合成蛋白。

六、损伤的临床表现及诊断

(一) 临床表现

由于损伤的原因、部位和程度不同，其临床表现也各不相同，各部位损伤请参考有关章节的叙述，损伤的一般临床表现可分为全身、局部和并发伤或并发症三个方面：

1. 全身表现严重者可发生外伤性休克。一般有代谢功能改变。由于出血损伤组织分解产物的吸收，体温可增高；如并发感染，体温可更高。脉搏、呼吸、血压均可有改变。尿量常减少。并有疲乏、精神及食欲不振等表现。

2. 局部表现常有疼痛、肿胀、淤斑、压痛和功能障碍。开放伤者则有伤口，可有出血，如并发感染，局部疼痛、肿胀、压痛等炎症征象更为显著，伤口还会出现分泌物。

3. 并发伤或并发症　不同部位可以并发各部位的重要脏器伤、血管伤和神经的损伤。常见的并发症有休克、感染、肾衰竭等。

(二) 诊断

对创伤实施正确的治疗，需了解创伤的部位、性质、程度、全身病理生理变化以及并发症，应迅速完成对危重伤员的病史询问和初步检查，了解循环、呼吸、神经系统的功能状况和损伤特点，以便及时开展复苏治疗，待伤员生命体征基本稳定后，再进行较详细的后继检查，以了解是否存在其他合并损伤，确定下一步治疗计划。

1. 病史询问

（1）致伤原因、机制、作用部位、受伤时的体位：如火器伤时由于投射物飞行速度快、动能大，因而击中机体造成的损伤远较刀伤重。高处直立位坠落时，可造成跟骨、股骨和脊柱压缩性骨折。又如高速行驶的汽车前端撞击时，驾驶员膝部与车内仪表盘相撞，可能发生髌骨骨折、膝关节后脱位、腘动脉损伤、股骨干骨折、髋臼后缘骨折等。

（2）伤后症状：运动障碍、感觉障碍、排尿障碍是判定损伤部位或合并症的重要线索。头部受伤后出现意识障碍常存在脑实质损伤，寒战、发热伤员常有较严重的感染，大量体液缺失的伤员常诉口渴。

（3）了解经过的处理和既往史、药物过敏史。

2. 检查

（1）初步检查：对危及生命的创伤病人的初步检查，按照检查气道（airway）、呼吸（breathing）、循环（circulation）、神经功能障碍（disability）和暴露（exposure）伤员身体，完成体检的流程（ABCDE），以便及时开展复苏治疗。存在大批量创伤病人时，尤其应注意那些不出声者，这些伤员常因窒息、深度休克或昏迷而不能呻吟。

具体的操作方法是：

首先查明病人气道是否通畅，有无呼吸道阻塞。出血、异物吸入、舌后坠、呼吸道水肿都可能引起呼吸道阻塞。听诊判定肺有无异常的呼吸音，观察胸壁运动状况。如呼吸音消失、叩诊时过度回响、心尖搏动，气管偏向健侧或胸壁反常运动，可能是危及生命的张力性气胸或连枷胸。血、气胸时肺呼吸音减弱或消失。观察动脉收缩压、脉率、皮肤温度、毛细血管充盈时间、颈静脉显露的变化，以了解全身血液循环情况。如发现皮肤苍白、温度低、脉率快、血压降低，应检查有无活动性出血。监测中心静脉压、每小时尿量，以了解血容量不足和/或心功能不全。神经功能的评估依据为意识状态、瞳孔大小、对光反应以及对疼痛刺激的运动反应、肌张力等，如受伤人员不能完成简单的自主动作、双侧瞳孔不等，肢体对疼痛刺激反应不对称是神经系统受损的表现。在完成上述对生命体征的评估后，应在保暖的情况下脱去病人的衣物，认真检查包括背部、会阴、腋下等体表各部位，以免遗漏损伤。

（2）后续（二期）检查：在危及生命的情况得到初步处理后，应认真进行全面系统的体检和其他辅助检查，以确定损伤部位、性质。如对开放性损伤，应详细检查伤口或创面形状、大小、污染、出血、异物、外露组织的性质，伤道走向；头部伤需要观察头皮、颅骨、瞳孔、耳道、鼻腔、反射、肢体运动和肌张力，进行X线、CT检查等；腹部检查需要了解有无腹肌紧张、压痛、反跳痛，观察移动性浊音、肝浊音区、肠鸣音是否存在等，开展CT、B超检查，进行腹腔灌洗和其他实验室检查。

（3）辅助检查：对创伤诊断有一定意义，但切记不能因此延误救治。实验室检查有血常规、尿常规、凝血功能、动脉血气分析、血电解质和pH、肝、肾功能等，了解创伤对血液系统和脏器功能的变化，评价复苏效果。体检后尚不能明确的组织损伤，可进行影像学检查，X线平片或透视检查可明确骨折、血胸、气胸、纵隔扩张、膈下游离气体等。CT检查可辅助诊断颅脑损伤，发现硬膜外和硬膜下血肿。有条件的医院使用多层螺旋CT加三维成像可以诊断多发性肋骨骨折。对腹部创伤采用CT检查可确定腹腔实质器官、腹膜后损伤。超声波检查可发现胸、腹腔的积血和肝、脾包膜破裂等。

七、创伤的处理原则

（一）处理原则

1. 把保存伤员生命放在第一位。

2. 尽可能保存或修复损伤的组织与器官，并恢复其功能。

3. 积极防治全身与局部各种并发症。

（二）现场急救

1. 除去致伤因素避免继续损伤，如衣服着火应立即灭火；对因隧道塌方或建筑物倒塌受挤压的伤员应立即移去挤压的物体，并迅速搬离现场至较安全的地方等。

2. 优先抢救心搏骤停、窒息、大出血、开放性气胸、休克、内脏脱出等，以挽救生命。

3. 伤口包扎与止血　对开放伤用消毒敷料或干净布类覆盖包扎伤口，以防进一步污染。对一般伤口出血，用较多敷料加压包扎即可，只有在四肢大动脉损伤用加压包扎无效时才慎重采用止血带止血。

4. 临时固定　对有骨折或关节损伤的肢体用夹板或就便器材做临时固定。

5. 止痛　注射或口服止痛剂。

6. 后送　根据伤情采用适当运输工具迅速送到就近的医疗单位进行治疗。

（三）全身治疗

着重维持伤员的循环及呼吸功能，补充血容量，保持呼吸道通畅，维持体液及电解质平衡和能量代谢，保护肾功能等。

（四）局部处理

1. 闭合伤处理原则

除合并有重要脏器伤或血管伤需紧急手术处理外，一般采用对症处理，如局部休息，抬高患肢，制动，早期用冷敷以减轻肿胀，1～2日后用热敷、理疗等，以促进消肿和损伤愈合。可口服或局部外敷活血化淤、消肿止痛的中草药等。

2. 开放伤处理原则

对新鲜污染伤口主要是早期彻底清创，使之转化为闭合伤。对感染伤口主要在于保持引流通畅，根据需要换药直到愈合。

（五）特殊情况处理

如多发伤、复合伤、放射伤、化学伤等，应分清主次，统筹兼顾，妥善处理。战伤则要适应战伤实际，实行分级救治。

（六）防治并发症

包括全身和局部的并发症，如休克、肾衰竭、感染等。

第二节　开放性损伤的处理

开放性损伤不论平时或战时都较多见，因伤口多有污染，如处理不及时或不当，易发生感染，影响愈合和功能恢复，严重者可造成残废甚至危及伤员的生命。

一般暴力所致的开放性损伤其病变可分为三区，第一区为表面或中心部直接接触区，可有异物存留和组织坏死。第二区为周围区域，各层组织损伤可引起坏死，如不切除，易引起感染。第三区为外周组织震荡反应，有水肿、渗出、血管痉挛、细胞活力下降，如不发生感染，可以恢复正常，如发生感染，则使反应加重。由火器伤所致的伤道由内而外也可分为三区，原发伤道区系直接损伤，有失活组织、异物、血块及渗出。紧靠伤道外周为挫伤区，组织可发生部分或全部坏死。再外为震荡区，可有血液循环障碍、水肿、渗出、淤血等改变。

开放性损伤的处理，目的在于改善修复条件，促使及早愈合。根据伤情，分别处理清洁、污染、感染的伤口。

一、清洁伤口

系指未被细菌沾染的伤口，包括无菌手术切口，一般经对合缝合后，都可达到一期愈合。

二、污染伤口

系指沾染细菌但未发展成感染的伤口。污染伤口的处理主要是清创术。

1. 清创术的目的　在伤口未发生感染前，清除坏死或失活组织、异物、血块和彻底止血，将污染伤口转变为清洁伤口，预防感染，争取伤口达到一期愈合。

2. 清创术的时机　一般应争取在伤后6～8小时以内进行清创。但在头面部损伤、切割伤，清创时间可延至8～12小时。

3. 术前准备　包括①对伤员全身和局部作全面检查以及必要的辅助检查，以明确诊断和对伤情做出准确估计，订出初步处理方案。②对有休克或重要脏器伤的伤员，应优先处理休克和脏器损伤，待伤情稳定后尽早行清创术。③早期使用有效广谱抗生素，对未做破伤风预防注射者，给肌内注射破伤风抗毒素1500～3000国际单位。④对伤情严重复杂的清创术，要配备足够的全血，准备术中使用。⑤选用适当的麻醉。⑥对四肢损伤的清创可在充气止血带下进行，使手术野清晰便于辨认解剖关系，减少出血，在完成清创和彻底止血后，在修复组织时即可停用止血带。

4. 清创术的步骤与方法

（1）皮肤清洗和伤口冲洗：先用无菌纱布覆盖伤口，然后剃去伤口周围毛发，如有油污，可先用汽油或乙醚擦去，再用肥皂水刷洗皮肤，冲洗干净后擦干。第二步：取去覆盖伤口的纱布，先用肥皂水（加双氧水）反复多次蘸洗伤口，后用生理盐水冲洗创面及伤道，清除明显的异物、血块和脱落的坏死组织。经上述处理后，用碘酒、酒精按常规消毒皮肤和铺无菌手术巾，术者换手套准备进行伤口扩大和彻底清创。

（2）伤口扩大和清创：对较深的伤口需扩大伤口，以便充分显露伤道深部。伤口延长的方向应与皮纹方向一致，在四肢一般可沿其纵轴切开；经过关节部位的切口应做S形切开，以免瘢痕挛缩影响功能。要尽可能彻底切除失去活力的组织，清除异物和血块。操作要由浅入深，先外而内，分片分层切除，有次序进行，以免遗漏。要彻底止血。对贯通伤应在入口和出口两处分别进行处理。对较深的盲管伤，必要时可从侧面切开进行清创或引流，以便清除所有异物和坏死组织。对离开伤道较远较小的金属异物，如取出有困难，可暂不取出，以免过多地损伤健康组织。在清创过程中用生理盐水反复冲洗伤道，最后再彻底冲洗一次。

由河北晓示医疗器械有限公司生产的“医用脉冲冲洗器”，具有有效清除创面上的微生物、污物、坏死组织作用，对减少手术感染、术后粘连、促进伤口愈合、防止脂肪栓塞等有明显效果，值得推广使用。

（3）各种组织处理原则

1）皮肤：可切除皮缘2～3mm，对头、面、手和外阴部皮肤可不切除。

2）皮下组织和筋膜：凡失活的均应切除，筋膜切开要够大，必要时可用＋字或I字形切开，或做菱形切除，以减少筋膜腔压力。

3）肌肉：要彻底切除一切失活的肌肉组织，凡见颜色暗红，失去正常张力，刺激肌纤维不收缩，切开时不出血的肌肉组织均应切除。

4）骨骼：对完全游离的小骨片应去除，较大的游离骨片清洗后放回原位，以免发生骨缺损；一切与骨膜或软组织相连的骨片均应保留，彻底清创后即将骨折断端复位，并可应用简单有效的内固定。但对火器伤骨折不宜做内固定，术后采用牵引或石膏固定。

5）肌腱：在平时对伤口整齐的切割伤，如污染不重，在伤后6～8小时内获得彻底清创者，可做肌腱初期缝合术，否则留待做二期缝合。火器伤一律不做肌腱初期缝合术。

6）神经：处理原则与肌腱相同。

7）血管：对四肢主要动脉伤，清创后应将主要血管修复，以免肢体坏死或缺血。对非主要血管要妥善结扎止血。

(4) 伤口缝合：在平时，对伤后在6～8小时内得到彻底清创的伤口，可作初期缝合。如皮肤有缺损，可做植皮覆盖创面。对创面大、渗血多、污染重、处理较晚的伤口，应置引流48小时。在战时，对火器伤的伤口，在清创后，除头、面、手、外阴部做定点缝合外，一律不做初期缝合，留待做延期缝合或二期缝合。

5. 清创术后处理

(1) 对有骨与关节损伤，血管、神经、肌腱伤修复术后和植皮术后，均应用石膏固定肢体。

(2) 维持适当体位如伤肢适当抬高，以减轻肿胀；胸腹部脏器伤术后取半卧位等。

(3) 使用抗生素与破伤风抗毒素。对未注射过破伤风类毒素的，清创应注射破伤风抗毒素1500～3000单位，常规使用广谱抗生素以防感染。

(4) 密切观察全身情况，预防及治疗并发症。

(5) 密切观察伤肢血循环及伤口情况，注意预防伤口感染和继发性出血。

三、感染伤口

伤口感染是严重并发症，最常见的为化脓性感染，也可发生特殊感染如破伤风和气性坏疽等。感染伤口处理的目的在于迅速控制感染和促进伤口愈合。

对伤口一般化脓性感染的措施包括：①局部休息、制动、理疗。②全身应用有效抗生素，开始时使用广谱抗生素，待伤口分泌物细菌培养及药物敏感试验后再行调整。③伤口处理主要是保持引流通畅，如引流不畅应将伤口扩大以利引流。换药的种类和次数根据伤口情况而定，如伤口坏死组织和分泌物多，可用生理盐水纱布湿敷，每日更换敷料3～4次，每次换药时可将坏死组织逐步清除。如伤口较干净，分泌物较少，则可用凡士林纱布换药，每日或隔日1次。如有绿脓杆菌感染，可用0.1%苯氧乙醇、磺胺嘧啶银软膏或1%醋酸液换药。如伤口较小，可换药直至伤口愈合。如伤口创面大，在感染完全控制、创面肉芽新鲜和无明显分泌物后，可行二期缝合或植皮闭合伤口。

对破伤风和气性坏疽等特殊感染的处理见有关章节之叙述。

第三节　战伤的处理

一、火气伤初期外科处理（清创术）

1. 火器伤初期外科处理特点

火器伤由于损伤范围大，损伤及污染严重，常有异物存留，在早期清创时其组织坏死界限不清楚，因此清创很难彻底，感染发生率高。在战争环境下对战伤的救治必须实行分级处理和后送，对伤口感染难以做到及时发现和处理，以致造成严重后果。对火器伤的清创时机、步骤和方法与一般污染伤口的清创术基本相同，但有其特点：①对骨折一般不做内固定，而选择石膏固定或牵引。②对肌腱和神经损伤不做初期修复，一律留待做二期修复。③火器伤伤口除头、面、手、外阴部做定点缝合外，一律不做初期缝合，留待做延期缝合或二期缝合。

放射性复合伤的处理原则与一般战伤相同，但需注意去除沾染、止吐、脱敏外，对损伤分清主次，优先处理主要损伤。

化学性复合伤的处理原则，如伤在四肢，可上止血带，以防毒剂吸收，并使用消毒剂消毒和相应的抗毒剂。

2. 火器伤后续治疗——延期缝合与二期缝合

(1) 延期缝合指在清创术后 4～7 天内对伤口所做的缝合。其目的在于缩短伤口愈合时间和减少瘢痕、畸形及功能障碍。一般于清创后 4～7 天，如观察伤口见创面肉芽新鲜清洁，无明显渗液或分泌物，周围组织无明显炎症，对合时无张力者，即可将伤口进行直接缝合。

(2) 二期缝合指在清创术后 8 天以上对伤口所做的缝合。又分早二期缝合和晚二期缝合两种：①早二期缝合是指在伤后 8～14 天进行的伤口缝合，其条件和方法与延期缝合相同。②晚二期缝合是指在伤后 15 天以后进行伤口缝合。此时伤口肉芽组织已机化，其底部纤维组织增生形成硬结，使伤口不易对合。所以在缝合伤口前应将肉芽组织连同其底部纤维硬结层一并切除，然后再将其缝合。

二、战伤分级救治原则

战时在困难环境和条件下，要在短时间内接收和处理成批伤员，而且伤类多，伤情复杂。为了使广大伤员获得及时有效的救治，就必须按分级救治原则，统一进行。

分级救治的原则是抢、救、运。战术后方即师以下各级分工负责，连、营主要寻找火线上伤员，临时安置，进行基本急救，如止血、包扎、临时固定、止痛、防治窒息等，并迅速安全后送。师、团继续急救，予以输液输血，初期外科处理，手术止血，气管切开等，并进行伤员分类、留治或后送。战役后方即军和兵团，一线医院靠近前沿，可留治 1 个月内可愈的伤员。二线医院在基地，可行早期专科治疗，并留治 2 个月内可愈的伤员。战略后方医院则治疗重伤员或中转。

近年来，中国人民解放军 306 医院岳茂兴教授开创了创伤现场救治新概念、新模式：

1. 现场急救新概念强调伤后即刻救治、复苏、稳定和后送。原则是“超强加强，前伸配置，突出急救，加快后送”。

2. 创伤现场急救的基本原则：必须临时组织现场救护小组；呼叫急救车：有条件时应快速创建一条安全有效的绿色抢救通道：首先使伤员迅速脱离险境：先救命后治伤、先重伤后轻伤、先抢后救、抢中有救、尽快脱离事故现场；医护人员以救为主，其他人员以抢为主；尽可能消除或减轻伤员的精神创伤：现场可临时自制敷料；尽可能控制出血，如果不能控制，立即快速后送是必要的：正确处理断肢；伤员舌后坠时应将舌尖牵出固定于胸前，采取俯侧卧位：窒息伤员应清理呼吸道，行人工呼吸，结合体外心脏按压：腹腔脱出脏器要用浸湿布覆盖，不要将其放回腹腔；连枷胸时用手或枕头固定受伤区域；穿入身体的物品只有当其影响心肺复苏或穿入的物品影响气道的情况下才可去除：胸部开放伤用凡士林纱布包扎，如果张力性气胸发生应让空气排出，重新包扎：迅速对伤情做出正确判断与分类，分类的同时现场救治人员对伤员要进行基本生命支持，必要时进行高级生命支持。创伤现场救治要掌握重点。确定急救和后送的次序及转运至医院的时间，多数情况下，应迅速运送患者伤员至可提供最好治疗的医疗中心，解决急救干预与运输时间延搁之间矛盾的办法是尽可能在转运途中进行操作，应培训在运送途中建立静脉通道及各种救命性操作技术，如发生循环衰竭应在现场进行补液。院外气管内插管不是所有创伤患者的常用干预方式，但在严重创伤患者应用可相对较多，如果气管内插管用于院前急救，应该由有插管和麻醉经验的医生来完成。

3. 创建流动便携式 ICU（Establishment of a mobile Intensive Care Unit）病房。有条件的地区创建流动便携式 ICU 病房是创伤现场救治的一种新模式。

第四节　创伤病

一、概述

损伤，尤其是严重损伤，伤情多较复杂，多发伤、复合伤发生率高，组织破坏严重，人体内环境失常更加显著，往往不容易做到及时诊断、纠正或恢复，并会导致一系列综合病症，即统称为创伤病。常见有：筋膜间室综合征、成人呼吸窘迫综合征（ARDS）、脂肪栓塞、消化道应激性溃疡、多脏器功能衰竭等。

二、筋膜间室综合征

（一）定义

肢体中，在骨和筋膜形成的间室内，因各种原因造成组织压升高，由于间室容量受筋膜的限制，压力不能扩散而不断升高，致血管受压损伤，血液循环由此遭受阻碍，供应肌肉、神经组织的血流量减少，重的则发展为缺血性坏死，最终导致这些组织功能损害，由此而产生的一系列症候群称为筋膜间室综合征（compartment syndrome）。当病情进一步发展，并有肌红蛋白血症和肌红蛋白尿、高血钾及急性肾衰竭时，则称为挤压综合征。挤压综合征参看第十七章。

（二）解剖学基础

筋膜间室是由固有筋膜、肌间隔和骨三部分组成的骨纤维鞘，内含肌肉、血管和神经等组织。由于筋膜间室在组织上是封闭的，又缺乏扩张性，室内容积不能有伸展性，在组织高压情况下，容易造成缺血，引起综合征。四肢肌肉神经血管等软组织均位于筋膜间室中，但上臂与前臂和大腿与小腿的筋膜间室有较大差别。上臂分为前、后两组，大腿分为前、内及后三组，都是单一骨，间室内肌肉肿胀时，有向周围扩散的余地，压力增高不会太多，发生缺血机会少。前臂及小腿为双骨，骨间膜坚厚，筋膜也较厚，形成较强韧的筋膜鞘管。前臂分为掌侧和背侧两个间室，小腿分胫前、外侧、胫后深及浅四个间室，其中尤以胫前及胫后深与前臂掌侧间室由骨间膜与筋膜所形成的鞘管更坚韧，无扩展余地，前臂与胫后肌层又较厚，故伤后很易发生筋膜间室综合征。而小腿外侧间室为单骨，胫后浅间室离双骨及骨间膜较远，故发生机会较少。三角肌筋膜间室、臂筋膜间室、手和足筋膜间室均有类似的解剖特点，故也可发生此综合征。

（三）病因

引起筋膜间室内组织压力升高的原因：一是间室容量减少，二是间室内容物体积增加。前者包括开放性损伤后关闭缝合过紧、外敷料包扎过紧（绷带、石膏、夹板等）、局部外加压力（重物、自身、牵引支架等压迫）；后者包括筋膜间室内容物体积增加（骨折、软组织损伤、血管伤等出血）、血凝机制紊乱（如血友病）、缺血后肿胀（外伤压迫、损伤缺血、医源性）、操练过度（长时间或剧烈运动后疲劳性损伤）、创伤（直接损害毛细血管和毒性分解产物刺激）、灼伤、药物和毒物刺激、矫形手术、输液、输血外渗等。

（四）发病机制

不论引起本征的病因及部位如何，间室内压力增高是发生筋膜间室综合征的基本因素。

正常筋膜间室内的压力经测定约为0～8mmHg，有研究表明，组织内压力较动脉舒张压低10～30mmHg时，即已达小动脉闭合的临界压力，如伤员血压低，则组织内压力稍有升高，即可影响组织灌注。实验表明，当血压和血管张力正常，使组织内血液循环停止的压力在前臂为64mmHg，小腿55mmHg，即组织内压力升到40～60mmHg时，即可使组织微循环减慢或停止。

当肢体筋膜间室内组织损伤时，由于肌肉神经及血管等处于闭合的筋膜间室内而受累，当外部压力解除后，较大的血管可能恢复血循环，局部血循环可以重建，但毛细血管和微循环可能遭到损害，组织间隙内通透性增加，肌肉组织发生缺血、水肿，筋膜间室内压力升高，当压力升高到一定程度时，肌肉组织的循环发生障碍，毛细血管压增加，小静脉回流受阻，小动脉灌注压力降低，进一步发展则小动脉闭塞，组织液大量渗出，筋膜间室内压力更进一步升高，形成一个恶性循环，筋膜间室内的肌肉、神经及小血管造成缺血性坏死。这就是急性筋膜间室综合征发生的病理机制。随着血浆丢失，筋膜间室内钾离子释出，肌红蛋白同时亦释出，酸性产物及有毒性物质亦大量释放。这些有毒物质通过局部循环的再建和侧支循环，进入全身循环的血液中，使血液中 pH 降低，而尿液亦发生酸性化，使肌红蛋白沉淀，肾小管发生阻塞，而造成急性肾功能损害，称之为挤压综合征。

造成急性肾衰竭的机制除上述肌肉缺血和坏死的因素外，还有肾本身的缺血和坏死，其主要原因为创伤后引起全身应激状态下反射性血管痉挛的全身反应。挤压伤特点是肌肉坏死后，通过垂体、交感神经的反射，使肾上腺素、乳酸等亲血管活性物质对肾微循环调节产生重要影响，使肾微血管发生强烈而持续的反射性痉挛收缩，导致肾缺血、肾实质水肿、肾小球滤过降低，同时又使肾缺血加重。由于液体和尿液酸度增加，肌红蛋白更易于在肾小管内沉积，造成阻塞和毒性作用，尿量减少甚至尿闭，最后促使向肾衰竭发展。

挤压伤后是否出现筋膜间室综合征与挤压综合征，与受压的部位、面积、强度、受压肌群多少及受压时间长短有密切关系。一般缺血 30 分钟即可出现神经功能异常，完全缺血 12～24 小时则发生永久性神经功能障碍。肌肉缺血 2～4 小时可以出现病理改变，完全缺血 12 小时则出现坏死。

（五）临床表现

1. 局部表现

（1）疼痛：早期因损伤部位和程度不同而各有差异，随着病情发展使疼痛加剧，甚至呈现持续性难以忍受的剧痛。但是，当筋膜间室内压力进一步上升，感觉神经纤维麻痹时，疼痛随之减退或消失。

（2）肿胀：外部压迫解除后会迅速出现受压区局部肿胀，并有压痕，皮肤微红，伤部边缘出现红斑或皮下淤血及水疱。进一步加剧时，肿胀肢体发凉，皮肤发亮，有光泽，张力增高，肌肉变硬，局部广泛性压痛。

（3）牵拉试验：被动牵拉受累区远端肢体时，产生剧烈疼痛，这是该征早期的可靠体征。

（4）运动和感觉功能障碍：先出现肌肉无力，进一步发展则可致完全丧失其收缩力。受累神经支配区的感觉异常，表现为感觉过敏、减退或消失。

（5）脉搏：肢体远端脉搏在早期可不减弱，因此脉搏的存在与否并不能否定挤压综合征的存在。脉搏消失和肌肉坏死挛缩为本征的晚期表现。

2. 全身表现

挤压综合征的临床经过一般可分为少尿期和多尿期两个阶段。

（1）少尿期

自伤后起持续约 4～6 天。在此期间，伤员感觉极度不适，口干唇燥，极度口渴，缺乏食欲。少尿（尿量少于 400ml/d）或无尿（少于 100ml/d），尿比重升高，呈酸性，并出现肌红蛋白尿。代谢产物如尿素、尿酸、肌酐、非蛋白氮等蓄积于血中，达一定程度时可引起尿毒症。同时可出现水电解质紊乱和代谢变化。

1）水中毒：主要由于入水过多，其次为代谢产生的水，由此引起周围水肿、肺水肿以至心力衰竭。

2）高钾血症：损伤后组织发生严重破坏，细胞内钾移向细胞外液，向血液中释放大量钾离子，肾又不能排出，以致此期血钾可以每日 2mEq/L 速度上升，如不能及时降低血钾，伤员可死于高血钾、心律失常和心肌中毒。如同时有高血磷、高血镁、低血钙、低血氯和代谢性酸中毒，则钾对心肌的危害更严重。

3）低钠血症：钠的总量并不低，因被水稀释而浓度降低。因而血浆低钠造成的低渗性可引起颅内压增高和脑水肿，最后可形成低渗性昏迷。

4）酸中毒：因肌肉缺血坏死及损伤后分解代谢旺盛，使大量的硫酸根、磷酸根和中间代谢产物释放，而造成代谢性酸中毒。

5）血酶升高：谷草转氨酶、肌酸磷酸激酶（CPK）由于肌肉缺血坏死而大量释放，使血酶均升高，谷草转氨酶可达2000U以上，肌酸磷酸激酶高达5万U以上。

（2）多尿期

约在伤后5～7天进入多尿期，这是肾小管机能恢复的第一个指征。尿量多少与体内蓄水量有关。利尿初期有利于消除水肿，后期则可造成缺水。在利尿过程中，大量钠、钾和钙排出可形成低钠血症、低钾血症和低钙血症，应及时纠正。

（六）诊断与鉴别诊断

1. 筋膜间室综合征主要依据受伤史和伤部的临床表现即可确定。筋膜间室内压测定对诊断和预后有较大帮助，目前比较一致的看法是，正常筋膜间室内压力为0～8mmHg。30mmHg是急性筋膜间室综合征的临界压，如能及时切开减压，肌肉、神经多能恢复正常。如压力超过40mmHg以上，多因微循环和细小动脉闭塞，即使彻底切开减压，往往已发生部分肌肉变性或坏死，最终将遗有肌肉或神经损伤的并发症和后遗症。

2. 鉴别诊断的注意事项。

（1）多发伤或合并伤，伤情复杂，可能掩盖了挤压综合征。

（2）注意发现非少尿型挤压综合征。此型的临床表现是尿量逐日增加，至第7～8天达高峰，以后尿量逐渐降至正常；随着尿量增多，血中氮质有所增高，说明肾小球滤过率下降的同时，肾小管的浓缩功能亦受到损害。

（3）对挤压伤伤员出现少尿或无尿，要快速做出功能性少尿或肾性少尿的鉴别。功能性少尿是因休克、血容量不足或肾微血管发生强烈而持久的反射性痉挛使血流减少所致。而肾性少尿主要是由肾小管阻塞及肾小球坏死等因素所致。其鉴别方法如下：

1）输液负荷试验

若伤员无心肺功能不全时，可给静脉注射5%葡萄糖500ml，30分钟内输完，如尿量增加，尿比重下降，可能为血容量不足或肾血管痉挛所致的功能性少尿。如仍无尿或少尿，则表示肾性少尿可能性大。

2）利尿试验

若病人有心肺功能不全，或估计补液已较充分或经输液负荷试验后，可用呋塞米（速尿）100～400mg或利尿酸钠100～200mg静脉注入。尿量超过400ml/h，可认为是功能性少尿。如仍少尿或无尿则肾性少尿确诊无疑。

（七）治疗

1. 局部处理

（1）解除压迫，伤肢制动

尽快解除外力的压迫，避免加重肌肉缺血坏死。伤肢予以制动，以免伤员因大量吸收组织分解产物而引起严重中毒症状；伤肢禁止抬高、按摩或热敷。

（2）筋膜间室早期切开彻底减压

这是伤肢处理的重要措施，它可缓解间室内压力，防止肌肉坏死及毒性物质进入血流，并有利于伤肢功能的恢复。减压必须彻底，可采取皮肤深筋膜全切开减压术，从上到下，将各受累筋膜间室都逐一切开，进行充分减压。并将已坏死的肌肉彻底清除。

（3）截肢

早期截肢应慎重，除非肢体肌肉已几乎完全坏死，一般不应过早地考虑截肢。若伤肢大部分肌肉已发生缺血性坏死，且全身中毒症状严重，为了挽救生命，即应尽早在适当平面施行截肢术。

2. 全身治疗

（1）少尿期治疗

1）限制液体输入量：总的原则是量出为入。所谓量出，是指伤员当天的不显性失水量，加前一天的尿量，加当天的异常失水量，减去体内自生水量，总算起来，就是当天的入量。

2）透析疗法：透析疗法在治疗急性肾衰竭中起着重要作用，能迅速消除体内水钠潴留；能很快降低血钾，是防止高血钾最有效的措施；能于数天内改善尿毒症症状。挤压综合征是透析治疗的绝对适应证。

透析疗法目前应用主要有两种，一种是腹膜透析，另一种为血液透析。腹膜透析简便易行，不用特殊设备和仪器，在基层医疗单位也可施行。有条件时争取血液透析（人工肾）效果更好。一旦有肾衰竭的证据，应及早进行透析，可明显减少由于急性肾衰和高血钾造成的死亡。

3）营养：采用脂肪、高碳水化合物、高热量、低蛋白、低盐、低钾饮食。碳水化合物最好用葡萄糖或乳糖。每天 100 克，这样可使体内蛋白分解代谢率降低一半左右。

4）防治感染：据统计，90%的肾衰病人死于感染，因此在挤压综合征时，特别要注意防治感染。有些抗生素对肾有毒害作用应避免使用。

（2）多尿期治疗在此期间要注意补给适量的体液和电解质，补液量要少于尿量，尽量采用口服。一般对 1000ml 的尿液应补充氯化钠 3～5 克，每日口服氯化钾 5～10 克。

（3）恢复期治疗注意以下几点：

1）促进肾功能恢复，肾损害完全恢复约需半年至两年时间。

2）加强营养和体质的恢复。

3）促进伤肢的功能恢复。

三、腹腔间室综合征

1. 定义

腹腔间室综合征（abdominal compartment syndrome，ACS）是指腹腔内压力（intra-abdominal pressure，IAP）因各种原因引起腹内高压（intra-abdominal hypertension，IAH）导致心血管、肺、肾、腹腔内脏、腹壁和颅脑等功能障碍或衰竭的综合征。正常 IAP 由腹腔内脏器的静水压产生，在自主呼吸的动物 IAP 为 0 或略低于大气压。在机械通气的患者，IAP 可呈现正压，接近呼气末压力。腹部手术后，IAP 可达 3～15mmHg。当 IAP≥15mm Hg，便可出现生理学紊乱。ACS 的诊断标准为：IAP>20mmHg。ACS 以腹内高压、严重腹胀合并少尿、呼吸窘迫为特征。

2. 病理生理

由于腹腔间室综合征的基本原因系腹腔内容物急剧扩张超过腹腔容量所致，故对病理生理的影响主要表现在心血管系统、呼吸系统、肾、内脏、腹壁、颅内及全身再灌注性损伤。

（1）对心血管系统的影响

IAP 增高，特别是>20 mmHg 时，可出现心排出量减少，这是由于前负荷降低和后负荷增高所致。门静脉和下腔静脉压力的显著增高导致内脏和下肢血管床淤血，从而造成前负荷降低。另外，在肝上、膈下水平，下腔静脉的功能性狭窄导致静脉回流减少。由于膈肌上抬和胸内压升高，心室顺应性降低，心室灌注受损。同时，由于毛细血管床机械性受压所致的全身血管阻力升高，导致后负荷增加，临床检查可发现中心静脉压和肺静脉压升高。值得注意的是，有些病人表现为心率加快，严重的先出现血压升高，后期出现血压下降等循环功能不全的表现。胸腔压力增加及膈肌升高与心室顺应性下降有着密切的关系，加之心脏后负荷增加，导致心脏收缩力降低。由于 IAH 违背了 Starlings 定律，通常反映心脏充盈压的指标如肺动脉楔压、中心静脉压，不仅不能正确反映血管内容积状况，反而给人以误导。一般情况下，当它们升高，心输出量下降时，则意味着液体量过多，应予快速利尿；但 IAH 情况下则完全相反，应该积极实施液体复苏，此时快速利尿只会加快病人的死亡。

（2）对呼吸系统的影响

呼吸衰竭常见于 ACS，表现为高通气压、低氧血症和高碳酸血症。膈肌被动升高将高 IAP 传导至胸腔，静态和动态肺顺应性降低，吸气峰压和肺血管阻力增加。IAP 增高同时减少全肺容量、功能性残腔和残气量。这些因素造成通气灌注异常从而导致低氧血症和高碳酸血症。因呼吸衰竭，这些患者需要机械性通气，而升高的 PEEP 会恶化心血管系统和血流动力学。

腹内压急性升高时，最终会引发以高通气压力、低氧血症及高碳酸血症为特点的呼吸衰竭。膈肌被动升高将高 IAP 传导至胸腔，静态和动态肺顺应性降低。腹内压升高也可导致全肺容量、肺总通气量、功能残气量及残气量下降，通气血流比例失调和通气不足，分别引起低氧血症和高碳酸血症。肺泡氧张力下降和胸内压增加可导致肺血管阻力增加。因呼吸衰竭，这些患者需要机械通气，而升高的 PEEP 会恶化心血管系统和血流动力学。

（3）对肾功能的影响

ACS 导致的肾功能不全表现为少尿，甚至无尿和肾前性氮质血症，对扩容反应还不敏感。有研究表明，IAP 达 20mm Hg 时，肾小球滤过率（GFR）可减少 75%，IAP≥30mm Hg 时，可导致无尿。ACS 中肾功能不全的原因是多因素的。心输出量减少也可导致肾血流量减少，但这并不是主要因素，因为心输出量的改善并不能逆转肾功能不全。肾静脉、皮质动脉和肾实质的直接受压均可导致肾血流量减少。皮质-髓质分流也是导致有效肾血浆流量减少的原因之一。肾和全身血流动力学的改变导致血液中 ADH、肾素和醛固酮水平升高，进一步增加了肾血管阻力，并导致水钠潴留。

（4）对内脏的影响

腹内压升高除对肾上腺的影响外，其他腹腔内及腹膜后所有器官的血流均有不同程度的减少。肠道对腹内压升高最为敏感，一般在出现典型的肾、肺及心血管症状之前即有损害的迹象。而且，腹内压升高除了减少动脉血流之外，还直接压迫肠系膜静脉、门静脉，从而造成静脉高压及肠道水肿，内脏水肿进一步升高腹内压，因而导致恶性循环，以致胃肠血流灌注减少，组织缺血，肠黏膜屏障受损，发生细菌易位。腹内压继续升高还可导致肠坏死，坏死部位常在回肠和右半结肠。

（5）对腹壁的影响

由于 IAP 增高对腹壁的压迫作用，腹壁血流量减少，导致局部的缺血和水肿。IAP≥10mmHg 时，腹直肌血流可减少 60%。由于胶原沉积和对感染的抵抗能力直接与组织灌注和氧合有关，IAP 升高可影响切口愈合。

（6）对颅内的影响

IAP 升高后，颅内压升高和脑灌注减少，这是由于胸内压和中心静脉压升高造成脑静脉回流障碍所致。

（7）全身再灌注性损伤

腹腔快速减压可造成急性低血容量，这是中心充盈压和全身血管阻力骤降的结果。再灌注的内脏和下肢的乳酸、钾和其他无氧代谢产物快速倾泻进入全身循环，甚至可导致心搏骤停。在再灌注期间，肠道损伤可因氧自由基的产生和内生抗氧化机制的耗竭而加剧。肠道缺血可促进炎性介质的产生，而细菌和毒素通过有缺陷肠黏膜的移位，进一步加重了全身炎症反应，甚至导致死亡。

3. 分类

（1）原发性 ACS：源于腹腔脏器的直接损伤，如外伤、腹膜炎、肠梗阻和出血。

（2）继发性 ACS：继发于第三间隙水肿和复苏，如出血性休克患者的复苏、烧伤等。

（3）复发性 ACS：ACS 康复的患者，由于继发因素再次出现，具有很高的病死率。

4. 病因

ACS 的病因包括：

（1）自发性：腹膜炎、腹腔内脓肿、肠梗阻、腹主动脉破裂、张力性气腹、急性胰腺炎、急性肠系膜缺血等。

（2）手术后：腹膜炎、脓肿、肠梗阻、腹腔内出血等。

（3）创伤后：烧伤焦痂、腹腔内/腹膜后出血、复苏后内脏水肿等。

（4）医源性：腹腔镜手术、腹部包扎、腹部张力缝合等。在大多数危重患者中，ACS 的发生是多因素的，大量液体复苏伴随的毛细血管渗漏，还可导致内脏水肿，从而增加 IAP。

5. 临床表现与诊断

ACS 的早期诊断依赖于对高危患者的认识。ACS 最主要的表现是腹部膨胀，当 IAP>20mm Hg 即可诊断。可通过直接和间接的方法测量 IAP，直接测压准确但不实用，不能常规应用。间接测压可通过下腔静脉、胃、直肠和膀胱。广泛应用的最简单方法是膀胱测压（UBP），但在神经源性膀胱、挛缩膀胱和膀胱损伤的病例不准确。

ACS 的临床分级也是根据膀胱测压的结果：1 级 1～5cmH_2O，2 级 6～25cmH_2O，3 级 26～35cmH_2O，4 级＞35cmH_2O。Cheatham 等提出了一种新的变量评估 IAP，称作"腹腔灌注压（abdominal perfusion pressure，APP）"，即平均动脉压（MAP）减去 IAP（APP＝MAP－IAP），他们认为在预测 ACS 预后方面，腹腔灌注压优于 IAP。除此之外，患者还可表现为少尿、心排出量减少、酸中毒和低氧血症等，重症患者需要机械通气。腹部 CT 扫描有助于 ACS 的诊断以及了解原发病的情况。ACS 的典型 CT 表现包括：与腹腔疾病不成比例的腹膜后张力渗透；下腹部高度膨胀，腹部前后径与横径比例增加（＞1∶0.8），又称作"圆腹征"，其敏感度 100％，特异度 97％；腔静脉被腹膜后出血或渗液压迫；肾直接受压或移位；肠壁进行性增厚；双侧腹股沟疝形成。

ACS 的诊断特点：①腹痛、腹胀极度严重，发病初期腹膜刺激征明显；②腹腔内压力迅速升高，至少＞20mmHg（一般发病后 72h 内），腹腔前后径/左右径比例＞0.8；③生命体征难以稳定；④早期极易出现多器官功能障碍或衰竭；⑤病死率较高。

在辅助检查中 CT 的诊断价值较高，CT 诊断征象可表现为：①下腔静脉压迫、狭窄；②圆腹征阳性（腹部前后径/横径比例增高）；③肾压迫或移位；④肠壁增厚；⑤肠腔内外有液体积聚。腹腔内压力（IAP）监测在 ACS 的治疗有着重要的地位。腹腔内压力监测应持续进行于整个治疗过程中，以膀胱内压（UBP）最为准确且易于施行。根据监测的膀胱内压高低，分别分为 4 级并根据它的结果采取相应的治疗措施，一旦腹内压＞25cmH_2O 的危险警戒水平时提示必须及时采取有效的腹腔减压措施，而当腹内压＞35cmH_2O 则必须马上实施开腹减压手术。

6. 处理原则与程序

（1）补充血容量

充分的液体复苏扩容对器官功能的维护是十分重要的。利尿药对 ACS 有害而无益。在 ACS 情况下，通常循环血容量是减少的。要求给予液体输入，而不是利尿。大量输液的同时应注意酸碱平衡和电解质监测，有助于防止再灌流综合征的发生。

（2）气道开放、正压通气

ACS 常并发呼吸功能衰竭，需要及时给予强有力的呼吸支持。病人由于腹腔内高压、膈肌上抬等影响导致有效通气不足。此时给予压力支持通气有助于改善机体氧合，并避免容量控制通气带来的气压伤和胸腔压力过高带来的不利影响。

（3）血液净化

产生腹腔高压的主要原因是全身炎症反应综合征引发毛细血管渗漏综合征导致的后腹膜和腹膜腔大量渗出和腹膜本身水肿、肠麻痹和肠腔内液体潴留。近年来多提倡积极采用床边血液滤过技术，目的：①在保证容量充足的前提下通过超滤减轻组织间隙水肿；②通过血液滤过清除炎症介质减轻机体炎症反应。

(4) 腹腔减压

腹腔减压是治疗 ACS 的最有效方法。通常可采用多部位腹腔穿刺、敞开腹部切口、行腹腔造口等措施。

1) 腹腔减压原则

当 UBP>35mmHg，无论是否出现临床症状均是减压治疗指征。有时尽管 UBP 10～20mmHg，但出现肠道缺血、对氧治疗无反应及器官功能不全进行性加重时也可予以减压。在剖腹手术中，打开腹腔减压时可见肠管、大网膜、壁层腹膜高度水肿，肠管、积液和坏死组织涌出切口之外，分离切开后腹膜时亦有大量积液和坏死组织涌出，此时心肺功能不全迅速逆转甚至在手术过程中就可立即出现。

ACS 时直接压迫腹壁肌肉和血管，引起腹壁血流量减少，局部缺血、水肿、腹壁弹性降低，加剧 IAH 的发展。另外，腹壁肌肉和筋膜缺血又与伤口感染、伤口裂开、疝、坏疽性筋膜炎等并发症直接相关。因而不应在高度张力的条件下行一期关腹术以避免切口愈合不良。更为重要的是避免继发性 ACS 的发生。实际上严重的病人经腹腔减压术后，由于腹膜后血肿、内脏水肿、严重腹腔感染或者腹腔内纱布填塞止血，腹腔几乎无法关闭或全部关闭。Offner 等曾对创伤后行剖腹探查术的病人采用不同关腹方法所致 ACS 的发生率进行过统计分析，结果发现术后一期关闭后 ACS 发生率达 80%，开放组为 24%，因此建议创伤病人尽量避免一期缝合筋膜。

2) 剖腹减压手术的步骤

第一步，敞开腹腔，采用网片、无菌塑料袋等暂时关腹措施保护肠管。腹腔开放虽可避免 ACS，术后易发生肠瘘、腹内脏器膨出形成腹壁疝、甚至伤口撕裂、哆开等并发症。敞开腹腔减压后有多种暂时关腹的方法，包括筋膜开放法，用网片（mesh）、手术巾钳夹关闭、自体皮片移植或“Bogota”袋（一种 3L 塑料袋）缝合固定于腹壁切口两侧的筋膜上暂时关腹。大片聚丙烯网眼补片行腹部切口敞开覆盖较塑料袋具有强度高、引流通畅等优点和效果差等缺点。显露的肠管在补片上仍须用生理盐水湿纱垫或凡士林油纱布覆盖以减少渗出液丢失。

第二步，2 周后考虑行切口二期缝合、创面植皮。腹腔开放后确切的关腹指征通常是在腹内压降到正常水平，血流动力学稳定后，如尿量增多、水肿开始消退、凝血障碍纠正、止血彻底后，一般在术后 2 周内关腹。在关腹后仍应密切监测膀胱压，以避免继发性 ACS。严重的病人不必勉强早期关腹。

第三步，部分病人需术后 6 个月左右去除植皮及补片，松解切口两侧筋膜缘和腹壁肌肉，予以缝合修补腹疝。

也有研究表明，ACS 病人采用腹腔减压治疗后的病死率与确诊到手术的时间成反比，在 3h 内确诊治疗组均存活，而间隔 25h 组病死率达 67%。因此，对 ACS 早期诊断、早期施行腹腔减压术对提高 ACS 病人生存率有着重要意义。

3) 微侵袭技术的应用

减压腹腔开放后应实施腹部临时关闭（temporary abdominal closure，TAC），然而，手术后大量的体液丢失、体热散发、感染和肠漏风险等，对外科医师来说是一个巨大的挑战。因此，近年来国内外的一些学者致力于探索微侵袭减压的可能性。由于微侵袭减压的指征还过于局限以及在救治 ACS 时特别强调的是腹腔高压持续的时间比腹腔压力本身更具威胁，所以关注高危患者、及时发现并合理处理腹腔高压，是降低 ACS 致病率和病死率的关键因素。

(5) 抗感染

ACS 的病人通常肠道屏障功能降低、容易发生肠道菌群易位，需要及时采用针对性的广谱抗生素。当同时实施了气道开放、血液滤过以及腹腔开放手术形成较大创面时抗感染尤为重要，抗感染治疗的效果直接影响到病人整个治疗的成败。

（6）营养支持

如果病人能够耐受，强调肠道营养支持。过幽门的鼻饲管及胃肠动力药、泻剂的合理应用，可改善病人的肠道功能、提高病人对肠内营养的耐受性。耐受性差的病人，早期可经胃肠外给予营养支持，同时给予生长抑素减少消化液的分泌，减轻肠壁水肿促进肠功能恢复。一旦病人能够耐受，应立即使用肠内营养并减少肠外营养用量。

四、脂肪栓塞综合征

脂肪栓塞综合征（fat embolism syndrome，FES）是一种严重创伤病，一般发病急，死亡率高，具有意识障碍、皮下出血及低氧血症等特点。应引起重视，以求及早诊断，妥善处理，争取减少死亡及致残。

1. 病因及病理

脂肪栓塞多见于长管骨骨折，特别是下肢长管骨骨折和多发性骨折，也可发生在大手术后及烧伤、严重感染、吸入麻醉、减压病、代谢紊乱、酒精中毒、胶原性疾病等情况。其发病机制尚不十分明确，有以下 3 种学说。

（1）机械学说：损伤处骨髓产生的游离脂肪在髓腔内压增高时进入已破损的血管，进一步堵塞毛细血管，特别是肺和脑的微血管。

（2）生化学说：损伤后血浆理化性质改变，使乳化的脂肪粒凝集成滴，堵塞毛细血管。

（3）微血管内血流动力学学说：损伤后，毛细血管内血小板和白色块状物堆积，红细胞堆积，血流缓慢，与微循环内流动的脂肪小滴结合构成了脂肪栓塞的基础。

2. 临床表现

（1）皮肤黏膜点状出血

多在伤后 2～3 天出现，在双肩前部、锁骨上部、前胸部和颈侧方多见，腹股沟部偶也可见。眼结膜常见。出血点稀疏散在或成集簇样，维持数小时至数天。出现率为 20%～50%。

（2）呼吸系症状

呼吸加快，咳嗽，咳痰，有时可有血痰，肺内有干、湿性啰音，口唇可有发绀等。病情加重时可出现呼吸不规则，陈-施呼吸甚至呼吸骤停。

肺部 X 线检查，可见全肺散在风雪状阴影，因而称为暴风雪影像，若不合并肺感染，肺部表现经数小时至数天即可消散。

（3）脑症状

出现与一般脑外伤难以做出解释的脑症状，如头痛、不安、失眠、兴奋、谵妄、嗜睡、精神错乱，神志可朦胧或昏迷，肢体或躯干肌肉痉挛或抽搐，尿失禁等。

（4）发热

体温常超过一般骨折吸收热水平，多在 38～38.5℃ 以上。脉率常与发热不完全相称，可达 120 次/分或更快。

（5）化验检查

痰、尿、血中可出现脂肪滴。血沉加快，血小板减少，血细胞压积和血色素均下降，脂肪酶增高，血钙下降。

（6）血气分析

动脉氧分压（PaO_2）最具诊断意义，若 PaO_2 降低至 70～80mmHg 时即为低氧血症。

（7）眼底检查

眼底血管内有脂滴和出血渗出时，具有诊断意义。

本病临床表现可分为三型：

a. 暴发型（急性）：伤后12～24小时内突然死亡，有急性右心衰竭或肺梗死的表现，事先确诊困难，每以尸检证实。

b. 非暴发型（或亚急型）：创伤后1～2天，以发热起病，心动过速，呼吸急促和呼吸困难，发绀，皮肤黏膜出血点，神志不清、谵妄、昏迷、抽搐、偏瘫、去脑强直等。眼底血管可见脂肪栓、渗出或出血；尿、痰、血可检出脂肪球。胸部X线检查肺内有雪片状影，血气分析呈低氧血症，早期有$PaCO_2$降低，呼吸性碱中毒。救治不及时可死亡。

c. 不完全型：创伤后1～6天，发生轻度发热，心动过速，呼吸快而浅；血气分析有轻或中度低氧血症。其他症状、体征和实验室检查的阳性发现较少。多数患者可自愈。

3. 诊断与鉴别诊断

（1）诊断

诊断主要依据病史、临床观察和化验检查，诊断指标可归纳为：

主要指标：①出血点；②呼吸症状及X线胸片；③头部外伤以外的脑症状。

次要指标：①PO_2＜60mmHg；②血红蛋白下降＜10g％。

参考指标：①脉搏＞120/分；②发热＞38℃；③血小板减少；④血中脂肪酸升高；⑤血清脂肪酶升高；⑥尿脂肪滴；⑦血沉增快（＞70mm/h）。

根据此类指标，如主要指标有2项以上，或主要指标1项而次要指标和参考指标有4项即可确诊。如无主要指标，但次要和参考指标有4项，应疑为隐性或不完全型脂肪栓塞。

（2）鉴别诊断

1）颅脑损伤

颅脑损伤的意识障碍常表现为昏迷——清醒——昏迷，定位体征，颅内压增高等。而脂肪栓塞为逐渐出现意识障碍，也可以有定位体征、颅内压增高，但常伴有皮肤及黏膜淤斑和尿脂肪滴。

2）创伤性湿肺

鉴别比较困难，但创伤性湿肺常为胸部受直接暴力损伤所致，较早出现呼吸功能障碍。

3）挤压综合征

挤压综合征因肌肉坏死析出肌红蛋白等有毒物质的影响，也可出现皮肤出血点，可以与脂肪栓塞相混淆。但挤压综合征患者有受压和解除受压后症状加重的特征，受压部明显肿胀，出现肌红蛋白尿和肾功能衰竭。

4）创伤后菌血症

对开放性骨折初期处理后3～4天发热、皮肤出现出血点时，应与之区别。但菌血症有血象明显增高，血液致病菌培养阳性等特点。

4. 治疗

（1）保持呼吸通畅

对呼吸困难患者应采取气管内插管和安置人工呼吸器，充分供氧和辅助呼吸，使潮气量不少于1000ml，频率维持在12～18次/分钟。必要时行气管切开。

（2）降温、利尿

物理降温，用冰帽和人工冬眠控制高热，并配合用利尿剂行脱水疗法，防止脑水肿，对肺间质水肿治疗也有作用。

（3）抗休克和维持水电解质平衡

维持有效循环量，补充白蛋白降低游离脂肪酸毒性作用，限制钠盐，避免肺水肿。

（4）药物治疗

虽无特效药物，但以下药物有一定治疗作用：

1）激素

肾上腺皮质激素有减轻血管壁通透性和对抗游离脂肪酸毒性所引起的局部炎症的作用，使低氧血症得到改善，减轻呼吸困难，并减轻脑水肿。用量：氢化可的松，第一天 1000 毫克，静滴；第二天 500 毫克，第三天 200 毫克。地塞米松 20～150 毫克/日，不宜超过 2～3 天，避免免疫机制被抑制和上消化道出血危险。

2）肝素

可能减轻弥散性血管内凝血，使血小板分开，改善微循环或促进脂肪分解。剂量 10～50 单位，6～8 小时一次，静滴。

3）低分子右旋醣酐

可增加血容量，降低血稠度，增加微循环冲刷力。用量 500ml/12h。

4）乙醇

有试用 5%乙醇 5%葡萄糖液 1000ml/12h，连续 3～4 天，作用在于降低脂肪酶活动，防止释出游离脂肪酸。

5）5%碳酸氢钠

具有促进脂肪粒乳化作用，中和酸中毒。

6）抑肽酶

此为蛋白质分解酶的阻滞剂，抑制激肽系统的活化性，并影响脂肪代谢，降低肺毛细血管通透性，减轻水肿，改善功能。用量 4 万～6 万单位静点，2 小时可重复一次。

7）β-受体阻滞剂

能降低肺动脉及毛细血管压，减轻充血，改善水肿。用量：苯氧苄胺 25～50mg 静滴，或苄胺唑啉 2～5mg 静滴。

5. 骨折处理强调有效制动，避免加重损伤。

参考文献

[1] Rotondo MF, Cheatham ML, Moore FA, et al. Abdominal compartment syndrome symposium. Contemp Surg, 2003, 59 (6): 260-270.

[2] Cheatham ML, White MW, Sagraves SG, et al. Abdominal perfusion pressure. a superior parameter in the assessment of intra abdominal hypertension. J Trauma, 2000, 49 (4): 621-626.

[3] Corcos AC, Sherman HF. Percutaneous treatment of secondary abdominal compartment syndrome. J Trauma, 2001, 51 (2): 1062-1064.

[4] Reckard JM, Chung MH, Varma MK, et al. Management of intraabdominal hypertension by percutaneous catheter drainage. J Vasc Interv Radiol, 2005, 16 (7): 1019-1021.

[5] Latenser BA, Kowal Vern A, Kimball D, et al. A pilot study comparing percutaneous decompression with decompressive laparotomy for acute abdominal compartment syndrome in thermal injury. J Burn Care Rehabil, 2002, 23 (3): 190-195.

[6] Chen RJ, Fang JF, Lin BC, et al. Laparoscopic decompression of abdominal compartment syndrome after blunt hepatic trauma. Surg Endosc, 2000, 14 (10): 966.

[7] Leversedge FJ, Casey PJ, Seiler JG 3rd, et al. Endoscopically assisted fasciotomy: description of technique and in vitro assessment of lower leg compartment decompression. Am J Sports Med, 2002, 30 (2): 272-278.

[8] Lowe JB, Garza JR, Bowman JL. Endoscopically assisted "components separation" for closure of abdominal wall defects. Plast Reconstr Surg, 2000, 105 (2): 720-729.

[9] Voss M，Pinheiro J，Reynolds J，et al. Endoscopic components separation for abdominal compartment syndrome. Am J Surg，2003，186 (2)：158-163.

[10] Dakin GF，Nahouraii R，Gentileschi P，et al. Subcutaneous endoscopic fasciotomy in a porcine model of abdominal compartment syndrome：a feasibility study. J Laparoendosc Adv Surg Teach A，2004，14 (6)：339-344.

[11] Barnes GS，Papasavas PK，O' Mara MS，et al. Modified extraperitoneal endoscopic separation of parts for abdominal compartment syndrome. Surg Endosc，2004，18 (11)：1636-1639.

[12] O'Mara MS，Papasavas PK，Newton ED，et al. Modified separation of parts as an intervention for intraabdominal hypertension and the abdominal compartment syndrome in a swine model. Plast Reconstr Surg，2004，114 (7)：1842-1845.

[13] Kopelman T，Harris C，Miller R，et al. Abdominal compartment syndrome in patients with isolated extraperitoneal injuries. J Trauma，2000，49 (4)：744-747.

（白俊清　张　柳　程　光）

第二章 我国煤矿瓦斯爆炸的原因及防治措施

煤矿瓦斯是从煤炭或围岩中释放出的甲烷，又叫沼气。它是古代植物在形成煤的过程中，经厌氧菌作用、植物的纤维分解而产生。通常以吸附状态或游离状态存在于煤体，前者占主要部分（约90%）。在一定的条件下，游离状态与吸附状态的瓦斯处于一定的动态平衡，当这种条件变化时，平衡将受到破坏。如此时压力降低或温度升高，部分瓦斯就由吸附状态解吸而转化为游离状态，如果条件呈持续状态，比如此时持续不断地进行采掘工作，瓦斯动态平衡的破坏范围将不断扩展，涌出瓦斯的范围将逐渐增大，当涌出的瓦斯达到一定的浓度，此时如果在足够的有氧环境中遇到有一定温度的火源，就会产生瓦斯爆炸。因此，本质上说，瓦斯爆炸是一种化学爆炸，是以CH_4为主的瓦斯与空气的混合气体点燃后发生剧烈化学反应的结果。瓦斯爆炸也可以说是一种激烈而复杂的氧化反应，是自由基链反应过程，它包括链引发、链传递、链分支和链终止等过程。如果混合气体各成分达到爆炸浓度范围，并且存在火源点，链反应过程就会被引发，链传递和链分支反应随之很快发生，反应速度急剧增加，反应放出的热量使气体温度迅速升高，体积剧烈膨胀，从而引起爆炸。这是一种热-链式反应，也称为连锁反应。虽然爆炸时间持续短暂（通常不足一秒），但其产生的危害极大：瞬时高温（>1850℃）、强大冲击力（爆炸气体速度可达到每秒数百米甚至数千米）及有毒气体产生（CO、CO_2、NO、NO_2等），可使伤员同时遭受到多重损伤。

瓦斯事故是世界矿难的元凶，现代煤矿业对电力的依赖，使瓦斯遇电爆炸的可能性大增。新中国成立以来，24起死亡百人以上的重大煤矿灾难事故中，瓦斯爆炸事故就有21起。1999年以来，国外发生一次死亡30人以上的煤矿事故14起，除一起事故是火灾事故为外，其余13起全部是瓦斯爆炸事故。这些特大事故全部发生在发展中国家，其中乌克兰6起，俄罗斯3起，哈沙克斯坦2起，印度、哥伦比亚和印度尼西亚各1起。可见瓦斯爆炸事故是造成煤矿灾难的主要原因，瓦斯问题是世界采煤国家面临的共同挑战。

发达国家在历史上也曾深受瓦斯之苦，但是20世纪80年代以来，美国、英国、澳大利亚、加拿大等发达国家已经基本上消灭了重大死亡事故。

在我国的能源工业中，煤炭占我国一次能源生产和消费结构中的70%，预计到2050年还将占50%以上。因此，煤炭在相当长的时期内仍将是我国的主要能源。当前，国家对煤炭工业发展提出了更高的要求，所以必须加强安全生产，确保煤炭工业持续、稳定、健康发展。在煤炭开采过程中，瓦斯煤尘爆炸、火灾、透水、顶板冒落、煤与瓦斯突出、冲击地压、中毒、窒息等多种灾害事故时有发生。我国煤矿瓦斯含量大，涌出强度高，危险性大，在煤矿安全生产过程中，瓦斯爆炸事故一直是最严重的灾害之一。从每年的事故统计中来看，煤矿发生一次死亡10人以上的特大事故中，绝大多数是由于瓦斯爆炸，约占特大事故总数的70%。我国目前国有重点煤矿大多数属于瓦斯矿井，其中高瓦斯矿井和突出矿井占全国矿井总数的44%。因此，预防、控制瓦斯爆炸事故，是实现煤矿安全生产的关键。瓦斯防治是煤矿安全工作的重中之重，必须采取有力措施，有效防治煤矿重特大瓦斯事故的发生，以确保煤矿的安全生产。

一、瓦斯爆炸的必备条件

瓦斯爆炸具有三个必要条件：一是瓦斯浓度必须达到一定范围，在5%～6%至14%～16%时，混合气体有爆炸性；二是存在高温火源，一般认为是650℃～750℃；三是有足够的氧气，混合气体中氧气的浓度不低于12%。三者缺一不可。

1. 瓦斯爆炸的浓度界限

在正常的大气环境中，瓦斯只在一定的浓度范围内爆炸，这个浓度范围称瓦斯的爆炸界限，其最低浓度界限叫爆炸下限，其最高浓度界限叫爆炸上限，瓦斯在空气中的爆炸下限为5%～6%，上限为14%～16%。

试验证实：当瓦斯浓度低于5%～6%时，混合气体无爆炸性，遇火后只能燃烧而不能爆炸；当瓦斯浓度为5%～6%至14%～16%时，混合气体有爆炸性；当瓦斯浓度大于14%～16%时，混合气体无爆炸性，也不燃烧，但当有新鲜空气供给时，可以在混合气体与新鲜空气的接触面上燃烧。

当瓦斯浓度为9.5%发生爆炸时，其爆炸威力最大，这是因为此时混合气体中的氧气和瓦斯都全部参加了燃烧、爆炸。

瓦斯爆炸界限不是固定不变的，它受到许多因素的影响，其中重要的有：

(1) 氧的浓度。

(2) 其他可燃气体。

混合气体中有两种以上可燃气体同时存在时，其爆炸界限决定于各可燃气体的爆炸界限和它们的浓度。

(3) 煤尘——本身具有爆炸性，300～400 ℃成为挥发性气体。

(4) 空气压力——压力大时，分子接近、碰撞几率增加、范围扩大。

(5) 惰性气体——有降低瓦斯爆炸危险性作用。

2. 引火温度

瓦斯的最低点燃温度和最小点燃能量决定于空气中的瓦斯浓度，瓦斯-空气混合气体的最低点燃温度，绝热压缩时565℃，其他情况时650℃。

最低点燃能量为0.28mJ。

引火温度是指点燃瓦斯所需的最低温度，一般认为是650～750℃。它的高低与瓦斯的浓度有关（表2-1）。

表2-1　瓦斯的浓度与点燃温度的关系

瓦斯浓度（%）	2	3.4	6.5	7.6	8.1	9.5	11	14.7
点燃温度（℃）	810	665	512	510	514	525	539	565

瓦斯与高温热源接触时，并不立即燃烧、爆炸，而是经过一个很短的时间间隔，我们称此现象为引火延迟性，间隔的这段时间称感应期。

3. 氧的含量

当氧在混合气体中的浓度低于12%时，混合气体中的瓦斯失去爆炸性。

综上所述，瓦斯和空气混合气体的爆炸，需要同时具备三方面的条件：瓦斯在混合气体中的浓度超过爆炸下限，即形成瓦斯积聚；混合气体中氧气的浓度不低于12%；存在高于引燃瓦斯的热源并且其存在的时间比感应期长。

二、我国煤矿常见的瓦斯爆炸的原因

煤矿在开采煤炭资源过程中会伴随着多种灾害事故的发生，如瓦斯爆炸、煤尘爆炸、煤与瓦斯突出、中毒、窒息、火灾、透水、顶板冒落等。在这些事故中瓦斯爆炸无疑是最严重的，它不光造成的损失最大，发生的频率也是最大的。所以，分析瓦斯爆炸原因，制订瓦斯防治对策，就显得尤为重要。

1. 煤矿开采条件差

我国煤矿井下开采条件普遍较差，特别是南方煤矿。据统计，2000年全国国有重点煤矿共有580处矿井进行了瓦斯等级鉴定，其中高瓦斯矿井160处，低瓦斯矿井298处，煤与瓦斯突出矿井122处，有自然发火矿井372处，占64%，有煤尘爆炸危险矿井427处，占73.6%。

2. 装备不足、管理不落实

矿井安全装备配置不足，“先抽后采，监测监控，以风定产”方针未得到完全落实。很多煤矿发生的特大瓦斯事故都没有装备瓦斯抽放系统或抽放系统不能有效运行，监控系统也不能有效发挥作用。如2005年发生的41起特大瓦斯事故中，有的矿井没有安装瓦斯监控系统或运行不正常，有的矿井虽安装了瓦斯监控系统，但因传感器数量不足、安装位置不对、线路存在故障、显示器不显示数据等问题，不能有效发挥其应有的作用。此外乡镇煤矿发生的特大瓦斯事故都没有装备瓦斯抽放系统或抽放系统不能有效运行，监控系统也不能有效发挥作用。如内蒙古乌海市乌达区巴音赛煤焦有限责任公司某矿井虽安装了瓦斯监控系统，但在其实际开采区域却并没有瓦斯传感器，造成了特大瓦斯事故的发生，死亡16人。

3. 管理水平低

瓦斯爆炸事故的发生，主要是由于管理上存在缺陷造成某些作业人员的违章失职。许多事故分析发现，违章操作或管理不当而造成了一些本可避免的事故，但未引起重视，最终酿成特大瓦斯爆炸事故。因此，管理水平和职工的安全意识对于煤矿的长期安全生产起到了举足轻重的作用。

另外企业技术管理薄弱也是一个不容忽视的问题。一些煤矿企业由于采煤方法落后，矿井采掘布置不合理，通风系统不完善，此外，作业规程编制不符合实际，针对性不强，给安全生产带来了严重隐患。

4. 企业职工安全意识淡薄，文化素质较低　据有关数据分析，大部分煤矿的瓦斯爆炸都是由于工作人员的违章操作造成的，并且绝大多数瓦斯事故都是由于“三违”引起的。煤矿的很多职工文化程度低，没有经过正式安全培训就下井，常常采用师带徒的方式参与采掘等作业，缺乏基本的安全生产知识，不懂通风安全管理和操作规程，思想麻痹，违章作业，冒险蛮干现象严重。

5. 瓦斯积聚的存在

瓦斯积聚是指采掘工作面及其他地点，体积大于0.5m^3的空间内积聚瓦斯浓度达到或超过2%的现象。瓦斯积聚是造成瓦斯爆炸的根本原因。造成瓦斯积聚的原因很多，主要有：矿井主通风机供风能力不足或通风系统不合理造成矿井缺风；掘进工作面或其他需单独供风的巷道，因局部通风机、风筒原因使得瓦斯积聚；采煤工作面上隅角和采空区瓦斯积聚；巷道变形、调节风门故障等造成通风不良。其中通风系统不合理和局部通风管理不善是瓦斯积聚的主要原因。如2005年34起特大瓦斯爆炸事故中，有22起主要是因通风系统不合理，存在风流短路、多次串联和循环风，造成供风地点风量不足而引起瓦斯积聚；有9起主要是因局部通风机安装位置不当，风筒未延伸到供风点或脱落引起供风点有效风量不足而造成瓦斯积聚；有2起事故主要是因停电、停风而引起瓦斯积聚；有1起是盲巷积聚的瓦斯被引爆。

6. 引爆火源的现象存在

煤矿井下引爆瓦斯的火源有爆破火花、电气火花、摩擦撞击火花、静电火花、煤炭自燃等。但放炮和电器设备产生的火花是瓦斯爆炸事故的主要火源。在个别煤矿中，引爆火源的问题仍然存在。如有的矿井仍有明电、明火下井，井下电气设备存在失爆的现象，甚至有的电工不懂技术或不负责任，拆除或损坏了防爆密闭圈，造成了失爆。如2005年34起特大瓦斯爆炸事故中，有16起是由放炮产生的火花引爆的；有15起事故是由电器设备及电源线电火花引爆的。

三、防止瓦斯爆炸的措施

1. 优化通风网络及通风系统，防止瓦斯积聚

合理可靠的通风系统是防止瓦斯事故和控制灾害扩大的重要措施，瓦斯防治工程与采掘工程，必须

同时设计，超前施工，同时投入使用。采煤工作面必须保持风路畅通，每个掘进工作面必须有合理的进风和回风路线，避免形成串联通风。另外在采煤过程中，采煤工作面回风隅角容易积聚瓦斯，应及时有效地处理该区域积聚的瓦斯。

（1）防止瓦斯积聚的措施

1）加强通风。使瓦斯浓度降低到《煤矿安全规程》规定的浓度以下，即采掘工作面的进风风流中不超过0.5%，回风风流不超过1%，矿井总回风流中不超过0.75%。

2）加强检查工作。及时检查各用风地点的通风状况和瓦斯浓度，查明隐患进行处理，是日常进行瓦斯管理的重要内容。我国20世纪80年代所用的甲烷检查仪器有：光学甲烷检定器、热放式甲烷检定器、甲烷警报器和甲烷遥测警报仪等。90年代以后使用比较先进的TX系列智能便携式气体监测仪和遥测仪器等。

3）对瓦斯含量大的煤层，进行瓦斯抽放，降低煤层及采空区的瓦斯涌出量。

（2）处理的方法有：挂风障引流法、风筒导风法、移动泵站抽放法、尾巷排放瓦斯法、液压局部通风机吹散法。

2. 不断提高煤矿瓦斯抽放技术

（1）我国国有煤矿高瓦斯和瓦斯突出矿井占矿井总数的46%。瓦斯抽放是减少矿井瓦斯涌出量、防止瓦斯爆炸和突出的治本措施，同时也是开发利用瓦斯能源、保护大气环境的重要手段。如皖北煤电集团公司祁东煤矿利用抽放瓦斯进行发电，并取得了可观的经济效益和社会效益。

（2）为提高瓦斯抽放率，目前主要需解决长钻孔定向钻进技术，包括测斜、纠偏技术；提高单一低透气性煤层的抽放率；研制钻进能力更强的钻机具；完善和提高扩孔技术、排渣技术、造穴技术和封孔技术；开发新的瓦斯抽放技术及设备。

（3）瓦斯抽放方法有本煤层抽放、邻近层抽放和采空区抽放等；抽放工艺有顺层长钻孔、大直径钻孔、地面钻孔、顶板岩石和巷道钻孔等。并研制出与之相配套的强力钻机及配套机具，如MK型长钻孔钻机和ZSM顺层强力钻机等。此外已研制出多种抽放泵及配套的监控系统和仪表等，大大提高了瓦斯抽放量和抽放率，使安全环境得到进一步改善。

（4）利用多分支羽状适用技术，解决低渗煤层瓦斯治理问题，以提高抽采率。

（5）煤矿瓦斯治理也应该与煤层气产业化紧密结合起来，把目前单纯的瓦斯灾害防治逐步转变为瓦斯治理和开发利用相结合的产业体系。

3. 矿井瓦斯浓度及火源监测技术

矿井瓦斯浓度及火源的实时自动监测对于防止瓦斯爆炸非常重要，当发现瓦斯异常或有火源产生，立即采取措施可防止爆炸事故的发生。我国目前开发了以KJF2000系统为代表的KJ系列矿井安全监控系统，以及各类检测传感器、报警仪和断电仪。按照国家煤矿安全监察局要求，所有矿井均要求安装矿井安全综合监控系统。矿井安全综合监控系统，并具有如下功能：①矿井环境和工况参数实时监控；②主要通风机在线监测；③巷道火灾实时监测；④矿井瓦斯抽放实时监测；⑤冲击地压实时监测；⑥煤与瓦斯突出实时监测；⑦煤层自然发火实时监测；⑧瓦斯爆炸或燃烧实时监测；⑨矿井电网监测等多种功能。监控系统的安装极大地提高了煤矿的安全管理自动化水平，防止了许多事故的发生。安全监控系统的应用，为煤矿的安全生产做出了很大的贡献，但是，绝对不能替代专职安全检测人员的井下现场检测。

4. 防止瓦斯引燃的措施

（1）井口房、瓦斯抽放站及主要通风机房周围20m内禁止使用明火。

（2）瓦斯矿井要使用安全照明灯，井下禁止打开矿灯，禁止携带烟草及点火工具下井。

（3）严格管理井下火区。

（4）严格执行放炮制度。

（5）严格掘进工作面的局部通风机管理工作，局部通风机要设有风电闭锁装置。

（6）瓦斯矿井的电气设备要符合《煤矿安全规程》关于防爆性能的规定。

5. 隔爆措施

矿井隔爆抑爆装置是控制瓦斯爆炸的最后一道屏障，当瓦斯爆炸发生后，依靠预先设置的装置可以阻止爆炸的传播，限制火焰的传播范围，主要有被动式隔爆棚和自动抑爆装置。

（1）被动式隔爆棚

隔爆岩粉棚、隔爆水槽棚和隔爆水袋棚因成本低、安装方便，因而得到了广泛的使用，其中隔爆水袋棚的使用最为广泛。目前研制的 XGS 型和 KYG 型隔爆棚，具有适应性强，安装、拆卸和移动方便的特点。

（2）自动式抑爆装置

使用压力或温度传感器，在爆炸发生时探测爆炸波，及时将预先放置的水、岩粉、N_2、CO_2等喷洒到巷道中，从而达到抑制爆炸火焰传播的目的。如 ZGB-Y 型自动隔爆装置采用高压氮气引射消焰剂，能将爆炸限制在距爆源 40～60m 之内；YBW-1 型无电源触发式抑爆装置，适合安装在距爆源 20～45m 的巷道中；ZYB-S 型自动产气式抑爆装置采用实时产气原理，当传感器接收到燃烧或爆炸火焰时，触发气体发生器快速产生的高压气体喷洒消焰剂，抑制火焰的传播。

6. 强化安全生产检查

安全检查要侧重检查人们在井下作业中，违章把火种带入井下、违章用电、违章放炮、违章敲打矿灯等具有导致瓦斯爆炸事故的异常行为，另外要侧重检查瓦斯抽放、通风管理、瓦斯监测、电气设备防爆等，并要做到改变其异常，达到安全生产的客观要求，从而控制瓦斯爆炸事故的发生。

7. 强化进行全员安全培训工作

首先企业领导干部要进行安全生产培训，使其懂技术、懂经营管理、懂安全生产法规，学会按煤矿生产规律办事，严格执行“安全第一、预防为主”的安全生产方针，做到“责任明确，制度完善，执行有力，监督严格”。其次，工人是第一生产者，通过生产技术和安全培训，提高煤矿工人的技术素质、应变能力、安全意识和自我保护能力，才能杜绝违章作业、冒险蛮干和避免瓦斯事故的发生。

8. 加强新技术研发与应用

加快新技术的研究力度，实现瓦斯综合治理跨越式发展，加大“先抽后采”力度，实现煤矿瓦斯治理的根本转变。积极实施“可保尽保、应抽尽抽、先抽后采、煤气共采”的瓦斯综合治理战略，依靠科技进步，实现采煤采气一体化、地面与井下抽放一体化，瓦斯抽放和利用一体化。积极开展松软突出煤层水平长钻孔打钻技术、低透气性煤层快速高效增透强化抽放技术、地面钻孔钻进固孔技术等关键技术攻关研究。加快巷道瓦斯涌出特征、声发射监测技术、电磁辐射监测技术等工作面非接触连续预测及预警技术研究进度，并将信号并入矿井安全监测系统实现连续监测技术的创新性研究。通过工艺技术攻关研究，实现瓦斯综合治理的技术突破。

随着采矿机械化程度的提高，防止机械摩擦火花引燃瓦斯显得日益重要。煤矿井下由于摩擦火花而引起的瓦斯爆炸事故占有相当的比例，因此不少国家对这个问题进行了研究，并提出，在摩擦部件的金属表面溶敷一层活性小的金属（如铬），使形成的摩擦火花不能引燃瓦斯；在铝合金的表面涂各种涂料，以防止摩擦火花的发生和金属中加入少量的铍，降低摩擦火花的点燃性等。

四、瓦斯爆炸事故发生后采取的措施

1. 采取瓦斯排放措施，防止封闭区瓦斯聚集。一般高瓦斯矿工作面都有瓦斯抽放系统，工作面因火被迫封闭后，应继续对工作面进行瓦斯抽放，直至确认封闭区不再有爆炸危险性。以防封后瓦斯积聚集而发生爆炸。

2. 采取从地面注入惰性气体、注氮等方法降低封闭区氧浓度。封闭时，发火区温度、CO 浓度都很高，所以不能在火区附近工作。此时可以从地面向火区注氮，降低火源点附近氧浓度和煤温，保证工作面安全。

3. 消灭火源高温点。采取向发火区注凝胶等方法，使高温点温度降低到可引起瓦斯爆炸的下限温度以下。

4. 用水封闭火区，如果发火区两端比较低，可以在撤离人员的情况下，向发火区所在巷道两端送水，直至用水封闭火区。火区用水封闭，能够保证密闭无漏风，而且一旦封闭区内发生爆炸，两端的水密封能有效地消除爆炸引起的冲击波，防止爆炸引起的大火蔓延。

5. 全面建立安全避险等“六大系统”

2010 年 5 月 18 日至 20 日，国家安全监管总局、国家煤矿安监局在山西省潞安矿业（集团）公司召开了全国煤矿坚决遏制重特大事故、推广井下救生舱等避险设施现场会。国家煤监局局长赵铁锤在会上指出，党中央、国务院始终对煤矿安全生产高度重视，2008 年以来，中央领导同志对借鉴南非煤矿安全管理经验、推广应用井下救生舱等多次做出重要批示。经过近两年的探索，救生舱等紧急避险设施的研制取得了重大进展。一定要推进煤矿井下救生舱等避险设施建设，建立完善煤矿监测监控、人员定位、紧急避险、压风自救、供水施救和通信联络系统等安全避险“六大系统”，提高煤矿安全保障能力。“不仅是全面推广，而且要全面覆盖。5 年内，全国所有煤矿都必须建立以救生舱为代表的煤矿井下安全避险六大系统”，即 2010 年年底前所有国有重点煤矿必须建立井下人员定位系统，其余煤矿必须在 2011 年年底之前全面建立；同时，2010 年年底前要全面完成所有矿井通信系统的完善工作。

建立井下避难所是各主要采煤国的通行做法，也是煤矿安全生产的客观需求。其主要功能包括：井下发生突出、火灾、瓦斯煤尘爆炸、水害等灾变事故后，在逃生路径被阻和逃生不能的情况下，为无法及时撤离的遇险人员提供一个安全的密闭空间，对外能够抵御高温烟气，隔绝有毒有害气体；对内能为遇险人员提供氧气、食物、水，去除有毒有害气体，创造基本生存条件；通讯、环境监测设备能为应急救援创造条件、赢得时间。

五、瓦斯爆炸事故灾难性损害机制

1. 冲击波伤害效应

瓦斯爆炸产生的冲击波、火球、有毒气体都具有伤害效应。特别是冲击波的威力，既能够摧毁巷道设施，破坏通风系统和井下建筑物，并可能引起煤尘爆炸等事故，对于人的伤害更是不言而喻的。据冯灿逵统计的 2 次瓦斯爆炸事故中共伤亡 98 人，其中伤 29 人，死亡 69 人。在 29 位幸存者中，由于冲击波造成的软组织损伤有 27 人，占 93.1%。

瓦斯爆炸在空间上可以分为两个区：瓦斯燃烧区和一般空气区。在瓦斯燃烧区内冲击波和火焰是相互耦合的，在一般空气区，当瓦斯燃烧完毕后燃烧波消失，只剩一般空气冲击波，最终恢复至正常大气参数。目前对瓦斯燃烧区进行的研究较多，对于一般空气区冲击波的传播规律研究大多在直管道内。实际上，矿井实际环境并非都是直巷道，瓦斯爆炸事故发生后，冲击波沿巷道传播，巷道拐弯、分叉、截面积变化都会影响冲击波的传播。前苏联学者 C. K 萨文科通过试验管道研究冲击波的传播规律，得出了冲击波通过巷道分叉和拐弯处的衰减系数，还做了薄膜测压实验，得出了对冲击波压力在直线巷道中的衰减特性。张守忠对截面积变化情况下冲击波衰减、增大系数进行了初步的探讨。曲志明从理论上推导出了瓦斯爆炸冲击波在巷道壁面发生正反射和斜反射的计算公式，并且利用了瓦斯爆炸冲击波、爆轰波强度公式对瓦斯爆炸冲击波和爆轰波的产生、发展、衰减进行了讨论研究。贾智伟等通过流体动力学理论，提出巷道截面积突变情况下瓦斯爆炸冲击波传播规律数学模型，得到了冲击波波阵面压力和其他数学参数的表达式。冲击波宏观上表现为一个运动着的曲面，它经过之处，物质的压力、密度、温度均发生急剧变化。微观上来讲，物质内部分子间的相互作用抵制突变的发生，物质的黏性和热传导抵制这些突变的发生。当变化来得太快时，这种能量的传递过程来不及扩展到较远的距离，只能影响到几个分子间距，这就造成了状态量宏观上很小范围内发生急剧变化，相当于在一个几何位置上的突变。冲击波的作用效果和传播速度是息息相关的。

2. 瓦斯爆炸的火焰反应

瓦斯爆炸试验研究系统的管道中预混瓦斯气体的爆炸或燃烧是以火焰波的形式向前传播的，火焰波将已燃气体与未燃气体分隔开，并在该火焰区内完成化学反应、热传导和物质的扩散等过程。火焰波前至波尾之间的法向距离称为火焰厚度。由于瓦斯爆炸是煤矿生产中一种极其严重的灾害，因此，世界各主要采煤国家对瓦斯爆炸灾害都进行了大量的基础理论与实验技术等方面的研究。目前，在瓦斯爆炸的化学动力学研究以及在基元反应模型基础上的数值模拟等方面进展很大。因爆炸的化学反应基本上在火焰区内完成，为了将爆炸（或燃烧）动力学模型与爆炸火焰的实验结果进行比较，就必须研究火焰区内可能发生的各种化学反应，测定贯穿于整个火焰厚度的主要化学物种和自由基的浓度分布状况。因此，瓦斯爆炸传播火焰厚度的确定是进行准确模拟的关键。在以往的大多数研究中，由于传统的爆炸机制的束缚及实验条件的限制，均将火焰厚度的研究限制在稳定燃烧的静态火焰（本生灯火焰）上，测得或计算出的火焰厚度较薄，其厚度只有几百甚至几十微米这一厚度相对于系统的特性尺寸来说是极薄的，在一般的爆炸研究中大多数把它看作为几何间断面。

为了深入研究井下瓦斯爆炸火焰传播的真实过程，王从银等利用瓦斯爆炸试验系统对管道中瓦斯爆炸传播火焰的厚度进行了实验研究，结果发现火焰区中压力最大值之前的火焰向前运动的速度较大，压力最大值之后的火焰向前运动的速度较小，甚至向后运动（从爆炸火焰高速摄影的播放效果中也看到了火焰的前端向前运动而后部向后运动的情况）。由于火焰沿其厚度方向上，自前向后其向前传播的速度是逐渐减慢的，因此火焰因前后部位速度的差别而被拉长。由于火焰在传播过程中压力的波动，导致火焰波阵面前沿传播速度的不稳定以及火焰区内沿厚度方向上不同部位速度的不同，因此，按照某一测点处火焰的速度与火焰的持续时间计算出的火焰厚度与实测火焰厚度相差较大。

为了得到巷道瓦斯爆炸时的传播规律，王东武等利用大型试验巷道对不同质量、浓度的瓦斯-空气混合物的爆炸过程及传播规律进行了试验研究，分析了瓦斯爆炸时最大爆炸压力的时空变化特征、瓦斯爆炸火焰速度变化特征、火焰波及范围变化特征等规律，得出：①最大爆炸压力的峰值较大，且随着瓦斯量的增加，出现最大压力峰值的位置距爆源点更近；②最大爆炸压力呈现时间随与爆源的距离增大单调增加；③随着瓦斯量增大，火焰传播速度绝对值明显增大，火焰传播速度最大点距爆源距离减小；④火焰区长度可达原始瓦斯积聚区长度的 3～6 倍，但火焰传播距离并不与瓦斯量的增加成正比。研究所得结论可为矿井瓦斯事故的预防和治理提供参考。

瓦斯爆炸火焰的持续时间与压力结构有着密切的关系：火焰即将消失的时刻达到最大值，其后压力迅速下降至一个大气压，并在一个大气压值附近上下略有波动。距点火端较远的测点处火焰持续时间较长，压力的最大值出现在火焰区之内，但在最大值之后并没有迅速下降，而是略有波动，在火焰变得很弱的时刻才下降至一个大气压，此后压力的波动幅度也较大。在瓦斯爆炸火焰的传播过程中，其火焰传播速度、火焰厚度和火焰持续时间的变化幅度是较大的，即使在同一测点处，相同的实验条件（浓度、点火能量）下，不同次实验得出的数据也是不同的。但是火焰持续时间的变化规律是一致的，即距点火端较近处火焰持续时间较短，距点火端较远处火焰持续时间较长。火焰厚度及其持续时间的变化是由于火焰在传播过程中压力结构的变化造成的，从附图中可以看出，火焰传播过去之后，由于燃烧之后的高温气体产物与周围介质进行快速的热交换，温度迅速下降，因此压力迅速下降距点火端较近的测点处由于点火端被封闭，爆炸气体产物无法向后膨胀，火焰一方面受到其后部爆炸产物强大压力的压缩，另一方面在该压力的推动之下加速向前传播，因此火焰通过测点处所需的时间较短，火焰的厚度也较薄。

3. 对人体的复合伤害

瓦斯爆炸造成的主要危害有：①爆炸瞬间温度高 1650～1850℃，对人身和设施造成严重伤害和破坏；②爆炸后空气压力平均为爆炸前的 9 倍，冲击波可直接伤害人体、破坏井道和设备并间接伤害人体；③产生大量 CO 等有害气体，导致人员中毒；④瓦斯爆炸时，处于爆炸源附近者，主要被高温和高压冲击波所伤；远离爆炸源者，主要因 CO 为主的有毒气体中毒和缺氧窒息所害。

瓦斯爆炸事故的防治是煤矿安全工作的一个系统工程，除了完善可靠的安全装备和采取有效的措施外，还应加强安全管理和安全监督，重视员工安全意识的培养。在生产实践中，我们应不断研究、探索，进行防范和治理，保证煤矿的安全生产。只有把安全放在首位，认真落实瓦斯治理的“安全第一，预防为主，防治结合”方针，健全各项规章制度，合理加大安全投入，加大瓦斯管理投入，拿出资金，进行瓦斯治理与监控及其他安全问题的研究，以寻求科学合理的防治措施，保障煤矿安全状况得到改善，瓦斯爆炸事故及其他灾害事故才能大幅度地减少，煤矿的安全状况才能得到根本好转，这样的煤矿才具有更好的发展前景。2010 年 5 月，中国煤炭工业出版社先后出版发行了《2010 最新煤矿安全生产与瓦斯爆炸事故防范案例分析应用手册》和《最新煤矿瓦斯爆炸与水害防治技术和通风操作规范及国家强制性标准实务全书》，是从源头上预防瓦斯爆炸事故发生的技术规程和培训教材，只要按照科学要求去施工、去设计、去照章办事，瓦斯爆炸事故定会大幅度减少甚至彻底遏制。

参考文献

[1] 煤矿通风与安全编写组. 煤矿通风与安全. 北京：煤炭工业出版社，1979，200-214.
[2] 贾智伟，景国勋，张强. 瓦斯爆炸事故有毒气体扩散及危险区域分析. 中国安全科学学报，2007，17 (1)：91-93.
[3] 程五一，刘晓宇，王魁军等. 煤与瓦斯突出冲击波阵面传播规律的研究. 煤炭学报，2004，29 (1)：57-60.
[4] 冯灿逵. 煤矿瓦斯爆炸伤救治分析（附 98 例报告）. 中国煤炭工业医学杂志，2005，8 (2)：157-158.
[5] 庞伟宾，何翔等，李茂生等. 空气冲击波在坑道内走时规律的实验研究. 爆炸与冲击，2003，23 (6)：573-577.
[6] 杨国刚，丁信伟，王淑兰等. 管内可燃气云爆炸的实验研究与数值模拟. 煤炭学报，2004，29 (5)：572-576.
[7] 杨科之，杨秀敏. 坑道内化爆冲击波的传播规律. 爆炸与冲击，2003，23 (1)：37-40.
[8] C. K 萨文科. 井下空气冲击波. 北京：冶金工业出版社，1979.
[9] 张守中. 爆炸基本原理. 北京：国防工业出版社，1988.
[10] 曲志明，孙强，黎锦贤等. 掘进巷道瓦斯爆炸冲击波与巷道壁面作用研究. 煤矿安全，2005，36 (9)：1-2.
[11] 曲志明，周心权，和瑞生等. 掘进巷道瓦斯爆炸衰减规律及特征参数分析. 煤炭学报，2006，31 (3)：324-328.
[12] 巷道截面积突变情况下瓦斯爆炸冲击波. 中国安全科学学报，2007，17 (12)：92-94.
[13] 林建忠. 流体力学. 北京：清华大学出版社，2005.
[14] 孔文俊，张孝谦等. CH4/O2/N2 预混、层流、稳态火焰反应机理分析. 燃烧科学与技术，1998，4 (2)：43-46.
[15] Terence P. Coffe E. Kinetic mechanisms for premixed laminar steady state methane/Air Flames. Combustion and Flame，1984，(55)：161-170.
[16] 万俊华，郜冶，夏允庆. 燃烧理论基础. 哈尔滨：哈尔滨船舶工程学院出版社，1992.
[17] 傅维镳，张永廉，王清安. 燃烧学. 北京：高等教育出版社，1989.
[18] 王从银，何学秋. 瓦斯爆炸火焰厚度的实验研究. 爆破器材，2001，30 (2)：28-32.
[19] 王东武，杜春志. 巷道瓦斯爆炸传播规律的试验研究. 采矿与安全工程学报，2009，26 (4)：476-480.

（白俊清　程爱国）

第三章　我国瓦斯爆炸伤害医疗救治的现状与思考

为了提高我国瓦斯爆炸伤医疗救治水平，2009 年检索了包括 44 个煤业集团公司及其定点医院 1989—2009 年国内医学期刊学术论文 74 篇，以 1989—1998 年和 1999—2009 年作为前 10 年和后 10 年入院病例为对象，以资料完整、病例数不跨年度、限制在前 10 年和后 10 年两个时间段为纳入标准，对照比较、分析研究了我国瓦斯爆炸伤医疗救治的近 10 年进展和存在的问题，同时也提出了今后的发展方向。

一、近 10 年的 11 大进展

（一）救治重度瓦斯爆炸伤害的成功率有极大提高

由表 3－1 中可见，1989—1998 的 10 年与 1999—2009 的 10 年相比较，送入到医院救治的瓦斯爆炸伤害者总例数、死亡率、死于呼吸衰竭、合并有吸入性损伤等基本相同，无统计学意义（$P>0.05$）。唯有死于 MSOF 具有统计学意义，说明后 10 年 ICU 救治重度瓦斯爆炸伤害的成功率有极大提高（$P<0.05$）。

表 3－1　1989—1998 年与 1999—2009 年瓦斯爆炸伤害对比

年限	例数	死亡率	主要死亡原因		主要并发症		
			呼衰	MSOF	吸入性损伤	有害气体中毒	鼓膜、角膜穿孔
89—98	1688(女 6)	149(8.83%)	84(54.55%)	69*(46.31%)	862(51.1%)	226(13.39%)	138(8.16%)
99—09	1887(女 11)	193(10.22%)	86(44.56%)	45*(23.32%	810(42.92%)	161(8.53%)	132(6.7%)

* $P<0.05$

（二）明确了对煤矿瓦斯爆炸造成主要危害的认识

瓦斯爆炸所造成的主要危害有

1. 爆炸瞬间温度高 1650～1850℃，对人身和设施造成严重伤害和破坏。

2. 爆炸后空气压力平均为爆炸前的 9 倍，冲击波可直接伤害人体、破坏井道和设备并间接伤害人体。

3. 产生大量 CO 等有害气体，导致人员中毒。

4. 瓦斯爆炸时，处于爆炸源附近者，主要被高温和高压冲击波所伤；远离爆炸源者，主要因 CO 为主的有毒气体中毒和缺氧窒息所害。

（三）瓦斯爆炸伤害概念的新认识

王正国院士指出：创伤通常是指机械力能量传给人体后所造成机体结构完整性破坏的损伤。而瓦斯爆炸伤属于典型的复合性损伤，包括：爆炸冲击伤、减压伤、机械性损伤、有害气体吸入、缺氧窒息和高温烧伤等损害，而且伤情特点为多致伤因素的多脏器、多组织严重复合伤。伤情互为因果，致使伤情重，发展迅速，且多为外伤轻而内伤重，所以应该将瓦斯爆炸伤概括为瓦斯爆炸伤害。

造成瓦斯爆炸伤害不仅仅是煤矿，凡是瓦斯（甲烷）蓄积的场所，一旦条件成熟就会发生瓦斯爆炸，如隧道等。而煤矿瓦斯爆炸伤害又与其他作业场所发生的瓦斯爆炸伤害不同，具有多种有害气体中毒、烧伤创面煤尘不易清除、伤者因多伴有休克而不允许早期彻底清创、创面污染严重等特殊性。据统计，在井下持续约10～30分钟，均有不同程度的CO等有害气体中毒，同时表现有轻度骨髓抑制，白细胞计数偏低，一般持续15天左右，此乃煤矿瓦斯爆炸伤害病人的又一特点。因此，完整的伤病名称应该称作"煤矿瓦斯爆炸伤害"。

（四）煤矿瓦斯爆炸伤害应急救援体系的确立

全国各煤业集团公司都建立了适应于各地不同情况的瓦斯爆炸伤害应急预案和体系，根据煤矿瓦斯爆炸伤的特点，在整合人员、设备等救治资源的同时，建立了一套煤矿瓦斯爆炸伤院前评分标准（RPMB），组织了严密的创伤急救组织、先进的医疗急救装备和高效的医疗救援机制：成立了煤矿瓦斯爆炸伤害医疗应急救援小组，在煤矿瓦斯爆炸伤害应急救援指挥部的统一指挥下，分为四个梯队：第一梯队赶赴现场，医护密切配合对患者进行快速检伤分类，根据伤情分死亡、重、中、轻四类，分别用黑、红、黄、绿布条标志，本着"先抢后治，先急后缓，先重后轻，先特殊后一般"的原则，对重伤者现场急救，采取抗休克、心肺复苏、快速补液、止血吸氧等措施，具备转运条件时由现场紧急转院，转运途中严密监测生命体征及保持呼吸道、输液的通畅，保护创面。条件具备，最好现场进行高级生命支持。第二梯队，医院急诊科进行呼吸道管理、创面清创和辅助检查。第三梯队，负责院内救治，特别是ICU配备有完善、先进的设备，包括呼吸机、血气机、血滤机、输液泵等，按照肺、胃肠、肾、脑、心、肝、骨与软组织等序贯性进行救治，按照"降阶梯疗法"使用抗生素，采用烧伤湿性医疗技术（MEBT/MEBO）对烧伤进行治疗，同时全程重视心理、精神损害的干预和治疗。第四梯队，负责后勤保障、物资供应和通讯联络。

（五）对吸入性损伤的新认识

吸入性损伤是瓦斯爆炸伤害的第一合并症，几乎50%的伤者都合并有呼吸道的损伤，更有报道说可以高达98.8%，死于呼吸衰竭的病人也占到了死亡病人的50%，在序贯性MSOF的发生过程中呼吸衰竭也位于第一位。为此，各医院都对吸入性损伤和有害气体中毒进行了基础、影像学、病理、临床治疗的研究。王建军等认为，吸入性损伤和肺部感染常导致肺功能衰竭，主要是由于热力、烟雾中的有毒成分等的直接作用和触发的炎症反应共同作用的结果，造成肺的通气换气功能严重障碍，组织严重缺氧。吸入性损伤肺部的病理生理变化主要有气道损伤、早期缺氧，稍后并发肺水肿、肺萎陷、肺部感染等，进而发生急性呼吸衰竭。吸入性损伤患者喉镜可见上气道、咽喉部黏膜充血、水肿，呈荔枝肉样发白，或黏膜溃破。双肺闻及啰音，X线检查，提示双肺大片阴影，肺水肿以泡性肺水肿为其特征，肺水肿可呈散在点状、片状阴影，一般沿肺纹理走行。游贵芳等对3例死于瓦斯爆炸伤者进行了尸检，发现肺组织明显淤血、肿胀，病理切片发现肺组织毛细血管扩张、充血，肺泡腔与支气管腔有大量红细胞，并有吞噬尘埃和含铁血黄素的组织细胞及炎症细胞浸润。影像检查是必要的，尤其在伤后半个月内的影像随访更有价值，其对了解伤情和伤情的分度有重要意义。轻、中度吸入性损伤患者可用CT随访检查，重者CR床旁随访检查。临床上，放宽气管切开指征、早期机械通气、纤维支气管镜做早期气管检查，判断损伤程度，吸除气管内异物、分泌物，并做冲洗、给药、止血等治疗，以减少肺不张和肺部感染。

（六）对有害气体中毒的新认识

造成瓦斯爆炸伤害的有三个致伤因素：一是冲击波造成的肺部冲击伤，即原发性冲击效应；二是继发性冲击效应导致的严重复合伤，包括烧伤、颅脑损伤、脏器损伤、骨折、软组织损伤等；三是有害气体中毒。煤矿瓦斯爆炸可产生数十种有害化学物质，主要有CO、CO_2、NO、NO_2、N_2O、H_2S和乙烯、乙烷、烟尘等，有的气体本身毒性就很强，有的脂溶性气体如NO_2因溶于细胞膜的脂质部分而致肺损伤。通常，在井下持续约10～30分钟，均有不同程度的CO等有害气体中毒，同时产生轻度骨髓抑制，白细胞计数偏低，一般持续15天左右，此乃煤矿瓦斯爆炸伤害病人的特点。有的离爆炸源较远、仍有回风、通风相对较好区域的伤者，其爆炸伤和烧伤并不严重，但中毒症状明显：主要表现为脑水肿、肺水肿和休克，远期会遗留智力下降、精神障碍和脑电图改变。如果现场给予高浓度吸氧、早期高压氧舱治疗或血滤治疗，定会有好的疗效。

（七）提高了对创伤急救“黄金一小时”和链式救治质量的认识

流行病学调查显示，近50%创伤性死亡发生都在伤后60分钟内，故提出了创伤急救“黄金1小时”之说。回顾性调查发现，瓦斯爆炸伤后20分钟送到医院，90%以上成活。王建军等报告，在25例入院后死亡的病例中，有11例入院6h内死亡，6例入院6～12h死亡，8例为入院12h后死亡。赖运泰等报告，16例死亡病例中，都是伤后4小时以后才转送至科室，7例甚至是伤后24小时后才入院。由此可见，似乎伤后30分钟是瓦斯爆炸伤的黄金时段。

任何创伤的救治都涉及3个主要环节，即院前急救、急诊室救治和院内治疗。有关资料表明，大多数预后良好的重度损伤患者在“黄金1小时”内都经历了这3个主要环节。这就要求在伤后应该得到反应迅速、有效的院前急救。如何在最短的时间内将病人转送至有现代化创伤救治能力的医院或专科医院至关重要。我国煤炭医院救护体系就具有反应迅速，在转送途中能提供有效的医疗保障的优势。对于急诊室救治和院内治疗这两个环节就应当由综合实力强、专科技术突出的医院来承担。因为患者在伤后黄金时间内得到及时、有效的专科救治的同时，还需要技术力量雄厚的相应专科对骨、胸、腹等部位的伤情进行协同处理。

如果我们对严重损伤患者在宝贵的“黄金时间”内进行争分夺秒的多方位、一体化的合理急救，就可以有效地降低危重损伤患者的死残率。另外，院内治疗实际上是专业ICU和病房的链式救治过程，它是维持急救效果、使这类患者获得高质量生存的保证。否则，这类病人尽管得到了有效的急救，但后续的ICU治疗薄弱，将会是半途而废，导致病人长期昏迷或死亡。有了专科ICU的承上启下作用，将对病人的康复及功能训练打下良好的基础。

（八）对煤矿瓦斯爆炸烧伤感染的认识

蒋新安等通过56例矿井瓦斯爆炸伤病原菌流行病学调查，发现瓦斯爆炸烧伤伤员创面分泌物病原菌分布和烧伤病区及井下空气、煤层及物体表面细菌分布相一致（$r=0.50$）。地面烧伤患者痰液中几乎培养不出病原菌，而瓦斯爆炸后痰液病原菌几乎和创面细菌分布一致（$r=0.83$），痰液中病原菌分布和矿井空气煤层中细菌分布更一致（$r=0.76$），由此说明，瓦斯爆炸烧伤创面和痰液细菌分布与环境的直接污染有关。

据细菌检测结果表明，煤矿瓦斯烧伤患者细菌感染均以革兰阴性杆菌为主，占67.9%；革兰阳性球菌仅占32.1%。革兰阴性菌以铜绿假单胞菌、肺炎克雷伯菌、阴沟肠杆菌为主，革兰阳性菌主要以金黄色葡萄球菌、肠球菌属、酿脓链球菌为主。近年来金黄色葡萄球菌、铜绿假单胞菌、阴沟杆菌、不动杆菌等检出率呈逐渐上升趋势，且具有多重耐药的特点。另外，瓦斯爆炸伤害中肺炎克雷伯菌亚种为绝对占优势菌株，必须给予特殊的重视。建议在采用创面灯烤、早期切削痂植皮、病室空气净化去湿、烧伤湿性医疗技术（烧伤湿润暴露疗法/湿润烧伤膏MEBT/MEBO）等烧伤治疗的同时，超早期选用抗生素时，使用足量超广谱抗生素，如亚胺培南西司他丁钠（泰能）、盐酸头孢吡肟（马斯平）、头孢他啶（复达欣）、头孢哌酮钠舒巴坦钠（舒普森）及第三、四代奎诺酮类抗生素，以后随着药敏培养再选用敏感类抗生素，即所谓“降阶梯疗法”。

（九）对心理精神障碍干预与治疗的认识

据统计，90%以上受到瓦斯爆炸伤害的患者，都会出现程度不同的精神障碍。早期表现的精神兴奋、躁动不安、恶心、头痛、精神萎靡、抑郁、幻视、谵妄等精神症状可能与休克、冲击波致脑震荡、脑缺血、吸入性中毒等多因素有关，随后产生的怕死亡、怕残疾、怕痛苦的“三怕”心理则为心理障碍，严重者可产生视听幻觉、迫害妄想、精神抑郁等症状甚至精神分裂症。因此，全程进行心理精神障碍干预与治疗，树立患者面对和接受现实、配合治疗的决心以及敢于重新适应社会的信心非常重要。

（十）开展了瓦斯爆炸伤害的基础性研究

平顶山煤业集团总医院的任文杰等，首次采用中国煤炭科学院重庆分院Φ2000瓦斯爆炸系统，成功地建立了重复性和稳定性均能够达到实验要求的动物模型，并在此基础上，进行了主要器官病理形态学、动脉血气分析、相关因子基因表达等研究，发表了8篇论文，为临床治疗提供了可靠的理论依据。

（十一）将高质量的辅助检查应用于临床治疗

晋城煤业集团公司医院观察了瓦斯爆炸伤后不同时期苍白球、海马及乳突MRI扩散加权成像（DWI）及表观扩散系数（ADC）值的动态变化。发现苍白球及海马是瓦斯爆炸伤后最易受累的脑区，海马损伤更为普遍。MRI是有效的诊断及评价手段，ADC值有助于定量评价脑损伤的程度。一氧化碳中毒性脑病是引发乳突炎的主要原因。

胸部平片最好用床旁CR或DR照相，CT最好用胸部螺旋CT平扫。吸入性损伤影像表现与临床发展转归密切相关，早期表现为肺水肿、肺渗出性改变或肺不张，即表现为肺纹理增多或淡薄、斑片状的磨玻璃样改变，斑片状、团絮样模糊的渗出性病灶，散在性、点片状渗出灶，或部分肺实变；继而并发肺部感染，并随治疗转归而逐渐吸收。因此而认为，对吸入性损伤进行影像动态观察则能为临床提供可靠的治疗依据，可做到早期确立诊断。

二、救治过程中存在着的主要问题

1. 煤矿瓦斯爆炸伤害救治体系需要完善

国家正在依据《中华人民共和国安全生产法》、《国家突发公共事件医疗卫生救援应急预案》、《突发公共卫生事件应急条例》、《医疗机构管理条例》、《国家安全生产事故灾难应急预案》研讨制定《矿山灾难事故医疗应急救预案》、《全国矿山医疗救护应急演练管理指南》等法律法规，但缺少专门的煤矿瓦斯爆炸伤害救治体系和规范，致使全国各煤业集团的应急救援体系很不统一，有的为三个梯队，有的为四个梯队，人员配备参差不齐，急救装备差且欠先进。

2. 现场救治和运送的医疗装备、技术水平不高，致使升井后的部分伤员死于现场或途中。比如2009年山西焦煤集团西山煤电屯兰煤矿发生瓦斯爆炸事故，当班井下工人有436人，安全升井362人，井下遇难的61人，在运送途中死亡的13人，住院治疗的114人，其中危重伤员5人。

3. 目前我国还缺少一部《煤矿瓦斯爆炸伤害救治指南》作为全国救治瓦斯爆炸伤害的指导性、规范化的救治方法，结果：①造成概念、救治方法不统一，救治水平不平衡，救治效果差异极大；②现场处理不规范、入院不及时、丧失了救治“黄金时间”；③由于伤情评分没有得到统一和规范，以致造成对群体伤员现场伤情拣别有误差，甚至轻重颠倒，延误急救与治疗。比如，文献报道中有一批瓦斯爆炸伤共9例，特重烧伤5例。轻伤员痛苦呻吟、狂躁不安，而重的精神极差，又都是全身煤黑，一时难以分辨，抢救时主次颠倒，先处理的是轻度烧伤，使重患者复苏更加延迟，休克不能及时纠正，清创也不能进行，造成恶性循环。

4. 对煤矿工人、救护人员、医护人员培训质量不到位，致使对出井后的伤员处理不当，有的用压力较高的水管冲洗，导致二次损伤；有的创面不能得到及时处理，多数患者入院时，用破棉被包裹得严严实实，或是一身煤灰，污染较重，造成继发感染机会增多，也是救治失败的另一个主要原因。

5. 煤矿瓦斯爆炸伤害造成全身脏器损害的序贯性尚不十分肯定，致使救治过程中重点先后顺序不明确，延误确切治疗。这也是因为没有深入开展瓦斯爆炸伤害基础性研究的结果。

6. 对于瓦斯爆炸伤害的临床特点认识不够全面，往往只重视烧伤、休克和其他复合伤，而忽略了具有瓦斯爆炸伤害特点的呼吸道损伤、自体挤压伤或自体挤压性挤压综合征的早期发现与治疗，致使病情延误，或遗留重残，或导致死亡。

7. 对伤者的创伤后心理应激反应重视不够，以致治疗期延迟，甚至导致创伤后精神障碍或精神分裂症。

8. 对于煤矿瓦斯爆炸伤害的基础性研究远远不够，比如，煤矿瓦斯爆炸伤害造成全身脏器损害的序贯性如何？受煤矿瓦斯爆炸伤害的伤员，为什么多数继发白细胞、血小板持续性下降？煤矿瓦斯爆炸伤害者是机体免疫过度耗竭还是免疫抑制？……都需要深入地进行基础研究。

三、瓦斯爆炸伤害救治中值得重视的问题及今后的发展方向

1. 加强煤矿瓦斯爆炸伤害救治体系建设，编写《煤矿瓦斯爆炸伤害救治指南》，充实救治装备，将进一步生命支持前移至现场，这是保证“创伤救治黄金30分”、提高救治成功率的关键。

2. 提高全体职工素质，开展瓦斯爆炸伤害科普教育，提高防护意识，学会自救、互救知识。

3. 建立“矿山医疗救护伤情信息报告制度”，需要各级医疗机构与行政机构相结合，确切了解瓦斯爆炸事故的原因、现场伤情评估与拣别、院前急救方法、院内救治方法、合并症、转归等相关资料。

4. 加强人才培养，壮大瓦斯爆炸伤害救治专业队伍。我国幅员广阔，受经济条件制约，瓦斯爆炸伤害救治事业发展很不平衡，有许多矿山医疗单位还没有设立瓦斯爆炸伤害救治专科，亟待通过继续教育和学术交流等方式，为边远地区和基层培养烧伤专业人才，提高全矿山系统的瓦斯爆炸伤害救治水平。

5. 瓦斯爆炸伤害救治的目的不仅是保存生命，更重要的治愈标准应是功能与形态均较满意。特别是对中小面积烧伤更要予以关注，他们疗程短、出院快、有助于更快地恢复工作。大面积烧伤的救治能显示整体治疗水平，希望在治疗全过程都能注意功能康复，用整形美容的原则处理创面，减少瘢痕挛缩与功能障碍，使他们能很快地走向社会，成为自食其力的劳动者。

6. 强调科研与临床相结合。我国的基础研究还比较薄弱，许多研究项目与国外有较大差距，国内的基础研究发展也不平衡。希望有条件开展基础研究的单位根据我国瓦斯爆炸伤害的特点，瞄准危害最大的吸入性损伤、内脏并发症、休克、感染、自体挤压伤或自体挤压伤综合征、创伤免疫等并发症，利用细胞生物学、分子生物学、生物物理学和生物工程学等高新技术手段，在细胞、亚细胞和分子水平研究发病机制和综合治疗措施，以提高瓦斯爆炸伤害的救治成功率、降低伤残率，提高伤员的生存、生活质量，保证社会和谐与稳定。

具体研究课题管见如下：

（1）煤矿瓦斯爆炸伤害救治体系与现场急救方法学的研究。

（2）吸入性损伤的研究。

（3）自体挤压伤或自体挤压伤综合征发生机制及防治的研究。

（4）创伤免疫学研究。

（5）脏器衰竭的序贯性与病理特征的研究。

（6）血滤机在有害气体治疗中的应用。

（7）瓦斯爆炸伤害者心理干预与应激性精神障碍防治的研究。

参考文献

[1] 李君，孙宝田，张春华等. 煤矿爆炸复合伤的临床特点. 中华整形烧伤外科杂志，1994，10（6）：439.

[2] 戴海华，李克荣，李华涛. 成批瓦斯爆炸伤的救治. 南京部队医药，1995年烧伤整形外科专刊.

[3] 万向荣. 19例瓦斯爆炸的肺部表现. 实用放射学杂志，1997，13（4）：243-244.

[4] 芮长宜，陈义和，张树平等. 瓦斯爆炸烧伤行气管切开术临床分析. 蚌埠医学院学报，1997，22（3）：188-189.

[5] 原宁育，陈志刚. 16例爆炸伤救治的体会. 1997，19（6）：351.

[6] 周惠丽. 抢救成批烧伤病员的护理管理. 中华护理杂志，1998，33（12）：729-731.
[7] 康克富. 瓦斯爆炸烧伤 54 例救治体会. 西南国防医药，1998，6（3）：166-167.
[8] 吕建中，于爱香，史绯绯等. 成批特重烧伤救治失败分析. 中华整形烧伤外科杂志，1999，15（4）：254.
[9] 叶松. 瓦斯爆炸伤特点与救治研究. 锦州医学院学报，1999，20（5）：22-23.
[10] 蒋新安，童冠军. 56 例矿井瓦斯爆炸伤病原菌流行病学调查. 创伤外科杂志，1999，1（4）：235-236.
[11] 于长顺. 成批瓦斯爆炸伤的救治体会. 中原医刊，1999，26（11）：26-27.
[12] 孔豫苏，李嘉瑰. 瓦斯爆炸伤的 MSOF 特点. 贵医学院学报，1999，1（增刊）：210.
[13] 王瑞海，纪 平. 瓦斯爆炸伤 7 例分析. 中国煤炭工业医学杂志，2000，3（3）：251.
[14] 刘旭盛，张红卫，唐鏖等. 36 例瓦斯爆炸伤临床小结. 中华烧伤杂志，2000，16（6）：361.
[15] 邹同荣，毛波，吕英等. 治疗成批瓦斯爆炸伤患者 146 例. 中华烧伤杂志，2000，21（5）：373.
[16] 彭志辉，黄爱平，简繁等. 瓦斯爆炸伤 19 例临床分析. 中国冶金工业医学杂志，2000，(17)：290.
[17 王瑞海，纪平. 瓦斯爆炸伤 7 例分析. 中国煤炭工业医学杂志，2000，3（3）：251.
[18] 游贵芳，阳纯兵，莫伟等. 瓦斯爆炸致吸入性损伤 106 例分析. 中华烧伤杂志，2000，16（3）：170.
[19] 王从银，何学秋. 瓦斯爆炸火焰厚度的实验研究. 爆破器材，2001，30（2）：28-32.
[20] 徐创明. 煤矿井下瓦斯爆炸伤的救治（附 50 例报告）. 中国煤炭工业医学杂志，2001，4（5）：41.
[21] 米庆辉，蒋光昶. 6 批 51 例瓦斯爆炸伤患者的救治体会. 中国烧伤创疡杂志，2002，14（3）：150.
[22] 樊新海. 26 例瓦斯爆炸烧伤的救治特点. 青海医药杂志，2002，32（3）：42.
[23] 银永革，韦明忠. 62 例特重瓦斯爆炸烧伤治疗分析. 右江民族医学院学报，2002，24（2）：241.
[24] 杨晋杰，林志铭，王晓君等. 矿井内瓦斯爆炸烧伤 1087 例临床分析. 江西煤炭科技，2002，3：52-53.
[25] 周 诚，刘新建，樊晋荣等. 矿井瓦斯爆炸烧伤特点. 农垦医学，2002，24（6）：421-422.
[26] 黄斌，成茂江，程宇等. 瓦斯爆炸伤成批救治临床分析. 中国煤炭工业医学杂志，2002，5（5）：519.
[27] 刘福清，鞠光亚，李兆龙等. MEBT/MEBO 救治成批瓦斯爆炸伤临床体会. 中国烧伤创疡杂志，2003，15（4）：295-296.
[28] 邓永峰，刘大东，陈宁等. 瓦斯爆炸致危重复合伤 42 例救治体会. 中华劳动卫生职业病杂志，2003，21（5）：387-388.
[29] 魏平，叶小莉，唐昌俊等. 成批瓦斯爆炸伤患者的救治体会. 中国烧伤创疡杂志，2003，15（4）：294.
[30] 肖蓉，董莉. 煤矿瓦斯爆炸伤的急救. 河南医药信息，2003，24（2）：20.
[31] 罗新中. 大面积瓦斯烧伤并吸入性损伤 170 例治疗分析. 海南医学，2004，15（7）：55-56.
[32] 冯茂胜，宋梅田，冬梅等. 瓦斯爆炸后一氧化碳气体中毒远期脑电图观察. 中国疗养医学，2004，13（6）：373-374.
[33] 戴怀勇，凌传鑫，张雷等. 5 批瓦斯爆炸伤救治的体会. 安徽医药，2005，9（1）：35.
[34] 徐长广，王树华，李凤权等. 煤矿瓦斯爆炸伤的临床特点. 黑龙江医学，2005，29（6）：430.
[35] 冯灿逵. 煤矿瓦斯爆炸伤救治分析（附 98 例报告）. 中国煤炭工业医学杂志，2005，8（2）：157.
[36] 何延奇. 瓦斯爆炸成批伤员救治观察分析. 实用诊断与治疗杂志，2005，19（6）：439-440.
[37] 莫定彪. 胸部爆震伤 46 例 X 线分析. 右江民族医学院学报，2005，5：673.
[38] 赵晓明，谢育民，段凤阁等. 瓦斯爆炸伤的救治. 中国煤炭工业医学杂志，2005，8（11）：1218.
[39] 吕涛，娄季鹤，王胜利等. 瓦斯爆炸伤 87 例分析. 中原医刊，2005，32（17）：30.
[40] 王建军，湛煌. 140 例瓦斯爆炸烧伤救治分析. 湖北民族学院学报（医学版），2005，22（4）27-29.
[41] 丁杰，马凤杰. 救治成批瓦斯爆炸伤临床体会. 中华实用医药杂志，2006，6（23）：2180.
[42] 赖运泰，吕刚. 百例多批瓦斯爆炸伤抢救体会（附 118 例报告）. 中国烧伤创疡杂志，2006，18（1）：28.
[43] 李庆华，任永强. 成批瓦斯爆炸烧伤特点及治疗体会. 河北医药，2006，28（10）：955-956.
[44] 刘婉红，夏胜超. 成批瓦斯爆炸伤伤员抢救的护理组织管理. 现代医药卫生，2006，22（23）：3482-3483.
[45] 徐卫红，侯翠侠. 成批烧伤患者的急救及护理. 蚌埠医学院学报，2006，31（6）：675-676.
[46] 谭嘉韬，宋哲，罗仁甫等. 群体瓦斯爆炸烧伤救治体会. 实用医院临床杂志，2006，3（1）：35-36.
[47] 马凤香，高延敏. 成批瓦斯爆炸伤的护理. 医学信息，2007，年 20（8）：1506-1507.

[48] 张功宝，李松岳，刘东海. 瓦斯爆炸伤致精神障碍 26 例治疗分析. 中国煤炭工业医学杂志，2007，10（6）：711-713.

[49] 李汉伟 姚志伟 杨泽兵等. 瓦斯爆炸烧伤 80 例治疗分析. Journal of Clinical and Experimental 2007，6（3）：88.

[50] 刘林洪，孟伟正，李嵩岳等. 瓦斯爆炸烧伤并发成人呼吸窘迫综合征 17 例临床分析. 郑州大学学报（医学版），2007，42（4）：803-804.

[51] 刘晓岩，轩冬青，张秀玲等. 瓦斯爆炸烧伤合并爆震伤一例报道. 上海交通大学学报（医学版），2007，127（6）：封 3.

[52] 刘林洪，任文杰，李嵩岳等. 煤矿瓦斯爆炸烧伤的临床特点. 医药论坛杂志，2007，28（12）：1-3.

[53] 赵瑞峰，李树峰，李海学等. 磁共振扩散加权成像对瓦斯爆炸所致苍白球及海马病变的动态研究. 中国医学影像技术，2008，24（9）：1371-1379.

[54] 赵瑞峰，李华兵，晋记龙. 煤矿瓦斯爆炸导致乳突炎的 MR 表现. 长治医学院学报，2008，22（4）：292-293.

[55] 齐长春，张明，谢宇曦等. 瓦斯爆炸烧伤合并爆震伤病例报告. 中外医疗，2008 ，24：155.

[56] 孙晋中. 中重度吸入性损伤 10 例治疗体会. 基层医学论坛，2008，12（10 月中旬刊）：877－878.

[57] 杨荣华，吴国兰，张礼等. 煤矿瓦斯爆炸群死群伤的院前急救体会. 临床急诊杂志，2008，9（6）：385-387.

[58] 陈军，杨加保，王静等. 4 批煤尘爆炸烧伤的救治体会. 中国厂矿医学，2009，22（1）：52.

[59] 刘生发，曾勤. 瓦斯爆炸烧伤 33 例报告. 实用临床医学，2009，10（4）：44.

[60] 孙维国. 煤矿瓦斯爆炸伤 72 例分析. 中国煤炭工业医学杂志，2009，12（4）：627.

[61] 马小平，吴国兰，李淑玲等. 煤矿瓦斯爆炸伤的院前救治体会. 甘肃医药，2009，28（1）：46-48.

[62] 陈新晖，张廷，葛昊等. 瓦斯爆炸吸人性损伤的影像随访研究. 中国劳动卫生职业病杂志，2006，24（11）：690-692.

[63] 王桂芝，任文杰，王正等. 国瓦斯爆炸伤致大鼠肺脏缺氧的研究. 中国公共卫生，2004，20（12）：1461-1463.

[64] 任文杰，秦祖暄，王桂芝等. 大鼠瓦斯爆炸伤伤情特点. 中华创伤杂志，2005，21（3）：208-211.

[65] 王桂芝，任文杰，吴松远等. 瓦斯爆炸对大鼠心肌损伤过程中 HIF－1α 的动态变化. 第三军医大学学报，2005，27（7）：640-642.

[66] 王桂芝，任文杰，秦祖暄等. 瓦斯爆炸伤大鼠脑组织蛋白激酶 CαmRNA 与 c－fos 基因表达的关系. 中华劳动卫生职业病杂志，2005，23（1）：24-25.

[67] 任文杰，刘雅，秦祖暄等. 瓦斯爆炸伤大鼠肺泡上皮细胞凋亡和肺泡表面活性物质的变化. 中华创伤杂志，2006，22（5）：389-390.

[68] 刘林洪，任文杰，王桂芝等. 瓦斯爆炸伤对大鼠肺组织核因子 kB 及细胞间黏附分子－1 表达的影响及意义. 中华劳动卫生职业病杂志，2006，24（7）：209-211.

[69] 任文杰，刘良明，王桂芝. 大鼠瓦斯爆炸伤后肺 HIF-la、NF-KB、ICAM-1、Caspase-3 蛋白及 mRNA 表达的变化及意义. 中华创伤杂志，2007，23（6）：468-470.

[70] 任文杰，王明君，孟伟正等. 重组人表皮生长因子在瓦斯爆炸Ⅱ°烧伤创面修复中的应用. 中华劳动卫生职业病杂志，2007，25（7）：419-420.

[71] 张功宝，李松岳，刘东海. 瓦斯爆炸伤致精神障碍 26 例治疗分析. 中国煤炭工业医学杂志，2007，10（6）：711-713.

（白俊清　程爱国）

第四章　瓦斯爆炸伤害的特点及诊断性概念

煤矿瓦斯爆炸是和平时期能量巨大、破坏性极强、矿山最严重的灾难性事故。瓦斯爆炸时产生的伤害因素是复杂多样的，更不幸的是面临井下人员众多，往往造成的人身伤害严重，伤情复杂。因此，对紧急救治提出了严峻挑战，更是给临床早期诊断提出了很高的要求。

由于种种原因，对于瓦斯爆炸伤害的诊断，至今还不够规范。如名称，人们常用瓦斯爆炸伤，从概念上就是不够全面和准确的。各类灾害都可以给人造成创伤，传统定义的创伤，通常是指机械力能量传给人体后，所造成机体结构完整性破坏的损伤。但是，瓦斯爆炸时产生地强大冲击波、巨大热量、大量有毒有害气体以及形成的严重缺氧环境，不仅造成人体创伤，更是对人体造成严重的复合性伤害，因此应当称为瓦斯爆炸伤害。

根据近年来对瓦斯爆炸伤害诊治的临床实践，参考有关文献，结合瓦斯爆炸伤害的特点，对于瓦斯爆炸伤害的诊断，以分时段检诊较为适用。

一、瓦斯爆炸伤害的特点与分析

煤矿瓦斯爆炸事故通常比较分散，某一医院难以积累较多的经验，对瓦斯爆炸伤害的诊断，煤矿医院研究得不够，地方医院很少接触瓦斯爆炸伤害，研究则更少。因此，目前国内外关于瓦斯爆炸伤害，对人体的损害机制，以及人体受到伤害后的病理变化，缺乏系统研究。通过深入分析煤矿瓦斯爆炸伤害的特点，对瓦斯爆炸伤害的诊断将会有所帮助。

（一）瓦斯爆炸对人体造成的是典型的复合性伤害

瓦斯即甲烷（CH_4），又名沼气，它是在煤的生成过程中产生，在开采时释放出来，是一种无色、无味、易燃、易爆的气体。井下瓦斯达到一定浓度时遇到火源会发生爆炸，瓦斯爆炸必须具备三个条件：①瓦斯浓度在爆炸的界限内，一般为5%～15%，浓度在8%～10%爆炸力最强；②空气中氧浓度不低于12%；③有足够的点火源。由于瓦斯爆炸产生地裂度和破坏力之强大，对人体造成的常常是多发性损伤，更是典型的复合性伤害，伤情复杂而后果严重。

1. 瓦斯爆炸造成人体爆震伤（冲击伤）

瓦斯爆炸时释放巨大能量，借赖于介质（空气）迅速形成高压，在煤矿井下产生10个以上大气压，造成强大的冲击波向四周播散，其速度可达2000m/s，它像声波一样，能绕过障碍物，对人体形成冲击伤。冲击波压力峰值为0.14～0.35kg/cm^2，即可造成鼓膜破裂或内脏轻度出血，其压力峰值达1.0～2.6kg/cm^{2}时即造成人员死亡。

在正压波后即出现负压，对组织器官亦可造成损伤。井下是相对密闭的空间，除爆炸瞬间原发的冲击波外，可因岩壁、煤壁、井下设施、设备的反射，在原发波后继之而来的反射波也可造成人体损害。接近爆炸中心，冲击波峰值更高，冲击波的致伤力更大。冲击伤往往是多部位、多系统损伤，损伤内外兼有，外轻内重，伤情复杂，发展迅速，按冲击伤的生物效应划分可分为三种。

第一种为冲击波原发所造成的损伤，冲击波在致密组织和疏松组织结合的界面上，含气、含液脏器造成的损伤最为严重。临床和动物试验均表明：听器、肺和胃肠道易造成冲击伤，神经系统的损伤亦较为常见。空中爆炸以肺损伤为主，水中爆炸则胸、腹部均严重。听器的损伤主要在中耳、鼓膜可破裂出血，听骨链可离断，肺泡可破裂出血，甚至肺破裂。腹内较固定的肠袢、肠系膜和实质性脏器，可因冲击波的暴力，发生撕裂或碎裂。冲击波也可经颅骨而无明显削弱，传导至颅内引起脑组织损伤，冲击伤初期虽全身情况良好，24 小时可进行性地发生呼吸衰竭。

第二种为冲击波驱动物体所造成的续发性损伤。冲击波造成井下塌方的矸石、煤块、支护物等移动，都具有一定的动能，对人体造成机械性损伤。

第三种为原发的或续发的冲击波将整个人体抛离地面而引起坠跌伤，曾发现许多煤矿瓦斯爆炸伤死亡者，无任何外在伤及内出血者，除中毒、缺氧窒息外，分析认为不除外冲击伤致死。存活者肺损伤发生率较高，可能与冲击伤有关，鼓膜破裂者不少，证实冲击伤所致。但具体每一个体，可因距爆炸源距离和方位不同，伤害各异，在临床上却难以准确判断，因此严密观察是非常必要的，以便及时正确诊断。

2. 煤矿瓦斯爆炸产生巨大热量，造成烧伤和（或）吸入损伤。

瓦斯爆炸实际上是甲烷和空气中的氧进行的一种自加速反应，是一个复杂的链式反应过程，即紧跟在冲击波之后的剧烈化学反应的火焰峰面。其温度非常之高，可达 2150～2650℃，所以瓦斯爆炸的矿井下人员大都会有烧伤，有时是比较严重的。有人认为井下氧气迅速耗尽瓦斯爆炸就停止，因时间短烧伤不重，临床上有很多病例却是严重烧伤，是否与温度高、热量大并在相对密闭的环境中热能持续作用有关，有待进一步研究。严重烧伤后往往大量渗出，体液迅速大量丢失，血容量下降，导致血流动力学改变，从而发生休克，尤其是延迟复苏的病例，休克往往较严重。

另外，煤矿瓦斯爆炸在井下特定环境中，矿工可能吸入火焰，常被称之“吃了火”的人，所以吸入损伤的发病率较高，死亡率很高。当瓦斯爆炸后设备被摧毁，井下通风停止，外界空气及氧气中断，矿工还要继续吸入井下高热的空气和烟雾，烟雾除含炽热的炭颗粒外，其主要成分中含有大量化学物质，这样呼吸系统所受损害就兼有热力和化学物质的损伤，所以吸入损伤的程度往往较严重，同时还会迅速影响呼吸功能，由于患者大都无法脱离现场，时间越长吸入损伤越重，以致造成肺组织严重损伤并发呼吸功能衰竭。

3. 煤矿瓦斯爆炸迅速消耗井下氧气，致使井下氧浓度极度降低，伤员如无法逃脱，时间越久吸入烟雾和低氧深度的空气越多，缺氧越严重。机体缺氧使呼吸增快，则吸入烟雾及低氧空气越多，随时间延长吸入低氧浓度的空气后，可引起低氧血症和组织缺氧，发生一系列症状，严重缺氧可迅速死亡。

4. 煤矿瓦斯爆炸后，产生大量有毒有害气体，有一氧化碳、二氧化碳、二氧化氮、二氧化硫、硫化氢、乙烯、乙烷和烟雾。烟雾中含有几种重要的毒性气体，如醛类、光气、氮氯化物等。仅举以下三种，说明对人体的毒害作用。

（1）CO：爆炸与燃烧消耗了井下氧气，含碳物质燃烧不全时，可释放大量的 CO。其主要毒性作用在于使氧的运输、释放和利用均发生障碍，导致组织细胞缺氧，代谢障碍。CO 与 Hb 结合影响氧的运输，CO、氧与红细胞的 Hb 有相同的结合位点，而 CO 与 Hb 的亲和力是氧的 210～250 倍，故 CO 能竞争性地与 Hb 结合生成碳氧血红蛋白，碳氧血红蛋白的解离却比氧合血红蛋白慢 3600 倍，从而影响氧与 Hb 结合，使血液运输氧的能力障碍，导致全身组织缺氧。据估测，吸入空气中只要有 0.1%的 CO，血液中碳氧血红蛋白就可达 50%，如果吸入时间较长，就可导致重度 CO 中毒或达到致死剂量而死亡。实际上煤矿瓦斯爆炸后的矿井下 CO 浓度会非常高，现场监测浓度可高达 0.6%以上，为允许浓度的 400 倍，可能是造成井下死亡的重要原因之一。

（2）氮氧化物：其中 NO_2 毒性最大，其他氮氧化物（主要有氧化亚氮、一氧化氮、二氧化氮、三氧化氮、四氧化二氮及五氧化二氮等）不稳定，均可转化为 NO_2，NO_2 的损伤作用主要发生在小气道和肺泡，特别是细支气管的纤毛细胞和一型肺泡上皮细胞受损。NO_2 是一种强氧化剂，可引起肺脂质过氧化反应，生成具有高度破坏性的氧自由基。NO_2 还可水解成硝酸和（或）亚硝酸，均可使肺泡毛细血管膜通透性增加，有降解胶原蛋白，抑制肺表面活性物质系统的功能。此外还可通过神经-体液反射，使肺淋巴管痉挛，回流受阻，血管及淋巴管内液外漏，导致肺水肿。

(3) 醛类：是烟雾中重要的毒气。醛的种类很多，是所有脂溶性气体中最重要的，在各种醛类化合物中，丙烯醛为三碳醛最为重要，刺激性比甲醛更大。井下木料、衣服类等燃烧不全时均可产生大量的醛，对局部有腐蚀作用，高浓度吸入可致肺水肿。醛的损伤作用主要是：①降低纤毛运动；②使气管、支气管膜蛋白变性，诱发炎症的反应；③降低肺泡巨噬细胞活力；④损伤肺泡毛细血管膜，使其通透性增加，导致肺水肿。

(二) 瓦斯爆炸往往是瞬间发生，常致突发性、群体伤害

瓦斯爆炸为突发性，突然瞬间众多人员同时受到伤害。一旦得到救援，众多伤员便成批集中到医院。由于井下作业人员多，大都难以避免受到伤害，少则数人、数十人，多则上百人甚至更多。由于煤矿井下环境特殊、与地面比较相对封闭，所以瓦斯爆炸引起人体的伤害，凡是在井下的人员大都难以幸免。

(三) 院前时间延长

一是瓦斯爆炸突然，井下破坏严重，特别是通讯中断或信息不能及时传递；二是爆炸的情况，如发生的地点、破坏的范围及程度等，因井下特定环境的制约，不易迅速判断，以致紧急救援果断决策滞后；三是井下人员大都无力开展自救互救，只能等待外援。外援需要一个过程，如救护队出动，到达矿上，深入井下，进入现场，了解情况，救出人员，转运上井，都需要时间，特别是井下破坏严重，如冒顶、塌方、支护倒塌、设备翻移、巷道堵塞，严重阻碍足够人力展开救援。更加井下通风、供电、交通瘫痪，增加了诸多困难。因此，井下瓦斯爆炸伤害的院前时间远比地面延长。更何况大多数煤矿，尤其是小型煤矿分布在山区，与有条件的医院距离较远，以致院前时间更延长。院前时间的延长，急救的”黄金时间”往往错过，以致伤情加重，中毒加深，危重伤员增多，救治难度增加，对院前急救提出了更严峻的挑战。因此，瓦斯爆炸伤害的院前急救更需要高级急救技术的支持，“移动 ICU”的推广价值更大。

(四) 死亡率高，并发症多，后遗症多，致残率高。

由于上述复合性伤害，特别是距爆炸源近者几乎无一生存，少则数人、多则数十人、上百人之多；复合伤害、多发损伤，往往造成伤病情严重而复杂，故并发症多，如休克、创伤感染、急性肾衰竭、ARDS 等常见。烧伤、缺氧、中毒等所致后遗症多、致残率高，如严重的烧伤大都要形成较广泛的瘢痕，引起不同程度的功能障碍，即程度不等的残废。

二、瓦斯爆炸伤害的诊断

过去，对于煤矿瓦斯爆炸伤害的救治，各地往往采取应急处理的传统作法，事后有一些回顾性的病例总结。由于煤矿瓦斯爆炸事故分散，大都是复合性伤害，伤情复杂，诊断难度大，由于条件所限，对于煤矿瓦斯爆炸伤害的诊断缺乏系统性研究。因此煤矿瓦斯爆炸伤害的诊断，至今没有统一的标准。然而，救治成败又取决于正确的诊断，因此，及时正确诊断非常重要，所以只能根据煤矿瓦斯爆炸伤害的特点，结合对诊断的特殊要求，从临床实际出发，提出分时段检诊，把瓦斯爆炸伤害的诊断分为三个时段。即伤员接诊、各部位伤害的诊断、创伤后全身性并发症的诊断。

(一) 伤员接诊

伤员的接诊原则：首先是对威胁生命伤情的早期估计，医师的主要注意力集中在造成患者死亡的危险上，进一步检诊在危险排除之后。实际上是在医院急诊科进行的及时、快速和高效的分诊。

煤矿瓦斯爆炸发生之后，常常造成大量人员伤亡，众多伤害患者突然间涌入医院，这种灾害性伤害非常类似近代“战伤”，与一般创伤大不相同，不允许按常规诊断，绝不能有任何一分一秒的延误，而必须是立即、准确地进行分诊。

1. 对煤矿瓦斯爆炸伤害患者接诊的特殊要求

突然成批瓦斯爆炸伤害患者送到医院后，瞬间急诊科会变成救治瓦斯爆炸伤害的“战场”，医院启动紧急预案，按照伤情预制的“作战”方案和瓦斯爆炸伤害的特殊要求进行紧张“战斗”。

（1）急诊科是医院急诊前沿，是接诊瓦斯爆炸伤害患者的重要场所，是有序展开救治的开端，唯有经过正确分类，患者才能各得其所，获得妥善的处理，医务人员紧张而有序的工作才能发挥最大效能。因此，首先迅速检诊、分类，是整个链条中的重要一环，这一工作做好了，抢救工作才有了方向。

（2）对瓦斯爆炸伤害接诊时段，必须遵循：“抢救——诊断——治疗”的原则。确保危重伤病员的及时有效复苏，最大限度抢救生命。其先后顺序极为关键，绝不能像平时那样，先诊断后治疗。

（3）瓦斯爆炸造成的伤害广泛而严重，不仅体表损伤，内伤更重，涉及多个部位，多个脏器，伤病情复杂，必须抓住每一伤病员最主要而最严重的损害，把致命性伤害迅速控制，才不至于延误危及生命的伤害。

（4）接诊时间短，伤害人员众多，任务繁重，医院要高度重视。应选派临床经验丰富的专业技术骨干，亲临一线指挥，并参与接诊（分诊），如有参加院前急救的小分队成员也应当主动配合，全部医务人员要保持冷静、沉着、紧张而有序的工作，使严重伤害人员得到正确处理，又使多处损伤的轻、中度伤害者不被忽略。

2. 接诊时的检诊

（1）据美国外科医生学会创伤协会的建议，在接诊急诊室应依次做好以下工作：

①快速对伤情做出初步估计（包括神志状态）；

②建立和维持通畅的气道；

③保证有效的呼吸交换（堵塞开放性气胸、稳定浮动胸壁）；

④维持或恢复有效循环量；

⑤进行有条不紊的全身物理检查；

⑥即刻用夹板固定明显的或可疑的骨折，避免屈曲可疑脊柱损伤伤员；

⑦不要不必要地移动伤员，坚持绝对少搬动（即急诊室至放射室至病房至手术室的辗转搬动）；

⑧对多处伤伤员做适当会诊；

⑨负责医生应协调优先次序和安排专科损伤的治疗时机。

（2）必须强调，对瓦斯爆炸伤害者的伤病情估计、复苏、决定处理优先次序，是对伤病员生死攸关而又复杂的实际问题。既要深刻理解，又要正确解决，不仅对及时抢救生命、减少死亡是重要的，对避免细胞缺氧而致的重要器官衰竭和创伤后并发症的发生也是必要的。接诊时的伤情估计，如果院前急救曾经进行煤矿瓦斯爆炸伤院前评分（RPMB），该评分可将作为重要参考（RPMB评分标准见附表），此时再结合损伤部位进行分诊。

3. 避免接诊时常容易犯的错误

对瓦斯爆炸伤害接诊要迅速判定紧急度和严重度。因伤病员多、时间短、容易顾此失彼或考虑不周。但是，伤病员到医院几分钟内往往不仅是决定早期救治的质量和速度，甚至是决定伤员预后的关键时刻，接诊时应高度警惕，避免犯以下容易犯的错误。

（1）迷惑于表面现象忽略了真正的危险

瓦斯爆炸伤害大都是多部位、多脏器损伤，在早期各部位伤和各脏器伤所表现的症状和体征，不一定与临床严重程度相平行。如头部血运丰富容易水肿，破损后鲜血淋漓，容貌变形，状甚可怖，皮肤擦破伤血肉模糊，灼痛剧烈。骨折脱位肢体变形，这些伤情容易引起注意。反之体腔内大出血，心肺严重挫伤，尤其瓦斯爆炸伤害性颅脑外伤，瓦斯爆震伤致肺的伤害，腹腔脏器损伤或深度休克，外伤并不明显，但却潜伏着致命的危险，如把注意力集中于前者而忽略了后者，后果将不堪设想。

接诊医生应养成习惯，对任何伤员，首先检诊他们的生命体征，在呼吸循环稳定后，仔细地检查全身各部位，一时不能排除的损伤，应严密观察。颅腔、胸腔、腹腔三大体腔内脏器的损伤，早期不一定有典型的症状和（或）体征，更应重视多种检诊手段的应用。

（2）颠倒了诊断与抢救的关系

平时的医疗程序，是诊断——治疗。对待煤矿瓦斯爆炸伤的医疗程序必须是抢救——诊断——治疗。当然在抢救中也包含某些诊断，但进一步的诊断，是在将伤员从致命的危险中抢救过来才做出的。如呼吸困难伤员应尽快吸氧，必要时气管内插管或气管切开，低血压要控制大出血，赶快静脉输液、输血，至于呼吸困难和低血压的原因可在抢救的同时或呼吸循环稳定后再检查分析。习惯于平时工作的医生常违犯抢救先于诊断的原则，过分拘泥于先诊断后治疗的做法必须改变。

（3）满足于发现一两个部位或脏器的损伤

瓦斯爆炸伤大都为复合伤害、多处伤，仅满足于发现一两个部位或一两个脏器的损伤，而忽略其他损伤，必将贻误伤员，为害无穷。

（4）浪费过多时间于可以推迟的检查

传统的物理检查一般不难得出损伤的初步印象，但全面的或精确的诊断往往需借助于多种辅助检查，除非十分必要不一定在创伤早期即进行，特别是那些需搬动伤员，至特殊检查场所的更需要慎重。在X光室、CT室，伤员因循环衰竭救治不及或因误吸窒息而死亡的事故，临床上并非绝无仅有。另一方面检查也拖延了伤后至治疗的时间，而伤后至治疗的时间长短对挽救生命，防治感染和保留功能都是有决定性影响的。

需搬动伤员的各种辅助检查，原则上应在伤员生命体征稳定后再进行。近年来对严重多发伤，损伤的脏器及程度不明确，在医师陪同下行CT快速扫描，然后直送手术室抢救成功的作法，这在拥有高性能CT的条件者，应结合医院实际慎重选择。诊断已相当明确的损伤不必做过多的辅助检查，如伤后腹壁紧张、压痛、反跳痛、肠蠕动消失、腹腔穿刺、腹腔灌洗，证实腹腔脏器损伤，即可果断采取诊断与治疗齐头并进的措施——剖腹探查。

（5）对早期并发症注意不足

有些并发症在创伤早期即可发生，如骨折后的脂肪栓塞症，挤压后的急性肾衰竭，急救时上过止血带的骨筋膜间隙综合征，颅脑伤后的脑疝，颈椎伤后的高位截瘫，心包内出血而致急性心包填塞等，这些并发症都可造成伤员残废或死亡，如只注意原发伤而不留心继发的并发症，后果将不堪设想。

（6）忽略了检查可能导致的危险

有些检查有可能诱发重大的、甚至危及生命的危险，如高位颈椎损伤，在颈椎没做固定牵引下，做各种运动检查，可使骨折或脱位的颈椎挫压颈髓导致呼吸骤停。上有止血带或压迫绷带的出血伤口，如没有充分准备即放松止血带或松开压迫绷带做检查，突然的大出血可使已经深度休克的伤员心跳骤停。骨折的异常活动试验引起的疼痛可加重休克，骨折端可刺伤邻近的血管神经，也可引起脂肪栓塞等，这些检查都应特别小心，可不做者以不做为宜。

总之接诊时集中力量，正确分诊，迅速把伤员分送到相应科室，及时得到救治是关键。对避免常容易犯的错误，也不可忽视。

（二）各部位损伤的检诊——初步诊断

伤病员到达各科，要对危重伤员继续生命支持。待伤情稳定后，根据瓦斯爆炸伤害的特点，紧密结合临床表现，认真分析每个伤者伤害的形成、存在与发展过程，参考各种检查，做出初步诊断。

1. 各部位检查与诊断

根据瓦斯爆炸伤害的特点，突出重点，抓住每一个伤员个体化的特征，建立初步诊断。第一强调在这一时段值得重视的，是多发性损伤不要漏诊损伤部位，以及根据全面检查决定确切的治疗措施。务必需要注意的是颅脑损伤致急性颅内高压的颅内血肿，高位颈椎骨折、脱位致脊髓受压，胸部外伤的急性心包填塞和血气胸，腹部外伤时的实质性脏器损伤，四肢骨折伴血管损伤，骨盆骨折的大出血，严重烧伤的休克等。要分秒必争地进行处理，在决定外伤的紧急度、严重度和治疗顺序时必须果断。

第二要辩证地识别和对待特定损伤。瓦斯爆炸伤伤员伤情平稳后，要严格按照临床的诊断程序，有重点地了解外伤史，认真地进行全身检查、必要的专科检查和有选择的辅助检查。

（1）外伤史：主要是了解其尽可能真实的受伤机制或过程。

瓦斯爆炸伤害大都比较严重，在抢救的同时，尽可能在短时间内，扼要采集病史，并据之推测到可能的受伤部位、程度和伤情变化，详细的受伤史可待呼吸循环稳定后，再进一步了解。

当然提供外伤史的最好是伤员本人，伤情危重或伤员失去知觉，只好由现场的旁人提供。如无任何人可提供受伤经过，伤员又昏迷，医生应从最坏的情况着想，如对颅脑损伤、颈椎骨折、大出血、胸、腹腔脏器损伤等，应做有计划的救治准备。

1）受伤时间

受伤时间至治疗时间的间隔是决定危重伤员生死的极重要因素。有些伤情随着时间的拖延，将从可逆性变为不可逆性。如休克，在早期经补充足够的血容量容易恢复。随着时间迁延、内稳态、血流动力学、细胞均发生严重变化，待发展至脏器衰竭期终至无法挽救。瓦斯爆炸致严重烧伤，迅速发生体液丢失，其丧失速度以伤后6～8小时达到高峰，根据时间不同可能对休克的诊断及程度有所判断。

2）致伤原因

伤员如能诉说，伤员主诉是发现损伤的重要线索，医生对损伤机制方面的知识是导向检查的重要基础。瓦斯爆炸是复合伤因，某伤员何者为主？还是综合因素所致？程度又如何？应认真追询才有可能获得有价值的诊断资料。如向患者了解，他工作时突然听到一声巨响后，立刻感到热浪袭来，顿时浓烟弥漫遮住了视线，随后感到呼吸困难，之后便失去知觉。初步判定他有脑缺氧，或吸入有毒有害气体中毒的可能。

3）受伤环境

煤矿井下作业环境本来就比较特殊，如阴暗、潮湿、粉尘、烟雾、嘈声。瓦斯爆炸后使环境更加恶劣，对人体造成的危害及程度，由于缺乏深入的研究，难以准确描述。但伤员当时所处的方位对诊断有很大帮助，必要时可参照井下示意图。

4）症状体征出现的情况

损伤后症状的出现和变化，在很多情况下，可作为诊断的线索和治疗的指针，如头部伤后，经一段意识清醒时间，然后逐渐意识蒙胧、昏迷、伤员可能不是脑挫裂伤，而有硬膜外血肿。但瓦斯爆炸伤害患者很多表现烦躁，对此首先要想到冲击伤及颅脑外伤，有可能是吸入性损伤或中毒所致，还有可能是缺O_2或肺爆震伤继发性脑病，也可能与循环量不足有关，应认真地物理检查，并结合有关化验，合理地运用影像检查，以借助CT、MRI、B超等进一步明确诊断。

严重胸部伤一般抵院后几分钟内便可诊断，如浮动胸壁、反常呼吸、辅助呼吸肌参加的用力呼吸，肉眼可见的或触诊可扪得胸部或颈部皮下气肿，X线胸片可进一步诊断。对不能以其他部位损伤解释的深度休克，应高度怀疑胸内严重脏器损伤，如心肌损伤、心包填塞、大量血胸。

腹部损伤的症状和体征，是创伤外科医生都熟悉的，但不必要的死亡仍然时有发生，应当予以重视，特别是腹部体征。

5）入院前救治情况

院前抢救的情况很重要。未经急救或由基层医务人员急救处理，或专业技术队伍院前急救处理的资料，都要认真收集。当时上井情况，急救过程，用药情况如止痛药、升压药、输液量及品种等，是否上止血带，开放气道情况，及院前评分等，都应认真了解。

（2）全身情况的检诊

生命体征稳定后，应及时进行全身检查，运用常规视、触、叩、听等物理方法，尽可能快速建立初步印象。瓦斯爆炸伤害，除体表严重烧伤外，闭合性损伤可能很隐匿，要尽快查找，为早期发现，进一步做必要检查，一般可根据下列各项做出初步拟诊：

①没有可见的大出血而血压偏低，应考虑胸膜腔内、腹膜腔内或腹膜后间隙有内出血。

②神志障碍表示颅脑损伤，可用GCS评分记录昏迷深度。并进行神经系统检查，注意瞳孔大小及对光反应等。检查脑神经了解脑干有无损伤。瞳孔不等大是一危险信号。

③颈椎疼痛或压痛是颈椎骨折或脱位的常见症状。应即床旁拍摄侧位X线片。

④能大声说话基本可排除胸部的严重损伤，叩诊和听诊可诊断出胸膜腔的积气、积液，X线胸片有助于了解肺和纵隔有无损伤。

⑤腹部检查主要发现腹膜刺激征，即腹部压痛、反跳痛、腹肌紧张，肠蠕动音减弱或消失，决定需否剖腹探查。在急症时，损伤的具体脏器不一定能做出结论。难以排除腹腔内脏损伤时，应做腹穿和（或）腹腔灌洗，穿刺抽吸出不凝固血液为阳性，穿刺抽吸阴性不能做排除依据，腹腔灌洗价值较大。如有条件可行床边B超检查，允许时做CT检查可能更有助于诊断。

⑥肢体变形，不能自主运动表示骨折或脱位，轻叩腕根部或足跟部可诱发上肢或下肢的骨折疼痛，据此可以查明骨折部位。昏迷伤员可叩击桡骨茎突或内踝，同时在胸骨柄或耻骨联合听诊，骨折侧的音调和音量都较低，据此可以确定上下肢体有无骨折。当然照床头X线片更可取。

⑦桡动脉、足背动脉有力可排除上下肢严重的大血管损伤。

⑧指、趾能自主活动基本上可肯定周围神经没有大的损伤。

要注意严重多处损伤者，早期集中注意力于抢救生命，非主要伤不要忽略。

（3）专科检查：非常重要，有时是决定诊断的重要依据。要按照物理诊断的规范进行全面、认真检查，以寻觅各种伤害的特征性表现，其中包括重要的阳性或阴性体征，瓦斯爆炸伤最常见的烧伤、吸入损伤、中毒、颅脑损伤、胸腹部损伤、骨折等，都需要仔细的专科检查。如颅脑外伤：意识障碍（GCS评分）、头部检查、脑脊液漏、眼部征象、眼底情况、运动障碍、感觉障碍及小脑体征等方面进行检查。

（4）辅助检查

针对瓦斯爆炸伤害的需要和可能进行必要的检诊，要根据病情把握时机，并合理选择辅助检查项目。

1）影像检查

A. X线：对瓦斯爆炸伤害可提供诊断依据，仍强调不能因检查延误抢救时机或危及伤员安全。可利用床旁X光机，要求临床医生有足够的放射学知识。对严重多发伤病情允许时，要一次完成头颅、颈椎、X线胸片、脊柱、骨盆片及可疑或明确骨折的肢体照片。X线胸片在立位较平卧位有价值，但应服从伤情，可倾斜位或不同角度照片。

B. B超：对胸腔及腹腔损伤有很大价值，有条件时可提供床旁应用，主要对胸、腹腔内脏检查，如出血、积液、脏器破裂。应注意在腹部空腔脏器可能影响准确性。

C. CT：具有较高分辨率、良好的组织对比度，断层描述又清除了组织结构重选影像，可清楚显示异常改变，主要适用于头颅、胸部、腹部、脊柱、大关节损伤。近年来64排螺旋CT对严重多发伤应用，由于扫描时间短、诊断价值大，对急诊手术选择很有帮助，深受创伤急救工作者欢迎。

D. MRI：对瓦斯爆炸伤害提供很有价值的诊断依据，又无损伤。主要对脑、脊髓、颅颈交界处、内脏、深部软组织应用；常常运用水成像原理对胆道、泌尿系统显影，MRA也可有选择地应用。对瓦斯爆炸伤害患者，脑组织的MR改变具有特殊重要诊断价值。

2）检验（重点提示）：

A. 血系列、血气分析监测及血 COHb；

B. 水、电解质及酸碱度平衡监测；

C. 肝系列、心肌酶谱等；

D. 尿系列、肾系列。

3）其他功能检查

EKG、心功能、肺功能、EEG 及各种电生理监测等可有选择地应用。

2. 创伤严重度评分

瓦斯爆炸伤害大都为多发伤、复合伤害、伤情复杂，创伤评分最能反映其伤害的严重程度。对煤矿瓦斯爆炸伤害，AIS－ISS 是首选的院内评分方案，可以准确反映伤情，目前简明损伤定级标准 2005（AIS2005－ISS）是最新版，可帮助临床医师进行伤情判断，以指导正确诊断。

（三）瓦斯爆炸伤害全身性并发症的诊断

瓦斯爆炸伤害，大多是复合性损伤及多发伤，伤病情严重而复杂，可以发生很多全身性并发症。这些并发症可在受伤当时即发生（如休克），但一般多发生在伤后短时间内。全身性并发症往往威胁伤员生命，危险性不亚于严重伤害本身。

瓦斯爆炸伤害并发症的发生，常有其一定的危险因素，伤害的早期如能想到，并注意出现的症状和体征，有计划地做相应检查，及时确诊并不困难，如严重烧伤早期，特别是延迟复苏的病例，都会发生休克。多数情况根据临床经过和演变，经严密观察与监测，以及治疗反应都能明确诊断。

但是，瓦斯爆炸伤害造成的自体挤压，并发急性肾衰竭而有其特殊性。①由于瓦斯爆炸造成了井下缺氧及大量有毒有害气体的积聚，致伤病员昏倒并继续处在缺氧、中毒的环境中；②非肢体或躯干被外部重物长时间挤压，而是患者长时间固定肢体的自压所致；③伤员的外伤史不详，非常容易忽略挤压综合征的考虑；④早期外观无明显异常，无皮肤伤痕，也无肢体明显肿胀，还能下地活动，最易漏诊。笔者所在医院曾收治 2 例煤矿瓦斯爆炸伤害患者，因吸入大量低氧浓度空气及有毒有害气体，昏倒在地上时间较长，而发生自己身体重量固定自压所致的挤压综合征，早期并发急性肾衰竭。

瓦斯爆炸伤害常见的并发症有：创伤性休克、创伤感染、水电解质紊乱和酸碱失衡，凝血障碍、应激性溃疡、急性呼吸窘迫综合征、急性肾衰竭、多脏器功能衰竭综合征等，详见本书有关章节，在此不再赘述。

参考文献

[1] 李世波. 煤矿瓦斯爆炸伤害诊断与救治的特殊性. 程爱国等主编，实用矿山医疗救护，北京：北京大学医学出版社，2007，234-247.

[2] 白俊清，刘 卓，闫金银等. 我国瓦斯爆炸伤害医疗救治的现状与思考（一）. 中国煤炭工业医学杂志，2008，11（8）：1248-1249.

[3] 原宁育，陈志刚. 16 例爆炸伤救治的体会. 宁夏医学杂志，1997；19（6）：351.

[4] 周诚，刘新建，樊晋荣等. 矿井瓦斯爆炸烧伤特点. 农垦医学，2002. 24（6）：422.

[5] 李庆华，任永强. 成批瓦斯爆炸烧伤特点及治疗体会. 河北医药，2006，28（10）：955.

[6] 王正国. 创伤外科学. 上海：上海科学技术出版社，2002，454-463.

[7] 崔乃杰，刘兵. 实用危重病急救医学. 天津：天津科技翻译出版公司，1993. 107-109.

[8] 罗新中. 大面积瓦斯烧伤并吸入性损伤 170 例治疗分析. 海南医学，2004，15（7）：56.

[9] 黎鳌. 烧伤治疗学. 2 版. 北京：人民卫生出版社，1997. 347.

[10] 解筠，高洁. 烧伤患者血脂水平监测. 河北医药，2004，26：313.

[11] 李庆华，任永强. 成批瓦斯爆炸烧伤特点及治疗体会. 河北医药，2006；28（10）：955.
[12] 王一镗，刘中民主编. 灾难医学. 镇江：江苏大学出版社，2009. 233-235.
[13] 程爱国. 煤矿外科学. 北京：中国科学技术出版社，2002. 220-222.
[14] 陈寿康. 创伤诊断学. 北京：人民军医出版社，1991. 11-29.
[15] 邢士濂. 瓦斯爆炸伤院前急救面临的新挑战. 中华创伤杂志，2008，24（7）：497-498.
[16] 李树峰，李世波，申立勇等. 煤矿瓦斯爆炸伤院前急救独立模式. 中华创伤杂志，2008，24（9）：743.

（李世波　李树峰　程爱国）

第五章　我国安全生产应急救援体系的建立

第一节　生产安全事故应急救援的理论基础

一、概念

生产安全事故应急救援工作是政府为减少事故的社会危害，及时进行事故抢险，减少人员伤亡、财产损失和环境污染，按照预先制定的应急救援预案进行的事故抢险救援工作。

二、方针与原则

生产安全事故应急救援工作，应坚持“以人为本、预防为主、快速高效”的方针；贯彻“统一领导、属地为主、协同配合、资源共享”的原则。完全体现了：

- 生产安全事故损失的严重性不在于造成多大经济损失，而在于付出鲜血与生命的代价。
- 人命关天！
- 生命的理由高于一切！
- 死了人就是塌了天，丢了命“一切”都不再重要。

三、我国安全生产应急救援体系建设的必要性

（一）严峻的安全生产形势迫切需要建立健全安全生产应急救援体系

我国每年发生的各类事故都在100万起左右，因各类事故死亡人数也都在10多万人，造成的直接经济损失超过2500亿元。其中，10～29人事故平均每3天一起，30人以上事故平均每月一起。安全生产应急救援体系不健全、水平低、能力差是事故伤亡重、损失大的重要原因之一。

安全生产事故涉及的行业或领域多、覆盖地域广、发生频度高，迫切需要建立覆盖重、特大事故多发行业和地区、运转协调、反应快速的安全生产应急救援体系，提高安全生产事故应急救援的效率和效果，减少事故造成的生命和财产损失。

2008年全年生产安全事故死亡91172人，亿元国内生产总值生产安全事故死亡人数为0.312人，工矿商贸企业就业人员10万人生产安全事故死亡人数为2.82人，煤矿百万吨死亡人数为1.182人。全年共发生道路交通事故26.5万起，造成7.3万人死亡，30.5万人受伤，直接财产损失10.1亿元；道路交通万车死亡人数为4.3人。

2008年各类自然灾害造成直接经济损失11752亿元，比上年增加4.0倍。全年农作物受灾面积3999万公顷，下降18.4%。其中，绝收403万公顷，下降29.8%。全年共发生森林火灾1.3万起，上升45.2%。全年因洪涝灾害造成直接经济损失635亿元，下降23.1%；死亡686人，下降41.3%。2008年因旱灾造成直接经济损失307亿元，下降60.9%。全年因海洋灾害造成直接经济损失206亿元，增加1.3倍。全年累计发生赤潮面积13738平方公里，增加18.3%。全年低温冷冻和雪灾造成直接经济损失1595亿元，死亡162人。2008年实际发生各类地质灾害2.7万起，直接经济损失183.7亿元，死亡656人。全年大陆地区共发生5级以上地震87次，成灾17次，造成直接经济损失8523亿元，死亡近7万人。其中，四川汶川地震震级达8.0级，造成直接经济损失8451亿元。

以下介绍各种典型灾难、灾害、事故损失实例，触目惊心！

1. 矿难

有资料显示，我国的煤矿百万吨死亡率是美国的近100倍、俄罗斯的10倍和印度的12倍。“矿难猛于虎，矿难烈于火”——一个提起便不寒而栗的名词，已成为我国近几年来人们谈论的焦点，它震撼着我们每个人的心扉！

煤矿瓦斯爆炸的一声巨响，不仅矿井立刻夷为平地，就是能够侥幸逃脱幸存下来的人，也多半成为残疾人（图5-1，2）。

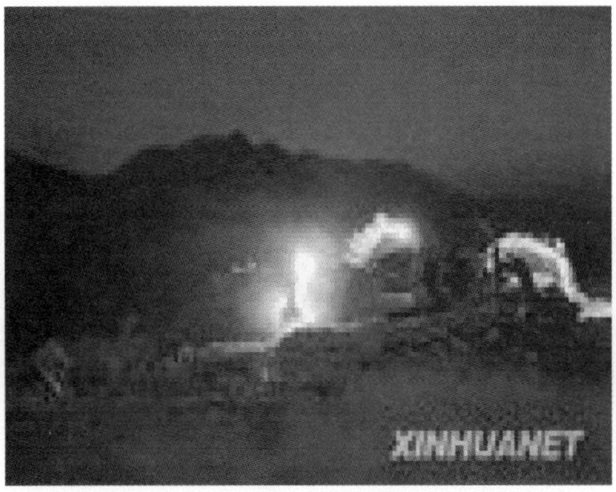

图5-1 矿山瓦斯爆炸场景

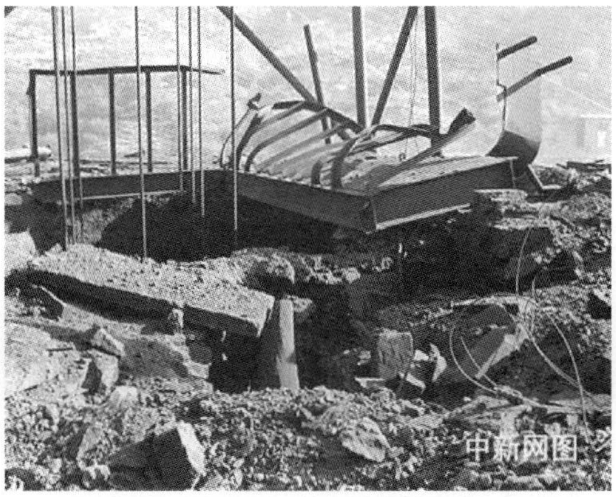

图5-2 矿山瓦斯爆炸后场景

以2005年2月14日的辽宁省阜新孙家湾煤矿瓦斯爆炸事故为例，共死亡214人，另有30人受伤 。每当看到下面的图片：救护队抬出的一具具尸体、尸体抬走后一堆堆遗物、母子期待亲人的目光，就会感到一阵撕心裂肺的痛？特别是那一顶安全帽里面写着的遗言使人无不倍感辛酸沉重：一个只有初中文化的遇难矿工在生命的最后一刻给妻子留下的遗言——“连香，认真带好儿女，孝敬父母，一定会有好报的”、“把我一定要火葬”（图5-3，4，5，6）。

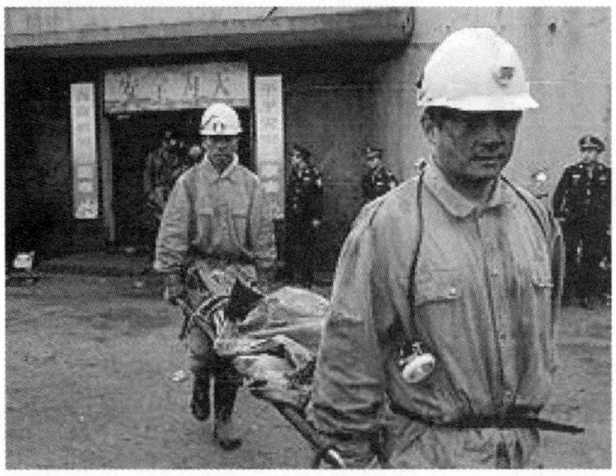

图5-3 救护队抬出的一具具尸体

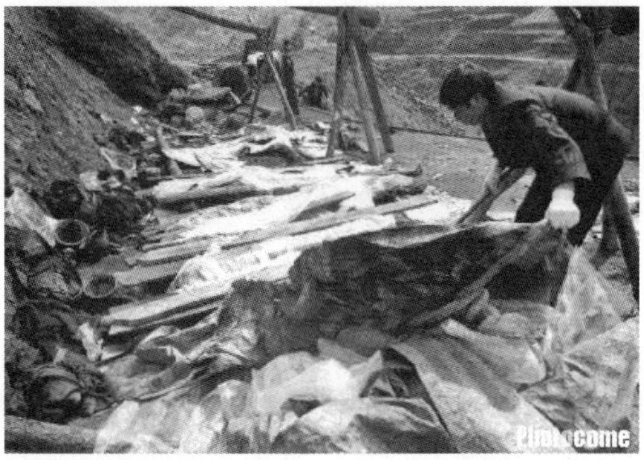

图5-4 尸体抬走后一堆堆遗物

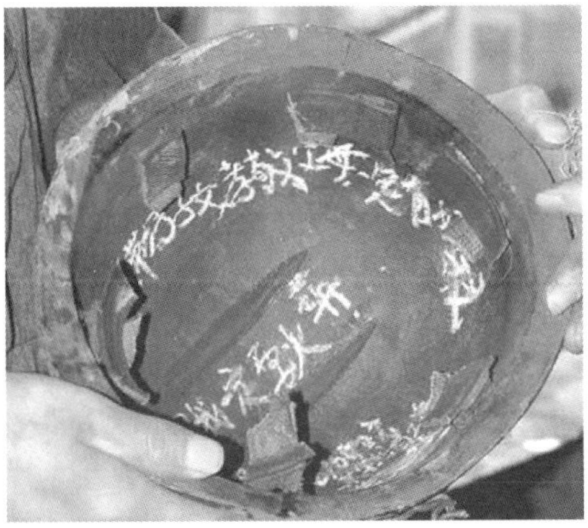

图 5-5　矿工安全帽内的遗言

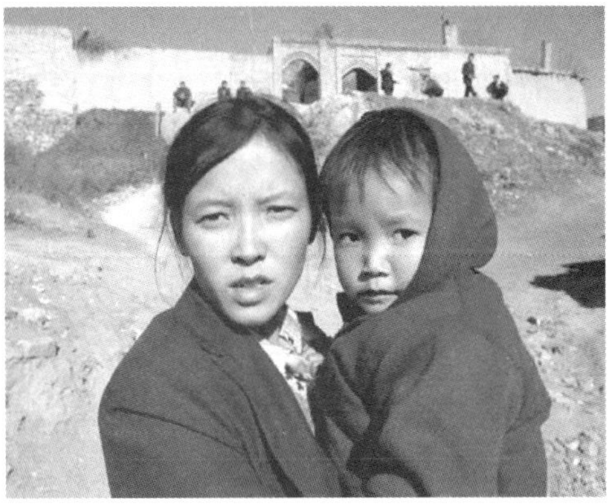

图 5-6　母子期待亲人的目光

2. 危化品事故损失

危化品事故发生后死伤的人数不是很多，比如 2009 年我国化工品事故共 16 起，死亡人数 16 人，受害人数 33 人；造成的经济损失也不是很大，据 2008 年《劳动保护》杂志报道之统计，全世界每年因危化品事故所造成的损失超过 4000 亿元人民币。但是，更为严重的是事故的综合损失和远久！比如，1986 年 4 月 26 日，乌克兰北部切尔诺贝利核泄漏事故，损失 2000 亿美元，1700 万人被直接暴露在核辐射之下。与切尔诺贝利核泄漏有关的死亡人数，包括数年后死于癌症者，约有 12.5 万人（图 5-7，8，9）。

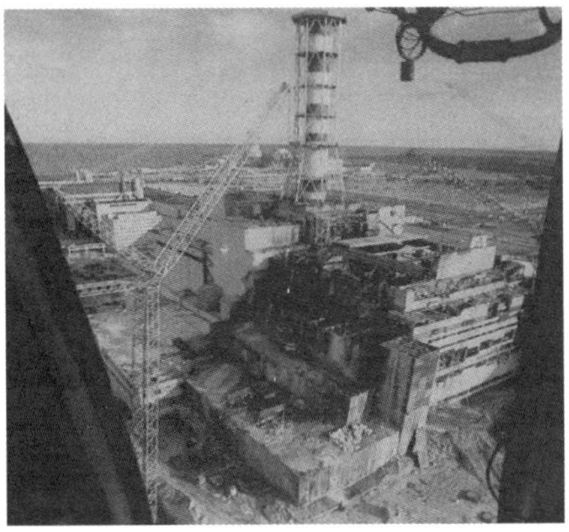

图 5-7　乌克兰北部切尔诺贝利核泄漏事故

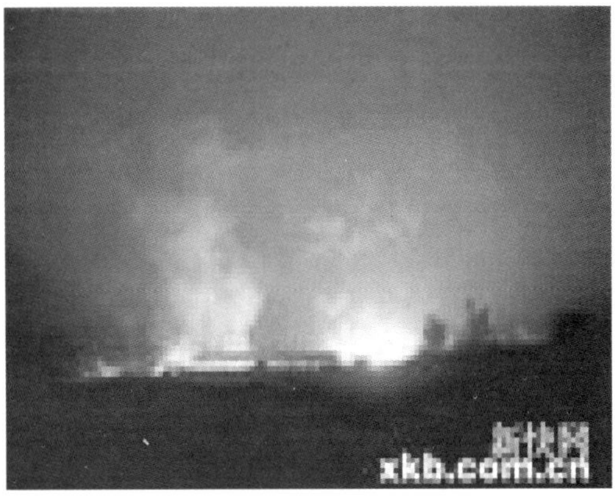

图 5-8　2010 年 7 月 28 日中午吉林化工厂爆炸

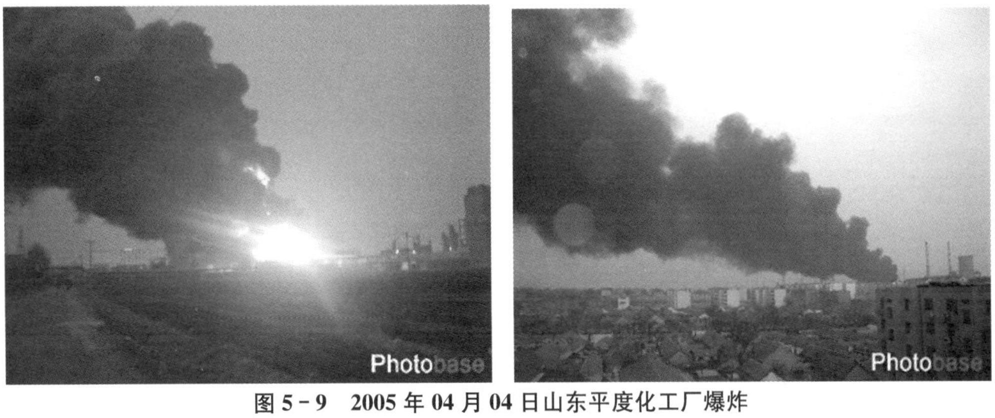

图 5-9　2005 年 04 月 04 日山东平度化工厂爆炸

3. 交通事故损失

2005 年，全国共发生道路交通事故 450254 起，造成 98738 人死亡、469911 人受伤，直接财产损失 18.8 亿元。

2006 年，全国共发生道路交通事故 378781 起，共造成 89455 人死亡，直接财产损失 14.9 亿元。

2007 年，全国共发生道路交通事故 327209 起，造成 81649 人死亡、380442 人受伤，直接财产损失 12 亿元。

2008 年，全年共发生道路交通事故 26.5 万起，造成 7.3 万人死亡，30.5 万人受伤，直接财产损失 10.1 亿元。

2009 年，全国共发生道路交通事故 238351 起，造成 67759 人死亡、275125 人受伤，直接财产损失 9.1 亿元。（图 5－10，11）

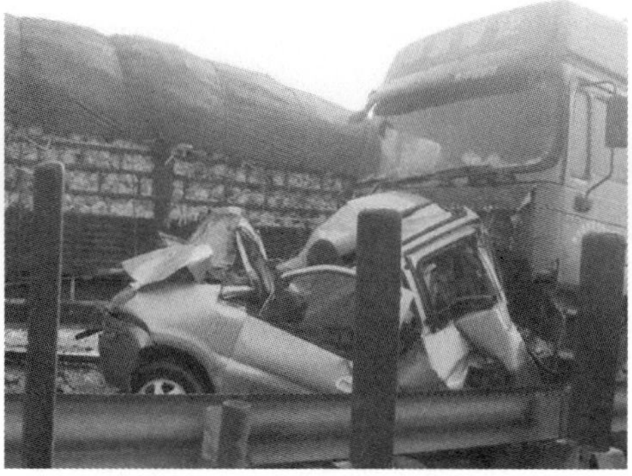

图 5－10　公路交通事故

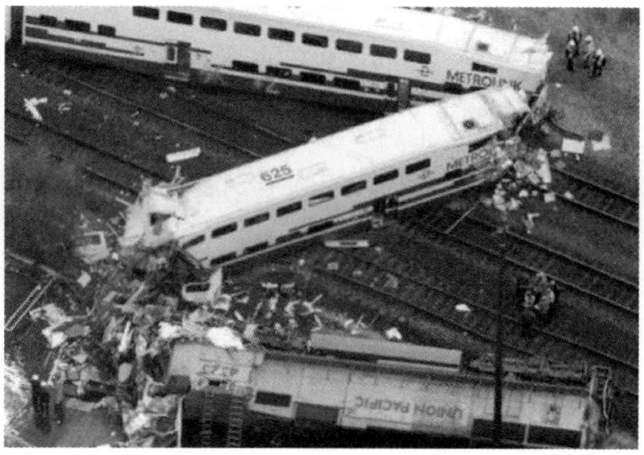

图 5－11　铁路交通事故

4. 自然灾害损失

（1）南方雪灾（图 5－12）

2008 年初的南方雪灾，据统计 107 人死，损失逾千亿元人民币。

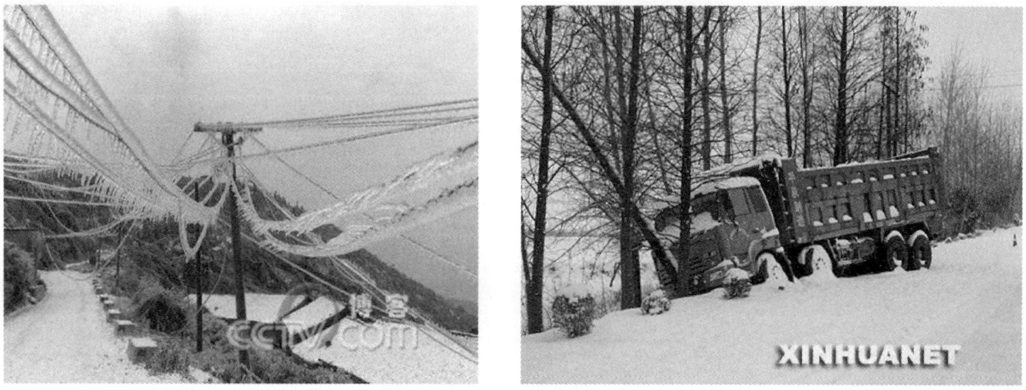

图 5－12　2008 南方雪灾

（2）地震灾害（图 5－13）

2008 年 5 月 12 日汶川地震直接经济损失 8451.4 亿元 。死亡人数 6.9 万人，失踪人数 1.8 万人，共计 8.7 万余人。震后重建需要 1.7 万亿人民币。

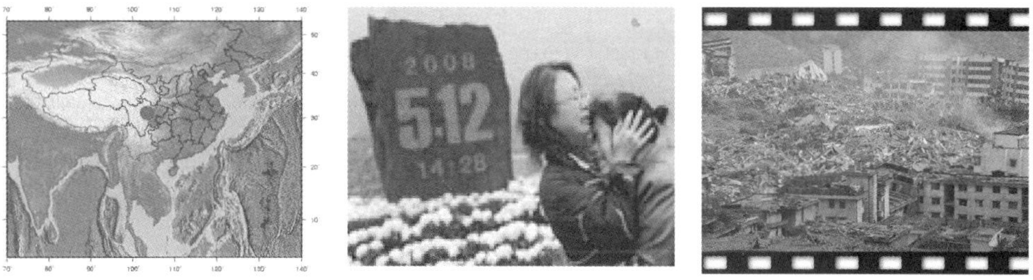

图 5－13　5.12 汶川大地震

（3）2010 年甘肃舟曲特大泥石流灾害（图 5－14）

截至 8 月 20 日 16 时，甘肃舟曲特大泥石流灾害，造成 1407 人遇难，358 人失踪，受伤住院 72 人。

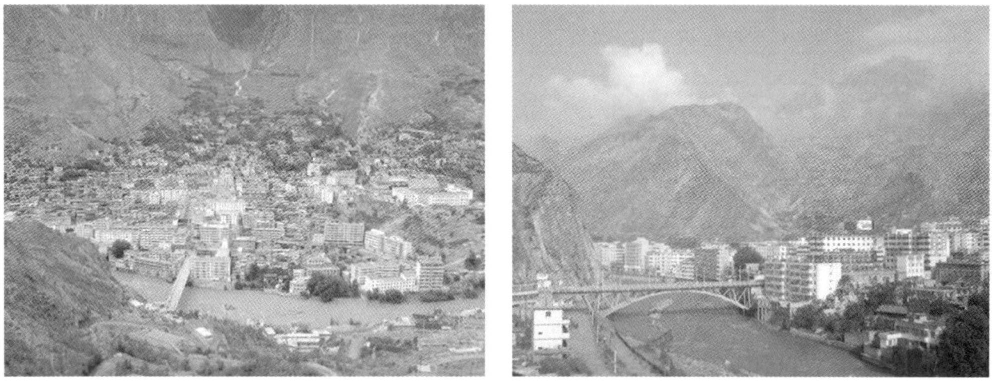

a　受灾前的舟曲

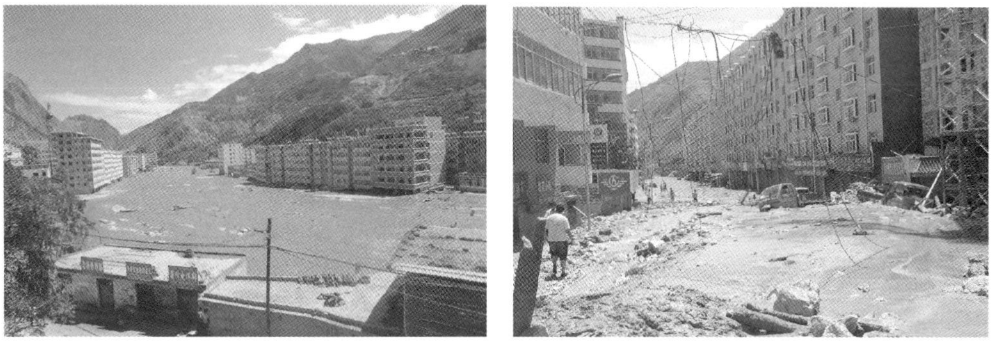

b　受灾后的舟曲

图 5－14　泥石流灾害

（二）建立健全安全生产应急救援体系是完善安全生产监管体系的要求

安全生产工作包括事故预防、应急救援和事故处理三个主要方面，其中事故应急救援承上启下，与事故防范和事故调查处理密切联系。安全生产应急救援体系是安全生产监管体系的重要组成部分，它的运行状态直接关系到安全生产工作体系的完整性和有效性。长期以来，我国在事故预防和事故调查处理方面打下了较好的工作基础，但应急救援起步较晚，一直是安全生产监管体系的一个薄弱环节。加强和完善我国安全生产监督管理体系，迫切需要建立健全我国安全生产应急救援体系。

（三）建立健全安全生产应急救援体系是提高政府应对突发事件和风险能力的要求

党的十六届三中全会提出了“建立健全各种预警和应急机制，提高政府应对突发事件和风险的能力”的要求。安全生产应急救援体系与公共卫生应急救援体系、自然灾害应急救援体系、社会安全应急救援体系共同构成国家应急体系，是国家突发公共事件管理的重要支撑和主要组成部分。

建立健全安全生产应急体系有利于合理配置资源、实现资源共享、避免重复建设，符合提高行政效率的原则，是完善国家突发公共事件管理体系、提高政府应对突发事件能力的要求。对此，《安全生产法》、《国务院关于进一步加强安全生产工作的决定》、《国务院关于特大安全事故行政责任追究的规定》等法律法规也有明确的规定。

（四）建立健全安全生产应急救援体系是全面建设小康社会的要求

我国目前正处于经济高速发展时期，国民经济总量基数低，增长速度快，但同时也是安全生产事故的多发时期。重特大事故的频繁发生造成重大人员伤亡和经济损失，严重影响人民群众安居乐业，破坏了正常的经济和社会秩序。党的十六届三中全会提出了以人为本，保持经济社会协调发展，全面建设小康社会的要求。建立健全安全生产应急救援体系，就是要努力保障广大劳动者的生命和健康权利，保证社会生产和生活正常进行。进一步完善社会管理体系，适应国民经济的发展水平和持续发展的要求，不断提高社会管理水平和保障能力，促进经济社会协调发展。这既是建设小康社会的重要内容，也是建设小康社会的重要保障条件。

（五）建立集中统一的应急救援体系是国外的成功经验

国外经验表明，建立一个由政府集中统一指挥、有权威的应急救援协调指挥机构是应对特别重大事故灾难的重要举措。俄罗斯、美国、德国、日本等发达国家都设有专门的、相对集中的应急管理领导机构和指挥协调机构。

四、应急救援系统的组成

包括以下五个运作中心和一个专家位委员会

（一）应急运转中心　协调应急组织各个机构运作和关系，主持日常工作，维持应急救援系统的日常运作。

（二）事故指挥中心　负责事故现场应急的指挥工作、人员调度、资源的有效利用。

（三）支持保障中心　提供应急物质资源和人员支持的后方保障。

（四）媒体中心　处理媒体报导、采访、新闻发布会。

（五）信息管理中心　信息管理、信息服务。

（六）专家委员会　负责企业突发事故特点与对策研究，负责专业培训，演练计划，决定救治方案。

要求各中心不断调整运行状态，协调关系，形成一个有机的整体，使系统快速、高效实行现场应急救援行动。

五、在体系运行过程中涉及的组织或机构

包括：应急救援专家组、医疗救治组织、抢险救援组织、监测组织、公众疏散组织、警戒与治安组织、洗消去污组织、后勤保障组织、信息发布组织、其他组织等。

1. 应急救援专家组

应急救援专家组在应急救援准备和应急救援中起着重要的参谋作用。在应急救援体系中，应针对各类重大危险源建立相应的专家库。专家组应对该地区、行业潜在重大危险的评估、应急救援资源的配备、事态及发展趋势的预测、应急力量的重新调整和部署、个人防护、公众疏散、抢险、监测、清消、现场恢复等行动提出决策性的建议。

2. 医疗救治组织

通常由医院、急救中心和军队医院组成。应急救援中心应与医疗救治组织建立畅通的联系渠道，要

求医疗救治组织针对各类重大危险源建立相关的救治方案、准备相关的救治资源；在现场救援时，主要负责设立现场医疗急救站，对伤员进行现场分类和急救处理，并及时合理转送医院治疗救治，同时对现场救援人员进行医学监护。

3. 抢险救援组织

主要由公安消防队、专业应急救援组织、军队防化兵和工程兵等组成。其主要职责是尽可能、尽快控制并消除事故，营救受伤、受困人员。

4. 监测组织

主要由环保监测站、卫生防疫站、军队防化侦察分队、气象部门等组成，负责迅速测定事故的危害区域、范围及危害性质，监测空气、水、设备（施）的污染情况以及气象监测等。

5. 公众疏散组织

主要由公安、民政部门和街道居民组织抽调力量组成，必要时可吸收工厂、学校中的骨干力量参加，或请求军队支援。主要负责根据现场指挥部发布的警报和防护措施，指导相关地域的居民实施隐蔽；引导必须撤离的居民有序地撤至安全区或安置区；组织好特殊人群的疏散安置工作；引导受污染的人员前往洗消去污点；维护安全区或安置区的秩序和治安。

6. 警戒与治安组织

通常由公安部门、武警、军队、联防等组成。主要负责对危害区外围的交通路口实施定向、定时封锁，阻止事故危害区外的公众进入；指挥、调度撤出危害区的人员和车辆顺利地通过通道，及时疏散交通阻塞；对重要目标实施保护，维护社会治安。

7. 洗消去污组织

主要由公安消防队伍、环卫队伍、军队防化部队组成。其主要职责有：开设洗消点（站），对受污染的人员或设备、器材等进行消毒；组织地面洗消队实施地面消毒，开辟通道或对建筑物表面进行消毒；临时组成喷雾分队，降低有毒有害的空气浓度，减少扩散范围。

8. 后勤保障组织

主要涉及计划部门，交通部门，电力、通讯、市政、民政部门，物资供应企业等。主要负责应急救援所需的各种设施、设备、物资以及生活、医药等后勤保障。

9. 信息发布组织

主要由宣传部门、新闻媒体、广播电视系统等组成。负责事故和救援信息的统一发布，以及及时准确地向公众发布有关保护措施的紧急公告等。

10. 其他组织

第二节　矿山应急救援

一、矿山救援组织

（一）矿山救援体系

1. 建立国家安全生产监督管理总局领导下的，由安全监察机构、应急救援管理机构、应急救援队伍和应急救援专家组成的应急救援管理体系。

2. 国家安全生产监督管理总局、国家煤矿安全监察局矿山救援指挥中心负责指导、协调全国矿山应急救援工作；省级矿山救援指挥中心负责指导、协调本省区矿山应急救援工作。国家级、省区级矿山救援基地具有健全的救援组织、先进的救援装备、丰富的救灾经验，不少于 3 个矿山救护中队。

3. 国家矿山救援技术研究中心、国家矿山救援技术培训中心和各矿山救护队要开展救援技术、装备的开发和研究，为矿山救援提供技术保证。

4. 国家局和各省矿山救援指挥中心要配备先进的、技术含量高的救援装备，并实行救援装备集中管理，统一调度，保证救援工作的需要。

5. 要建立国家局矿山救援指挥中心为核心的矿山救援信息网络系统，提高救援队伍的快速反应能力。

6. 矿山应急救援资金实行国家、地方、矿山企业共同保障体制，矿山救护队要实行救援工作有偿服务。

（二）矿山救援队伍

1. 各省（直辖市、自治区）矿山管理机构将本省（区）的采矿地区，以 100 km为服务半径，合理划分为若干个区域。在每个区域选择一个交通位置适中、战斗力较强的矿山救护队，作为重点建设的矿山救护中心，即矿山救护大队。被确定为区域救护大队的矿山救护队，其隶属关系不变。

2. 矿山救护大队由 2 个以上的中队组成，是完备的联合作战单位。

3. 矿山救护大队是本区域的救灾专家、救护装备和演习训练中心，负责区域内矿山重大灾变事故的处理与调度、指挥，对直属中队实行领导，并对区域内其他矿山救护队、辅助矿山救护队进行业务指导。

4. 矿山救护大队设大队长 1 人，副大队长 2 人，总工程师 1 人（分别为正、副矿处级），副总工程师 1 人（正区科级），工程技术人员数人。矿山救护大队应设相应的管理及办事机构（如战训、后勤等），并配备必要人员和医务人员。矿山救护大队指挥员的任免，报省救援中心备案。

5. 矿山救护中队距服务矿山一般行车时间不超过 30min。

矿山救护中队是独立作战的基层单位，由 3 个以上的小队组成。

6. 矿山救护中队设中队长 1 人，副中队长 2～3 人（分别为正、副区科级），工程技术人员 1 人。中队应配备必要的管理人员及汽车司机、机电维修、氧气充填等人员。

7. 小队是执行作战任务的最小战斗集体，由 9 人以上组成。小队设正、副小队长各 1 人。

8. 辅助矿山救护队应根据矿山的生产规模、自然条件、灾害情况确定编制，原则上应由 9 人以上组成。

9. 辅助救护队应设专职队长及仪器装备管理人员。辅助救护队直属矿长领导，业务上受矿总工程师（或技术负责人）和矿山救护队指导。

10. 辅助矿山救护队员，应由符合矿山救护队员条件的工人、工程技术人员和干部兼职组成。

（三）矿山救援人员素质要求

1. 矿山救护大、中队长应由熟悉矿山救护业务，具有中专以上文化程度，能够佩戴氧气呼吸器，从事矿山救护工作不少于 3 年，并经培训取得资格证的人员担任。

2. 凡有下列疾病之一者，严禁从事矿山救护工作：

（1）有传染性疾病者；

（2）色盲、近视（1.0 以下）及耳聋者；

（3）心血管系统有疾病者；

（4）高血压、低血压、眩晕症者；

（5）脉搏不正常者；

（6）呼吸系统有病症者；

（7）强度神经衰弱者；

（8）尿内有异常成分者；

（9）经医生检查认为不适合者；

（10）经实际考核身体不适应救护工作者。

矿山救护队指战员每年进行1次身体检查，对身体不合格人员，必须立即调整。

3. 新招收的矿山救护队员应具有初中以上文化程度，年龄在25周岁以下，身体符合矿山救护队员标准，并经过培训、考核、试用，取得合格证后，方可从事矿山救护工作。

4. 矿山救护队员年龄不得超过45岁，中队指挥员不得超过45岁，大队指挥员不得超过50岁。但矿山救护队可根据工作需要，允许保留少数能发挥特殊作用、身体健康、有技术专长及丰富经验的超龄人员。

5. 矿山救护队实行队员服役合同制。正式入队前，必须由矿山救护队、输送队员单位和队员本人三方签定服役合同。一个合同期为5年，本人表现好再续签合同。

6. 队员服役合同期满，必须进行合理、妥善安排；优秀队员可以留用，服役年限可以延长。

7. 矿山救护队及辅助救护队的指战员，必须经过强制性的救护理论及技术、技能的基础培训，并经考核取得合格证后，才能从事救护工作。另外，矿山救护队还必须按照《矿山救护队军事训练教范》的规定进行严格的军事训练。军事训练必须作为日常工作的重要内容，纳入日常工作计划。

（四）处理事故的指挥原则

1. 矿山发生重、特大灾害事故后，必须立即成立现场救援指挥部。地方政府安全监管负责人任总指挥，矿长、救护队指挥员为指挥部成员。在处理事故时，矿山救护队长对救护队的行动具体负责、全面指挥。矿山救护队指挥员与总指挥意见不一致时，可报告上级领导，根据有关安全法规进行处理。

2. 矿山发生事故后，如果有外区域救护队联合作战，应成立矿山救护联合作战部，由事故所在区域的救护队指挥员担任指挥，在总指挥的领导下，协调各救护队战斗行动。如果所在区域的救护队指挥员不能胜任指挥工作，则由指挥部总指挥另行委任。

3. 为制定符合实际、切实可行的行动计划，矿山救护队指挥员必须详细了解下列基本要素：

（1）事故发生的时间，事故类别、范围，尚能在灾区的人员数量及位置，矿山救护队到达前采取的措施；

（2）事故区域的通风、有毒有害气体、矿尘、温度、巷道支护及断面、机械设备及消防设备等情况；

（3）出动救护小队数量，佩带个人防护装备人数，其他地区矿山救护队可能到达的时间及技术装备等情况。

4. 救护队指挥员领取任务后，应迅速制定救护队的行动计划、处理事故的安全措施，调动必要的人力、设备和材料。

5. 矿山救护队指挥员下达任务时，必须说明事故情况、行动路线、行动计划和安全措施。在指挥中应尽量避免使用混合小队。

6. 遇有高温、有毒有害气体蔓延、爆炸、坍塌冒落、水淹等危险的灾区，指挥员只能在救人的情况下，才有权决定救护队进入，但必须采取有效措施，保证救护队在灾区的安全。

7. 在地面指挥部工作的救护指挥员应轮流值班和下井了解情况，并不断地与井下救护队、井上、下基地及特种服务部门联系，以便在事故处理工作中合理安排，统一指挥。

8. 矿山救护队指挥员应派专人做好事故处理记录，其内容为：

（1）事故地点的原始情况和变化情况；

（2）事故处理方案、计划、措施、图纸（救援工作各种示意图）；

（3）出动小队人数，到达事故矿山时间，领队指挥员及领取任务情况；

（4）小队进入窒息区时间、返回时间及执行任务情况；

（5）事故处理工作的进度、参战队次、设备材料消耗及气体分析化验结果；

（6）指挥员交接班情况。

二、矿山救援程序

1. 矿山企业发生灾害事故后，现场人员要立即开展自救和互救，并立即报告本企业负责人；企业负责人接到事故报告后，应迅速组织抢救，并按照国家有关规定立即如实报告当地人民政府和有关部门；中央直属企业，在上报当地政府的同时上报安全监管局和企业总部。

2. 矿山救护队接到事故救援电话后，必须在1min内出动。矿山救护队电话值班员接到事故电话时，应准确记录事故地点、类别、有无被困人员及其数量、报警人姓名及单位后，立即发出警报，并向值班指挥员汇报。

3. 矿山救护队全体指战员闻警后，跑步集合，队指挥员宣布事故情况，并指定参战车辆、人员及装备，开赴事故现场。

4. 在途中得知矿山事故已经得到消灭，出动小队仍应到达事故矿井了解实际情况。

5. 矿山救护队到达事故矿山后，领队指挥员向小队下达下井命令，了解事故情况，并到救援指挥部领取任务。小队人员应立即作好战前检查，按事故类别整理好携带装备，作好救援准备。

6. 指挥员了解事故情况、接受任务后立即向小队下达任务，并说明事故情况、完成任务要点、措施及安全注意事项。小队长接受任务后，立即带领小队实施事故救援。

如果矿山事故救援指挥部未成立，先期到达的救援队指挥员，应根据事故现场具体情况，或矿山灾害事故急援预案，实施救援行动。

三、矿井火灾事故的处理

1. 首先到达事故地点的矿山救护队行动原则

（1）进风井井口建筑物发生火灾时，应派1个小队去处理火灾、封盖井口；另1个小队去井下救人和扑灭井底车场可能发生的火源。

（2）井筒和井底车场发生火灾时，应派1个小队去灭火，派另1个小队到危险地点救人。

（3）当火灾发生在矿井进风侧的硐室、石门、平巷、下山和上山，而燃烧的火灾气体可能扩散到一个采区时，应派1个小队去灭火，派另1个小队到最危险的采区救人。

（4）当火灾发生在采区平巷、石门、硐室、工作面、通风平巷中，应派1个小队以最短的路线进入回风道去救人，另1个小队从进风侧进去灭火，并在必要时抢救灾区人员。

（5）当火灾发生在回风井井口建筑物、回风井筒、回风井底车场以及其毗连的巷道中时，应派1个小队去灭火，派另1个小队到这些巷道救人。

2. 处理矿井火灾，救护队应了解以下情况：

（1）发火时间、火源位置、火势大小、波及范围、人员撤离情况；

（2）灾区瓦斯情况、通风系统状态、风流方向；

（3）巷道围岩状况、支护情况；

（4）通风消防管路、防尘管路是否建立；

（5）灾区电源是否切断，主要通风机是否正常运转。

3. 在选择灭火方法时，指挥员应该考虑火灾的特点、发生地点、范围及灭火的人力、物力。一般情况下，应该尽可能采用积极方法灭火。

4. 在下列情况下，采用隔绝方法或综合方法灭火：

（1）缺乏灭火器材或人员时；

（2）火源点不明确、火区范围大、难以接近火源时；

（3）用积极方法无效或直接灭火对人员有危险时；

（4）采用积极方法不经济时。

5. 处理井下火灾应遵循下列原则：

（1）控制烟雾的蔓延，不致危及井下人员安全；

（2）防止火灾扩大；

（3）防止引起瓦斯或煤尘爆炸，防止因火风压引起风流逆转而造成危害；

（4）保证救灾人员安全，并有利于抢救遇险人员；

（5）创造有利的灭火条件。

6. 进风井口、井筒、井底车场、主要进风道和硐室发生火灾时，为了抢救井下人员，应反风或风流短路。反风前，必须将原进风侧的人员撤出，并采取阻止火灾蔓延的措施。

采取风流短路措施时，必须将受影响区域内的人员全部撤离。

多台主要通风机联合通风的矿井反风时，抽出式矿井要保证非事故区域的主要通风机先反风，事故区域的主要通风机后反风。压入式矿井正好相反。

瓦斯矿井应采用正常通风。如必须反风或风流短路时，指挥部应分析反风或风流短路后风流中瓦斯变化情况，防止引起瓦斯爆炸。

7. 灭火中只有在不致使瓦斯很快积聚到爆炸危险浓度，且能使人员迅速退出危险区时，才能采用停止通风的方法。

8. 用水或注浆的方法灭火时，应将回风侧人员撤出。

9. 灭火应从进风侧进行。为控制火势可采取设置水幕、拆除木支架（岩石坚固时）、拆掉一定区段巷道中的木背板及建造临时防火密闭等措施，阻止火势蔓延。

10. 用水灭火时，首先考虑水灭火的条件：①火源明确；②水源、人力、物力充足；③有畅通的回风道；④瓦斯浓度不超过2%。为了防止引起水煤气爆炸，水流不要对准火焰中心，而应从火焰的外围喷洒，随着燃烧物温度的降低，逐步逼向火源中心。灭火时要有足够的风量，使水蒸气直接排入回风道。

11. 向火源大量灌水或从上部灌浆时，严禁靠近火源地点作业；用水快速淹没火区时，密闭附近不得有人。

12. 扑灭电器火灾，必须首先切断电源。电源无法切断时，严禁使用非绝缘灭火器灭火。

13. 进风的下山巷道着火时，必须采取防止火风压造成风流紊乱和风流逆转的措施。改变通风系统和通风方式时，必须有利于控制火风压。

14. 扑灭瓦斯燃烧引起的火灾时，不得使用震动性的灭火手段，防止扩大事故。

15. 采用隔绝法封闭火灾时，必须遵守下列规定：①在保证安全的情况下，尽量缩小封闭范围；②在有瓦斯、煤尘爆炸危险时，应设置防爆墙。防爆墙的厚度参照相关规定。在防爆墙的掩护下，建立永久密闭墙。

16. 处理火灾事故时，如积聚的瓦斯可能涌入火区，应加强巷道通风。如果瓦斯浓度超过2%时，矿山救护队指挥员必须立即将全体人员撤到安全地点，采取措施排除瓦斯。如果不能将瓦斯排除，应会同抢救指挥部，研究保证使用安全的新的灭火方法。

充满烟雾且能见度为零的巷道严禁救护队进入侦查或作业，待采取措施，消除危险后方可作业。

四、瓦斯、煤尘爆炸事故的处理

1. 处理爆炸事故时，矿山救护队的主要任务是：

（1）抢救遇险人员；

（2）对充满爆炸烟气的巷道恢复通风；

（3）抢救人员时清理堵塞物；

（4）扑灭因爆炸产生的火灾。

2. 首先到达事故矿井的小队应对灾区进行全面侦察，查清遇险遇难人员（编号）数量及分布地点，对现场情况进行细致描述，发现幸存者立即配戴自救器救出灾区，发现火源要立即扑灭。

3. 井筒、井底车场或石门发生爆炸时，应派 1 个小队救人，1 个小队恢复通风。如果通风设施损坏不能恢复，应全部去救人。爆炸事故发生在采掘工作面时，派 1 个小队沿回风侧、另 1 个小队沿进风侧进入救人。

4. 为了排除爆炸产生的有毒有害气体，抢救人员，要在查清确无火源的基础上，尽快恢复通风。如果有害气体严重威胁回风流方向的人员，为了紧急救人，在进风方向的人员已安全撤退的情况下，采取区域反风或局部反风。这时，矿山救护队应进入原回风侧引导人员撤离灾区。

5. 矿山救护队在侦察中遇到冒顶无法通过时，侦察小队要迅速退出，寻找其他通道进入灾区。在独头巷道较长、有害气体浓度大、支架损坏严重的情况下，确知无火源、人员已经牺牲时，恢复通风、维护支架方可进入。

6. 小队进入灾区必须遵守下列规定：

（1）进入前切断灾区电源；

（2）注意检查灾区内各种有害气体的浓度，检查温度及通风设施的破坏情况；

（3）穿过支架破坏的巷道时，要架好临时支架，以保证退路安全；

（4）通过支护不好的地点时，队员要保持一定距离按顺序通过，不要推拉支架；

（5）进入灾区行动要谨慎，防止碰撞产生火花，引起爆炸。

五、矿井水灾处理

1. 井巷发生透水事故时，矿山救护队的任务是抢救受淹和被困人员，防止井巷进一步被淹和恢复井巷通风。

2. 矿山救护队到达事故矿井后，要了解灾区情况、水源、事故前人员分布、矿井有生存条件的地点及进入该地点的通道等，并计算被堵人员所在地点的容积、氧气、瓦斯浓度，计算出被困人员应救出的时间。根据水灾受灾面积的水量和涌水速度，要求及时增大排水设备能力、及时抢救被困人员。

3. 救护队在侦察中，应判定遇险人员位置，涌水通道、水量、水的流动线路，巷道及水泵设施受水淹程度，巷道冲坏和堵塞情况，有害气体（CH_4、CO_2、H_2S 等）浓度及在巷道分布情况和通风情况等。在救护队佩戴氧气呼吸器时，当水深达到膝部时，侦察队停止前进，并及时向指挥部请示报告。

4. 采掘工作面发生透水时、矿山救护队第 1 个小队一般应进入下部水平救人，第 2 小队应进入上部水平救人。

5. 对于被困在井下的人员，其所在地点高于透水后水位，可利用打钻、掘小巷等方法供给新鲜空气、饮料及食物；如果其所在地点低于透水后水位时，则禁止打钻，防止泄压扩大灾情。

6. 矿井透水量超过排水能力，有全矿和水平被淹危险时，在下部水平人员救出后，可向下部水平或采空区放水，如果下部水平人员尚未撤出，主要排水设备受到被淹威胁时，可用装有黏土、砂子的麻袋构筑临时防水墙，堵住泵房口和通往下部水平的巷道。

7. 矿山救护队在处理水淹事故时，必须注意下列问题：

（1）透水如果威胁水泵安全，在人员撤往安全地点后，矿山救护小队的主要任务是保护泵房不致被淹；

（2）小队逆水流方向前往上部没有出口的巷道时，要与在基地监视水情的待机小队保持联系，当巷道有很快被淹的危险时，要立即返回基地；

（3）排水过程中，要保持通风，加强对有毒有害气体的检测；

（4）排水后进行侦察、抢救人员时，要注意观察巷道情况，防止冒顶和掉底；

（5）矿山救护队员通过局部积水巷道，在积水水位不高、距离不长时，也要十分慎重，采用探棍，探测前进，防止坠落。

救护队员佩戴氧气呼吸器通过局部积水巷道，步行时水深不得过膝，水深超过 152.4mm 时不得爬行。

8. 处理上山巷道透水时应注意下列事项：

（1）检查并加固巷道支护，防止二次透水、积水和淤泥的冲击；

（2）透水点下方要有能存水及存沉积物的有效空间，否则人员要撤到安全地点；

（3）保证人员在作业中的通讯联系和安全退路。

六、冒顶事故处理

1. 发生冒顶事故后，矿山救护队应配合现场人员一起救助遇险人员。如果通风系统遭到破坏，应迅速恢复通风。当瓦斯和其他有害气体威胁到抢救人员的安全时，救护队应担负起抢救人员和恢复通风的工作。

2. 在处理冒顶事故以前，矿山救护队应向在事故附近地区工作的干部和工人了解事故发生原因、冒顶地区顶板特性、事故前人员分布位置、瓦斯浓度等，并实地查看周围支架和顶板情况，在危及救援人员安全时，首先加固附近支架，保证退路安全畅通。

3. 抢救人员时，用呼喊、敲击或采用生命探测仪探测等方法，判断遇险人员位置，与遇险人员保持联系，鼓励他们配合抢救工作。对于被埋、被堵的人员，应在支护好顶板的情况下，用掘小巷、绕道通过冒落区或使用矿山救护轻便支架穿越冒落区接近他们。一时无法接近时，应设法利用压风管路等提供新鲜空气、饮料和食物。

4. 处理冒顶事故中，指定专人检查瓦斯和观察顶板情况，发现异常，立即撤出人员。

5. 清理堵塞物时，使用工具要小心，防止伤害遇险人员；遇有大块矸石、木柱、金属网、铁梁、铁柱等物压人时，可使用千斤顶、液压起重器、液压剪刀、起重气垫等工具，进行处理。

6. 抢救出的遇险人员，要用毯子保温，并迅速运至安全地点，进行输氧或由医生进行急救包扎，尽快送医院治疗。对长期困在井下的人员，不要用灯光照射眼睛，搬运出井口时应用毛巾盖住其眼睛，饮食要由医生决定。

七、处理事故时的特别服务部门

1. 地面基地

在处理重大事故时，为及时供应救灾装备和器材，必须设立地面基地。同时明确指定地面基地负责人。确保矿井事故救援工作顺利开展、保证人、财、物的需要。

2. 井下基地

（1）为保证处理事故工作的顺利进行，必须设立井下基地。井下基地应设置在尽量靠近灾区、通风良好、运输方便、不易受爆炸波直接冲击的安全地点。

井下基地应设有：

①待机小队；

②通讯设备；

③必要的救护装备、配件、工具和材料；

④值班医生和急救医疗药品、器材；

⑤有害气体监测仪器；

⑥临时充饥的食物和饮料。

（2）在井下基地负责的指挥员应经常同抢救指挥部和正在工作的救援小队保持联系，检查基地有害气体的浓度并注意其他情况的变化。

（3）改变井下基地位置，必须取得抢险指挥部的同意，并通知抢救指挥部和正在灾区内工作的小队。

3. 通讯工作

（1）在处理事故时，为保证指挥灵活，行动协调，必须设立通讯联络系统。

通讯的方式有：派遣通讯员，显示讯号与音响信号，有线、无线电话。

（2）在处理事故时，应保证如下通讯联络：抢救指挥部与地面、井下基地；井下基地与灾区工作小队。

抢救指挥部、基地的电话机应设专人看守，撤销和移动基地电话机只有得到抢险指挥部同意后，方可进行。

（3）简单的显示信号：

文字标记、手势、灯光、冷光管、电话机、喇叭、哨子及其他打击声响等。

①在灾区内，使用的音响信号规定如下：

一声——停止工作或停止前进；

二声——离开危险区；

三声——前进或工作；

四声——返回；

连续不断的声音——请求援助或集合。

②在竖井和倾斜巷道用绞车上下时使用的信号

一声——停止；

二声——上升；

三声——下降；

四声——慢上；

五声——慢下。

③灾区中报告氧气压力的手势

伸出拳头表示 10MPa，伸出五指表示 5MPa；伸出一指表示 1MPa，报告时手势要放在灯头前表示。

4. 应急气体分析站

（1）在处理火灾及爆炸事故时，必须设有应急气体分析站，并不断地监测灾区内的气体成分。

（2）抢救指挥部应委派气体分析负责人，其职责为：

①对灾区气体定时、定点取样，昼夜连续化验，及时分析气样，并提供分析结果；

②绘制有关测点气体和温度变化曲线图；

③负责整理总结整个处理事故中的气体分析资料；

④必要时可携带仪器到井下基地直接进行化验分析。

5. 医疗站

当矿井发生重大事故时，事故矿井负责组织医疗站，医疗站的任务是：

（1）医疗人员在医疗站和井下基地值班；

（2）对从灾区撤出的遇险人员进行急救；

（3）检查和治疗救援队员的疾病；

（4）检查遇难人员受伤部位的具体情况并做好记录。

参考文献

[1] 田卫东，周华龙．矿山救护．重庆：重庆大学出版社，2010.

[2] 李春民，张增学，王云海等．矿山企业应急管理体系建设研究．中国安全生产科学技术，2007，5：19-20.

[3] 安全生产应急管理规划（2011—2015年）（征求意见稿）.

[4] 徐西国，郑洋．矿山应急救援资源的整合与优化．中国应急管理，2009.

[5] 国家安全生产监督管理总局．矿山救护规程．北京：煤炭工业出版社，2009.

[6] 编委会．矿山企业突发事件应急管理与应急预案编制及典型案例解析指导手册．北京：当代法制出版社，2006.

（张　柳　程爱国）

第六章　矿山医疗救护体系与规范

第一节　灾害医学救援的分级救治和后送体系

一、分级救治体系的起源与发展

在第一次世界大战期间的1916年，俄罗斯军事医学科学院教授弗拉基米尔·安德列耶维奇·奥别里（1872—1932）第一个论证了在战场上分级治疗伤员的必要性，提出了至今仍沿用的“阶梯治疗”原则。认为在战争的环境条件下，伤员的治疗与后送是一个分阶段的连续过程，伤员的治疗必须采取阶梯式的方法。明确了在各医疗后送阶段所需外科救助方法和手段。由于这些基本理论观点揭示了战伤救治组织工作的一般规律，因而受到许多国家军队卫生官员的重视。在第一次世界大战中，欧洲各参战国开始有意识地按照“阶梯治疗”的方法组织实施伤员医疗后送工作。在第二次世界大战中，“阶梯治疗”的组织思想和方法更加成熟，应用更加广泛。1965年，我军学术界为了与当时苏军“阶梯治疗”的提法有所区别，把“阶梯治疗”改称为“分级救治”。1996年，我国煤炭系统也在《煤矿创伤救治指南》中正式发布了“三级急救网”的救治体系。实际上其内涵都是一致的，只不过是在表达的用词上不同而已。随着实践经验的不断总结和提升，目前已逐步形成了“分级救治”和“阶梯后送”的提法。我国军队的“三区七级”救治体系就是这种概念的具体体现。可是，这种“三区七级”的救治体系仅仅适用于军队的某一个特定时期，而且对于灾害医学救治、矿难医学救治是不适用的。

分级救治体系的发展是时代要求和经济基础相适应的。我国煤炭系统在2003年前一直沿用“三级急救网”的救治程序，自从国家应急救援体系建立以后，现在运行的是两个“三级急救网”体系。再比如，1976年7月28日唐山大地震以后，开始一片混乱，根本不存在救援体系，指挥、通讯、电力、交通等全部瘫痪，现场急救几乎成为空白。2008年5月12日四川汶川大地震后就不同了，经过总结，认为汶川地震的三级医学救治体系是成功的。

第一级：现场抢救。抢救小组（医务人员为主）进入灾区现场后，搜寻和发现伤员，指导自救互救，首先要确保伤员呼吸道通畅，同时进行包扎、止血、初步固定并填写伤票，然后将伤员搬运出危险区，就近分点集中，再后送至灾区医疗站和灾区医院。

第二级：早期救治。在灾区医疗站或灾区医院对现场送来的伤员进行早期处理，检伤分类。对上呼吸道阻塞的伤员做环甲膜切开或行气管造口术，对张力性气胸伤员做胸腔穿刺排气；补充与纠正包扎、固定等急救措施；将临时止血带换成制式止血带并注明时间；口服止痛片，注意保暖、防冻、防暑、防治休克，有条件的静脉输液；口服或注射广谱抗菌药物以防治感染；对有生命危险的伤员施行紧急手术处理。对于有条件的医疗单位，做以下救治：对颅脑血肿和有脑疝形成征象的伤员，扩大出、入口的骨窗吸出积血减压；对各种原因引起的筋膜综合征，行深筋膜彻底切开术；对尿潴留的伤员，做留置导尿或耻骨上膀胱穿刺术；对有再植可能的断肢，可用无菌敷料包裹，随伤员尽快后送，可能时降温保存断肢，以备再植：对烧伤创面清洁处理后包扎，因化学物质泄露发生磷烧伤时，要对创面进行充分清洗，去除磷颗粒，并用1%碳酸氢钠湿敷创面。填写好简单病历或伤情卡，然后送到稍远处的医院或中转医疗所。

第三级：专科治疗。由指定的设在安全地区的地方和军队医院（即后方医院）进行较完善的专科治疗，继续全面抗休克和全身性抗感染；预防创伤后肾衰竭、急性呼吸窘迫综合征（ARDS）、多器官功能障碍综合征（MODS）等并发症，对已发生的内脏并发症进行综合治疗，酌情开展辅助通气，心、肺、脑复苏等，直至伤员治愈。有些伤员治愈后留下残疾，尚需做进一步康复治疗。

二、新世纪现场急救模式的要求与发展趋势

1. 基本急救模式

目前，世界上存在着两种基本模式，即英美模式和德法模式。

（1）美英模式：主要急救方式是“把伤员快速送到医院”，其观点是伤病员被送到以医院为基础的急诊科后可以得到更好的医疗救治护理。在这种模式中，伤病者在未被送达到医院之前，由有关专业人员如急诊技师和护士进行救护，到达大医院急诊后由急诊医生和护士等相关人员进行急救治疗。采用此模式的有：澳大利亚、加拿大、中国、爱尔兰、以色列、日本、新西兰、菲律宾、韩国等。目前国内外农村的院前急救是急救医疗体系中的一个薄弱环节。

（2）法德模式：主要急诊模式是：“把大医院带到伤病员家中”。其具体操作是以医生及有关技术人员或护理人员到某一个有关地点对患者实施急诊治疗。采取的急救手段多为救生和止痛。但这一模式存在的问题是：如医生没有受到过很好的培训和监管，就没有英美模式中那样的质量保证，患者急诊治疗时间长、存活率低等。采用此模式的有奥地利、比利时、芬兰、挪威、波兰、葡萄牙、俄罗斯、瑞士、瑞典等。

2. 新世纪急诊救治最新的发展趋势：上述两种急诊医护模式都有它的优点，但也还有它的许多不足之处，还不能满足新世纪急救最新发展趋势的要求。新世纪急诊救治最新的发展趋势是“急救社会化、结构网络化、抢救现场化、知识普及化”。

三、现场急救“新理念、新模式、新装备、新方法”

1. 新理念

在各种灾害、重大特发事故和未来战争中，医疗救护和装备应该与一线战场取同等地位，既能提高救治质量、减少死亡和伤残，又有提高救护的保障条件。所以现场急救的新理念应该是“快速反应、立体救护”、“快速反应、有效救护”、“医疗与伤病员同在”，即哪里有伤员，哪里就有医疗。要想实施这些理念，就必须有“新模式、新装备、新方法”的理念。

2. 新模式

“信息化、网络化、整体化、环环相扣无缝隙连接的现场救治”新模式：建立、健全三级急救网；关键在于指挥系统和培训、通信联络、流动便携式“ICU”；配置完善的急救站设备。

3. 新装备

包括：重症监护型救护车、自备电源的多功能除颤仪（包括除颤、心电监护、血氧饱和度监测、血压监测、心电图）、冰帽、自动心肺复苏仪、麻醉机、便携式呼吸机、急救箱（急救药品、开口器、气管插管、输液器、敷料等）、铲式担架、手术器械包、电动吸引器、氧气瓶、消毒物品箱：碘伏、酒精棉球、无菌纱布敷料等）、冰盒、液体箱、杂物箱、骨髓腔内输液包。

4. 新疗法

岳茂兴教授的“现场急救新疗法”实用、有效、易操作，值得推荐。即“四大支柱”综合疗法——危重病急救 13 步专用处方、大剂量维生素 B_6 对抗急性中毒、中药解毒固本汤、免疫营养支持等。采用院内整体化治疗模式将急救、手术、ICU 融为一体，从接诊危重病伤员即开始急救，同时予以监护和术前准备，快速进行有效复苏和检查，立即进行确定性手术，全程进行 ICU 监护治疗。特重症伤病员的全部治疗过程在急救部完成，这是一种快速、高效、新颖的急救模式。

第二节　矿山医疗救护体系特点

现代矿山医疗救护有三大特点：

一、中国的矿山救护有两个三级急救网络系统

一个是国家安全生产监督管理总局（简称国家局）矿山医疗救护中心、省级矿山医疗救护分中心、各矿山企业总医院；另一个是各矿山企业总医院、各矿山的矿医院、井口保健站和井下保健站。

国家局矿山医疗救护中心指导协调全国矿山事故伤员的急救工作，必要时派出国家矿山救援技术专家组，为重大、特大矿山事故的应急处理提供技术支持；省级矿山医疗救护中心根据需要指导、协调省区内矿山事故伤员的救治工作；矿山企业医疗救护机构负责企业矿山事故伤员的医疗急救。

二、矿山救护队与医疗救护相结合

矿山救护队在前，医疗救护在后（图 6－1，2）。

矿山救护队的工作在矿山安全生产中处于十分重要的地位。矿山救护队是处理矿井火、瓦斯、煤尘、水和顶板等灾害的专业队伍，实行军事化、规范化管理。矿山救护人员统一配发和穿着企业专职消防人员服装、训练服和矿山救护服，佩戴矿山救援标志。为了保证救援工作的及时性和有效性，矿山救护队特别强调救护队的独立作战能力，它作为应急救援工作中十分重要的角色，要求队员们必须具有较高的综合素质，有好的体能，具备相关知识，熟练掌握技术，有较强的应变能力等，这是一个救护队具备较强独立作战能力的基础。

矿山救护队的初期职责包括：一线指挥部的设置、人命救助、防止事故的扩大与恶化、灭火、清除障碍物、救助被困矿工、确保进出通道安全、与相关急救机构联系、准备特殊用具（照明、搬运机等）、运出死亡者。

矿山救护队也需要完成保健性医疗服务援助，其中包括：

（1）排除火灾、化学物质、电或其他危险品，开辟安全活动场所和确保进出事故现场的通道畅通。

（2）提供具有照明、防水的避难所，以改善活动现场；为救出被困者开通道路。

（3）为救出被困伤者提供必要的技术和装备。

（4）按照学习到的矿山救护知识、矿山救护设备的使用方法及受灾人员就医前的急救方法，临时固定颈椎，支撑骨折部位，加压止血等。

（5）将负伤者从事故现场搬运到井口保健站或现场救护所。然后由医生、护士进行现场救护。

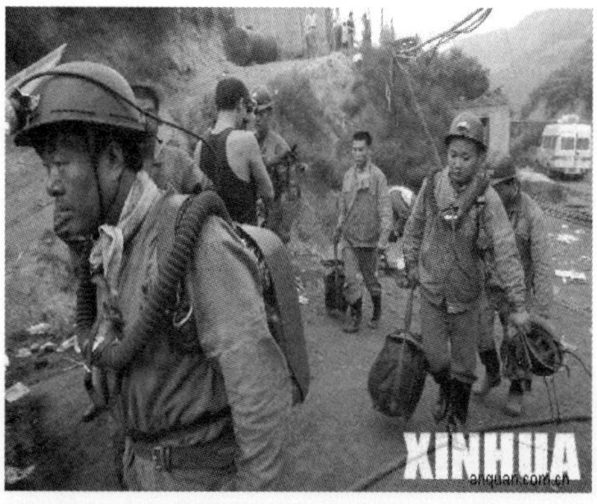

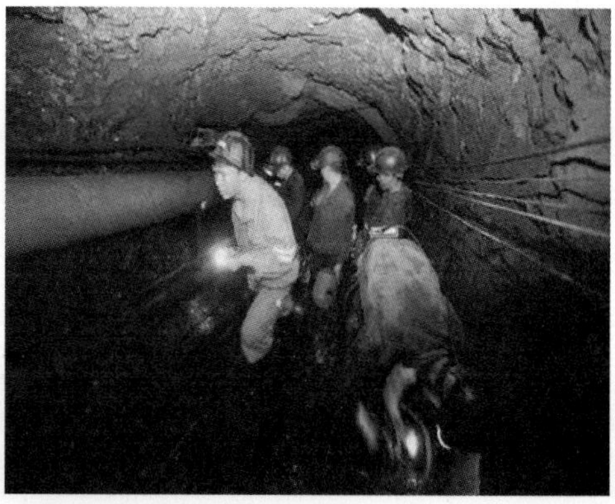

图 6－1　矿山救护队全副武装，在严密组织下冲锋在前

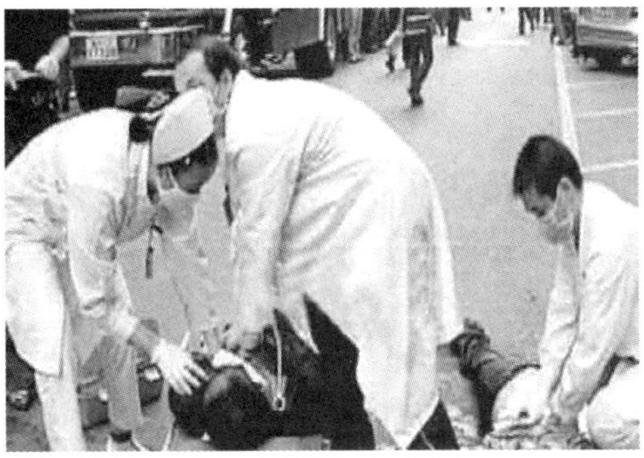
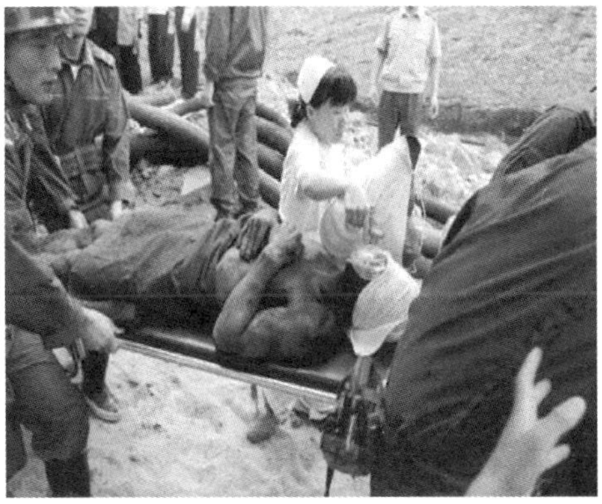

图 6-2　医护人员服从指挥、现场急救

三、井下作业人员的自救与互救

鉴于矿山作业的特殊性，要求每个井下工作人员不仅要知道怎样防止和排除事故，还必须知道，并且要熟练地掌握，怎样正确而又迅速地进行自救和互救，使自己和其他人员能安然脱险得救。自救就是井下发生意外灾变时，在灾区或受灾变影响区域内的每个工作人员进行避灾和保护自己的方法。互救是在有效地进行自救的基础上，去救护灾区内受伤人员的方法。为了达到矿工自救和互救的目的，每个井下工作人员都必须熟悉并掌握所在矿井的灾害预防，熟练地使用自救器，掌握发生各种灾害事故的预兆、性质、特点和避灾方法，抢救灾区受伤人员的基本方法以及学会最基本的现场急救操作技术等。每个煤矿的领导者，应有计划地对所有煤矿工作人员进行这方面培训，不能熟练地掌握自救、互救和现场急救操作技术的人员，就不能算是一名合格的矿工，都不允许下井工作。

矿井发生事故后，矿山救护队不可能立即到达事故地点进行组织抢救。实践证明，在事故发生初期，矿工如果能够及时采取措施，正确地开展自救互救，可以减小事故危害程度，减少人员伤亡和国家财产损失。

所谓“自救”，就是矿井发生意外灾变事故时，在灾区或受灾变影响区域的每个工作人员进行避灾和保护自己的方法。而“互救”则是在有效地自救前提下妥善地救护他人及伤员的方法。自救和互救的成效如何，决定于自救方法措施的正确性，其具体内容及要求主要包括：熟悉并掌握所在矿井的灾害预防和处理计划；熟悉矿井的避灾路线和安全出口；掌握抢救伤员的基本方法及现场急救的操作技术。

（一）自救与互救常规

1. 井下灾害事故发生后，一般都有一个由小到大的发展过程。做好现场抢救工作就能将事故消灭于萌芽之中，具体做法是：

（1）出现事故时，在场人员一定要头脑清醒、沉着、冷静，要尽量了解判断事故发生的地点、性质、灾害程度和可能波及的地点，迅速向矿调度室报告。

（2）在保证人员安全的条件下，利用附近的设备、工具和材料及时处理、消灭事故，当确实无法处理时，就应由在场的负责人或有经验的老工人带领，根据灾害地点的实际情况，选择安全路线迅速撤离危险区域。撤离时，不要惊慌失措，大喊大叫，四处乱跑。

（3）在遇险人员暂时不能撤出灾区的情况下，应该尽快寻找避难峒室待救。

2. 矿工自救设施——自救器的使用

当井下发生火灾、瓦斯和煤尘爆炸、煤与瓦斯或二氧化碳突出等灾害时，井下人员应立即佩戴自救器脱险，免于中毒或窒息而死亡。

自救器有过滤式和隔离式两种。过滤式自救器实际是一种小型的防毒面具，它能吸收空气中的一氧化碳；隔离式自救器则是一种小型的氧气呼吸器，它能利用自救器内部配备的化学药品，通过化学反应产生氧气，供佩戴人呼吸。

佩戴过滤式自救器时，左手握住外壳下底，右手掀起红色开启搬手，扯开封口带，去掉外壳上盖，将药缸从外壳中取出。然后从口具上拉开鼻夹，把口具片塞进嘴内，咬住牙垫，但嘴唇必须紧贴口具，用鼻夹夹住鼻子。取下矿帽，把头带套在头顶上，再戴上矿帽用嘴呼吸。

以下举例可以充分说明佩用自救器的重要性：1980 年 11 月 22 日，××煤电公司××矿 7110 集中运输皮带发生火灾，31 人遇险，其中有 30 人携带了自救器。事故发生后，有 25 人佩用自救器安全脱险：3 人虽然带有自救器，但因不会使用而中毒死亡；1 人使用不正确，也中毒死亡；1 人使用自救器原地待救 3.5h，经抢救后脱险。这充分说明自救器在关键时刻，发挥了不可估量的作用。

3. 灾区作业人员正确选择撤退路线

事故发生后，灾区作业人员应根据事故通知信号以及事故发生时的特征，判断事故性质、地点，人员的分布位置，考虑巷道断面、坡度、风速及局部障碍等因素的影响，遵循在最短的时间内安全撤退的原则，选择正确的避灾撤退路线。一般来说。位于事故地点进风流中的人员，则应顺风流撤出；但遇有转入进风流的贯通巷道时要迅速转入进风流中撤退；处在事故地点回风流的人员，如确认在不冒生命危险的情况下，逆着风流行走一小段路程即可到达新鲜风流中，则可沿此捷径迅速撤到安全地点。灾区人员撤出路线选择的正确与否，决定自救和互救的成败。

4. 无法迅速撤离时的措施

在遇险人员无法撤出灾区时，应借助于独头巷道、各类峒室和两道风门之间等位置，利用现场的木板、风门、煤块、岩石、泥土、风筒等物资构筑隔离墙或风帐，隔绝有害气体，人员在内避难待救。

同时，应注意在隔离墙外留有明显标志，如挂矿灯、衣物、写粉笔字等，并经常有规则地敲击岩石或管道，发出呼救信号，使抢救人员容易发现，便于抢救。

5. 防止爆炸火源烧伤措施

如果人员距离爆炸源很近无法撤出时，则应面向下方就地卧倒，最好将湿毛巾捂在口鼻面部或俯入水沟内，以免烧伤。

6. 在避难峒室待救

每个矿工都应该熟悉煤矿井下救生舱等避险设施，煤矿监测监控、人员定位、紧急避险、压风自救、供水施救和通信联络系统等安全避险“六大系统”，

如果灾区人员没有撤退路线（如独头区、冒顶阻塞区），应迅速退到附近避难峒室或寻找适当地点建筑、临时避难峒室待救。

避难人员在峒室避难时应静卧，不得走动与呼喊，以免消耗体力和氧气。特别要注意减少氧气的消耗，延长在峒室内的待救时间。

（二）现场心肺复苏（初级 C-A-B 急救法）

C（Circulation）：判断心跳是否存在及胸外按压。

①如果触摸伤员颈动脉或股动脉无搏动（又无意识），则应进行胸外心脏按压。

②胸外心脏按压要求定位、姿势，按压速率、且手法正确。

- 按压速率至少为每分钟 100 次（而不再是每分钟“大约”100 次）
- 成人按压幅度至少为 5 厘米
- 保证每次按压后胸部回弹
- 尽可能减少胸外按压的中断
- 避免过度通气

A（Assessment +airway）：从判断神志到开放气道，并确定有无自主呼吸。

①迅速确定伤员是否存在意识（判断神志）：呼叫或轻拍伤者面部。

②迅速使伤员处于平卧位（放置体位）。

③如果伤员昏迷，则应畅通呼吸道，清除口腔异物，头后仰、举颌，可能时行环甲膜穿刺或气管内插管。

B（Breathing）：即人工呼吸。

①如果伤员自主呼吸停止，则维持头部后仰位。

②进行人工呼吸：口对口呼吸（成人），口对鼻呼吸（口腔有阻），也可用简易呼吸器。

③单人施救者的按压-通气比率建议值（30∶2）并未更改。在《2010 美国心脏协会心肺复苏及心血管急救指南》中，仍然建议以大约每秒钟 1 次的速率进行人工呼吸。实施高级气道管理后，可继续进行胸外按压（速率为每分钟至少 100 次）且不必与呼吸同步。之后，可按照大约每 6 至 8 秒钟 1 次呼吸的速率进行人工呼吸（每分钟大约 8 至 10 次呼吸）。应避免过度通气。

【操作办法】详见第七章瓦斯爆炸现场高级生命支持技术。

第三节　国有煤炭企业（集团）三级工伤急救体系建设

煤炭行业为高危行业。提高工伤急救水平，是企业安全生产的重要保障措施。半个世纪以来，企业形成的井下（或井口）急救站→矿医院→总医院为基本架构的三级工伤救护体系，为企业的安全生产做出了巨大的贡献。随着企业煤炭生产规模的扩大、新建矿井远离老区，煤层气、煤化工、煤电等产业的不断拓展，为工伤急救提出了许多新的课题。为了适应煤炭行业快速发展的形势，进一步提高工伤急救水平，促进企业安全、健康、和谐发展，企业的三级工伤急救网络建设需要进一步完善。

修订后的三级工伤急救体系，在突出煤矿创伤特点的基础上，完善了组织、指挥、通讯、运输等环节的可操作性。注重一级和二级急救机构的基础建设和功能完善。三级工伤急救网运行体系中，打破单一的行政隶属关系机制，本着就近、从快的原则，突出工伤急救地理位置责任区划分和行政隶属关系相结合的一致性。强化全局一盘棋观念，充分利用企业整体的医疗资源，统一指挥、统一行动，取得最佳效率。在此基础上，提高总医院区域性应急医疗救援的能力，履行国家矿山医疗救护中心及分中心的职能。

一、三级工伤急救网的基本架构

一级医疗急救机构：指各生产矿井和地面企业建立的急救站或医务所。急救站：功能单一，其主要职责为承担生产现场的工伤急救任务和组织、指导工人进行自救互救。医务所：在急救站职能的基础上，同时能为职工提供基本医疗保健服务。

1. 一级急救机构的设置规划

各矿井分别设置井口（或井下）急救站、医务所。

2. 井下急救站建设标准

设施：面积不少于 $10m^2$，具备水、电、暖设备和专线急救电话，有条件的、工作面远的矿井设井下急救车。

装备：抗休克裤 1 套、多用骨折固定担架 1～2 个、充气担架 1 套、充气夹板 1 套、小夹板数副、颈托 1 副、腰围 1 副、胸围 1 副、外科急救箱（小型氧气筒、吸氧管、注射器、舌钳、开口器、听诊器、压舌板、血压计、三角巾、无菌手套、换药弯盘、剪刀、消毒盒、套管针、绷带、手电筒、胶布、体温表、敷料、小型手术包、愈邦创口敷料）1～2 套、气压止血带 1～2 个、输液器数个、布剪刀 1 把、绷带数轴、污物桶 1 个等。

药品：706 代血浆、5%～10%葡萄糖、生理盐水、平衡液、去甲肾上腺素、肾上腺素、异丙肾上腺素、洛贝林（山梗菜碱）、尼可刹米（可拉明）、咖啡因、二甲弗林（回苏灵）等。

3. 井口急救站标准

设施：房间总面积不小于 200 m^2，设抢救室、诊察室、处置室、值班室等，有条件的应装备 X 射线机、B 超机、心电图机、检验室等。再有条件者设简易手术室，落地照明灯、电风扇、水电暖设备及简易消毒锅（高压灭菌器）、专用急救电力线路。

装备：除具备井下急救站的设备外，还应有简易呼吸机、简易麻醉机、医用吸氧设备、电动吸引器、喉镜、气管插管、检眼镜、一次性输液器、静脉切开包、气管切开包、各种穿刺包、导尿包、胸腔闭式引流包及常用的外科器械包（能完成紧急截肢的器械）。各包应有器械卡、执包人及消毒日期。每周必须查点、保养、消毒一次。

药品：除具备井下急救站装备的药品外，另备中、低分子右旋糖酐及林格液、5%碳酸氢钠、多巴胺、间羟胺、氯丙嗪、异丙嗪、乙酰普吗嗪、氨茶碱、安定、速尿、毛花甙 C（西地兰）、普鲁卡因、利多卡因、哌替啶（杜冷丁）、氯化钙、常用抗生素、破伤风抗毒素等。

4. 医务所设置标准

设施、装备：应在井口急救站的基础上，增加开展常见病诊断治疗的病床，建立简易手术室和必要的监护设备。

5. 井下（井口）急救站工作制度

（1）急救站实行三班八小时工作制，急救员必须坚守岗位，做好交接班，严格执行各项规章制度、技术操作规程和抢救程序。

（2）急救站人员应由医学院校毕业的人员担任，矿医院承担对急救员的业务培训任务。

（3）急救站人员对伤员应以高度的责任心，能够及时、认真、严肃、快捷地奔赴现场实施救治和伤员转运工作，做到“边救边送”。并做好伤情汇报及各项记录。

（4）急救站各类器材及急救药品要准备完善，摆放在固定位置，经常检查，及时补充、更新、修理和消毒，确保其完好和能够随时使用。

（5）对于严重工伤或多人受伤时，能够指挥职工进行现场自救、互救及伤员转运工作，同时及时向二级医疗急救机构汇报请求支援。

（6）急救药品应由有执业资质的医护人员使用。

6. 急救站负责人岗位职责

（1）在院长（科长）的领导下，负责急救站医疗、行政管理工作。

（2）负责急救站业务技术建设规划、年度工作计划、制度落实、检查和总结。

（3）负责组织并参与伤员的抢救工作。

（4）经常检查急救药品、器材的使用、管理情况，随时处于应急状态。

（5）督促急救人员认真执行各项规章制度和技术操作常规，经常进行安全教育，严防各类事故发生。

（6）负责急救员的日常考核工作。

（7）参加急救员值班，熟知各工作面的地点、距离和路线。

（8）负责各生产队组急救物品日常检查考核工作。

（9）组织急救人员学习业务技术，不断提高急救技术水平。

（10）井口急救站负责人同时负责日常门诊医疗保健工作。

7. 急救员岗位职责

（1）在急救站负责人领导和上级医师指导下进行工作。

（2）熟知各工作面的地点、距离和路线。

（3）参加急救站值班工作，工伤发生时携带急救物品第一时间奔赴现场。

（4）负责事故发生时伤员的现场急救和转运工作。

（5）负责伤员登记卡的登记记录和伤情汇报工作。

（6）并把写有伤员姓名、伤情的登记卡佩戴腕部。

（7）指导不脱产急救员做好现场自救互救。

（8）做好急救站急救药品、器材、物品的交接登记。

（9）认真学习不断提高急救技术水平，总结应用到急救工作中去。

8. 井下生产队需配置的简单急救器材

工伤事故发生后，工人应能迅速展开自救和互救，或在急救站医务人员的指导下进行自救互救。

需配置以下急救器材：硬板（铲式）担架1副、橡胶止血带2～3条、三角巾5～10包、小夹板4块、10mm×100mm×1000mm、10mm×100mm×1500mm木板各一块、布剪刀一把。

现场急救器材的管理：由专人兼职负责管理，急救器材实行交接班制度，消耗性卫生材料使用后要及时补充。一级医疗机构医务人员对现场急救器材定期进行督导和检查。

二级医疗急救机构：指各矿医院，应当具备二级综合性医院或一级综合性医院的功能和配置，主要任务是指挥和支援辖区内一级工伤急救机构进行现场抢救，以及就近进行手术抢救等措施。

二级急救机构必须具备的工伤急救设施与装备要求：

设施：矿医院外科病房必须设有创伤急救监护室，室内面积不得少于20m^2，至少设立2张以上重症监护床。建立设施完善的手术室。

装备：数字化X光机、B超、彩超、血系列、生化检验设备、血气分析仪、血糖分析仪、监护仪、心脏除颤仪、呼吸机、麻醉机等，具备条件的二级急救机构，可配置全身CT。具备完成胸腹腔脏器损伤、颅脑损伤和各部位骨折手术的条件。

药品：各种抢救药品齐全。

车辆：二级急救机构应配置2辆以上救护车辆。

建立有紧急医疗救援物品库和各种应急预案。

三级医疗急救机构：即总医院。其任务是统一指挥、协调煤业集团公司所属各单位的工伤急救工作，能应急成批伤员救治和解决各种疑难伤员，是煤业集团工伤救治中心，隶属国家安监总局矿山医疗救护中心管理。

二、三级工伤急救网的运行管理机制

三级工伤急救网实行统一领导、分级负责、就近处理、协调配合的管理机制，突出集团公司全局一盘棋，就近、快速、高效的原则，充分利用医疗集团整体的医疗。总医院和矿医院设立由不同规模和标准的应急医疗救援物品库，能够在紧急情况下满足突发事件的医疗救援需要。

总医院（医疗集团）是企业三级工伤急救网的最高指挥和决策机构，全面组织、协调各级医疗机构的工伤急救工作，合理调动和充分利用各级医疗机构的医疗资源，对企业的工伤急救负总责。

矿医院为工伤急救网络的二级医疗急救机构，在总医院的统一领导和指挥下，负责指挥和协调隶属关系或工伤急救责任区内一级医疗急救机构的现场工伤急救工作，承担工伤就近手术、抢救等职能。

各生产矿井或大型高危生产企业设置的医疗急救站或医务所为工伤急救网络的一级工伤急救机构，在二级或三级工伤急救机构的领导和指挥下，开展现场医疗急救工作。

（一）工伤急救地理位置责任区的划分

为了体现集团公司全局一盘棋，就近、快速、高效的工伤急救原则，对生产现场设置的一级工伤急救医疗机构，实行行政隶属关系和工伤急救责任区双重管理机制，划分责任区。

（二）三级急救网的汇报机制

发生工伤时，一级急救机构（急救站或医务所）应首先到达现场对伤员进行现场急救，组织职工进行自救互救，同时向行政隶属关系的二级急救机构和工伤急救责任区关系的二级急救机构进行汇报（划分为总医院责任区的生产企业直接向总医院进行汇报）。

二级急救机构（各矿医院），接到工伤急救信息汇报后，应积极指导一级工伤急救机构进行现场急救或伤员转运，并根据工伤发生的情况酌情派人、派车及时赶赴现场进行支援，凡有休克征象、诊断不明、复杂损伤等伤情较重或多人受伤等情况，必须立即向总医院进行汇报。

总医院接到工伤急救信息后，根据汇报的伤情，应及时指导下级医疗机构就近进行急救或伤员转运，决定是否派人、派车赶赴现场或下矿医院参与抢救、手术和转运伤员等。

各级工伤急救医疗机构，向上级医疗机构汇报工伤信息时，实行行政一把手负责制，院（所）长外出时，必须委托有全权代理的负责人，报告信息力求准确。伤情不明或情况紧急时，要坚持“宁左勿右”的原则。一级医疗机构可以越级直接向总医院进行汇报，体现矿工生命高于一切的工伤抢救特权性。确保工伤抢救能在最短的时间内，充分利用医疗集团整体和最好的医疗资源及早进行全力救治。各级医疗机构在工伤急救时，信息沟通、汇报必须以伤情为重，这是一项制度，也是一种责任。坚决杜绝因为行政干预而延误抢救时机的行为。

（三）应急预案和工作制度

各级工伤急救医疗机构均应制定相应的工伤急救应急预案，预案包括组织机构、职责分工、启动条件、物资保障、汇报程序、信息沟通、指挥机制等主要内容。并建立相应的工伤急救规章制度。总医院应全面掌握和熟悉医疗集团各级医疗机构的设施、设备、人员、技术、能力、条件等整体情况。各矿医院应熟悉和掌握行政隶属关系或工伤急救责任区内各急救站（医务所）的设施、设备、人员、技术、能力、条件等详细状况。各医疗急救站（医务所）应熟悉和掌握本企业生产现场的特点和从业人员的基本资料，如人员姓名、性别、出生年月、血型、既往身体状况等，并建立健全健康档案资料。各级急救机构必须设立 24 小时畅通的急救专线电话。

（四）工伤信息通报的规定

各级医疗急救机构对工伤急救的信息通报，应遵循逐级上报的原则，并实行院（所）长负责制（一把手外出时应由主持工作的负责人代替），设专人进行信息传递。各级医疗机构承担医疗抢救的职责，并按集团公司安监局、调度室等主管部门的要求进行伤情及医疗救治情况的汇报。工伤事故的汇报通过矿（处）、公司行政渠道逐级进行上报。未经集团公司有关部门批准，各级医疗机构人员均不得向社会媒体或无关人员发布任何工伤有关的信息。

三、煤矿创伤救治原则

（一）煤矿事故工伤特点

鉴于煤矿井下巷道深远，出现冒顶、片帮煤或瓦斯爆炸等事故，从而构成了煤矿创伤具有发生率高、死亡率高、致残率高和合并症多、复合伤多、多发伤多的“三高三多”的特点。在抢救过程中一定要首先想到是否存在颅脑、胸腹脏器伤和四肢骨折脱位等复合损伤，从而实施正确的救护措施。

（二）煤矿创伤救治原则

1. 统一指挥，统一行动　煤矿伤员救治工作，应根据受伤人数和伤情的轻重，遵循统一组织、统一指挥、统一行动的急救原则。医疗急救人员人人都要有全局观念，自觉服从命令，听从指挥。避免擅自、盲目决断的行为。

2. 分级救治、协作配合　根据事故大小、性质、人员伤亡情况，伤员分别由一、二、三级医疗机构负责救治。应注意前后衔接，密切配合，使伤员能在各个时段均及时得到有效的救治。

3. 有序组织、快救快运　现场救治是抢救成功的首要环节。成批伤员现场急救时，首先要做好伤员的现场分类，优先抢救危重伤员。早期及时正确施救，不仅能拯救伤员的生命，而且为后续各级救治打下基础。因此，必须做到争分夺秒、有序准确。

4. 边送边救　工伤的现场急救条件有限，急救时应抓住重点，主次分明。首先要保障气道通畅和建立静脉输液通道，开放伤口采用加压包扎、结扎等止血。骨折简易固定后即应迅速转运，边救边送，就近抢救。

（三）一级急救机构（急救站）任务

①指挥矿工现场正确的自救互救。指导伤员正确使用救生器；②对伤员进行包扎、止血、固定、保持气道通畅等基本救护；③将伤员及时转运出事故现场，到达急救站进一步救治；④通过电话及时向二级或三级医疗机构进行报告。

（四）二级急救机构（矿医院）任务

矿医院是三级工伤急救网的二级急救机构，具有距事故现场较近，到达事故现场较快等优势。主要任务有：①接到事故报告后，根据工伤情况启动相应预案；②电话指挥急救站医务人员采取措施；③迅速派出院前救治小组，携带必备药品和物品在最短时间内到达急救站甚至事故现场；④在急救站迅速采取有效抢救措施，如包扎、止血、固定、保持呼吸道通畅等；⑤迅速将伤员护送到二级急救机构或三级急救机构进一步救治；⑥及时向总医院进行汇报。按照总医院的指示，做好在矿医院进行手术、纠正休克等抢救措施。

（五）三级急救机构（总医院）任务

①接到工伤报告后，根据工伤情况决定启动相应级别预案；②电话指挥一、二级急救机构采取措施；③迅速派出救护车辆和院前急救小分队，携带库血等必要器材、设备，赶赴二级急救机构或一级急救机构；④在矿医院进行手术或其他抢救措施；⑤总医院准备接受伤员院内进一步救治；⑥向集团公司报告伤情；⑦请求省级或国家级专家会诊。

四、煤矿创伤急救工作的基本程序

煤矿创伤急救分院前急救和院内急救两个阶段，事故现场信息、解脱伤员、伤情的判断、基本救护、通讯联系、伤员转运等环节应加以程序化管理。时间上突出一个“急”字，技术上突出一个“救”字，争取在最短的时间内有效地完成急救和安全转运任务。

1. 院前急救阶段

院前急救阶段是指外伤现场至伤员到达医院前，对伤员进行的伤情确定、治疗的过程。指院前救护小组携带有关抢救器材、设备、药品，将救护任务前移到事故现场。如果伤员需要由二级医疗机构转送到三级急救机构救治，则矿医院的救治也可列入三级医疗机构的院前急救阶段。院前急救应注意以下几个方面：

（1）事故发生后现场，首先由经过急救训练的班组长指挥解脱伤员，同时用电话向井下（井口）急救站和调度室汇报、呼救。如遇重大或多人事故，应在集团公司和矿行政的直接指挥下，组织救护队现场救援。对于压埋伤员肢体时间较长、一时难以解脱、但意识尚清醒的伤员，必要的可施行适当的医疗措施（如临时上止血带、口服医制饮料、现场截肢等非常措施挽救生命）。

（2）伤员解脱后，在急救员尚未到达现场之前，应由受过急救训练的工人，立即进行现场急救处置，实行互救自救。

（3）井下急救员接到电话后，迅速携带急救包奔赴现场，实行确切的初级CAB急救和止血、包扎、固定。初步判断伤情严重度，对危及生命的伤员，在进行初级急救的同时，要及时向二级医疗急救机构报告，请求增援，迅速填写“伤员卡”信息，并在严密监护下，安全护送伤员升井。

（4）在急救站施行紧急CAB急救后，迅速安全地向上一级急救机构转送。在途中边送边治（图6-3）。

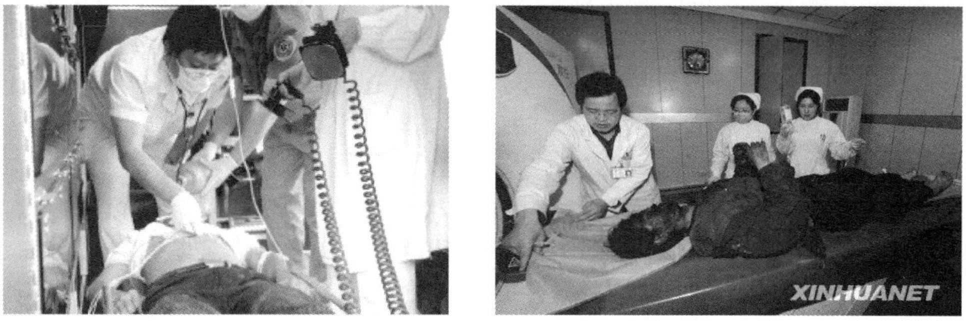

图6-3　边救边运，送入医院得到确切救治

（5）当井下发生多人重大事故后，应及时将求救信息报告总医院，总医院根据情况立即下派院前小分队奔赴事故现场，或指挥调动医疗集团整体医疗资源，统一行动。

（6）凡在矿医院抢救或治疗后，需要向三级医院转送者，应携带病例及其有关资料，由医护人员直接护送到总医院相关科室、ICU或直接到手术室手术，尽量减少搬动次数。

2. 院内急救阶段

（1）入住科室

首先查阅“伤员卡”，询问受伤机制、时间及院前急救经过、止血带使用情况，在完成对生命威胁最大的创伤急救处置后，再详细采集病史，进行全面的体检。权衡和分析多系统损伤伤员的伤情，以最大威胁生命的创伤作为首入科室条件。有急诊手术指征者，尽快做好术前准备，然后紧急送往手术室施行手术，或直接送手术室手术。特殊情况下，插胃管、尿管、备皮等术前准备可以在手术室进行。对合并伤，首诊科室需与有关专科共同进行计划性协作治疗。

（2）创伤重症监护室（ICU）（图6-4）

凡危及生命的损伤和严重多发性损伤者，都应放置在创伤ICU病房中进行重症监护和综合救治。

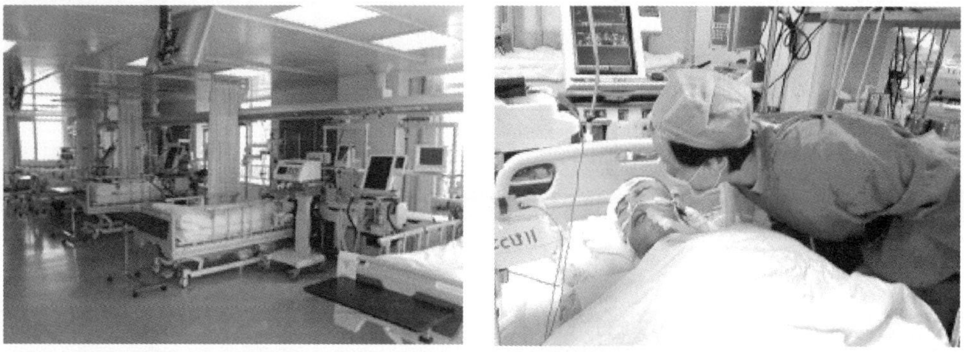

图6-4　创伤ICU内救治

五、集团公司对三级工伤急救网的支持保障系统

（一）集团公司领导指挥系统

组织：由集团公司领导、调度室、总医院及相关处室负责人组成集团公司工伤急救领导组。矿处（子、分公司）成立相应的急救领导组织机构。

任务：在（重大）工伤事故发生后，领导和指挥矿山救护队、医疗救护系统和有关人员进行现场急救及伤员运送工作。

要求：事故发生后，各级调度室即为领导指挥中心。根据伤情，通知各级急救机构的值班人员，调动井下及地面的急救运输工具，奔赴现场或基层医疗单位参加急救工作。集团公司总医院根据伤员情况，指挥、协调、参加急救工作。

（二）信息通讯系统

组织：由调度专线电话（或移动电话）承担急救通讯联系、传递和下达指令。

任务：向各级指挥系统汇报以及向各级急救机构呼救，保证畅通无阻。

要求：急救站-矿医院-总医院三级医疗机构都必须有与集团公司和矿（子分公司）调度室坦连的专用直通电话，一旦井下发生事故后，特别是发生重大事故或集体伤害时，井下、井口急救站应在1～2分钟内接到呼救信息；4～5 分钟内各级指挥系统及各专业急救单位应接到呼救情报。各级急救机构应根据伤员的伤情及时逐级向上级急救机构汇报，对伤员存在胸腹部等内脏损伤诊断不明的、可能遗留残疾的、有生命危险的、2 人以上多人受伤的工伤事故，应及时（可越级）向集团公司总医院汇报，请求支援，或将伤员转往总医院治疗。各级医疗急救机构院长（负责人）是医疗急救信息传递的第一责任人，负责伤员人数、伤情的核实、汇报和决定伤员的转留。未经集团公司有关部门批准，各级人员均不得向社会媒体或无关人员发布任何工伤急救的信息。

（三）运输系统

组织：由医疗集团各医疗机构配备的各种救护车辆，紧急情况下可使用各矿（队）配置的接送工人的班车或其他车辆。

任务：确保急救中运送工具随叫随到，招之即来，畅通无阻，安全、平稳、快速地将伤员运送到医院。

要求：为了保障安全地转运或在途中能够施行“边救边送”的效能，集团公司总医院和各矿（子、分公司）医疗机构配置的急救车上的各种急救器材、设备、卫生材料必须齐备和功能完好。

（四）急救组织系统

组织：由工人自救互救，矿山救护队、急救站（医务所）、矿医院、总医院等急救机构和人员组成。

任务：使伤员能够就地、就近在现场或各级急救机构得到迅速、及时、有效的救治。按照“先救后送、边救边送”的原则发挥其阶梯式急救作用。

要求：一级医疗机构的专业急救人员，在事故发生后立即奔赴现场，帮助解脱伤员，进行止血、包扎和固定。对于需要紧急复苏的伤员施行初级 CAB 急救处置。然后正确转送上级医院。二级急救机构和三级急救机构急救队伍按指令奔赴急救现场或基层医疗机构，协助基层救护人员完成初期处理。并做好院内接应工作。

六、煤矿创伤分级及现场急救

为提高对工伤事故的应急反应能力和医疗救援质量，对工伤现场的伤员受害病情做出快速分检，准确评估，发挥迅速有效的救灾能力，有效地避免和减少人员伤亡，在现场医疗救援中按轻、中、重、死亡进行病情分类，分别以“红、黄、蓝、黑”四种颜色色别带区别，将色别带置于病人上臂。

1. 制作方法　准备红、黄、蓝、黑四种不同颜色棉布各一块及与棉布相同颜色的尼龙搭扣各 4 条。将棉布裁剪成长 50cm、宽 15cm 的长条，纵向对折，开口朝上留中间开口 12cm 不对缝，然后将剩余的开口缝住。在缝制好的布条两端（左边正面，右边背面）分别缝制两条 2cm×14cm 的尼龙搭扣，中间开口处中点两侧缝上 2cm×2cm 的尼龙搭扣，并在不同颜色带的正中标上号码。

2. 操作方法　按病情分检后将不同颜色的色别带置于病人上臂、上下拉紧、尼龙搭扣相扣于臂内侧，开口处及编号露于臂外侧。

3. 评估办法　众多伤员聚集井口时，往往是一片紧张气氛甚至呈无序状态，井口环境条件差，情况紧急，时间短促，任务繁重，此时的伤情判定不允许采取更多的检查和监测手段。传统做法是医生仅凭对伤员直观表现、依其经验粗略地估计伤情轻重，不同医生对同一伤病员的伤情判断可能不同，既不规范也不可能很准确。为了使医生在判断伤情时有统一标准，应采用客观、理性、量化的科学评分，从而减少重伤员的漏判以及救治的错误。近几年，李世波、李树峰等在实践中，将烧伤（Burn）指标纳入到煤矿创伤院前评分 RPM 方案（表 6－1）中形成了“瓦斯爆炸伤害院前评分”方案，经反复应用和检验，与 AIS－ISS 比较重伤的准确率可以达到 95%以上，与其他院前评分比较，其敏感性和特异性均较高，漏判率也较低，且简单、易行。因此，推荐全国矿山医疗应急救护时对瓦斯爆炸伤害的伤员使用瓦斯爆炸伤害院前评估方案对伤情加以评估和判断。根据判断指标呼吸-脉率-运动反应-烧伤的英文缩略为 RPMB（Breathe-Pulse-Moverment-Burs，RPMB），简称为 RPMB 方法（表 6－2）。

表 6－1　煤矿创伤院前评分（RPM）法

分值	R（呼吸频率）	P（脉率）	M（运动反应）
4	15～24 次/分	＜100 次/分	服从语言指挥，正常反应
3	5～35 次/分	100～200 次/分	对疼痛刺激有躲闪反应
2	＞35 次/分，10～14 次/分	121～140 次分	对疼痛刺激有屈曲反应
1	＜10 次分	＞140 次分	对疼痛刺激有伸展反应
0	无呼吸	无脉搏	对刺激无反应

注 1：凡伤员有以下四项中的任何一项均在 RPM 得分基础上减 1 分。①高能量伤或因复合因素致伤；②伤及头、胸或腹部；③头或躯干有穿通伤；④老年伤（＞50 岁以上）。

注 2：在急救现场，可参考此评分标准对伤员之伤情做出初级判断。RPM 标准最高值为 2 分，最低值为 0 分。其分级为：轻度：12 分；中度：11～10 分；重度：9～8 分；严重：7～6 分；危重：5～1 分；临床死亡：“0”分。

表 6－2　瓦斯爆炸伤害院前评估方法（RPMB）

分值	R（呼吸频率）	P（脉率）	M（运动反应）	B（Ⅱ°～Ⅲ°烧伤总面积或Ⅲ°烧伤面积与吸入损伤程度）	
4 分	15～24 次/分	＜100 次/分	服从语言指挥正常反应	无烧伤	无吸入性损伤
3 分	25～35 次/分	100～120 次/分	对疼痛刺激有躲避反应	Ⅱ°～Ⅲ°烧伤总面积＜10%，Ⅲ°无	可疑吸入损伤。面、颈和前胸烧伤口、鼻周围烧伤
2 分	＞35 次/分 10～14 次/分	121～140 次/分	对疼痛刺激有屈曲反应	Ⅱ°～Ⅲ°烧伤总面积 10% ～ 30%，或Ⅲ°＜10%	轻度吸入损伤（病变在鼻、口、咽），鼻毛烧焦，鼻咽干、疼、发红
1 分	＜10 次/分	＞140 次/分	对疼痛刺激有伸展反应	Ⅱ°～Ⅲ°烧伤总面积 31% ～ 50%，或Ⅲ° 10%～20%	中度吸入损伤（病变在喉、气管），声嘶、喘鸣、上气道阻塞
0 分	无呼吸	无脉搏	对刺激无反应	Ⅱ°～Ⅲ°烧伤总面积＞50%或Ⅲ°＞20%	重度吸入损伤（病变在支气管、肺），缺氧、双肺干、湿啰音

注 1：B栏按烧伤计分，有吸入损伤者减 2～4 分。

注 2：伤员有头、胸、腹部伤及中毒之一者减 1 分

注 3：在急救现场参考此评分初步判断。RPMB 最高值 16 分；最低值 0 分。轻：16 分；中：15～14 分；重 13～11 分；严重：10～7 分；危重：6～1 分；死亡：0 分。

4. 重大恶性矿难事故出现的成批伤员必须按照伤情分级，本着轻重缓急，确定救治和转运的次序，工作方能有条不紊，取得良好的效果。担任分级及急救工作的医生应当具有丰富的创伤救治经验和较强的组织工作能力。

七、院前创伤救治小组组成及任务

院前创伤救治小组组成、任务、分工和救治工作程序

院前创伤救治小组以院前急救小分队的形式组成。根据应急情况，总医院及各矿医院院前急救常设若干小分队（兼职）。小分队人员组成主要以医护人员为主，每队7名（不包括急救车司机），其中设队长1名，副队长1名。执行任务时，按照指挥部的命令，以小分队为单位进行人员召集。到达执行任务地点时，如果伤员较多，救护人员不足时，小分队人员可以进行分解成2个小组，分别由队长和副队长各带一组独立开展工作。

院前创伤救治小组人员：

（1）外科专业的院领导或外科主任担任队长指挥抢救工作，负责快速查体、诊断、下达医嘱和填写伤情分级卡。

（2）一或两名外科医师，主要任务是协助快速查体、诊断，有效地执行医嘱，如心肺复苏、通畅呼吸道、止血、包扎、固定等救治工作。

（3）一名主管护师（或一名护师），主要任务是查体、四大生命体征监测，有效地执行医嘱，吸氧、建立静脉通道等。

（4）一或两名内科医师，主要任务是协助快速查体、诊断，有效地执行医嘱，如心肺复苏、通畅呼吸道等救治工作。

（5）入院前创伤救治小组应做到：分工明确，相互配合，口述应答，提醒遗漏，紧张有序，简捷轻柔，快速准确，生命有望，监护转运，边救边送。

八、安全转运伤员的条件

（1）昏迷和严重颌面外伤的伤员，如果不能保持良好的呼吸道通畅，不能转运。

（2）有呼吸循环停止者，先复苏后转运。

（3）有效地控制外出血后才能转运。

（4）对休克伤员，在经抗休克治疗收缩压大于10.6kPa，脉压大于2.66kPa，并保持静脉通道通畅的条件下才能转运。

（5）内脏损伤、骨盆骨折及下肢骨折的伤员，应就地穿着抗休克裤后再转运。

（6）遇开放性气胸、张力型气胸，须紧急相应处理后，取半卧位转运。

（7）腹内脏器脱出时，切不可还纳，用无菌敷料覆盖保护后再转运。

（8）骨科病人施行良好的固定措施后再转运：①颈椎骨折：平卧位，以沙袋置于颈的两侧使用颈托固定；②胸腰椎骨折：使用脊柱组合固定夹板、胸围、腰围等固定或多带硬质担架或多用担架固定后搬运；③下肢、骨盆骨折穿着抗休克裤，四肢骨折可用辅木、小夹板或充气夹板、骨科支具等固定骨折的上下两个关节后再转运；④连枷胸出现异常浮动胸壁，用胸壁固定带或毛巾包扎固定后再搬运。

（9）伤员要保暖，无禁忌证者，可注射有效的镇痛剂后再转运。

（10）凡须转运的伤员，必须有急救人员护送。途中要监测生命体征，执行“边救边送”的原则，随时给予应急处理。

（11）重伤员转运前，应用电话通知接受医院，做好接诊救治的准备工作。

九、人员配置及经费来源

（一）医疗急救人员

各级医疗急救机构人员配置齐全，确保正常运转，人员由行政隶属关系的矿处级行政单位负责。急救站（医务所）人员的配置，必须具有医学院校学历背景，应通过医疗集团统一招聘或审定。避免无医学学历背景人员从事医疗保健工作。生产班组不脱产急救人员由各单位推选班组长或高素质的员工经过脱产培训、考试合格后担任。

（二）人员配置标准

1. 班组急救人员　每个生产班组至少有 1 名不脱产急救员，不脱产急救员每年培训不少于 40 学时，建立不脱产急救员培训考核档案。

2. 井下急救站　负责人 1 名、急救员不少于 5 名。以医学院校毕业的为好，每年在矿医院培训 1～2个月，建立培训考核档案。24 小时有人值班。

3. 井口急救站　负责人 1 名、医师 4～5 名、护理人员 4～5 名、其他人员 2～3 名。以矿医院人员轮值为好，每年在矿医院工作 1～3 个月。

4. 医务所　根据服务范围按国家标准配置。

（三）人员培训

总医院承担各矿医院的人员培训任务和工伤急救责任区医务所人员的培训任务，矿医院承担行政下属各急救站人员的专业培训任务。

（四）管理经费

1. 三级工伤急救网设立专项管理经费，确保急救网的正常运转，经费使用包括：设施设备改造、更新；一般急救器材消耗后的补充；急救人员的技术培训、急救演习；通讯交通费用、急救人员的补助、奖励等。

2. 总医院经费经集团公司领导批准，公司安监局从安基措资金中予以列支解决。各矿医院、医务所、急救站经费由各单位从安全经费中列支。

十、紧急情况下人员召集预案

1　总则

1.1　编制目的

保障紧急情况下能够迅速有序地进行人员召集，在最短的时间，以最快的速度开展对伤员的医疗救治。

1.2　编制依据

依据《中华人民共和国安全生产法》、《突发公共卫生事件应急条例》、《国家突发公共事件总体应急预案》、《国务院关于进一步加强安全生产工作的决定》《国家安监总局下发的生产经营单位安全生产事故应急预案编制导则》（AQ/T9002—2006）等法律法规，及重特大事故医疗救治应急预案和医院应急工作实际，制定本预案。

1.3　适用范围

本预案适用于所有紧急情况下的人员召集。

2　紧急情况下的人员召集方式

2.1　电话召集

2.1.1　指挥中心电话

2.1.1.1　总指挥：院长电话（办）、（家）、（手机）、（小号）

2.1.1.2 副总指挥：副院长电话（办）、（家）、（手机）、（小号）

2.1.1.3 指挥部办公室

主任：电话（办）、（家）、（手机）、（小号）

副主任：电话（办）、（家）、（手机）、（小号）

当天总值班科长：电话（办）、（家）、（手机）、（小号）

2.1.1.4 指挥部办公室电话号码：全天候24小时开通

2.1.2 电话召集程序

2.1.2.1 紧急情况下需要人员召集时，除随机召集外，另分五个层面：

指挥部办公室接到应急信息后，应立即向总指挥报告，总指挥决定召集人员层面。

随机召集：总指挥根据应急信息、命令直接召集相关人员，由指挥部办公室人员执行。临时集结地点：按指挥部命令，临时确定在车队、门诊大厅或指定地点。

第一层面：召集决策层。召集指挥部领导组成员，包括总指挥、副总指挥、指挥部办公室成员。

由总值班电话通知。集中地点为院部小会议室。

第二层面：召集指挥层。召集各职能科室负责人，由指挥部办公室成员分头通知。

办公室主任负责通知：医务科、质控科、药剂科、科教科、门诊部、急诊科；

办公室副主任通知：办公室、财务科、信息科、人劳科、设备科；

办公室副主任通知：护理部、院感科、防保科、疾控中心、卫生科、职防所；

总值班负责通知：保卫科、总务科、医保办、党办、宣传部、工会、监审科、团委等相关职能科室及后勤中心和车队。

集中地点为小会议室。

第三层面：召集执行层。召集各有关专业组及临床医技科室负责人

医务科、质控科、科教科负责人通知外科系统科室主任护士长；

护理部、院感科、人劳科负责人通知内科系统科室主任护士长；

办公室、防保科、负责人通知医技系统科室负责人。

集合地点为小会议室。

各职能科室、临床科室和医技科室根据情况通知相关人员。

第四层面：全院动员。召集总医院全院职工。

总院各职能部门、医技科室、临床科室负责人，负责通知本科室全体员工。

集结地点：门诊大厅。或按指挥部命令在门诊广场或学术报告厅。

第五层面：医疗集团总动员。调动医疗集团全部人力资源。总医院（医疗集团）所属各矿医院，统一接受总医院（医疗集团）应急指挥部的统一指挥和整体调动。指挥部根据情况向相关矿医院院长下达命令，包括人员需求、集结地点、主要任务、联络电话等具体指令。

2.1.2.2 当总指挥、指挥部办公室主任因故不能到达指挥中心时，第一副总指挥代理总指挥行使职权；指挥部办公室第一副主任代理主任行使职权和完成相应任务。

2.2 现场调动

根据总指挥的命令，指挥部办公室负责具体人员调动。

2.3 上级指派

上级指派的专家或专业人员参与第一层面或第二层面的人员集中。

十一、监督管理

总医院（医疗集团）对三级工伤急救网运行负总责；各矿医院对各自急救责任区和业务隶属关系的

工伤急救负总责；急救站、医务所对各自现场急救工作负责。

1. 总医院负责矿医院、责任区域医务所急救人员的进修、培训工作。

2. 矿医院负责急救责任区域内急救站、医务所急救人员以及井下不脱产急救员的培训工作。

3. 总医院（医疗集团）每年对二级医疗急救机构（矿医院）进行不少于 2 次检查；每年对一级医疗机构（急救站、医务所）进行不少于 1 次检查考核。

4. 各矿医院对一级医疗急救机构（急救站、医务所）每年进行不少于 2 次检查考核，检查考核结果报总医院（医疗集团）。

5. 各级医疗机构每月（季）对工伤急救工作（报表），总结上报集团公司总医院（医疗集团）。

6. 总医院（医疗集团）每年不定期组织 2 次工伤急救演习。

7. 总医院（医疗集团）根据检查结果、工伤急救演习情况进行考核，对成绩好的单位和负责人给以奖励，对考核成绩差的单位和负责人给予处罚。

8. 各级医疗机构负责人的任免结果均应抄报总医院（医疗集团）。

9. 工伤外请会诊、转诊规定

一级医疗急救机构承担现场紧急救护或伤员转运职能，转送的上级医院应首先选择集团公司所属的各矿医院或总医院，特殊情况下需要就近转送地方医院抢救时，应及时上报业务管理隶属的矿医院，矿医院应及时追踪伤员抢救情况，并及时上报至总医院进行决策。需要技术支援时，必须首先汇报总医院，总医院应及时派出专家进行支援，需要外请省级以上专家时，由总医院进行会诊后决定。

10. 责任追究

企业的工伤急救是一项严肃认真的工作，各级医疗机构应根据集团公司和医疗集团的有关规定认真履行职责，层层责任落实，各级医疗机构的行政一把手是工伤急救的第一责任人，应增强责任心和责任感。对于工伤急救中出现任何推诿、懈怠、瞒报、错报、不报等行为，将严格进行责任追究。对组织不力、失职、渎职或私自决定盲目采取医疗措施，导致病情延误，造成不良后果的，将加重处罚力度，根据管辖权限给予责任人通报批评、警告、记过、降级、降职、撤职、解除劳动合同等处分。触犯法律的追究相应法律责任。

第四节　人员教育与培训

一、各级急救人员的任务及技术要求

（一）Ⅰ级急救机构

井下不脱产的救护员，是指急救员在到达现场前，由现场工人组织进行互救自救的工人。因此，井下干部和工人应懂得自救互救的知识，学会急救方法，使之成为不脱产的急救员。

井下急救员，编制 4 人以上。经过专业训练的、井口保健站的值班急救员，要轮流执行 24 小时值班制。必须熟悉井下路线和深入到工作面执行急救任务。要求掌握过硬的初级急救技术，能独立完成畅通呼吸道、心肺复苏的初级急救程序（即 CAB 急救程序）和止血、包扎、固定搬运以及护送伤员安全升井等急救技术。

井口保健站，是Ⅰ级创伤急救系统急救机构的中心，是进行院前急救的重要场所之一。因此，要求选派认真负责、有组织和有工作能力的干部担任保健站站长。同时，由一名有经验的外科医生协助站长具体负责创伤急救工作。保健站应设医生 4～5 名，要求了解现代急救医学基本理论，掌握常见创伤的诊断和院前急救搬运的原则和方法，熟悉现场 CPR 高级急救程序，可以完成抗休克、确切止血、建立静脉通道、静脉切开、气管插管、胸腔闭式引流等急救任务。

（二）Ⅱ级急救机构

在急救机构中，矿医院是属于Ⅱ级急救机构。外科骨干的医护人员均属于急救人员，但应该由高年资的医师主持和指导抢救工作，要求基本掌握创伤急救医学基础理论知识和系统的急救技术，能独立处置各种常见外伤，并能组织和指导下级医生的抢救技术工作，有效地完成危重伤员的抢救任务。

（三）Ⅲ级急救机构

在急救机构中，局总医院的急救人员应具有高级专业职称的医师指导，要求通晓现代急救医学理论和专业技术知识和系统掌握急救技术，熟悉处理各种创伤、多发伤和复合伤；正确施行各种处理程序；独立指导基层急救医师解决复杂的技术问题，做出正确的诊断，制定救治方案，完成各种抢救手术；掌握苏生器的性能、使用方法和心肺复苏，以及院内有计划的专科救治技术。

二、对各级人员的培训要求

煤矿创伤急救，是一项“救命、治伤、防残”的工作，要求各级急救人员要有较高地复苏和抢救生命的技术素质，掌握现代急救医学理论和技术技能，做到抢救工作程序化和规范化。为此，煤炭系统应以局为单位对各级急救人员开展有计划的培训工作。具体应由局卫生处负责。

1. 新工人在到岗之前，必须接受不少于8小时的急救知识教育。由矿教育科和保健站站长负责执教。上岗后利用班前班后的一定时间，由班组长负责巩固深化互救、自救的知识。

2. 矿山救护队员、井下班组长都应懂得初级急救知识，学会急救方法，使其成为不脱产的急救员。由安全矿长和保健站站长负责安排，要求每年培训一次，每次不少于8小时。

3. 对井下急救员定期开办培训班，结合业务学习，每次不少于3小时。应由保健站站长和外科医师组织实施。制订专题培训计划，因地制宜地开展单项技术练兵。如：人工呼吸、心脏按压、止血、固定、包扎、搬运以及急救药品的使用等急救技术。每次只选一项，进行专题讲座、模拟实验，达到现场抢救运用自如。

4. 保健站急救医生，应定期到矿或局总医院外科轮转进修。由卫生处组织和矿医院负责每年有计划地举办短期急救训练班，每期10天，学习现代急救医学知识，使之在急救理论和急救技术方面得到不断提高，达到熟练地完成各类创伤急救程序和正确使用不断更新的急救器材和药品。

5. 矿、局总医院的创伤专科医师，应结合专科化业务建设开展培训工作。急救医学知识的更新和业务提高，主要是靠医院有计划的专科轮训和专业进修；参加国内各专科业务短期学习班或组织专题讲座；充分发挥老医生的传、帮、带的作用；医院应积极创造条件，建立实验室，运用实验研究手段，开展新领域和重大尖端技术的突破，以取得创伤救治工作的进展。

三、培训内容与方法

社会在前进，科学技术在进步，医学科学更是日新月异，对创伤学的认识以及创伤救护方法也在不断地更新。国家安全生产监督管理总局矿山医疗救护中心培训基地，每年要举办专业培训班1～2期，主要目的是为全国矿山医疗救护分中心培养学科带头人和专家，以便进行规范化的各级培训。

（一）着重讲解有以下的内容

1. 我国矿山事故应急救援体系及其应用

2. 现代煤矿创伤的特点及其对策

3. 我国的安全生产救援体系建设

4. 矿山医疗救护体系与规范

5. 现场急救的基本技术

6. 院内救治的组织与方法

7. 创伤ICU的临床

8. 创伤严重度评价及其应用

9. 我国瓦斯爆炸伤害的概念、特点与救治

10. 瓦斯爆炸伤害者心理干预与应激性精神障碍的防治

（二）培训方法

继续医学教育、培训以讲解现代进展为基础，以视听教学为工具。充分利用河北联合大学（原河北联合大学）临床技能教学中心现代化装备，采用“看——听——练习”的视听教学方式，重点按照新的心肺复苏指南练习现场复苏技术，将初级、高级救生的A、B、C、D形成一整体复苏体系。

（三）基层矿山创伤急救中心或医院培训内容

1. 重点为“当遇难者一息尚存，我们能做些什么?”

在我国，一旦发生矿山事故、火灾、中毒等灾害事故，救护工作通常依靠目前极其有限的井口保健站或政府的医疗力量。我们大多唯一能做的一件事情就是设法赶紧把危重伤员，尤其是昏迷及停止呼吸者送医院，而没有想过第一时间进行现场急救对挽救危重伤者的生命是多么重要。为此矿山医院的医护人员都有必要掌握一些紧急救援的基本知识，以便在紧急时刻出手拯救垂危的生命。

（1）伤者被救出现场后首先要做的三件事

任何导致爆炸现场中的被困者可能受到的伤害是：吸入浓烟造成中毒，呼吸道和肺部被炽热浓烟灼伤，一些被困者还可能直接被火烧伤。被抬出作业场地的伤者若已进入昏迷或半昏迷状态，首先要做三件事：

1）解开伤者上衣，暴露胸部，松开皮带以散热；

2）急救者把手插入伤者颈后将其向上托起，一手按压伤者前额让其头部后仰，使伤者的呼吸道尽量畅通（做人工呼吸时，务必使呼吸道保持畅通开放）；

3）将耳贴近伤者口鼻倾听有无呼吸声，观察胸部是否起伏，瞳孔是否有放大，检查是否有心跳、脉搏，确认有没有出现心跳呼吸停止。

（2）心跳和呼吸停止，马上进行人工呼吸，一秒钟也不能等。

首先，要使矿山救护医护人员充分明确“时间就是生命”的重要性。在常温下，心跳停止3秒钟病人感到头昏；10～20秒病人发生昏厥；30～40秒瞳孔散大；40秒左右出现抽搐；60秒后呼吸停止。脑组织对血缺氧十分敏感，在呼吸循环停止4～6分钟后，脑组织即可发生不可改变性损害。复苏开始越早，存活率越高。大量资料证明：在心跳呼吸骤停4分钟内进行心肺复苏者可能有一半人被救活；4～6分钟开始心肺复苏者可能有10%被救活；超过6分钟开始心肺复苏者可能有4%被救活；10分钟以上开始心肺复苏者几乎无存活可能。

心跳呼吸停止，是最紧迫的急症，心肺复苏（人工呼吸和胸外心脏按压）便是对这一急症所采取的急救措施。一旦确认伤者心跳、呼吸停止，必须争分夺秒进行急救，时间就是生命。

其次，要在懂得心肺复苏术的原理基础上掌握正确的急救方法。人的心跳停止后，全身血液循环即停止，脑组织及许多主要器官因得不到新鲜氧气和血液供给而将发生细胞坏死。此时，必须在病人肺内有新鲜氧气进行气体交换的情况下进行胸外心脏按压。

人工呼吸的原理：正常人吸入的空气含氧量为21%，二氧化碳为0.04%；肺只吸收所吸入氧气的20%，其余80%的氧从肺呼出。因此，当正常人给病人吹气时，只要有较大的气量，则进入病人肺内的氧气量是足够的。在病人心跳、呼吸停止后，肺处于半萎缩状态，给病人做人工呼吸能在呼吸道畅通的情况下将新鲜空气吹入病人肺内以扩张肺组织，有利于气体交换。

胸外心脏按压的原理：胸外心脏按压是利用人体胸腔及心血管系统的特点来起作用的。当做胸外心脏按压时，由于是用外界的压力将心脏压在胸骨与脊柱之间，心脏内的血液自然向动脉流去，放松时，

心脏恢复原状，静脉血被吸入心脏。

再次，是现代复苏的进展：气管导管插管、尽可能避免心内穿刺注射。

2. 结合煤矿创伤的特点进行知识培训，其重点内容为：

（1）应激性休克

（2）瓦斯爆炸伤后皮下软组织坏死

（3）被困井下的生理极限及生命延迟的方法

（4）危重症监护和救治技术的现场应用（2010 年版心肺复苏指南）

（5）呼吸道管理与肺损伤早期干预

（6）创伤-失液性休克的救治

（7）自体挤压伤和自体挤压伤综合征的早期诊断与防治

（8）血滤在煤矿井下有害气体中毒救治中的应用

（9）瓦斯爆炸伤害后脏器衰竭的序贯性及其病理特征

（10）瓦斯爆炸伤害后肠源性内毒素血症、菌血症的防治

（11）瓦斯爆炸伤害后免疫力耗竭与低下的防治

（12）瓦斯爆炸伤害者心理干预与应激性精神障碍的防治

（13）被困井下工人的精神心理反应及其预防与治疗

（14）死亡矿工家属的心理性干预方法

第五节　演练与检查

煤矿创伤工作是一项科学性很强的技术管理工作，必须坚持急救工作的标准化和规范化。应立足于常抓不懈，使急救技术精益求精，不断提高复苏、抢救成功率，降低死亡率。为此，则必须加强创伤急救工作的检查和管理：

1. 在主管企业总经理的主持领导下，成立企业“创伤急救领导小组”，选派在创伤急救工作中有经验的技术人员参加。定期检查、督促各级急救机构完善建设和增购设备，深入各级抢救现场，指导并参加对危重伤员的抢救，评价总结抢救成果和经验教训。

2. 各矿及矿医院的领导，应重视井口保健站建设，要求站长制定出创伤急救工作的年度计划，分头落实。定期检查创伤工作的程序化程度。

3. 企业卫生处会同安监部门在“创伤急救领导小组”的领导下，每年按要求，各矿进行一次评比检查或举行一次创伤急救模拟演习，全面检查调动指挥、急救通讯、急救运输、人员装备、岗位责任制等。评出名次给予奖励，找出差距促其改正。

要求各级急救机构，对创伤伤员的抢救过程均应有相应的原始记录。Ⅰ级机构急救员应填写“伤员卡”，随病人转运。Ⅱ、Ⅲ级机构应认真书写病历，由卫生处医政科负责定期进行统计学分析处理。

王家岭“3·28”煤矿透水事故现场医疗救援实例

2010 年 3 月 28 日下午 13 点 30 分，山西华晋焦煤集团发生特大煤矿透水事故，153 名矿工被困井下。在经过八天八夜 192 小时的紧急救援，115 名矿工成功获救。创造了灾难救援上的奇迹。被美国《时代》周刊评为世界十大救援奇迹榜首。

（一）领导重视　组织健全

2010 年 3 月 28 日华晋公司山西王家岭在建矿井突然发生重大透水事故，153 名建设矿工被困井下。党中央、国务院领导同志迅速做出批示，由国家安全生产监督管理总局和山西省委省政府直接指挥救

援。成立现场救援总指挥部，国家安监总局领导和省政府领导任救援总指挥。指挥部下设多个专业组，其中成立医疗救援组由省卫生厅厅长亲自担任医疗救援组组长。医疗救援组下设专家组、现场医疗救治组、转运救护组、院内救治组、后勤保障组等组织机构，进行责任分工和任务落实。国家矿山医疗救护中心通过省级分中心及时介入，协助省卫生厅进行医疗救援的组织指挥。

（二）医务人员调集

按照统一指挥，就近调用的原则。根据救援需要，医疗救援指挥部迅速从临汾、运城、太原、晋城、阳泉等地紧急调用各类医务人员千余名，按专业进行编组分工。专家组从卫生部、国家安监总局矿山医疗救护中心和省城各大医院调集。

（三）救护车辆调集

按井下被困153名矿工人的数量，从临汾、运城、晋城三地医院调用153辆救护车，每辆救护车必备设备为生命体征监护仪、吸氧装置、夹板、急救药品、输液物品。要求标准配置增加心脏除颤仪、简易呼吸机、负压吸引装置等。车辆进行现场编号，从1～153号，用红色白底不干胶粘贴于车辆前面右上角。编号一旦粘贴，不得更换，不得调换车辆顺序和位置，同时把每辆车的号码、所到医院的床位号对应编码，要求救护车司机熟悉、熟练并计算出各自车辆从救援现场到达指定医院的时间和路线，以防因矿区山路分支较多，迷失路线，延误治疗。

（四）医疗指挥调度系统

分为三级：一级为医疗救援指挥部（即省卫生厅领导），负责医疗救援的统一指挥、整体工作协调。二级为参加救援的医疗卫生机构（如地市卫生局或某医院），对其所属单位及人员进行负责。三级以每辆救护车及人员和设备配置为现场医疗救护的一个小分队（或一个单元）。为具体任务的执行者。各级各类人员必须确保信息畅通。

（五）预案制定

1. 医疗救治专家组研究制定现场医疗救护技术指南，明确医疗救护程序、要求、注意事项。督导组进行督导各小分队技术培训和相关准备情况。确保每个小分队均具有实战能力。

2. 现场救治组反复查看现场，测量和研究救护车行进路线，进行道路改建，确保整个车辆运输的通畅顺利。

（六）井下拣伤

为了保障获救矿工能在第一时间得到救护。医疗救治组设井下拣伤组，医护人员携带血压计、心电图机、听诊器等必备医疗设备和用品深入井下。对现场救出的矿工快速进行生命体征检查和判断，决定出井顺序和进行就地复苏。并将拣伤情况及时向井口急救组进行通报，以使危重伤员能被装运至设备条件较好的救护车上。

（七）设立井口担架引导员

为避免慌乱和人员滞留、车辆拥堵等现象。要求担架不落地、车上不离人。在地面井口设立专职担架引导员，引导员并进行固定编号。按出井人员顺序，最先出井人员被送至最先行的救护车内，最后出井人员送至离井口最近的救护车内，这样就缩短了从出井口到救护车的时间，保证了救援现场车辆的最快速度顺序出发。

（八）树立必胜信念，坚信救援成功

透水事故不确定性因素多，无论是被困人员还是救援人员都必须有坚定的信心和顽强的精神。本次事故发生后第五天，潜水员下井后仍然未发现生命迹象，这时地面救援的队伍出现了各种思想顾虑，部分医务人员也出现了悲观思想，此时，各级领导及时给大家鼓劲加油，要求现场救援人员树立不抛弃、不放弃的必胜信念，极大地鼓舞了大家斗志。同时，为避免大量医务人员过度体能消耗，贯彻科学救治，现场医疗救治实行了车不离坑现场，值班坚守。医务人员有序排班，呼之即来的办法，既保存了救援人员的体能，也保证了救援现场的有效和有序。

参考文献

[1] 程爱国. 煤矿创伤学. 北京：中国科技出版社，2002，13-20.
[2] 程爱国. 实用矿山医疗救护. 北京：北京大学医学出版社，2007，43-55.
[3] 国家安全生产应急救援指挥中心/组织编写. 矿山医疗救护. 北京：煤炭工业出版社，2009，23-30.
[4] 岳茂兴. 灾害事故伤情评估及救护. 北京：化学工业出版社，2009，41-49.

（李树峰 杨大明 李世波 白俊清 程爱国）

第七章　瓦斯爆炸现场高级生命支持技术

瓦斯爆炸现场高级生命支持技术就是有选择地将医院 ICU 救治技术前移到井口，对危重伤病员进行复苏和救治。由于瓦斯爆炸的矿井现场情况特殊，不仅不具备急救条件，而且也不允许在井下进行急救，所以瓦斯爆炸伤害院前急救的现场只能是井口。

过去，院前急救大都是运用基本急救技术（BLS）。近年来有人呼吁高级急救手段前移，由于条件所限还没得到广泛推广。目前高级急救的技术（ALS）还是在院内使用，院前急救特别是在现场应用还较少。在国外，多数欧洲国家强调移动 ICU 应用，就地抢救。结合瓦斯爆炸伤害的特殊性，院前时间长、伤情危重、必须就地抢救，而且危重伤病员多，大都需要高级急救技术支持。因此，国外移动 ICU 的做法很值得借鉴。通过研究和临床实践，对器材进行筛选，严格适应性训练，关键实现在平地操作的可行性，经过反复科学演练达到熟能生巧的程度。在瓦斯爆炸伤害井口急救时，推广应用高级急救技术、对稳定伤情发挥了重要作用，确保了早期进行高质量的救治，最大限度抢救矿工生命。因此，在瓦斯爆炸伤害的院前急救中，现场高级生命支持是不可或缺的重要组成部分（图 7－1）。

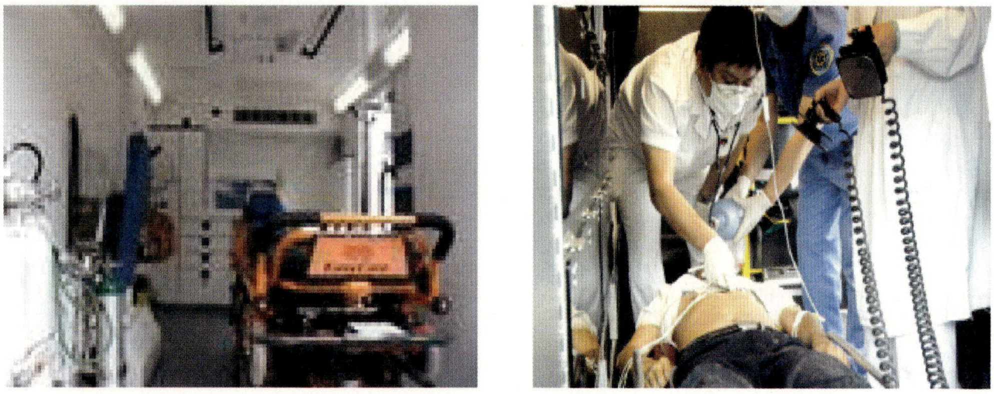

图 7－1　移动 ICU

一、在井口应用高级急救技术的选择

（一）在井口应用高级急救技术的适应证

对于煤矿瓦斯爆炸伤院前评分方法（RPMB）判定为重伤患者（11～13 分），由专人护送转院；严重患者（7～11 分）大部分通过基本急救稳定伤情，少部分需要高级急救技术支持；对于危重患者（1～6 分）及时 CPR、及时除颤后，必须及时行高级生命支持救治。

（二）在井口应用高级急救技术的选择原则

1. 针对瓦斯爆炸伤危重伤病员的需要，以心肺复苏为主，选择可靠的急救技术；

2. 现场（井口）操作有可行性；

3. 以现代化、先进的器材作为支持。

二、维持呼吸道通畅与充分氧疗

在煤矿瓦斯爆炸伤害现场救治中，维持呼吸道通畅与充分氧疗是一项重要措施，也是现场救护的医务人员必须掌握先进的现代化器材和设施进行基本与高级生命支持技术；维持呼吸道通畅的方法有手法清理气道，手法开放气道；口、鼻面罩，放置口、鼻咽通气道；咽插管；气管插管；环甲膜穿刺和气管造口术等。在煤矿瓦斯爆炸伤害现场可根据病情和条件选择应用。确保呼吸道通畅或建立可靠的人工气道，进行充分的氧疗或人工辅助、机械通气。

（一）口、鼻咽通气道

适用于自主呼吸良好、中度以上昏迷的意识不清者；利用口或鼻咽通气道，以抵住舌根、舌体使其前移并离开咽后壁，从而解除梗阻。

1. 口咽通气道（图 7－2）

对于自主呼吸良好、意识不清、反应迟钝的瓦斯爆炸伤害患者，口咽通气道能够帮助建立通畅的气道。成人口咽通气道包括 80cm、90cm、100cm 三个型号，指从通气道管翼至尖端的长度。选择口咽通气道型号应根据所测的患者耳垂至口角的距离。放置口咽通气道时，先迫使患者张口，然后将湿润的口咽通气道送入口内，沿舌上方方向（导管的凸面朝向患者下颌）置入。当导管置入到全长的 1/2 时，即接近咽后壁时将导管旋转 180°，并向前继续推进至合适位置确认口咽通气道位置适宜、气流通畅后，用胶布将其妥善固定。

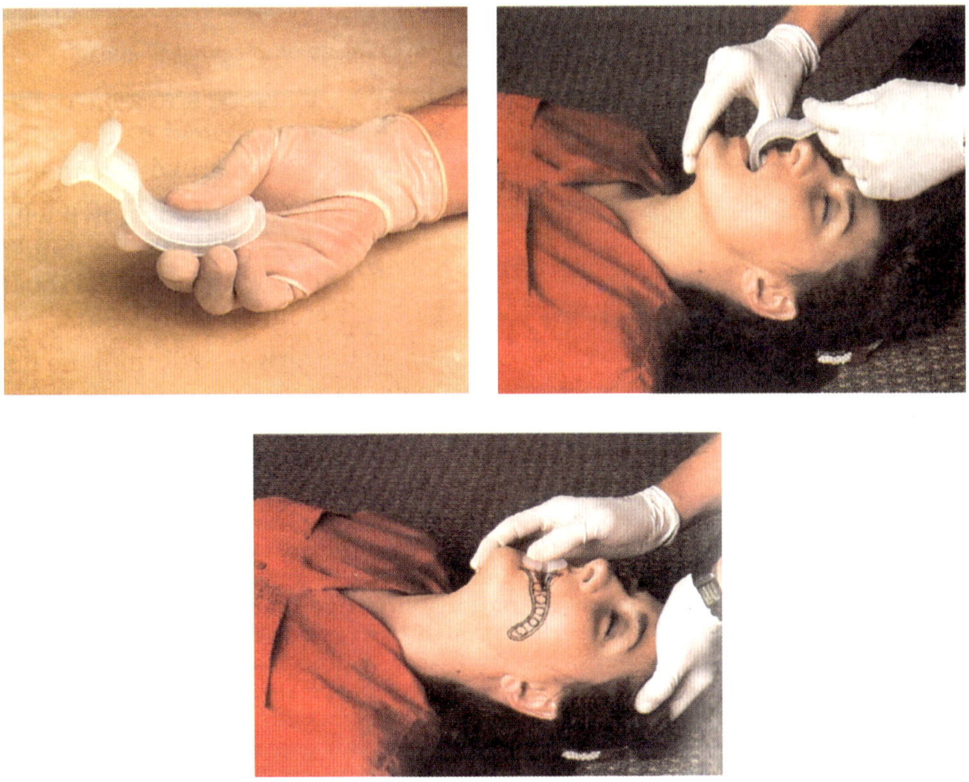

图 7－2　口咽通气道使用方法

2. 鼻咽通气道（图 7－3）

当患者口咽反射正常或不能张口时，鼻咽通气道可作为面罩通气的辅助方式。成人型号为 6.0～

9.0mm 数值代表通气道的内径，也可以用粗细合适的短气管导管代替。临用前在导管表面涂以润滑剂，通过鼻孔沿鼻腔底部（与硬腭平行）置入，直至感到越过鼻咽腔的转角处，再向前推进至气流最通畅处，并用胶布固定。

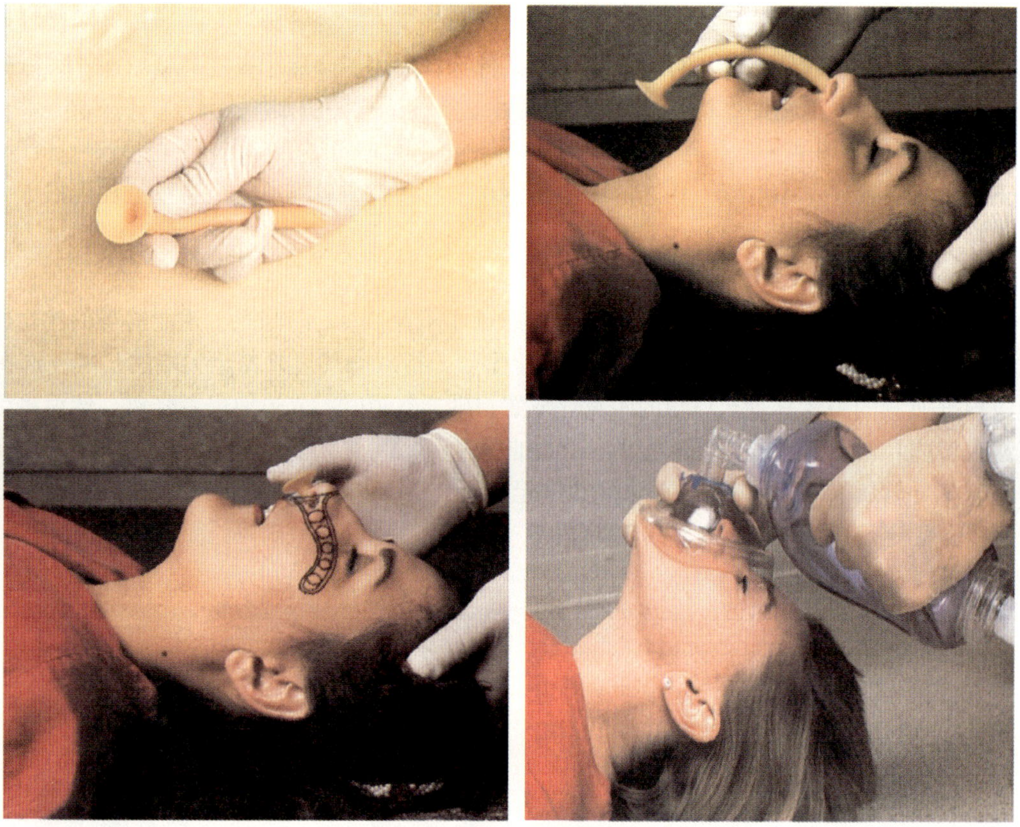

图 7－3　鼻咽通气道使用方法

（二）喉罩通气（图 7－4）

喉罩是介于气管内插管和面罩之间的一种新型通气工具，不易损伤咽喉组织，对循环功能影响轻微，比面罩通气效果确切，管理方便，故广为临床采用。喉罩插入咽喉部，充气后在喉的周围形成一个密封圈，既可以让患者自主呼吸，也可以施行正压通气。适用于需要辅助或人工通气、气管插管困难的煤矿瓦斯爆炸伤害患者。

1. 喉罩的选择和准备

喉罩由通气导管和通气罩两部分组成。按其大小，喉罩分为 7 种型号，供不同年龄、体重和形体的患者选用。喉罩通气罩内的空气抽尽后可进行高压蒸汽消毒（最高温度不得超过 134℃），但不能用戊二醛、甲醛或氧化乙烯消毒。临用前，应在喉罩管的下端涂上少许润滑油，以减少其对咽喉的局部刺激。

2. 喉罩通气的实施方法

按气管插管的要求进行麻醉前准备和用药。插入喉罩时不需使用肌松药，但应给予适量静脉麻醉药和（或）吸入麻醉药，也可采用咽喉部表面麻醉和神经阻滞，以消除咽喉反射，避免引起咳嗽或喉痉挛。插入喉罩时可用盲探法，也可借助喉镜明视插入。将喉罩插入到喉部后，手放开喉罩，试行向气囊注气。此时随着充气，喉罩会自动退出少许，以适应咽喉的解剖位置。然后施行加压通气或让患者自发呼吸。喉罩放合适的标志为气道通畅，可闻胸部清晰呼吸音，喉罩两侧为清晰管状呼吸音，无异常气流音，亦无漏气感。如果发现有呼吸道阻塞，应立即拔出喉罩，重新试插。喉罩置放到位后，加牙垫并用胶布固定。向喉罩充气不宜过多，一般 1 号喉罩充气量为 2～4ml，2 号充气量为 10ml，3 号充气量为 20ml，4 号充气量为 30ml。

3. 喉罩通气的注意事项

（1）喉罩对上消化道反流、呕吐所致的误吸无防止效果，且加压通气可导致气体入胃进而增加呕吐误吸的危险，故应禁用于已插胃管的患者，严重肥胖或肺顺应性低的患者也应忌用。呼吸道分泌物多的患者也不宜用喉罩，因为不易经喉罩吸除过多的分泌物。第三代喉罩分为气管通道与食管通道，易于排出胃内积气、积液，减少了反流误吸的危险。

（2）喉罩不宜过多地重复使用，一般以 10 次左右为宜。每次应用前均应做常规充气试验，以确保喉罩不漏气，无“疝气”形成。

（3）置放喉罩的操作应轻柔、准确；自始至终使用牙垫阻咬；导管只能向下固定在下颌部，不可改变方向以防止喉罩移位；置入喉罩后，不得做托下颌等操作，以防将罩压向喉头而致喉痉挛或移位导致喉梗阻。

（4）正压通气的压力不宜超过 15mmHg，以防喉罩漏气或大量气体入胃。

（5）喉罩通气期应密切观察其通气效果和气道通畅情况，宜做 PETCO$_2$ 和 SpO$_2$ 等监测，确保通气良好。

（6）在患者咽喉保护性反射恢复之前不宜移动喉罩或将气囊放气，最好待患者能按指令张口后再拔出喉罩。

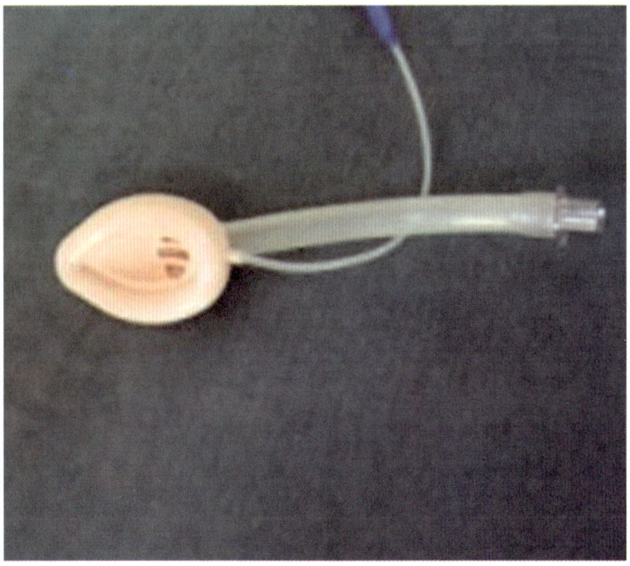

图 7－4　喉罩通气

（三）气管内插管（图 7－5）

将合适的导管插入气管内的操作称为气管内插管。气管内插管是快速建立人工气道、进行有效通气的最佳方法之一。

1. 适应证

（1）患者自主呼吸突然停止，需紧急建立人工气道进行机械通气和治疗。

（2）患者严重呼吸衰竭，不能满足机体通气和氧供的需要，而需机械通气。

（3）患者不能自主清除上呼吸道分泌物，或出现胃内容物反流，或气道出血，随时有误吸可能。

（4）患者麻醉手术需要。

2. 操作要点

（1）气管插管的设备

开放气道和气管内插管基本的工具，包括咽喉镜、气管导管、导管芯、牙垫、开口器、胶布、吸引器、简易呼吸器、注射器、插管弯钳、局麻药、喷雾器及吸氧设备。

咽喉镜供窥视咽喉区、显露声门和明视插管用。其镜片一般有直弯两种。后者对咽喉组织刺激小、操作方便、易于显露声门和便于气管插管，因此在临床上广为应用。但对婴幼儿及会厌长而大或会厌过于宽而短的成人来说，使用直喉镜片则便于直接挑起会厌而显露声门，对少数用弯喉镜片难以显露声门的病例常可显示其优点。在急诊插管盒内，应备齐各种号码的直、弯喉镜片以及异型光纤喉镜，以供不同病例选用。

（2）气管导管的选择

插管常用的气管导管有塑料制品和橡胶制品两种，应备齐各种号码的专用气管导管，供婴幼儿、儿童和成年人选用。实践证明，橡胶导管耐用，但对喉、气管刺激大，易产生局部组织损伤和近、远期并发症，故已逐渐被淘汰；聚氯乙烯导管则显著优于橡胶制品，已在临床推广使用。一般大龄儿童和成年患者均宜使用带套囊的导管，因套囊充气后不仅能有效防止漏气和口咽腔分泌物流至下呼吸道，而且可减少导管对气道黏膜的直接摩擦损伤。气管导管套囊以低压、大容量型为好，因高压型套囊更易对气管黏膜的血液循环造成障碍，导致局部缺血和坏死等并发症。对成人或儿童患者施行气管插管前，除选择预计号码导管外，还要备好相近号码的大、小导管各一支，以便临时换用。管芯可使软质气管导管弯成所期望的弧度，对某些少见病例，例如短颈、声门的解剖位置偏前或张口受限而无法明视声门的患者，恰当使用管芯可将导管前段弯成鱼钩状，有利于经试探后将导管送入声门。正确使用插管钳或导管钩可提供鼻插管成功率。此外，在已置入气管导管的患者需插鼻导管时，也常借助于插管钳和咽喉镜操作。

（3）气管插管的方法

1）经口气管插管：对于心跳呼吸骤停或深度昏迷的急诊患者，只有条件具备应立即进行气管插管，通常于直视下使用喉镜进行气管插管（图 7－5）。

①插管前的准备：准备和检查插管所需的设备。选择合适的气管内导管并准备相邻规格的导管各一根，对套囊做充气和放气实验。如估计声门显露有困难，可在导管内插入导管芯，并将导管前段弯成鱼钩状。插管前对患者用带密封面罩的简易呼吸器，加压给氧 2 分钟。

②患者取仰卧位，头后仰，口、咽、喉轴线尽量呈一直线。

③以右手拇指、示指和中指提起患者下颌，并使患者张口，以左手持喉镜沿口角右侧置入口腔，将舌体推向左侧，沿正中线缓慢轻柔通过悬雍垂，至舌根见会厌。如用弯喉镜片，则推进镜片使其顶端抵达会厌谷处，然后上提喉镜，间接提起会厌显露声门。如用直喉镜片，则直接用喉镜片挑起会厌显露声门。

④施行喉及气管黏膜表面麻醉。

⑤右手持气管导管，使气管导管斜口段对准声门裂。沿喉镜走向插入导管，使导管通过声门进入气管。看到充气套囊通过声带，即可退出喉镜，再将导管插深 1cm 或更多一些。主要在门齿上的导管标记的数字，可帮助术者了解导管插入的深度，防止插入过深进入气管分支。

⑥导管插入后立即塞入牙垫，用注射器向气管导管套囊充气约 5ml，立即检查气管导管的位置，确定是否在气管内。方法如下：气管导管内持续有凝集的水蒸气；按压胸廓，有气体自导管溢出；接简易呼吸器人工通气，可见胸廓抬起；两肺部听诊有对称的呼吸音；上腹部听诊则无气过水声。将导管与牙

垫用胶布固定，并与患者面部固定。

2）经鼻气管插管（NTI）：通常在行紧急气管内插管时，经口插管是首选方法。但针对张口困难、下颌活动受限、颈部损伤、头不能后仰或口腔内有损伤，难以经口插管等情况，应选用经鼻气管插管。此外，由于经鼻气管插管的患者对导管的耐受性强，所以经鼻气管插管法也适用于需长时间保留导管的患者。

经鼻气管插管分为盲探插管、明视插管或纤维支气管镜辅助插管 3 种方式。危重患者有呼吸时应选用盲探 NTI，在插管过程中可通过探听导管的呼吸音来判断导管是否进入气管。

插管前先检查并选择一通畅的鼻孔，最好是右鼻孔，向患者（尤其是清醒者）的鼻孔内滴或喷少量血管收缩药（如麻黄碱、苯肾上腺素），以扩大鼻腔气道，减少插管出血；对清醒患者，应再滴入适量局部麻醉药（如 1%利多卡因）以减轻不适。施行咽、喉及气管表面麻醉后，选一大小和曲度合适、质地柔软的导管，充分润滑后从外鼻孔插入鼻腔。取与腭板平行，最好是导管的斜面对向鼻中隔，在枕部稍抬高、头中度后仰的体位下轻推导管越过鼻咽角。如患者可张口，则可借助于喉镜在明视下用插管钳或插管钩将导管头部引至正确部位后插入声门。在盲目经鼻插管时，捻转导管使其尖端左右转向，或伸曲头部使导管头前后移位，或将头适当左右侧偏改变导管前进方向，趁吸气时将导管向前推进。若听到气流或咳嗽，则表明导管进入声门。确认导管位于气管内后再用胶布固定导管，连接呼吸器进行呼吸支持。

一般认为有头部损伤特别是颅底骨折的患者，不能采用此方法，因为此方法有可能使导管通过颅底骨折处进入颅内。此外，经鼻插管的难度较大、费时，对鼻黏膜损伤大，不作为首选。

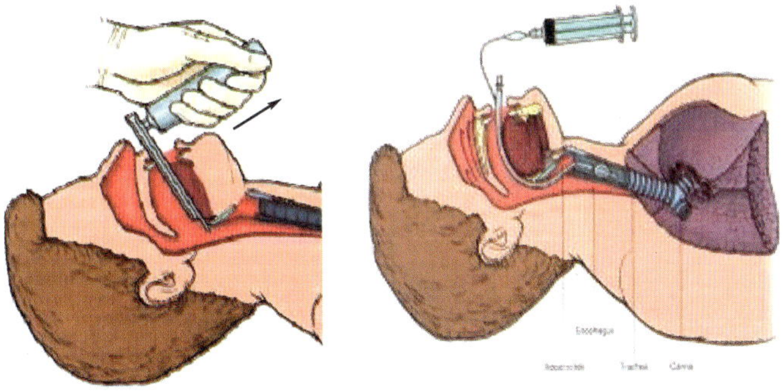

图 7－5　气管内插管

3. 注意事项

（1）操作前一定要做好准备工作。

（2）每次操作时，中断呼吸时间不应超过 30～45 秒。如果一次操作未成功，应立即给予面罩纯氧通气，然后重复上述步骤。

（3）避免损伤：常见有口腔、舌、咽喉部的损伤、出血、牙齿脱落以及喉水肿。其中初学插管者最常见的失误是用喉镜冲撞上门齿，并以此为杠杆，从而导致牙齿的缺损。

（4）避免误吸：上呼吸道的插管和手法操作多能引起呕吐与胃内容物误吸，这时可采用 Sellick 手法（即后压环状软骨，从而压塞食管），避免胃内容物反流和误吸。

（5）避免缺氧：通常每次插管操作时间不应超过 30 秒，45 秒是极限。超过 45 秒将导致机体缺氧，因此应熟练操作技术。尽量缩短插管时间并注意给氧，是改善缺氧的主要手段。

（6）避免插管位置不当：由于操作不当，将导管误插入食管内，又不能及时发现，将导致严重后果。这是气管插管最严重的并发症。

（7）避免喉痉挛：这是插管严重并发症，可导致缺氧加重，甚至心搏骤停。此时应使用肌松剂或镇静剂缓解此反应，必要时应立即行环甲膜穿刺或气管切开。

（8）避免插管过深：进入一侧主支气管，导致单肺通气，产生低氧血症。

（四）食管-气管联合导管

这种盲插管设计为食管和气管两条插管合二为一的双腔管，以保证其无论在置入食管和气管的情况下都可以进行通气。一个腔与传统的气管插管一样，在其通向气管时管在其末端开放。当其插入食管时管腔在其末端堵塞而在喉的部位有许多小孔通气。这样，依据插管的位置不同远端的气囊可用于封闭食管或气管（图 7－6）。

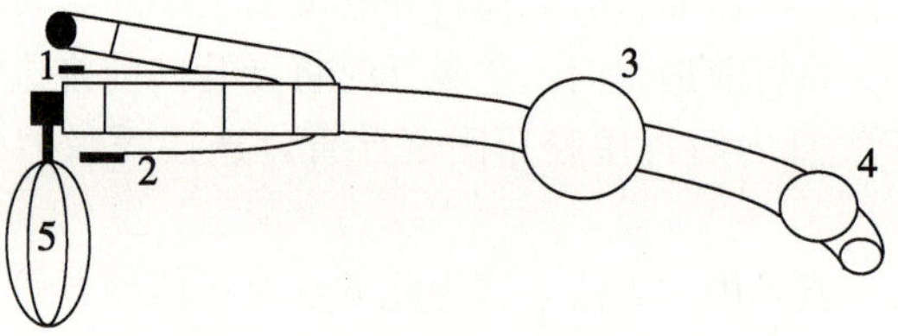

图 7－6　食管-气管联合导管

1. 食管囊注气管　2. 气管囊注气管　3. 食管气囊
4. 气管气囊　5. 皮球

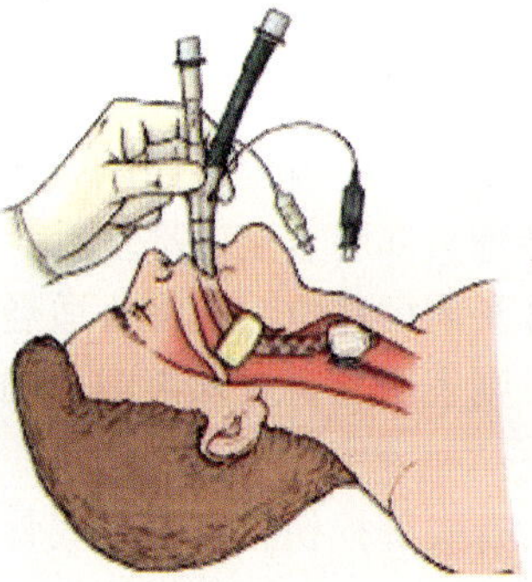

图 7－7　食管-气管联合导管插入

1. 食管-气管联合导管插入方法（图 7－7）

用左手的拇指和示指拉开舌和下颌，暴露咽喉部，右手将插管轻轻插入至 20～22cm（插管上有一标志线，听诊两肺呼吸音即可）。插管有大小两个囊，大囊位于插管近端，注入 100ml 气体用于封闭口鼻通道，远端小囊注入 15ml 气体封闭食管或气管。如果插管进入食管，可用长管通气。这时另一管腔可用于吸取胃液或胃内注药之用，如插管进入气管，则同气管插管一样。

2. 食管-气管联合导管主要优点

（1）无论插入食管或气管内都能建立有效的人工通气，而插管的成功率始终是 100％，极大地争取了抢救时间。

（2）不用喉镜等附加设备即可插入，尤其适用于院前急救及在狭小的空间（如救护车内）使用。

（3）不需移动患者的头颈部，患者在任何姿势都可插入，对有颈部疾患的患者（如颈椎骨折固定）尤为适宜。

（4）非专科业务人员亦可准确操作，不需特殊训练，在基层医院、卫生所容易普及应用。

（5）用于肥胖、颈部短粗的患者，这类患者普通气管插管的成功率极低。

（6）由于有远、近端两个气囊的保护，可有效地防止误吸和胃液反流入气管。

3. 食管-气管联合导管主要缺点

如果盲插管进入食管后，呼吸道分泌物易堵塞管腔，且在这种情况下，盲插管的通气是管壁上的侧孔，因此，造成吸痰困难，因而这也决定了它的另一缺点，盲插管保留时间短（一般保留 1～2 天）。

（五）环甲膜穿刺和造口术

环甲膜穿刺和造口术吹氧通气是气道梗阻时开放气道的急救措施之一，可为正规气管造口术赢得时间。

环甲膜在环状软骨与甲状软骨之间。环甲膜穿刺和造口的具体操作方法如下：先用手指在两软骨之间做好定位，然后做一皮肤切口，在明视下刺透环甲膜并插入导管。该技术用于自主呼吸空气、氧气、人工通气和气管内吸引。必须选用不致损伤喉部的粗套管，一般情况下，成人选用外径为 6mm 的粗套管。紧急时，成人可选用 14 号静脉导管针穿刺环甲膜。若从导管针回抽出气体可确定为进入气管。针芯撤出后，将外套管固定并与喷射呼吸机相连接。临床上也常用喷射呼吸机配备的穿刺喷射针直接穿刺环甲膜进行喷射通气。

（六）经皮旋转扩张气管切开（图 7－8）

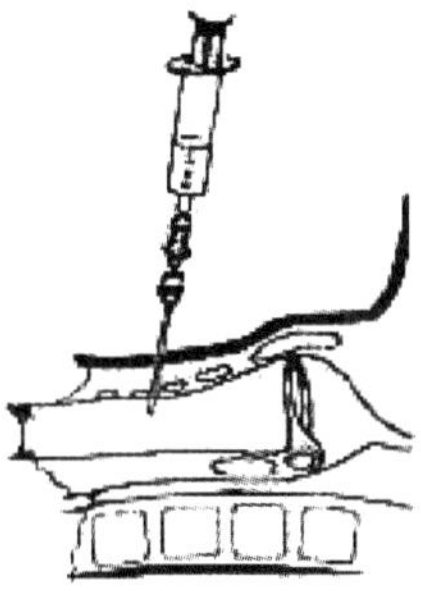

(1)

气管穿刺成功，气体从注射器内漏出，拔出注射器及穿刺针，留下外套管。

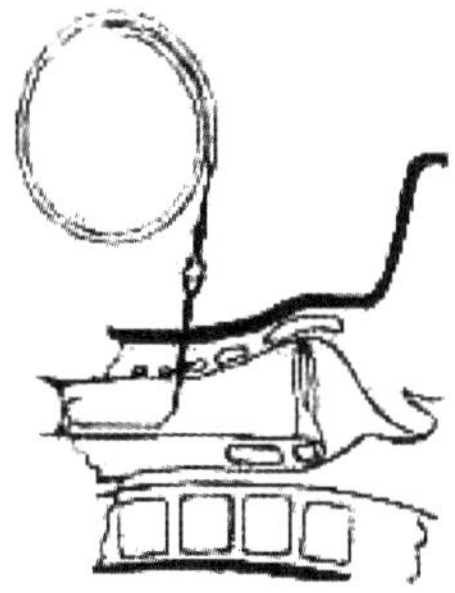

(2)

沿外套管放导丝入气管内，然后拔出外套管。

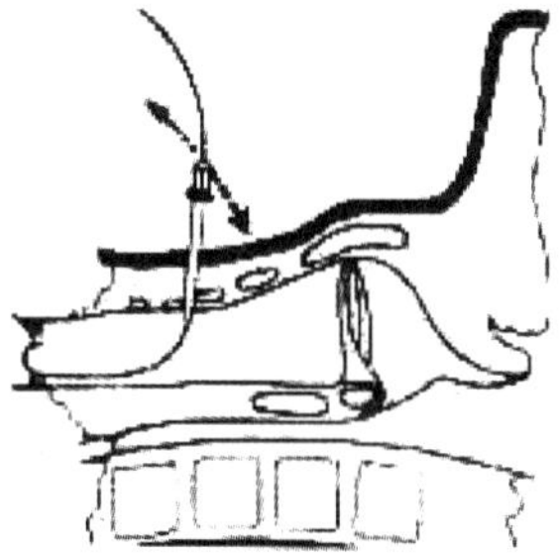

(3)

沿导丝放入扩张器，旋转前进，进入气管内，拔出扩张器。

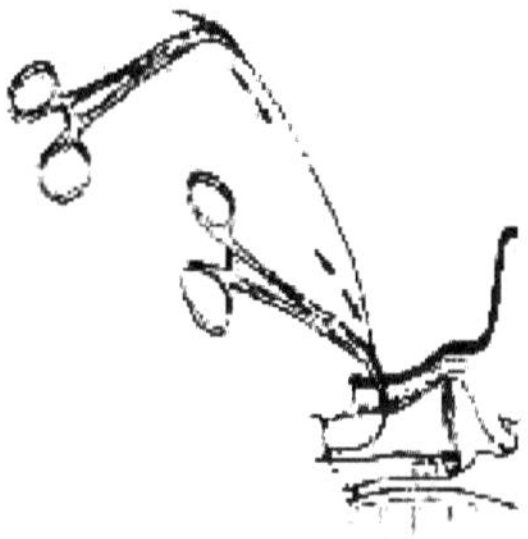

(4)

从扩张钳孔放入导丝，沿扩张钳导丝潜入软组织内。

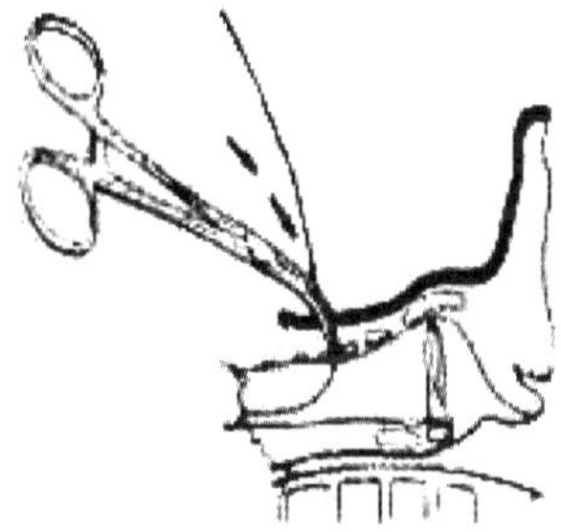

(5)

扩张钳顶端与气管垂直进入气管内。

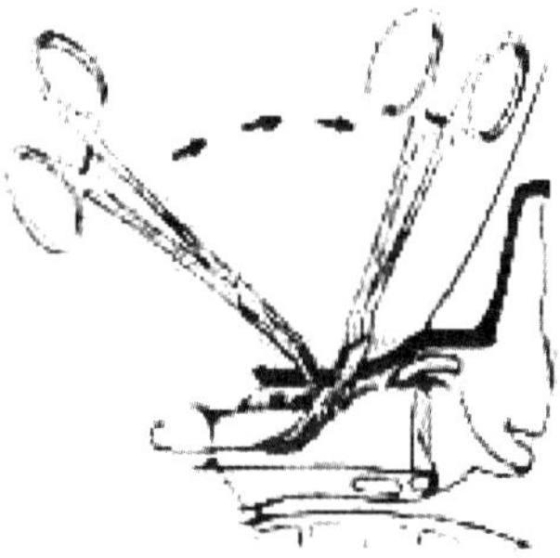

(6)

扩张钳沿导丝角度导入气管，在进入气管时顺势调整钳子的角度。

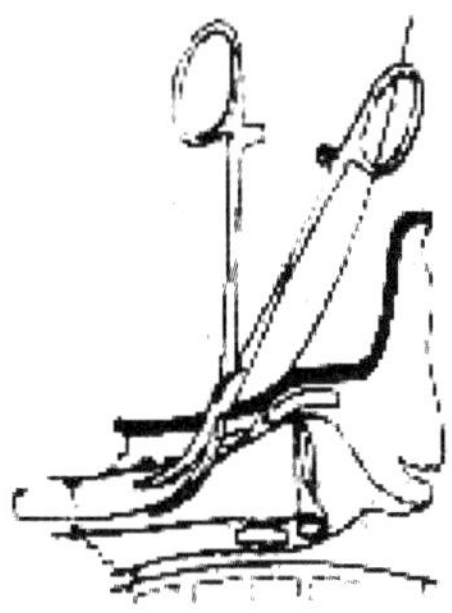

(7)

扩开气管穿刺口至 1.5cm 大小，当管道扩张至气管及气管外时，进行扩张，使入口直径为 1.5～2.0cm。

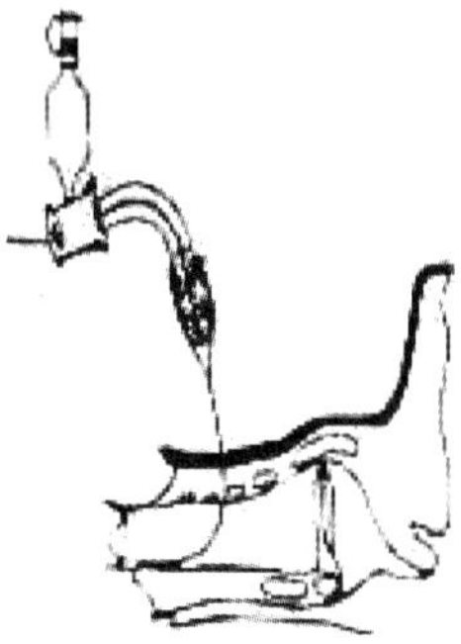

(8)

沿导丝入气管套管至气管内，然后拔出气管内栓。

图 7－8　经皮旋转扩张气管切开

经皮扩张气管切开术（percutaneous dilatational tracheostomy，PDT）是在导丝的引导下，用一个带有螺纹的锥形扩张器，一次性旋转扩张气管前软组织及气管前壁，再将气管套管沿瘘口直接插入气管内的新技术。

与常规气管切开术相比，经皮旋转气管切开术具有明显的优越性：创伤小，皮肤切口仅为1厘米；锥形扩张器在旋转扩张气管的同时，对周围的软组织亦能起到压迫止血的作用，因此出血甚少；操作简单，手术时间短——常规气管切开术在切开皮肤、皮下后，需分离带状肌，上提甲状腺峡部，暴露气管前壁，然后造瘘、插管，再缝合伤口，但气管前壁位置较深，尤其是体胖的患者，在分离肌肉时往往出血较多，加上床旁操作时光线较差，也会增加手术时间，整个手术过程往往需要10～20分钟，而新技术无需分离肌肉，只需在导丝引导下旋入直径约1厘米的扩张器，操作过程不超过5分钟；并发症少——由于无需分离周围组织，因此新技术不会损伤胸膜顶、颈侧大血管等重要结构，不会发生皮下气肿和纵隔气肿。

1. 手术方法

（1）手术采用7号或8号percutwist气管切开组套（Rüsch，德国）。该组套主要包括带套管的穿刺针、J形导丝、旋转扩张器、内径7mm或8mm的气管套管和与之配套的插入器等。其中旋转扩张器和插入器均为中空的，导丝可以插入其中。

（2）术前患者经静脉给予咪达唑仑（咪唑安定）5～10mg，并将呼吸机的氧浓度调为100%，持续监测患者的血压、心率和氧饱和度情况。

（3）患者取仰卧位、肩背部垫一薄枕，将患者头向后仰、充分暴露穿刺点。颈前皮肤消毒铺巾。

（4）消毒颈部皮肤，局部麻醉穿刺点后在第2～3气管环间隙插入引导套管穿刺针，若插出空气再进入0.5cm撤出引导套管穿刺针的针芯，保留针套。

（5）术者位于患者右侧，第一助手位于患者左侧，第二助手位于患者头侧。用1%利多卡因20ml+4滴1‰肾上腺素于第3、4气管环处的颈前皮肤行局部麻醉。

（6）如有气管插管时，吸净咽部分泌物后将气囊放气，再由第二助手将气管插管拔出至距门齿15～17cm，并负责固定患者的头部于正中位。

（7）术者持带套管的穿刺针沿中线于第3、4环间垂直穿刺进入气管腔，此时有明显落空感，用空针回抽可见气体。此时将穿刺针略指向足端，固定住套管并拔出穿刺针，将J形导丝经套管导入气管腔内，去除套管。固定导丝，术者经穿刺点做颈前约1.5cm的皮肤横切口。将旋转扩张器放入生理盐水中10～15秒以活化其表面的亲水材料，然后将导丝插入其中。在导丝的指引下，将旋转扩张器沿与水平面约成45°、尖端指向足端行顺时针旋转，逐步旋开颈前组织和气管前壁。此时应注意是像拧螺丝一样慢慢旋入，而不是用力向下压入。旋进时第二助手应不时抽动导丝，确认导丝可以自由活动，以免扩张器抵住气管后壁造成损伤。当扩张器螺纹最宽处进入气管腔后，再旋进时阻力减少，此时可以将其逆时针旋出。将插入器在生理盐水中活化后，先插入气管套管中，再沿导丝将气管套管导入气管腔内，当气管切开套管到达位置后，撤出导丝和引导器，气管切开套管充气，固定气管切开套管。

（8）吸痰后接呼吸机。

2. 注意事项

气管后壁的损伤是PDT技术较为突出的手术并发症之一。为了保证急救的安全性，操作时应特别注意：

（1）一定沿中线穿刺，确认已进入气管（注射器回抽可见大量气体）后再进行下一步操作；

（2）旋入扩张器时，与地面成45°，尖端指向足端。这样可使扩张器走行于气管腔中，而不是直接朝向气管后壁；

（3）旋入扩张器时，第一助手应不时检验导丝是否能自由抽动，如已抵住气管后壁，则导丝将不能抽动。

（4）在旋进时可不时上提扩张器，不可一味下压；当觉阻力较大时，可逆时针稍旋出一些，再顺时针旋入，不可使蛮力；

（5）在操作过程中，助手一定固定好导丝的位置，使其一直处于气管腔内。

三、循环功能的维持

由于煤矿瓦斯爆炸的特殊地理、环境等诸多因素，到达井口的瓦斯爆炸伤害重伤员，往往存在不同程度的创伤-失血性休克，休克的本质是有效循环血量减少，微循环血流障碍，导致重要组织器官缺血缺氧，进一步增加了创伤后多脏器功能障碍的发生。因此，应尽早地对存在不同程度创伤失血性休克的瓦斯爆炸伤害重伤员进行有效的液体复苏，维持循环功能的稳定；为瓦斯爆炸伤害重伤员的安全转运和进一步抢救创造条件。

（一）静脉输液通路的建立

对存在不同程度创伤失血性休克的瓦斯爆炸伤害重伤员，应根据情况建立相应的静脉输液通路，对于创伤-失血性休克较严重的瓦斯爆炸伤害伤员，由于静脉塌陷外周静脉输液通路建立困难，必要时可考虑左、右股静脉，锁骨上、下静脉，颈内、外等深静脉穿刺置管，建立静脉输液通路；在保证液体复苏的同时，还可以进行中心静脉压监测，指导瓦斯爆炸伤害重伤员的液体复苏。

无论建立什么样静脉输液通路，都应避开有明显出血的部位和肢体，以免加重伤处出血和影响液体复苏效果。

（二）无静脉输液条件时液体复苏救治技术

受到瓦斯爆炸伤害的大多伤能导致致死性低血容量休克，造成组织细胞代谢障碍和生命脏器功能损害，如不能及时输血输液、补充血容量，伤员可能在短时间内死亡或发生严重的并发症。因此，现场救治创（烧）伤-失血性休克最有效的方法是及时充分地进行液体治疗。液体治疗实施的越早，救治成功的概率就越大。但在距离有条件的医院比较远的矿山时，短时间内常出现批量休克伤员，由于环境恶劣、交通不畅通、后送延迟以及医疗资源匮乏或是夜间无照明等条件下使常规静脉液体治疗难以实施或延迟实施从而使病死率或并发症大大增加。因此，采取无静脉输液条件下休克救治技术对于现场休克伤员的救治具有十分重要的意义。

无静脉输液条件时休克救治技术主要包括口服或经胃肠道补液、骨髓腔输液、抗休克裤、抗休克或急性缺氧、生命维持和细胞保护药物。

1. 口服或经胃肠道补液

在常规静脉液体复苏难以实施时，口服或经胃肠道补液，是一种简单易行的救治休克的有效手段。口服液通过胃肠道吸收入血，能扩充血容量、维持血压、延长生命，并为后续治疗争取时间。口服液干粉携带方便，加水即可制成口服溶液，对无菌要求不如静脉输液那样严格，用于大批休克患者的救治时间也少于静脉补液，这对于战场或现场自救和互救将是一个不错的选择。人类开始通过消化道补液的历史远早于静脉补液，在静脉补液技术出现以前，主要靠保暖和给伤员口服大量盐水自救或互救因战伤和失血引起的休克。早在 1905 年就有人报告给腹腔大出血的伤员口服或者灌胃输入低温盐水能暂时维持循环功能。二战期间包括在珍珠港战役中，口服或通过胃肠道补液得到广泛应用，成为静脉补液救治烧伤休克的辅助措施。但 20 世纪 50 年代以后由于静脉补液技术的发展，口服补液在临床运用减少。20 世纪 70 年代世界卫生组织（WHO）推荐将口服补液（oral rehydration solution，ORS）用于儿童严重腹泻和霍乱时的恢复血容量治疗，在不发达国家和地区取得了显著效果。自美国 911 事件以后口服补液又重新受到重视。近年来，国内外学者就口服液体复苏失血或烧伤休克进行了一系列研究表明，在维持血容量、减轻脏器损害、降低病死率等方面可以达到与静脉补液相似的效果。研究还表明口服液成分以葡萄糖-电解质溶液效果较好；胃动力药、维生素 C、高渗盐糖在促进胃对口服液的排空、减轻胃肠组织缺血再灌注损伤以及减少补液量等方面有一定的作用。

口服补液在发挥其部分替代静脉补液的同时，也存在以下问题：①严重烧、创伤休克［>40%全身总体表面积（TBSA）烧伤和 40%血容量失血时］胃肠道血流量锐减，能量代谢障碍，对口服液胃排空和肠吸收能力显著降低、导致伤员对口服补液难以耐受，表现为呕吐或腹泻，而直接影响口服液体治疗的效果；②口服补液与静脉补液同样受到现场水源的限制；③有腹部或胃肠道损伤时不宜采用口服补液。

2. 骨髓腔输液

（1）骨髓腔输液的理论基础

骨髓腔输液的机制与骨组织的发生和解剖有关。人的骨髓内具有 1～2 条较大的静脉窦及分布丰富的静脉窦隙网，血窦中的血液通过横向分布的静脉管道流入中央静脉窦，然后汇入全身静脉汇流系统。骨内静脉通道在外周静脉塌陷时依然保持一定程度的开放，且骨内血窦具有较大的通透性，这为骨内输液给药提供了解剖学基础。另一方面，心脏骤停时，大动脉搏动消失、血压测不出、循环停止，静脉无充盈，心、脑及其他重要脏器遭受缺血缺氧损害，最有效的 CPR 复苏时限为 4～6 分钟。在最短的时间内使复苏药物迅速作用于心脏，是 CPR 进程中重要的技术环节之一。

（2）骨髓腔输液方法的优点

①操作简单、快捷、方便，为抢救争取时间，国内作者也有报告可以在 30～60 秒内建立骨髓输液通路，易于医护人员短时间掌握，其穿刺成功率高达 90%以上。经骨髓输液比较安全，并发症发生率也低；

②任何医务人员经过简单的培训均能掌握这种技术；

③进针准确，用时短，有落空感时取出针芯，用注射器抽吸，见到骨髓液证实在骨髓腔内即可注射药物或与输血器连接；

④骨皮质对穿刺针有固定作用。这种方法在临床上被广泛应用，成功救治了大量的创伤、失血及各类危重病人，发挥了巨大的作用。

（3）骨髓穿刺的方法

根据患者年龄大小选用不同的骨髓穿刺针，进入骨皮质后有落空感，拔出管芯后用注射器回抽，发现有骨髓液后将静脉输液器接到骨髓针上即可输液或给药。目前研究最多和临床采用最多的部位是胫骨近端。大多数研究认为，6 岁以下的儿童适于胫骨骨髓输液，其进针部位为胫骨粗隆下方 1～3cm，可避开骨骺生长板，所覆盖的皮肤和其他组织层薄，也没有大血管、神经和较大肌肉。但成人胫骨骨骼较硬，穿刺时容易滑脱，可采用胫骨中部稍上方处。Warren 等研究表明，胫骨远端、股骨远端、肱骨近端也可作为输液部位，其疗效与静脉相似。用于抢救时的装置由穿刺驱动器（电动或手动）、穿刺针、连通器、腕带等组成，临床 CPR 时操作非常便捷。医师首先要确定置管的位置，比如用触诊的方法确定胫骨粗隆，在其内侧面下 1～3cm 处，约在胫骨粗隆内下方一横指，常规消毒，再确定穿刺部位将穿刺针经皮刺入。垂直并稍向趾部穿入胫骨近端的骨皮质，用轻而捻转或钻孔的动作进针，当感觉到穿刺针前进阻力突然减低时即停止进针，阻力减低即表示已进入骨髓腔。通过针头在骨髓腔中的液体流速与 20G 针头在静脉中的流速相同，药物由针头经骨髓腔能很快到达中央静脉循环，其循环时间较远端肢体静脉更短。美国心脏协会（AHA）、心肺复苏国际指南（I LCOR）均认为，建立骨髓腔内血管通路是抢救心搏骤停病人的标准方法。

（三）有效止血和补充血容量

1. 有效止血

有效止血是维持循环功能稳定的重要内容，只有控制住活动性出血，才有可能对创伤-失血性休克的瓦斯爆炸伤害重伤员进行有效的液体复苏。根据动脉出血呈鲜红色，常随心脏收缩而呈间歇性喷射；

静脉出血多为暗红色，持续涌出；毛细血管损伤出血多为渗血。常用止血方法有指压法、加压包扎法、止血带法。

2. 包扎、固定与止痛

包扎与固定方法参照第十二章第一节。

剧烈疼痛可诱发或加重休克，或造成精神痛苦，故应尽可能止痛。对无昏迷和无瘫痪的伤员可皮下或肌内注射哌替啶（度冷丁）75～100mg 或盐酸吗啡 5～10mg。已有休克或低血压者应用静脉缓慢注射以保证药效。

3. 创伤-失液性休克的液体复苏

创伤休克和其他原因引起的休克均存在有效容量不足及微循环灌流不足的共同特点，因此容量复苏是休克治疗首先需要解决、而且是必不可少的基本措施，以往曾提出"恢复丢失的容量"，现在认为对控制出血休克，以恢复有效循环血量为指导原则，对于有活动性出血者，应尽快止血，手术彻底止血前，给予适量液体，以保持机体基本需要（平均动脉压保持在 50～60mmHg 为宜）。

（1）复苏液体选择

选用何种液体复苏休克，以往争论较多，目前比较一致的看法是晶体液与胶体液两者兼补为宜。单纯葡萄糖液或生理盐水不能作为扩容剂，单纯输注葡萄糖可导致脑、肺水肿，高血糖，低钾，低钠血症。而单纯输注生理盐水可导致高氯血症，加重酸中毒。平衡盐液及高渗盐水有较好的效果，但不能长期单纯使用，应及时输血及补充胶体等。常用的晶体液有平衡盐、高渗氯化钠，胶体液有右旋糖酐和羟乙基淀粉。

1）平衡盐液（乳酸林格液）：其配方为氯化钠 6g，氯化钾 0.3g，氯化钙 0.2g，乳酸钠 3.1g，加注射用水至 1000ml。由于其渗透压、电解质、缓冲碱含量及 pH 与血浆相似，因此是一种有效的维持循环量、提高血压、降低血黏度、增加血液流速、改善微循环、防止不可逆性休克的溶液，但它不能代替输血。单纯大量输注平衡盐液以抗休克，最后导致血红蛋白急剧下降，对危害伤员是不利的，必须及时补充胶体溶液。

2）高渗氯化钠：近年来国内外使用高渗氯化钠（7.5%NaCl）于失血性休克的急救，效果令人瞩目。其特点是输注量少，仅 4ml/kg 体重，提升血压效果好，心率减慢、尿量增加、神志恢复清醒较快。输入 250ml 其效果相当于输注等渗液 2000ml 的复苏效果。其作用机制为输注后使血浆胶体渗透压明显升高，从而把组织间隙及肿胀细胞内的水吸出，扩充血容量，改善微循环及脏器灌流，增加心功能。特别在高原使用时不易发生肺、脑水肿等并发症。高渗氯化钠输注抗休克存在的缺点是有少数病例输注后有出血倾向。因此应注意监测其出凝血参数。近期报道高渗氯化钠与分子量 70kDa 的右旋糖酐伍用，即配成 7.5%NaCl-6%右旋糖酐 70，其抗休克效果较单纯高渗氯化钠效果更好而持续时间更长，输注量仍为 4ml/kg 体重，但对维持机体平均动脉压（MAP）、心输出量、氧耗量、脏器血流量及存活率均较单纯等量的 7.5%NaCl 为好，且其用量仅为乳酸林格液的 1/10。应急条件下使用时其优点为易制备和储存，体积小，效果好。存在的缺点是右旋糖酐输注后有少量患者可发生过敏反应或休克，此外输注右旋糖酐后干扰配血，因此必须在输注前即抽取血标本配血。

3）右旋糖酐：具有较强的胶体渗透压，目前常用的为中分子右旋糖酐（分子量为 70～80kDa）。每输注 1g 可使 20～50ml 的组织间液渗入血管内，并能较长时间维持其胶体渗透压。中分子右旋糖酐在血循环内的半减期为 12～24 小时，因此具有良好的扩容作用。而且输注后可降低血黏度及血小板的黏附性，有利于疏通微循环，因此右旋糖酐已是临床抗休克常用的胶体溶液。右旋糖酐输注的缺点是有少量患者对输注右旋糖酐有过敏反应，输注后在血循环内可改变Ⅷ因子和血小板的特性而影响血凝，使部分创伤伤员特别是有广泛软组织损伤的伤员易引起渗血，所以输注量一般不超过 1500ml，以免出现出血倾向。

4）羟乙基淀粉：具有良好的血浆增容作用，减少血浆黏稠度，改善微循环，输注后过敏反应的发生率远比右旋糖酐为低且不影响配血。目前临床已有多个高分子量（200kDa）羟乙基淀粉产品，如德国的 HyperHAES（7.2%NaCl－6%HES200/0.5）、匈牙利的 Osmohes（7.2%NaCl－10%HES200/0.5）和奥地利的 Hyperhes（7.5%NaCl－6%HES200/0.66）。

5）生命维持和细胞保护药物

在战场、突发事故和灾害现场，既无输液条件、又无水源时，如果能用药物提高伤员对休克的耐受能力，保护休克状态下的组织细胞，维持生命脏器的功能，延长伤员的存活时间，就能为安全转运和后继治疗争取时间。

目前有一定前景的药物主要有精氨酸加压素（arginine vasopressin）、丙戊酸（valproic acid）和乌司他丁（uli nastatin）等。国外的研究表明，精氨酸加压素（arginine vasopressin）能升高非控制性失血性休克伤员的血压，使血液从腹腔失血部位向心、脑等生命器官转移，减少复苏液体需求。有多项研究显示，抗癫痫的常用药丙戊酸（valproic acid）能提高致死性失血或创伤休克动物的存活。我国的研究也证明在无静脉输液条件下丙戊酸能有效维持 50%TBSAⅢ。由于丙戊酸是一种组蛋白去乙酰基酶抑制剂，其抗休克机制可能与其能抑制组织促炎基因表达和 NF－K B 活性、抑制心肌、肝细胞和神经细胞凋亡，促进 HSP70 和超氧化物歧化酶（SOD）等保护性蛋白的表达有关。蛋白酶抑制剂乌司它丁由于有强大的抗炎作用，可能通过抑制微血管通透性增加，减少烧伤休克时血管内的液体丢失和补液量，提高伤员对烧伤休克的耐受能力。氧自由基清除剂依达拉奉对提高致死性失血性动物的存活率也有显著效果。

（2）休克的液体复苏原则

严重创伤休克液体复苏，以往强调充分扩容，并强调早期输注胶体液及全血。根据严重创伤休克病理生理特点及病程经过，目前对液体复苏提出了新的看法，其要点是把严重创伤休克病程分为三个阶段，根据各阶段病理生理特点采取不同的复苏原则与方案。

第一阶段为活动性出血，从受伤到手术止血，约 8 小时，此期的主要病理生理特点是急性失血/失液。治疗原则主张用平衡盐液和浓缩红细胞复苏，比例为 2.5∶1，不主张用高渗盐液、全血及过多的胶体溶液复苏。不主张用高渗盐液是因为高渗溶液增加有效血容量，升高血压是以组织间液、细胞内液降低为代价的，这对组织细胞代谢是不利的；不主张早期用全血及过多的胶体液是为了防止一些小分子蛋白质在第二期进入组织间，引起过多的血管外液体扣押，同时对后期恢复不利，如病人大量出血，血红蛋白很低，可增加浓缩红细胞的输注量。另外由于此期交感神经系统强烈兴奋，血糖水平不低，此期可不给葡萄糖液。

第二阶段为强制性血管外液体扣押期，历时约 1～3 天，此期的主要病理生理特点是全身毛细血管通透性增加，大量血管内液体进入组织间，出现全身水肿，体重增加。此期的治疗原则是在心、肺功能耐受情况下积极复苏，维持机体足够的有效循环血量。同样此期也不主张输注较多的胶体溶液，特别是白蛋白。值得注意的是此期由于大量血管内液体进入组织间，有效循环血量不足，可能会出现少尿，这时不主张大量用利尿剂，关键是补充有效循环血量。

第三阶段为血管再充盈期，此期机体功能逐渐恢复，大量组织间液回流入血管内。此期的治疗原则是减慢输液速度，减少输液量，同时在心、肺功能监护下可使用利尿剂，必要时可补充一定的胶体溶液，以促进组织间液的回收。

（3）休克液体复苏时间

传统观点认为，创伤休克低血压，应立即进行液体复苏，使用血管活性药物，尽快提升血压。但近来却提出了延迟复苏的概念，即对创伤失血性休克，特别是有活动性出血的休克病人，不主张快速给予大量的液体进行复苏，而主张在到达手术室彻底止血前，应给予少量的平衡盐液维持机体基本需要，在手术彻底处理后再进行大量复苏。若过早使用血管活性药物、抗休克裤、平衡盐液或高渗盐液提升血压（即刻复苏）并不能提高病人的活存率，事实上有增加死亡率和并发症的危险。

(4) 复苏标准

以往通常用心输出量（CO）和心脏指数（CI）作为休克病人的复苏指标，但近年来研究表明，严重创伤休克、脓毒休克的病人，组织细胞缺血、缺氧并非单纯血供不足所致，而是与组织的氧供（DO_2）和氧摄取（VO_2）有密切关系，所以近年来休克病人的复苏除用CI作为复苏标准外，有学者提出了用DO_2和VO_2作为复苏标准的观点，且强调DO_2和VO_2复苏达超常值，同时强调用血乳酸盐和碱缺失作为复苏标准。

常用的提高DO_2、VO_2的方法包括：①充分扩容，提高有效血容量；②使用正性肌力药物（多巴胺、多巴酚丁胺）；③应用血管收缩剂（肾上腺素、去甲肾上腺素、去氧肾上腺素）；④改善通气，维持动脉血氧饱和度。值得提出的是，严重创伤休克、脓毒休克属高排低阻或输液、多巴胺治疗失败的休克病人可使用血管收缩剂。肾上腺素、去甲肾上腺素、去氧肾上腺素在一定范围内使用超常规剂量可改善脓毒休克、全身炎症反应综合征的血流动力学指标，提高DO_2和VO_2。

关于肾上腺素的剂量，1992年美国心脏协会（AHA）的心肺复苏指南仍建议首次静脉推注肾上腺素的剂量为1mg，而且提出两次应用肾上腺素的时间间隔为3～5分钟。如果应用1mg肾上腺素无效，可以静脉推注较大剂量肾上腺素，其方式可以逐渐增加剂量（1，3，5mg），直接使用中等剂量（每次5mg，而不是原来的1mg），也可根据体重增加剂量（0.1mg/kg）。

去甲肾上腺素使用静滴的方法，临用前稀释，每分钟滴入4～10μg，根据病情调整用量。可用1～2mg加入生理盐水或5%葡萄糖100ml内静滴，根据情况掌握滴注速度，待血压升至所需水平后，减慢滴速，以维持血压于正常范围。如效果不好，应换用其他升血压药。对危急病例可用1～2mg稀释到10～20ml，缓慢推入静脉，同时根据血压以调节其剂量，待血压回升后，再用静滴维持。

去氧肾上腺素为α型肾上腺素能受体兴奋剂，主要增加外周血管阻力，使血压升高，除直接兴奋α-受体外，也能促使去甲肾上腺素的释放。其作用比去甲肾上腺素弱而持久。肌注后10～15分钟显效，可维持1小时，静注后可维持20min，口服有效，但吸收不规则。皮下或肌注：每次3～10mg，1～2小时1次，极量：每次10mg，每日50mg，小儿每次0.1～0.25mg/kg。静注：每次0.25～0.5mg以0.9%氯化钠注射液稀释到10ml。缓慢静注。极量：每次0.5mg，每日2.5mg静滴；用10～20mg以5%葡萄糖注射液或灭菌生理盐水100～500ml稀释后滴注。

多巴胺的推荐剂量：每分钟5～20μg/kg，超过每分钟10μg/kg可以导致体循环和内脏血管的收缩，更高剂量的多巴胺对一些病人可引起内脏灌注不足的副作用。多巴胺每分钟2～4μg/kg用药剂量时，主要起多巴胺样激动剂作用，有轻度正性肌力作用和肾血管扩张作用。每分钟5～10μg/kg用药剂量时，主要起β_1、β_2受体激动作用，此外，在这个剂量范围内5-羟色胺和多巴胺介导的血管收缩作用占主要地位。每分钟10μg/kg用药剂量时，α-受体激动效应占主要地位，可以造成体循环和内脏血管收缩。

四、主要部位伤的处理原则

一些严重影响呼吸、循环的部位伤，应在瓦斯爆炸伤害现场得到及时的积极有效处理，才能保证瓦斯爆炸伤害伤者呼吸、循环功能的有效维护，为瓦斯爆炸伤害伤员的安全转送提供条件。

（一）颈部损伤

颈部损伤最大的危险是上呼吸道梗阻引起的窒息，颈部大血管破裂所致大出血，颈椎损伤引起高位截瘫导致呼吸肌麻痹致呼吸衰竭。若抢救不及时死亡率很高。现场抢救的主要措施有：

1. 颈部制动　对所有颈部严重损伤的瓦斯爆炸伤害伤员都要想到有颈椎骨折的可能，在头颈两侧以沙袋制动，防止伤员头部左右摇摆以免加重颈椎损伤。

2. 保持呼吸道通畅。

3. 颈部大血管出血的急救处理。

（二）胸部伤

瓦斯爆炸伤害所致胸部伤的急救原则主要为：尽快恢复胸膜腔的完整性和呼吸道的通畅，防治休克和维持循环功能。

1. 胸廓骨折

瓦斯爆炸后，有胸痛，尤在深呼吸及咳嗽时加重；局部压痛，有时可触及骨擦音、间接挤压胸廓时骨折部位疼痛；多根多处肋骨骨折时可见局部凹陷畸形及反常呼吸运动；X线检查可确诊。处理措施主要有：对多根多处肋骨骨折有大面积浮动胸壁者，可施行胸壁固定术；适当应用抗生素以预防感染。

2. 创伤性血胸

受伤后有胸痛、咳嗽或咯血，中等量以上血胸可有失血性休克表现，伤侧下胸部浊音、呼吸音减弱或消失，血胸量多者纵隔向健侧移位，伤侧肋间饱满，胸腔穿刺可抽出不凝血；如积液量较多，则可行闭式引流。对进行性血胸伴有休克者，应在积极抗休克救治的同时，准备开胸探查，进行手术止血，术后置胸腔闭式引流。

3. 创伤性气胸

分为闭合性气胸、张力性气胸和开放性气胸3种类型。

（1）闭合性气胸：表现为不同程度的呼吸困难、胸闷、伤侧呼吸音减弱，叩诊呈鼓音，气管偏向健侧，立位胸部X线片显示伤侧肺不同程度萎陷，胸腔内积气。对于肺压缩小于30%，且临床症状轻者可严密观察；有明显临床症状者，应行胸腔穿刺抽气术；气胸量大，或胸穿后肺仍萎陷者，应行胸腔闭式引流。

（2）张力性气胸：表现为进行性加重的呼吸困难，可伴有休克；伤侧叩诊呈鼓音，呼吸音消失，气管偏向健侧，可伴有纵隔气肿和皮下气肿；X线胸片显示无肺纹理及大量气胸症状。对于张力性气胸应行胸腔闭式引流术，或采用无水封瓶的单向管引流或持续负压吸引；对胸腔闭式引流后症状无改善，气胸仍不断发展者，应开胸探查；对严重纵隔气肿者可行纵隔切开术。

（3）开放性气胸：表现为严重的呼吸困难并伴有创伤性休克；胸壁组织缺损，有时可闻及胸壁气体进出的嘶嘶声；X线胸片显示伤侧有肺萎陷、纵隔偏向健侧。救治时首先封闭胸壁伤口，变开放性气胸为闭合性气胸；随后行胸腔闭式引流术；在经输血、输液抗休克，全身情况改善后，在气管插管下行清创和封闭胸腔手术。

4. 心脏穿透伤和急性心脏压塞症

主要表现为休克症状，血压低，脉压小，周围循环呈衰竭状态，颈静脉怒张（吸气时更明显），心音低远；心包穿刺可抽出心包积血，同时因减轻了心包内压力，症状缓解。超声波检查有助于诊断。救治措施主要为在局麻下做心包穿刺术，抽出积血；必要时开胸行心脏缝合修补术。有心功能紊乱者可用洋地黄及抗心律失常药物。

五、现场心肺复苏术

心搏呼吸骤停和意识丧失，是煤矿瓦斯爆炸伤害现场救治中最紧急的危险情况，心肺复苏术（cardiopulmonary resuscita-tion，CRP）就是针对此种危急状况所采用的急救措施，心跳、呼吸突然停止后，循环终止。由于脑细胞对缺氧十分敏感，一般在循环停止后4～6min大脑即发生严重的甚至不能恢复的损害，因此必须争分夺秒，积极进行现场心肺复苏的抢救。

（一）心搏呼吸骤停的判断

突然的意识丧失，大动脉搏动消失，胸腹部起伏消失，鼻腔无气体逸出，双侧瞳孔散大，眼球固定，口唇发绀，面色苍白，全身肌肉松软。

（二）徒手心肺复苏的操作方法

《2010美国心脏协会心肺复苏及心血管急救指南》中，建议将成人、儿童和婴儿（不包括新生儿，请参见“新生儿复苏”部分）的基础生命支持程序从A-B-C（开放气道、人工呼吸、胸外按压）更改为C-A-B（胸外按压、开放气道、人工呼吸）。

C（Circulation）：判断心搏是否存在及胸外按压。

如果触摸伤员颈动脉或股动脉无搏动（又无意识），则应进行胸外心脏按压。为了争取时间，在危急情况下，甚至可以不用进行判断立即施行胸外心脏按压。胸外心脏按压要求定位、姿势，按压速率、且手法正确。伤员平卧于硬质木板或硬板床上，术者一只手放在伤员胸骨中下1/3交界处，另一只手交叉重叠在下面一只手背上，有节律地将胸骨向下压至少5cm，按压速率至少为每分钟100次，保证每次按压后胸部回弹，尽可能减少胸外按压的中断。胸外心脏按压和人工呼吸的比例：30：2（图7-9，表7-1）。

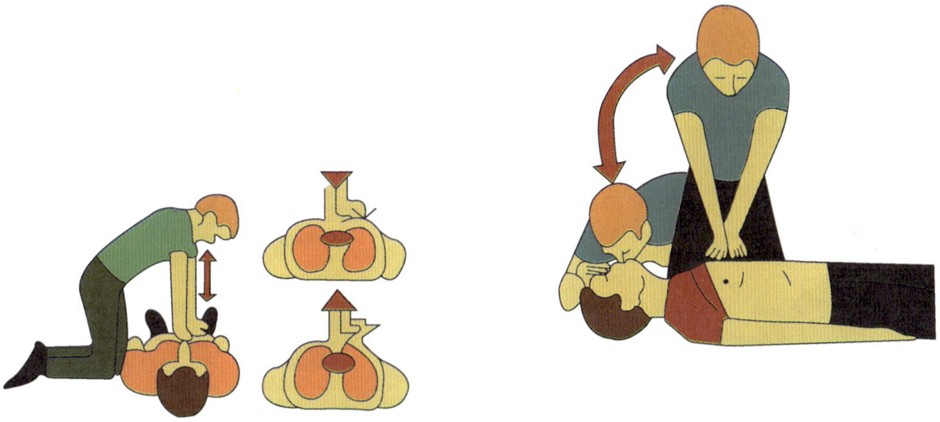

图7-9　胸外心脏按压

A（Assessment +airway）：判断神志、开放气道、确定有无自主呼吸。

（1）迅速确定伤员是否存在意识（判断神志）：呼叫或轻拍伤者面部。

（2）迅速使伤员处于平卧位（放置体位）。

（3）如果伤员昏迷，则应畅通呼吸道，清除口腔异物，头后仰、举颌，可能时行环甲膜穿刺或气管内插管。

畅通呼吸道/开放气道（图7-10）

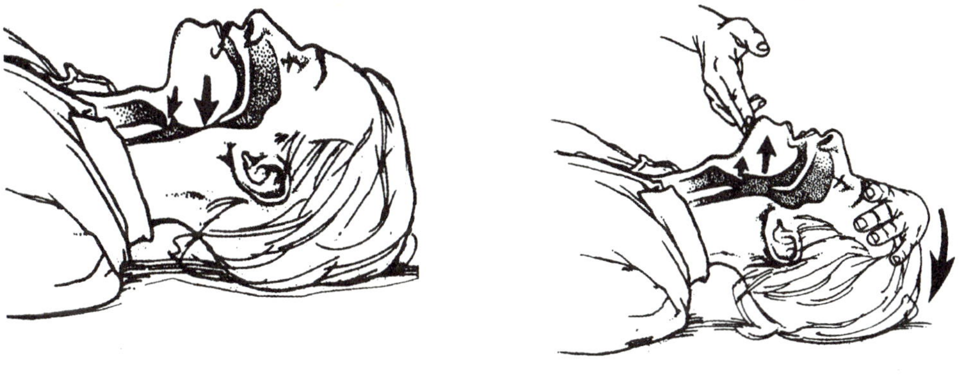

图7-10　仰头/举颏法以畅通呼吸道

成功复苏的最主要动作是立即开放气道。舌和/或会厌部肌肉因缺乏张力会分别阻塞咽和喉部。舌后坠是意识不清病人气道阻塞的最常见原因。吸气时，气道内产生负压，这时舌或会厌或两者均可能形成阀门式机制阻塞气管入口造成阻塞。由于舌连于下颌，将下颌前移后可使舌部抬起而离开咽后部并开放气道。

B（Breathing）：即人工呼吸。

（1）如果伤员自主呼吸停止，则维持头部后仰位。

（2）进行人工呼吸：口对口呼吸（成人），口对鼻呼吸（口腔有阻），也可用简易呼吸器。

（3）口对口人工呼吸：在保持患者仰头抬颏的前提下复苏者用拇指和示指捏住病人鼻孔，深吸气后，用双唇密封包住患者的嘴，向其口腔全力吹气两次，每次吹气量为800～1200ml。吹气速度均匀，保持肺膨胀压低于20cmH_2O（抢救者用眼睛余光观察患者胸部，操作正确应能看到胸部有起伏并感到有气流逸出）。继而以大约每秒钟1次的速率进行人工呼吸，直至获得其他辅助通气装置或病人恢复自主吸。最好有两位抢救人员在场，则可与胸外心脏按压同时进行（图7-11）。

（4）单人施救者的按压-通气比率为30∶2，安装辅助呼吸装置后后，可按照大约每6至8秒钟1次呼吸的速率进行人工呼吸（每分钟大约8至10次呼吸）。应避免过度通气。

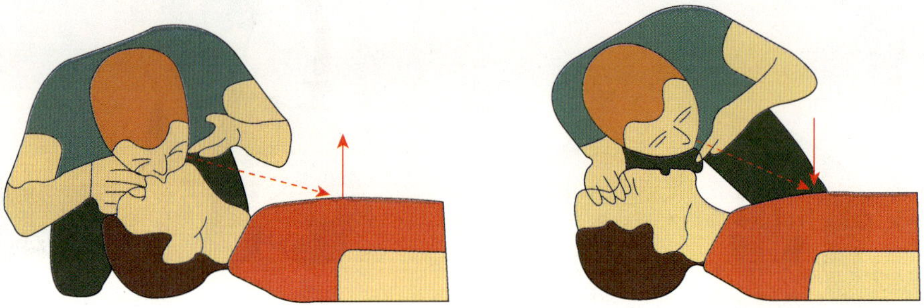

图7-11　口对口人工呼吸

（三）密闭面罩或气管内插管

施术者一只手的拇指和示指握住面罩，紧扣在伤员面部，另三指托起下颌，用呼吸囊或呼吸机做人工呼吸。密闭面罩呼吸时，最好向食管内插入带气囊的导管，以防呼吸时气体入胃或胃内容物反流至肺内引起误吸。

值得注意的问题：一是取消既往心肺复苏程序中在开放气道后“看、听和感觉呼吸”以评估呼吸的环节，医务人员检查反应已发觉心脏骤停症状时会快速检查呼吸。在进行30次按压后，单人施救者开放患者的气道并进行2次人工呼吸。二是施救者应继续实施心肺复苏，直至AED到达且可供使用，或者急救人员已接管患者。

表7-1　成人、儿童和婴儿的关键基础生命支持步骤

	建议		
内容	成人	儿童	婴儿
识别	无反应（所有年龄）		
	没有呼吸或不能正常呼吸（即仅仅是喘息）	不呼吸或仅仅是喘息	
	对于所有年龄，在10秒钟内未扪及脉搏（仅限医务人员）		
心肺复苏程序	C-A-B		
按压速率	每分钟至少100次		

续表

	建议		
内容	成人	儿童	婴儿
按压幅度	至少 5 厘米	至少 1/6 前后径 大约 5 厘米	至少 1/6 前后径 大约 4 厘米
胸廓回弹	保证每次按压胸廓回弹 医务人员每 2 分钟交换一次按压职责		
按压中断	尽可能减少胸外按压的中断 尽可能将中断控制在 10 秒钟以内		
气道	抑头　　法（医务人员怀疑有外伤：　　　　　）		
按压-通气比率 （置入高级气道之前）	30∶2 1 或 2 名施救者	30∶2 单人施救者 15∶2 2 名医务人员施救者	
通气：在施救者未经培训或经过培训但不熟练的情况下	单纯胸外按压		
使用高级气道通气（医务人员）	每 6 至 8 秒钟 1 次呼吸（每分钟 8 至 10 次呼吸）* 与胸外按压不同 大约每次呼吸 1 秒时间 明显的胸廓隆起		
	尽快连接并使用 AED。尽可能缩短电击前后的胸外按压中断；每次电击后立即从按压开始心肺复苏。		

编写：AED，自动体外除颤器；AP，前后；CPR，心肺复苏；HCP，医务人员。

*：不包括新生儿，因为新生儿的心脏停搏病因几乎都是窒息。

（四）电除颤

大多成年人心脏骤停的原因是心室颤动，早期除颤是提高心脏骤停存活率的关键，越早存活率越高。有报道，室颤发生后，每延迟 1 分钟，其死亡率增加 7%～10%。最好是在倒下后不到 3 分钟内给予电击救治。为了提高电除颤成功率，可先予肾上腺素 1mg 静脉推注，以使细颤变成粗颤增加电除颤成功率。

电除颤方法：

（1）将两块电极板涂上导电糊或盐水纱布作垫子，再将两块电极板分别放在右胸第二肋间隙的锁骨中心上和左胸乳头外侧的腋中线上。前-侧电极位置是合适的默认电极片位置。可以根据个别患者的特征，考虑使用任意三个替代电极片位置（前-后、前-左肩胛以及前-右肩胛）。将 AED 电极片贴到患者裸露的胸部上任意四个电极片位置中的一个都可以进行除颤。新的数据证明，四个电极片位置（前-侧、前后、前-左肩胛以及前-右肩胛）对于治疗心房或心室心律失常的效果相同。

（2）最好使用双相波除颤器，如果没有也可以使用单相波除颤器。

（3）进行单次电击之后立即进行心肺复苏而不是连续电击以尝试除颤。

（4）选择电能量，首先用200J，若不成功，立即进行徒手心肺复苏准备进行第二次电除颤；第二次电除颤能量可增加至250J，仍不成功时，立即徒手心肺复苏，同时静脉推注肾上腺素；第三次电除颤能量可增加至300J，最大可用360J。对心室电除颤，必须选择非同步除颤（图7－12）。

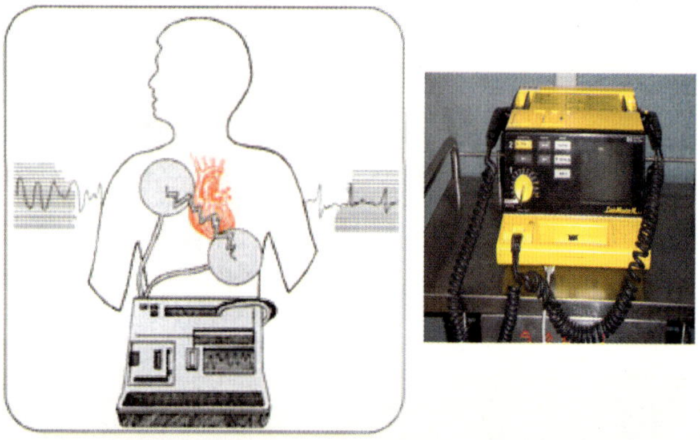

图7－12　电除颤

（五）心脏起搏

对于无脉心脏骤停患者，并不建议将起搏作为常规处理。对于有脉搏但有症状的心动过缓患者，医务人员应准备好为对药物无反应的患者进行经皮起搏。如果经皮起搏失败，经过培训、有经验的操作者可以开始经中心静脉心内起搏。

（六）药物复苏

近年来用于心肺复苏的药物变化较快，到目前为止，只有肾上腺素仍是首选药物。不少药物在临床实践与研究中，或被淘汰，或已不作为首选药物。曾经在我国盛行一时的“三联针”（联合用肾上腺素、去甲肾上腺素和异丙肾上腺素）和“新三联针”（联合用肾上腺素、异丙肾上腺素和阿托品或利多卡因），既无充分的理论依据，亦无肯定疗效。而且其中有的药物，因弊多利少，被建议不用于复苏。“三联针”及“新三联针”应废用。目前，提倡心肺复苏药物的使用要基于其他急救措施，如基本生命支持、气道管理、电除颤之后，才尽快进行药物复苏。

在这里值得说明的是心内注射的问题。心内注射的优缺点：优点是起效快，作用强而迅速。缺点是有导致冠状血管撕裂、心包填塞、气胸的危险，给复苏后期处理增加困难，且心内注射时要中断胸外按压和通气。由于中心静脉和气管内给药与心内注射给药比较，其复苏成功率、血药浓度均无明显差别，因此，目前认为心内注射给药只能用于开胸心脏按摩或无其他给药途径时。

1. 肾上腺素　为α、β受体兴奋剂。α受体可增加心肌和大脑的灌注量，促使心肌恢复自主循环。β受体在自主循环恢复后，增强心肌的收缩性、自律性、自主起搏性和心率。使室颤波由细变粗无效时，每隔3～5分钟重复静脉注射，量可增大，以提高电除颤效果。常用量为1mg静脉注射或稀释后气管内喷雾，尽管近年有大剂量静脉使用该药的报道，但因其对心肌的抑制作用，仍应严格掌握使用剂量。

2. 利多卡因　能提高心室纤颤阈值，促进电除颤的效应。经徒手心肺复苏和电除颤无效时可用作首选药物。使用方法为，首次剂量1～1.5mg/kg静脉注射，以快速达到和维持利多卡因的治疗水平，再根据需要每5～10分钟静脉注射0.5～1.5mg/kg，总量3mg/（kg·d）。心律失常好转后，可以1～4mg/min静脉滴注维持。休克、肝功能障碍和70岁以上老年伤员，使用利多卡因的剂量要减半。

3. 溴苄胺　溴苄胺适用于对电除颤、肾上腺素、利多卡因治疗无效的心室颤动和室性心动过速伤员。顽固性室颤时，可以 5～10mg/kg 加入 5%葡萄糖液 40ml 中静脉注射，随后做电除颤；若持续室颤，剂量可增至 10mg/kg，每 5 分钟重复一次，总剂量不超过 30mg/kg。有效果时，以 1～2mg/min 静脉滴注维持。

4. 碳酸氢钠 为碱性药物，对代谢性酸中毒有效。通常不在心肺复苏早期使用，当心脏经过复苏无效时，每 10 分钟给 1mmol/kg。必须保证在足够通气的情况下用药，最好能根据血气分析监测给药。

5. 纳洛酮 为吗啡受体拮抗剂，可有效对抗心脏骤停后产生的内源性吗啡样物质介导的各种效应，从而起到消除呼吸抑制、增加呼吸频率和催醒的作用。该药副作用小，心肺复苏时可尽早使用。剂量为 2mg 静脉注射，若未显效，30 分钟后可重复使用，或用 0.4～0.8mg/h，持续静脉滴注。

（七）脑复苏

心跳呼吸停止后 2～4 分钟，脑内葡萄糖和糖原耗尽，4～5 分钟则 ATP 耗尽，细胞膜的钠泵运转失灵，细胞内钠堆积，水分进入细胞内导致细胞肿胀。缺氧导致毛细血管通透性增加，间质水肿、肿胀和水肿导致颅内压力增高，血循环发生障碍，加重缺氧，进一步出现脑组织变性、坏死。因此，衡量复苏的结果还要看脑功能恢复的状况。在急救复苏中，脑复苏已经越来越受到重视。脑复苏的措施有：

1. 维持有效脑灌注压 适当升高血压，避免细胞产生灶性缺血现象。可应用肾上腺素，快速输液和血管活性药物以提高血压。

2. 控制性过度换气 使血内 CO_2 浓度下降，受损害轻的脑组织的血管收缩，使血液流向受损害重的脑组织血管床，改善局部血液供应，有利于组织细胞恢复。

3. 低温 通过头部降温可降低脑代谢，减少脑组织的氧耗，减轻脑水肿，降低颅内压。如戴冰帽、冰碴包绕头部等，使局部温度降低至 33～35℃。

4. 脱水 一般用 20%甘露醇 150～250ml 静脉滴注，每 8 小时一次，如果在间隔中加用 50%葡萄糖 50ml 静脉注射，效果更好，但要注意电解质紊乱的调整和肾功能的保护。

5. 肾上腺皮质激素 可保持血脑屏障和毛细血管的完整性，改善脑循环功能，防止细胞膜自溶和坏死。常用地塞米松，首次 1mg/kg，然后 0.2mg/kg，每 6 小时一次，使用 3～5 天。

6. 改善脑细胞代谢的药物 如能量合剂、维生素 C、活脑素等，通常使用 5～7 天。

7. 钙离子拮抗剂 如尼莫地平等药，可减轻脑缺血后血管痉挛，改善脑缺氧。

8. 高压氧舱 可提高血氧张力，纠正脑缺氧，减轻脑水肿，降低颅内压，提高复苏成功率。

参考文献

[1] 王一镗，刘中民．灾难医学．镇江：江苏大学出版社，2009.

[2] 王正国．灾难和事故的创伤救治．北京：人民卫生出版社，2005.

[3] 李 鳌．现代创伤学．北京：人民卫生出版社，1996.

[4] 张文武等．危重病医学．天津：天津科技翻译出版公司，1996.

[5] Field JM, Hazinski MF, Sayre M, et al. Part 1: Executive Summary of 2010 AHA Guidelines for CPR and ECC. Circulation. In press.

[6] Hazinski MF, Nolan JP, Billi JE, et al. Part 1: Executive Summary: 2010 International Consensus on Cardiopulmonary Resuscitation and Emergency Cardiovascular Care Science With Treatment Recommendations. Circulation. In press.

[7] Nolan JP, Hazinski MF, Billi JE, et al. Part 1: Executive Summary: 2010 International Consensus on Cardiopulmonary Resuscitation and Emergency Cardiovascular Care Science With Treatment Recommendations. Resuscitation. In press.

[8] Kouwenhoven WB, Jude JR, Knickerbocker GG. Closed-chest cardiac massage. JAMA. 1960; 173: 1064-1067.

[9] Kilgannon JH, Jones AE, Shapiro NI, et al. Association between arterial hyperoxia following resuscitation from cardiac arrest and in-hospital mortality. JAMA. 2010; 303: 2165-2171.

[10] Surawicz B, Childers R, Deal BJ, et al. AHA/ACCF/HRS Recommendations for the Standardization and Interpretation of the Electrocardiogram, Part III: Intraventricular Conduction Disturbances. Circulation. 2009; 119: e235-e240.

（闫宏伟　李世波）

第八章　瓦斯爆炸伤害者的ICU内管理与治疗

瓦斯爆炸伤害者通常都送往ICU进行监护与治疗。在ICU可充分发挥专职ICU医护人员及各监测仪的优势，加强全身各系统重症监护的力度，在重要脏器功能出现障碍的早期，及早发现并予以纠正，因而可抢救许多病人的生命，减少高分值ISS病人的病死率，这在普通病房是无法办到的。因此，为了有效救治瓦斯爆炸伤害后的并发症，提高治愈率，降低死亡率，对瓦斯爆炸伤害病人进行重症监测治疗是非常必要的。

一、ICU的组织与建设

1. 创伤ICU的模式

作为一个独立的专业，目前ICU更倾向于向综合性的、全专业化的方向发展。由于我国矿山各医院的条件差别比较悬殊，因此各类ICU均有其合理存在的基础，很难而且也不应当强求某一固定模式。无论何种模式的ICU，必须是以实践危重病医学为己任，离开这一宗旨就不称其为ICU了。

2. ICU的职责及与专科间的关系

专业化的ICU是完全独立的科室，ICU医师将全权负责病人的医疗工作。但同时ICU又是高度开放的、与专科联系最广泛和密切的科室，因此专科医生应参与并协助ICU的治疗，特别对专科问题，专职医师负有直接和主要的责任。一般要求专科医师每天至少一次巡视本专科的病人，并向ICU医师提出要求和建议；ICU医师也有义务将病情和治疗计划详细向专科报告，以取得理解和支持。无论在任何时候，ICU医师请求专科会诊时，专科医师均应及时到场。对待ICU切忌两个极端：一是缺乏信任，指手画脚，事事干预；二是完全依赖，将病人弃之不管。这两种态度都是源于对ICU的功能缺乏了解。

3. ICU常用物品的配备

①常备抢救物品：各种缝合包、穿刺包及包扎物品，建立人工气道所需的全套物品，完好的氧气设备，带有有创或微创血流动力学监护的多功能监护仪，吸引器，抢救车，除颤起搏器，机械通气设备，血滤机，电脑输液泵及其支架，双套的氧气和负压等。②ICU的（抢救）病床应是手摇式三折床，设有护架，可移动和锁定（病房内备有一块100cm×70cm硬木板）。③无菌物品必须有醒目的标签，摆放的位置必须绝对固定。④ICU的抢救药品必须编号，定量、定品种、定位、专人管理。⑤ICU备有各种型号的电源插座，并有定期消毒设备。⑥ICU的任何仪器设备均处在应急状态，如仪器的调节阀均在使用指数位置上，使之接通电源后即可使用。2006年中华医学会重症医学分会制定了《中国重症加强治疗病房（ICU）建设与管理指南》，可以参照此指南进行ICU病房的设置。

4. 护理成员的要求及分工

在ICU工作的护理人员一般要求临床工作5年以上，动作轻快，思维敏捷，责任心强，能胜任各项复杂的护理工作，做到岗位相对的固定、分工明确，配合默契，对基础知识与临床技能掌握程度的要求均超过普通的专科护理人员。

（1）ICU护士工作除常规规定的内容以外主要负责循环系统的复苏与监测、呼吸道和人工气道的管理、病情的观察与记录，熟悉床旁血液净化的操作与管理。

1）首先建立近心的大静脉通路。

2）保持呼吸道通畅、在尽量减少不良影响的同时进行良好的呼吸道引流。

3）正确地给氧或应用人工呼吸机。

4）配合医生完成各种检查，如导尿、气管插管、气管切开等。

5）做好病情观察及重症记录。

6）执行口头医嘱，护士要重复一遍，过后医生补充。

7）执行与医师间的病情通报并做及时记录。

（2）辅助护士由护士长担任，负责抢救的现场指挥，并协助抢救护士完成各项治疗，负责与有关部门取得联系。

（3）机动护士主要负责抢救的联系工作，如与血库、家属联系，请会诊，术前准备，护送手术室，护送到CT、MRI室等进行特殊检查等。

二、ICU程序化护理管理

1. 建立静脉通道　各种危重创伤病人（有效循环血量不同程度减少，颅脑损伤脑疝形成等）只要没有禁忌证或其他特殊情况，原则上均应迅速建立深静脉通道，以锁骨下静脉为首选。

2. 保持呼吸道通畅　给氧的流量一般为2～4L/min。但我们也注意到不适当的给氧有时会导致严重的后果，这其中主要是给氧后对低通气的掩盖。呼吸道有血块或异物堵塞呼吸，应彻底清除，若遇昏迷伴舌后坠的病人应用舌钳拉舌，并尽可能保持保护性体位以维持呼吸道的畅通和预防误吸的发生；对严重呼吸困难或呼吸衰竭者应（立即）尽早建立人工气道（行气管插管或气管切开），加压给氧或使用人工呼吸机，在给氧过程中要严密观察给氧效果。

3. 病情观察　必须严密监护体温、脉搏、呼吸、血压、中心静脉压等生命体征的变化。

4. 监测意识与瞳孔的变化　意识与瞳孔的化是脑损害程度与病情发展趋势的重要标志。如病人有意识障碍，喷射性呕吐、双侧瞳孔不等大，提示有颅内血肿的存在；如病人意识障碍进行性加重，一侧瞳孔明显散大，对光反射消失，血压升高、脉搏缓慢、呼吸不规则，提示有脑疝发生。应立即给予20％甘露醇250ml静脉注射，报告医生处理。我们建议早期要缩短检查与记录意识与瞳孔变化的时间间隔至15到30分钟，并且期间禁止应用镇静和扩瞳药物。

5. 体温、脉搏、呼吸、血压的监测　严密观察生命体征的变化是掌握病情变化的主要手段。

6. 全面监测　皮肤色泽、状况、出汗、瞳孔、神志、四肢与躯干的活动、精神、定向力。

7. 尿量、尿比重及尿pH监测　尿量的多少反映肾功能的情况。正常尿量为1ml/（kg・h）以上，小儿＞400ml/24h。

8. 中心静脉压测定　是容量评估和指导补液量和补液速度时的重要参考。

9. 中心静脉血气与血乳酸的监测　是比中心静脉压、血压和尿量更有指导意义的复苏监测方法。

三、ICU监测分级

1. 三级监测适用于经过积极治疗，已脱离危险的恢复期病人和大手术后的病人，生命指征平稳，但仍需要在ICU观察治疗者。其监测内容属ICU常规监测项目，包括：心电、无创血压、脉搏、呼吸、体温、尿量、液体出入平衡，每日或隔日测血、尿、便常规，血生化、血糖、血气、肝功、尿素氮及床旁胸片等。

2. 二级监测适用于具备一个脏器衰竭的指征，需进行受损脏器支持治疗者。其监测项目包括并增加ICU常规监测项目的频度。并根据受损脏器，重点选择相应的监测项目，如血流动力学监测，呼吸功能监测，肝、肾功能监测，脑功能监测等诸项指标。并根据病情，随时检查，随时记录。对可能继发的其他脏器功能改变，也应采取针对性的监测手段，以便于及时采取保护和治疗措施。必要时做造影、超声及CT等检查，以协助诊断和治疗。这种病人对护理要求高。

3. 一级监测适用于两个以上脏器衰竭的病人，这种病人病情重、死亡率高。其监测项目除包括常规项目及受损脏器功能监测外，对其他脏器功能亦应进行全面检测，以病情的进展，随时检查，随时记录。并需每日测体重，计算热、氮平衡，观察每小时甚至每分钟尿量。检测项目中，有创监测多，必要时可做连续颅内压监测。这种病人，病情变化快，而且复杂，对护理的要求更高。

四、创伤病人的监护

对于多发伤、复合伤的患者，多数都要被送入ICU进行特殊监护与治疗，需要注意的是主管医生和ICU的医护人员都应该多用头脑和双手去观察和治疗病人，决不能做仪器的奴隶，每日定时对病人进行从头到脚的全面体格检查，以发现监护仪发现不了的问题。通常需要监护以下项目：

1. 意识和一般状况

对病人的一般状况的观察是ICU最基本的监护指标，意识状况、瞳孔大小和对光反射、呼吸状况、皮肤干燥程度和温度、末梢循环状况等都能反映病人的总体情况和病情变化。

意识状态分为5级：清醒、嗜睡、昏睡、浅昏迷和深昏迷。烦躁和谵妄是意识水平升高的意识障碍。

2. 心率和心律

心率和心律检测可以及时反映心脏功能的变化，及时发现心律失常和其他紧急情况。血容量和电解质的变化也能在心电监护中反映出来。心电监护不能进行精确的图形分析，对于心脏器质性病变的诊断必须做全导心电图。

3. 血压

血压是评价循环功能状态的基本参数。ICU的血压监测分有创和无创两种方法。一般病人可选用无创法，血流动力学不稳定者可选用有创法进行精确的血压监测。血压的变化反映血容量、心脏功能和血管功能等。

4. 尿量

肾功能正常者尿量的多少反映血容量是否充足，尿量减少是血容量不足的早期表现。尿量＜30ml/h提示肾血流灌注不足。尿量＜400ml/d为少尿，＜100ml/d为无尿。

5. 脉氧（SpO_2）

利用氧合血红蛋白和还原血红蛋白对特定波长光吸收量的不同，测定末梢血循环中氧合血红蛋白的百分比。SpO_2与SaO_2密切相关。SpO_2 96%相当于PaO_2 80mmHg，SpO_2 90%相当于PaO_2 60mmHg。

6. 呼气末CO_2（$PetCO_2$）

CO_2弥散能力强，肺泡CO_2分压与动脉血CO_2分压（$PaCO_2$）相近。$PetCO_2$相当于肺泡CO_2分压，与$PaCO_2$密切相关。$PetCO_2$根据CO_2吸收红外光的原理测定，可评价病人通气功能。为应用呼吸机病人常用的监测指标。

7. 血液常规和生化

包括血红蛋白、红细胞计数、红细胞压积、白细胞计数、白细胞分类、血小板计数、血清钾、钠、氯、CO_2、钙、糖、尿素、肌酐、淀粉酶、心肌酶谱、肝功能、血清蛋白、肝酶谱等。

8. 血气分析

一般监测动脉血气，指标有pH、PaO_2、$PaCO_2$、SaO_2、HCO_3^-、BE等，能准确反映血液酸碱状况，对治疗有较大指导意义。HCO_3^-和BE主要反映代谢性变化，$PaCO_2$主要反映呼吸性变化。

9. 中心静脉压（CVP）

指上下腔静脉或右心房内的压力，反映右心功能与静脉回心血量之间的平衡关系。CVP降低表示血容量不足，回心血量减少。CVP升高表示容量负荷过高或右心功能不全。CVP的动态监测比单次测定的结果更有价值。必须指出，由于左、右心功能状态和肺血管阻力的不同、正压通气和不同肺顺应性的影响、不同强度的自主呼吸动作的干扰、容量静脉血管张力的差异、腹内压增高等，都可以造成中心静脉压数值与目标右心前负荷的严重不一致。近年来，危重病学界特别强调CVP监测必须与液体容量负荷反应性、乳酸浓度和清除率、中心静脉血氧饱和度、脉搏指示下的连续心排血量监测（PiCCO）等相结合方能够比较准确地指导临床的液体治疗。

10. 肺动脉导管

肺动脉导管即Swan-Ganz导管，或称漂浮导管或右心导管，可以直接测定腔静脉、右心房、右心室、肺动脉压力和肺动脉楔压。用热稀释法可测定心排量。经计算可得出心脏指数、右心室每搏做功指数、左心室每搏做功指数、肺血管阻力、体血管阻力等。与血气分析结合可监测氧供、氧耗、氧摄取率等氧代谢指标。可完成较全面的循环功能监测，但具有较大创伤性，且费用较昂贵，应用受一定限制。

五、血气/pH分析的临床应用

（一）血气分析的特点

1. 主要用动脉血或动脉化的毛细血管血

2. 用血少、测定迅速，适用于对危重病人的监测

3. 可判定呼吸衰竭

4. 可判定各种类型的酸碱失衡。

（二）酸与碱的概念

酸是指能释放出H^+的物质，如H_2CO_3、HCl、H_2SO_4等。

碱是指能吸收H^+的物质，如HCO_3^-、Cl^-、SO_4^{2-}等。

体液酸性物质来源：食物、饮料、药物，这三大营养物质完全氧化生成CO_2+H_2O。

成人每天进食混合膳食，约生成40～60mmol固定酸。

体液中碱性物质来源：食物、药物在体内代谢后产生，如柠檬酸盐、苹果酸、乳酸盐等。

在正常膳食情况下，体内产生的酸比碱多。但在一定范围内这些酸或碱进入血液后不会引起血液的显著变化，原因在于有一系列的调节机制，包括缓冲、肺和肾的调节。

（三）有关酸碱平衡的各项参数

1. pH　为液体酸碱度指标，溶液内氢离子浓度的负对数。血液pH是指未分离血细胞的血浆pH。正常值：7.35～7.45，平均值7.40。

意义：pH异常可以肯定有酸碱失衡，pH正常不能排除无酸碱失衡。单凭pH不能区别是代谢性还是呼吸性酸碱失衡。

$$pH = pK + \log(HCO_3^- / H_2CO_3)$$

机体在发生酸碱失衡时，HCO_3^-和H_2CO_3浓度绝对值虽然发生变化，但是通过机体的代偿调节作用，使HCO_3^-/H_2CO_3仍维持在20∶1，所以pH仍在正常范围之内，这种称为代偿性酸碱中毒。

2. 呼吸指标（$PaCO_2$）　指动脉血中物理溶解的二氧化碳分子所产生的分压。正常值：35～45mmHg，平均值为40mmHg。

意义：由于CO_2分子具有较强的弥散能力，故血液PCO_2基本上反映了肺泡PCO_2平均值。故PCO_2是衡量肺泡通气量适当与否的一个客观指标。$PaCO_2$升高代表通气不足，为呼吸性酸中毒；降低代表通气过度，为呼吸性碱中毒。

反馈：PCO_2轻度增高时可刺激呼吸中枢增加排出CO_2。当PCO_2达55mmHg时即抑制呼吸中枢形

成呼吸衰竭危险，更高时出现 CO_2 麻醉、昏迷。

3. 氧分压（PO_2）

定　义：氧分压是指血浆中物理溶解 O_2 的张力。

参考值：80～100mmHg（10.64～13.3kPa）

极　值：低于 30mmHg（低于 4 kPa）

新生儿参考值：40～70mmHg

老年人参考值：60 岁＞80mmHg；70 岁＞70 mmHg；80 岁＞60 mmHg；
90 岁＞50 mmHg

在一个大气压下，100ml 血液中物理溶解氧仅 0.3ml。

体内氧的主要来源是 Hb 结合的氧。Hb 与 O_2 的结合是可逆的，当血中 PO_2 高时，O_2 与 Hb 结合（肺）；当血中 PO_2 低时，HbO_2 离解（组织）。

意义：通气能力　换气能力

4. 代谢指标

代表体内缓冲水平的指标 AB、SB、BB、BBD、BBb、BE、TCO_2 参数甚多，大致相同，常用的为实际碳酸氢盐（AB），或碱剩余（BE），非直接测得，根据 pH 及 $PaCO_2$，利用 Siggaard-Andersen 列线图表测得。

（1）标准碳酸氢盐（SB）和实际碳酸氢盐（AB）

SB：是指隔绝空气的血标本，在 37℃，SaO_2：100%，$PaCO_2$：40mmHg 的标准条件下测得的 HCO_3^- 含量，是代谢性酸碱失衡的重要指标之一。正常值：22～27mmol/L。

AB：是隔绝空气的血标本，在实际条件下测得的血浆中 HCO_3^- 含量，受代谢因素也受呼吸因素的影响。

AB 与 SB 的关系：

比较 AB 与 SB 大小，可供诊断参考：

AB＞SB 为呼酸；AB＜SB 为呼碱；

AB＝SB 为酸碱失衡代偿；

AB＝SB＜正常值为代谢性酸中毒（未代偿）；

AB＝SB＞正常值为代谢性碱中毒（未代偿）；

但 AB 与 SB 均不能直接显示机体缺少或剩余的酸或碱的量，所以不如 BE 更为确切。

（2）总缓冲碱（BB）

指起缓冲作用的全部碱量（HCO_3^- 非 HCO_3 缓冲碱）

BBD：指血浆中缓冲碱（碳酸氢盐＋血浆蛋白）

正常值：［HCO_3］＋［Pr］＝24＋17＝41mmol/L

BBb：指全血缓冲碱（BBD＋Hb＋磷酸盐）

正常值：BBD＋0.42×Hb＝41＋0.42×15＝47.3mmol/L

全血 BB 反映血液碱的总量，代谢性酸中毒时 BB 下降，代谢性碱中毒时 BB 上升。

（3）碱剩余（BE）

定义：在血液偏酸或偏碱时，在标准状态下（37℃，一个大气压，PCO_2 分压 40mmHg，Hb 完全氧合）用碱或酸将一升血液 pH 调至 7.4 所需加入之酸碱量。参考值：－3 ～＋3。“－”为碱不足，“＋”为碱过剩。

意义：BE 是酸碱内稳态中反映代谢性因素的一个客观指标。

Bep 血浆剩余碱；Beb 全血剩余碱；Beecf 细胞外液碱储量。

由于血红蛋白浓度对血液的 BE 有直接的影响，而细胞外液碱剩余（Beecf），因为细胞外液只含 Hb5g%，受血红蛋白影响较小，所以 Beecf 的应用范围比全血剩余碱和血浆碱剩余更为广泛。它反映细胞外液代谢性酸碱状况，根据病人的 Beecf 可以估计所需要补充的酸或碱的量。

＋Beecf×0.3×体重（kg）＝酸性药 mmol/l

－Beecf×0.3×体重（kg）＝碱性药 mmol/l

（4）阴离子间隙（AG）

这是一项近年来引起广泛重视的酸碱指标。正常人细胞外的阴、阳离子总量各为 148mmol/L。阳离子主要有 Na^+、K^+、Ca^{2+}、Mg^{2+} 等，其中 Na^+ 占 140mmol/L，为可测定阳离子，其他阳离子合称未测定阳离子（UC），共占 8mmol/L。阴离子主要有 Cl^-、HCO_3^-、SO_4^{2-}、PO_4^{3-}、有机酸、带负电荷的蛋白质等，其中 Cl^- 与 HCO_3^- 为可测定阴离子（UA），占 20mmol/L。血液 UA 与 UC 之差值为 AG，正常 AG 值为 8～16mmol/L，平均 12mmol/L。机体为了保持电中性，细胞外液阴阳离子总量必须相等，故钠离子＋UC＝（Cl^-＋HCO_3^-）＋UA，即 AG＝钠离子－（Cl^-＋HCO_3^-）。临床 AG 值可增高或降低，但是增高的意义较大。AG 值增高常反映有机酸中度或高 AG 代酸及其程度。故按 AG 是否增高可将代酸分为高 AG 代酸（正常血氯性代酸）或正常 AG 代酸（高血氯性代酸），这样有利于寻找代酸的原因进行相应的处理。

（5）二氧化碳总量（TCO_2）

定义：TCO_2 是血浆中各种形式存在的 CO_2 的总含量，其中 HCO_3^- 结合形式占 95%，物理溶解约 5%（CO_2CP 测的 HCO_3^- 中的 CO_2 量）。

参考值：24～32 mmol/L

意义：$T\ CO_2 = [HCO_3^-] + PCO_2 \times 0.03$mmol/L 由此可见受呼吸和代谢两方面因素影响，但主要受代谢因素影响而改变。

（四）血气值的核对方法

H^+（mmol/L）＝24×$PaCO_2$（mmHg）/HCO_3（mmol/L）

两边必须相等或非常接近时，测得的血气值才可靠。

（五）缓冲系统

1. 碳酸氢盐和碳酸缓冲系统

是血液中最重要的缓冲对，因为在血浆中含量高，同时碳酸是可挥发酸，因此此系统为开放性的。CO_2 可以经肺排出，而肾小管可以增加或减少 HCO_3 的吸收，可以使 pH 维持在正常范围。

酸：$H^+ + HCO_3^- = H_2O + CO_2$　碱：$OH^- + H_2CO_3 = HCO_3^- + H_2O$

2. 磷酸缓冲系统

占缓冲量的 5%

$HPO_4^{2-} + H^+ = H_2PO_4^-$　　$H_2PO_4^- + OH^- = HPO_4^{2-} + H_2O$

3. 血浆蛋白缓冲系统

占总缓冲量的 7%

$Pr^- + H^+ = HPr$　　$HPr + OH^- = Pr^- + H_2O$

4. 血红蛋白缓冲系统

占 35%

$HbO_2^- + H^+ = HHbO_2$　　$HHbO_2 + OH^- = HbO_2^- + H_2O$

（六）肺的调节

肺通过呼出 CO_2 来调节血浆 H_2CO_3 的含量，维持血液 pH 稳定。

（七）肾的调节

肾主要是通过排出过多的酸碱，调节血浆中 HCO_3^- 的含量，保持血液正常的pH。

远曲小管分泌 H^+、NH_3，形成 NaH_2PO_3、NH_4随尿排出。远曲小管重吸收 HCO_3^-。

血浆 K^+，则抑制 H^+-Na^+交换；尿 K^+排出增多，可产生酸中毒。

H^+、K^+-Na^+交换受肾上腺皮质类固醇激素调节，若皮质功能过低。醛固酮分泌不足，则 H^+、K^+-Na^+交换减少，$NaHCO_3$重吸收减少，产生酸中毒。

（八）呼吸衰竭与酸碱平衡

由于呼吸系统疾病或其他病因引起的通气或换气功能障碍，导致 $PaO_2<60mmHg$，或者伴有 $PaCO_2>50mmHg$ 为呼吸衰竭。

按照病程可以将呼吸衰竭分为慢性和急性。

按照血气分析可以将呼吸衰竭分为Ⅰ型（换气衰竭）和Ⅱ型（伴有 CO_2潴留，通气衰竭）。

1. 呼吸性碱中毒

急性：起病急，CO_2在短时间内迅速丢失，临床上见于肺炎、哮喘、ARDS、人工通气不当等。血气表现为 $PaCO_2$降低，pH升高，HCO_3 轻度下将，BE可正常。血清钾可降低，血钙可降低，肾未代偿前血氯减低，代偿后增高。

慢性：见于机体中原发性 CO_2丢失的疾病，如肺间质纤维化，患者由于长期缺氧，代偿性肺通气过度所致，又因为病史较长肾已经发生了代偿，故临床表现为慢性呼吸性碱中毒。血气表现：$PaCO_2$降低，pH正常或升高，HCO_3降低，BE负值增大。

2. 呼吸性酸中毒

急性：急性疾病有异物堵塞气道、喉头水肿、肺水肿、肺心病急性加重等，短时间内造成体内 CO_2急剧增高所致。血气表现，pH下降，$PaCO_2$升高，BE轻度下将或正常，HCO_3正常或轻度升高，SB轻度下降，PaO_2下降，血清钾可升高。

慢性：主要见于肺组织损害，如慢性支气管炎、肺气肿、肺心病以及呼吸中枢病变造成通气、换气功能障碍，或通气/血流比失调，致使 CO_2潴留者，均可以形成慢性呼吸性酸中毒。血气表现为pH正常或偏低，$PaCO_2$升高，BE为正值增大，SB、CO_2CP 升高，HCO_3或 TCO_2 明显升高；血清钾下降、血氯下降、血钠变化不定。

3. 代谢性碱中毒

任何原因引起体液氢离子丧失或碳酸氢根含量增加均可产生代谢性碱中毒。

如失去含HCl的胃液太多（高度幽门梗阻、高位肠梗阻伴呕吐）、入碱太多（治疗代酸过度用 HCO_3^-）、缺钾性代谢性碱中毒（缺 K^+，肾小管排大量 H^+）、低氯性代谢性碱中毒（Cl^-失去后 HCO_3^- 增加）、肾小管回收过多 HCO_3^-（慢呼酸伴代偿过多）、长期放射性照射（原因不明）。

4. 代谢性酸中毒

代谢性酸中毒为临床上最常见的一种酸碱平衡紊乱。

酸产生过多：分解代谢亢进（高热、感染、惊厥、抽搐）、酮酸血症（糖尿病、饥饿、酒精中毒）、乳酸性中毒（组织缺氧、肾病、休克、糖尿病）。

酸排泄困难：肾衰竭、肾小管酸中毒（近曲小管、远曲小管功能低下）、高钾饮食（排 K^+抑制排 H^+）。

碱缺少：重度腹泻、肠吸引术（失 HCO_3^-）。

大面积烧伤（失 K^+、Na^+同时失 HCO_3^-）。

输尿管乙状结肠移植术后（Cl^-回收多，HCO_3^- 少）。

妊娠有厌食、恶心、呕吐时。

5. 呼吸性酸中毒合并代谢性酸中毒

主要见于慢性阻塞性肺疾病（慢性支气管炎、支气管哮喘、肺气肿）所致的心肺功能不全。在急性加重期，由于重度感染，缺氧并发休克或功能性肾衰竭，可在呼吸性酸中毒的基础上并发代谢性酸中毒。血气表现 pH 明显降低，$PaCO_2$明显升高，BE 正常或负值增大，HCO_3、SB 正常或低于正常；血钾升高、血氯正常或偏高。

6. 呼吸性酸中毒并发代谢性碱中毒

主要见于呼吸性酸中毒病人在治疗过程中由于使用呼吸机不当，补碱过多，呕吐或长期使用激素、利尿剂、呼吸兴奋剂等，在慢性 CO_2潴留的基础上并发代谢性碱中毒。血气表现为 pH 正常或高于正常，$PaCO_2$明显升高，HCO_3、BE 明显升高；血氯、血钾减少，血钙亦可减少。

7. 三重酸碱失衡（triad acid-base disarrange，TABD）

三重酸碱失衡（TABD）系指 3 种原发失衡并存于同一患者，包括呼吸性酸碱失衡＋代谢性碱中毒（代碱）＋高离子隙（AG）代谢性酸中毒（代酸）。包括呼酸型 TABD（呼酸＋代酸＋代碱）和呼碱型 TABD（呼碱＋代酸＋代碱）。由于呼吸性酸碱失衡可分为呼吸性酸中毒（呼酸）和呼吸性碱中毒（呼碱），故可将 TABD 分为呼酸型 TABD 和呼碱型 TABD，即：

呼酸型 TABD＝呼酸＋代碱＋高 AG 代酸；

呼碱型 TABD＝呼碱＋代碱＋高 AG 代酸。

严重烧伤患者的酸碱失衡类型非常复杂，几乎包括了各种类型的酸碱失衡。严重烧伤患者所发生的代酸主要是高 AG 性代酸，这与严重烧伤后机体的超高代谢、大量的酸根离子产生有关。烧伤患者所发生的高 AG 性 TABD 中，以呼碱型 TABD 为主。高 Cl^- 性 TABD 也不例外，其发生的原因和机制如下：①严重烧伤后的应激反应，引起醛固酮分泌增加，使肾远曲小管、集合管以及小肠对 NaCl 的重吸收增多，血 Cl^-浓度增大，而烧伤后早期，由于血管通透性的增加，大量的血浆样液体进入到组织间隙，导致血液浓缩，使血 Cl^-浓度相对增高；另一方面，由于大量输注等张 NaCl 溶液（如生理盐水），使血中 Na^+、Cl^-浓度同当量增加，血 Cl^-浓度显著增加，从而使 HCO_3^- 浓度相应降低而发生高 Cl^- 性代酸；②严重烧伤后因精神紧张、疼痛刺激与发热，使呼吸深快、通气过度而发生呼碱；若伴有严重头面部烧伤、颈胸部环形焦痂以及吸入性损伤或发生呼吸衰竭，使肺通气不畅，CO_2潴留而发生呼酸；③临床上为纠正代酸不适当应用碱性药物（如 $NaHCO_3$），易致代碱，以上三种原因结合在一起就可能发生高 Cl^-性 TABD。高 Cl^- 性 TABD 的发生与高 AG 性 TABD 一样，都与医源性因素有关，是可以预防的。

（九）酸碱失衡的判断

1. 根据血气分析数据推断法

首先看 pH，确定酸血症或碱血症；再根据 $PaCO_2$与 HCO_3（或 BE）的变化来推断酸碱失衡的类型。$PaCO_2$升高提示呼酸，HCO_3升高（或 BE 值升高）提示代碱。$PaCO_2$ 降低提示呼碱，HCO_3降低（或 BE 负值增大）提示代酸。血气分析报告中如果只有 $PaCO_2$或者 HCO_3（或 BE）发生变化，判断容易。但是一个报告中若有 2 项或 2 项以上同时发生变化时，判断就不那么简单了，可按以下方法推断：比较 $PaCO_2$与 HCO_3（或 BE）的实测值，何者距离正常值较远。距离正常值较远的那项指标，往往提示为酸碱失衡的原发过程，亦即酸碱失衡的类型，而另一型指标的变化则为代偿过程。例如，$PaCO_2$实测值距离正常值较远，则提示原发过程为呼吸性的，如果 HCO_3（或 BE）距离较远，则提示原发过程为代谢性的，并根据 pH 的变化进一步确定酸碱失衡的类型，以及代偿的情况。

举例：

①男性，68 岁，慢性阻塞性肺气肿。血气报告：pH7.33，$PaCO_2$ 96.26mmHg、HCO_3 32.8mmol/L、BE+5.3。上述 $PaCO_2$距离正常值较远，所以考虑为呼吸性，结合 pH 偏酸，故可以诊断最大代偿的呼酸。

②男性，60 岁，慢支肺气肿合并肺感染，治疗后。血气报告：pH7.369，$PaCO_2$ 51.7mmHg、HCO_3 29.1、BE+3。该例 $PaCO_2$ 和 HCO_3 与正常值距离较近，这时考虑 pH，pH 偏向哪一侧考虑哪一侧为原发性的。

2. 用代偿预计公式计算法

该方法简单易行，只要记住不同酸碱类型所需要的预计公式，根据血气结果就能很快计算出单纯性酸碱失衡还是复合型酸碱失衡；并结合 pH 了解代偿情况。常用的代偿公式见下表。

公式一

原发性酸碱失衡	代偿预计公式
急性呼吸性酸中毒	$HCO_3=24+\Delta PaCO_2\times 0.07\pm 1.5$
慢性呼吸性酸中毒	$HCO_3=24+\Delta PaCO_2\times 0.04\pm 3$
急性呼吸性碱中毒	$HCO_3=24-\Delta PaCO_2\times 0.2\pm 2.5$
慢性呼吸性碱中毒	$HCO_3=24-\Delta PaCO_2\times 0.5\pm 2.5$
代谢性酸中毒	$PaCO_2=40-\Delta HCO_3\times 1.2\pm 2$
代谢性碱中毒	$PaCO_2=40+\Delta HCO_3\times 0.9\pm 5$

公式二

原发性酸碱失衡	代偿预计公式
急性呼吸性酸中毒	HCO_3 升高 3～4mmol/L
慢性呼吸性酸中毒	$\Delta HCO_3=0.35\times\Delta PaCO_2\pm 5.58$
急性呼吸性碱中毒	$\Delta HCO_3=0.2\times\Delta PaCO_2\pm 2.5$
慢性呼吸性碱中毒	$\Delta HCO_3=0.5\times\Delta PaCO_2\pm 2.5$
代谢性酸中毒	$PaCO_2=1.5\times HCO_3+8\pm 2$
代谢性碱中毒	$\Delta PaCO_2=0.9\times\Delta HCO_3\pm 5$

举例：

①女性，65 岁，慢支合并肺感染。血气报告：pH7.314，$PaCO_2$ 55.6mmHg，HCO_3 27.4，BE+0.4。根据血气报告结果可以选择急性呼吸性酸中毒的代偿预计公式：

$$HCO_3=24+\Delta PaCO_2\times 0.07\pm 1.5$$
$$27.4=24+15.6\times 0.07\pm 1.5=26.59$$

计算值与实测值基本相符，可诊断为急性呼酸，因为 pH 为 7.314，考虑为失代偿呼酸。

②女性，68 岁，肺心病，呼衰。血气报告：pH7.20，$PaCO_2$ 74.2mmHg，HCO_3 34.5，BE+3.6。选择慢性呼酸预计公式：

$$34.5=24+49.5\times 0.4\pm 3=40.3$$

计算结果显示预计值大于实测值，故诊断呼酸合并代碱。

3. 根据 pH 下降率判断

急性期 $PaCO_2$ 每升高 10mmHg，pH 大约下降 0.05；$PaCO_2$ 每下降 10mmHg，pH 大约上升 0.10。根据这个规律，呼吸成分 pH 可以预计的，预计结果不符，可以判断混有代谢性因素存在。

六、呼吸机的应用

（一）呼吸机机械通气的目的

1. 维持适当的通气量，使肺泡通气量满足机体的需要。
2. 改善气体交换功能，维持有效的气体交换。
3. 减少呼吸肌做功。
4. 肺内雾化吸入治疗。
5. 严重情况下的呼吸衰竭预防性治疗。
6. 下呼吸道和肺感染的预防。
7. 继发性肺损伤的预防。

（二）呼吸机治疗适应证的呼吸生理指标

1. 自主呼吸频率大于正常的 3 倍或小于 1/3 者。
2. 自主潮气量小于正常 1/3 者。
3. 生理无效腔/潮气量＞60％者。
4. 肺活量＜10～15ml/kg 者。
5. $PaCO_2$＞50mmHg。
6. $PaCO_2$＜正常值 1/3。
7. P（A-a）O_2＞50mmHg（FiO_2＝0.21，吸空气者）[FiO_2＝21＋4×氧流量（L/min）]。
8. P（A-a）O_2＞300mmHg（FiO_2＝1.0，吸纯氧者）。
9. 最大吸气压力＜25mmHg 者。
10. 肺内分流＞15％者。

（三）不同病因呼吸衰竭的呼吸机治疗选择的时机

1. 上呼吸道梗阻引起的呼吸衰竭，解除梗阻是关键，然后再根据自主分钟通气量决定是否应用呼吸机。

2. 由于吸入气体氧浓度不足而致的低氧血症，主要表现为呼吸频率增快，MV 增加，治疗关键是提高吸入氧气浓度。如果发生继发性的中枢及肺功能障碍，应给予呼吸机治疗。

3. 由 ARDS、充血性心力衰竭、肺炎、肺气肿、支气管哮喘等所致的呼吸衰竭，主要表现为进行性缺氧、进行性呼吸性酸中毒、气体交换障碍。在吸入氧气浓度达到 60％的条件下，$PaCO_2$ 仍低于 60mmHg 或 $PaCO_2$ 大于 45mmHg，pH 小于 7.3，应该应用呼吸机治疗。

4. 由于过量应用镇静剂、脑外伤、脑水肿等所致的中枢性呼吸衰竭，在呼吸中枢抑制尚不严重时，为减少呼吸功消耗，防止呼吸突然停止，应积极保证呼吸道通畅，早期开始呼吸机通气治疗。

5. COPD 或慢性神经肌肉疾病所致的急性呼吸衰竭，在吸氧情况下，病人呼吸性酸中毒进行性加重，$PaCO_2$＜45mmHg，RR＞30 次/分，或 pH＜7.25，应开始机械通气。

6. 神经肌肉疾患引起的呼吸衰竭，主要特点是呼吸驱动力不足，如果最大吸气负压不足 25cmH_2O 或肺活量＜15ml/kg，或 RR＞30 次/分，均应开始应用呼吸机。

（四）呼吸机治疗的相对禁忌证

1. 大咯血或严重误吸病人。
2. 伴有肺大泡的呼吸衰竭。

3. 张力性气胸的病人。

4. 心肌梗死继发的呼吸衰竭。

（五）呼吸机与病人的连接方式

1. 接口和鼻夹　适用于神志清楚，能够合作，短时间用呼吸机者。方法是将接口放置在齿唇之间，外端接于呼吸机。用鼻夹夹住两个鼻翼，封闭双侧鼻孔，以防止漏气。优点：体积小、机械死腔小、容易固定、使用方便。缺点是气流从口腔通过，有刺激作用；舌后坠或舌大时通气阻力增加；口腔护理、吸痰不方便；可能造成胃肠胀气。

2. 紧闭面罩　适用于神志清楚，能够合作，短时间用呼吸机者。方法：用四头带将面罩紧闭固定在口鼻，呼吸机接于面罩。优点是使用方便。缺点是容易漏气；增加了一定的机械死腔；舌后坠可能造成通气量不足；可能造成胃肠胀气；对面部有压迫作用，病人有幽闭恐惧感，病人感不适；口腔护理、吸痰不方便。

3. 喉罩　适应证：安静、合作、短时间应用的成人呼吸机治疗。方法：选择合适的喉罩，将喉罩从口腔放入，罩于喉头，将密封套囊充气。优点是使用方便，可避免胃肠胀气，有利于吸痰。缺点是对咽喉部有刺激作用，容易脱出。

4. 经口气管插管

适应证：①因严重低氧血症或高碳酸血症，或其他原因需要长时间的机械通气治疗，又暂不考虑气管切开的患者；②不能自主清除上呼吸道分泌物、胃内反流或出血，随时有误吸危险者；③下呼吸道分泌物过多或出血反复吸引者；④存在着上呼吸道损伤、狭窄、气管食管瘘等影响正常通气者；⑤病人自主呼吸突然停止，紧急建立人工气道行机械呼吸和治疗者。

优点：①插管容易，适合于急救场合；②减少死腔量；③管腔相对较大，吸痰容易，气道阻力小；④气道密封较好，呼吸机治疗效果较好。

缺点：①下颌活动及口腔分泌物容易造成导管移位、脱出；②清醒病人不宜长时间耐受，一般3～7天；③口腔护理不方便；④可产生牙齿、口咽的损伤。

5. 气管切开插管

适应证：①需要长时间使用呼吸机者；②已经使用气管插管，但仍不能顺利排出支气管内分泌物者；③因上呼吸道阻塞、狭窄、头面部外伤等，无法进行经口鼻插管的患者；④已经气管插管一段时间，病人自觉难受或需要经口进食，并且仍需要呼吸机治疗者。

优点：①明显减少无效腔，因而减少呼吸功能的消耗；②气管切开导管短、口腔大，气流阻力小；③便于吸痰；④患者可以进食；⑤患者容易耐受，可长时间使用，可保持数月或数年，口腔护理容易。

缺点：①创伤较大，可发生切口出血；②需要特殊护理，经常更换敷料；③操作复杂，不适用于紧急抢救；④痊愈后形成瘢痕，可能造成气管狭窄。

（六）机械通气方式及临床应用

1. 间歇正压通气（IPPV）也称作机械控制通气（CMV），此方式时，呼吸机不管病人自主呼吸的情况如何，均按照预调的参数为病人间歇正压通气。主要用于无自主呼吸的病人。

分类和参数调节：

（1）定容IPPV特点：①吸入潮气后恒定；②预定IPPV频率；③一般需要预定吸气时间及吸气平台时间；④呼气向吸气的转换常采用时间切换；⑤在IPPV期间若病人的胸肺顺应性或气道阻力改变（PEEPi）发生变化，也能够保证通气量的供给，但容易产生气压伤；⑥有漏气时，可产生通气不足。

（2）定压IPPV的特点：①预定IPPV频率，呼气向吸气的转换常采用时间切换；②一般无吸气平台；③有IPPV吸气峰压，当达到这个压力时，转向呼气；④需要调节吸气流速，流速越快，吸气时间越短；⑤在IPPV期间若病人的胸肺顺应性或气道阻力改变（PEEPi）发生变化，不能够保证通气量的供给。

优点：呼吸机构造简单、容易操作、使用方便。主要用于无自主呼吸或自主呼吸很微弱的病人及手术麻醉期间应用肌肉松弛剂者。

缺点：患者若有自主呼吸，可发生人机对抗，若调节不当可发生通气不足或过度，尤其是定压IPPV。不利于自主呼吸的锻炼。

吸气平台的应用：又称为吸气末停顿，含义是：在IPPV时，于吸气末呼气前，停留一个间期（0.3～3秒），在此期间不再供给气流，但肺内的气体可发生再分布，使不易扩张的肺泡充气，气道压从峰压有所下降，形成一个平台压。其意义和用途是：①吸气平台时间为吸气时间的一部；②有利于气体在肺内的再分布；③吸气平台时间有利于吸入雾化药物在肺内的弥散；④有利于静脉的回流；⑤主要用于肺泡萎陷或肺顺应性较差的病人。

叹息的应用：在IPPV期间，每隔一定的IPPV或时间，供给一个1.5～2.0倍的潮气量。目的在于预防长时间IPPV时肺泡萎陷造成的肺不张。仅用于长时间IPPV通气时。对肺大泡的病人要谨慎。

2. 同步间歇正压通气（SIPPV）

用病人自主吸气触发IPPV通气，在没有病人自主呼吸触发时，于预定的IPPV周期末给予一次IPPV通气。由于SIMV和MMV通气方式的应用，SIPPV现已经被淘汰。

3. 间歇指令性通气（IMV）

定义：病人自主呼吸的同时，间断给予IPPV通气，即自主呼吸＋IPPV。自主呼吸的气流由呼吸机的持续大流量恒流供给（70～90L/min）。IPPV有呼吸机按预设的频率、潮气量、吸气时间等供给。总分钟通气量等于机械MV＋自主呼吸MV。IPPV可是定容（常用），也可是定压或定时。

分类：

单纯IMV：自主呼吸的频率和TV均由病人自己控制，间隔一定时间（可以调节）给予IPPV。由于不同步可能出现人机对抗，现在已经不常应用。

同步IMV（SIMV）：自主呼吸的频率和TV均由病人自己控制，间隔一定时间（可以调节）给予同步IPPV。若在等待触发时期（称同步触发窗）内没有自主呼吸，在触发窗结束时呼吸机自行给予IPPV，这样就消除了人机对抗。触发窗的时间一般设置为IPPV周期的1/4。优点：①由于自主呼吸和IPPV有机结合，可保证病人的有效通气；②有利于锻炼呼吸肌功能；③在缺乏血气监测的情况下，当$PaCO_2$过高或过低时，病人可以通过自主呼吸加以调整，这样减少通气不足或过度通气。缺点：①若病情恶化，自主呼吸突然停止时可能发生通气不足和缺氧；②由于自主呼吸存在，在一定程度上增加了呼吸功的消耗，若应用不适当，会导致呼吸肌疲劳。

4. 分钟指令性通气（MMV）

MMV设计的初衷是为了解决IMV在撤机中遇到的困难，在IMV撤机过程中，由于患者的自主呼吸不稳定，患者不能保证获得恒定的通气保证，故设计一种能够保持每分钟通气量恒定的系统，以保证通气不稳定的患者安全撤机。当患者的自主呼吸降低时，该系统会自动增加机械通气水平。当患者恢复自主呼吸能力，在没有改变呼吸机参数的情况下会自动将通气水平越降越低。

原理：根据病人状况调节分钟通气量（MMV），呼吸机能够自动监测自主分钟通气量（MVs）、机械分钟通气量（MVm），或自主潮气量（TVs）、自主呼吸频率（fs）、机械TV（TVm）和机械f（fm）。

$$MMV = MVs + MVm = TVs \times fs + TVm \times fm$$

若在单位时间内自主通气量小于应该达到的通气量时，呼吸机自动机械辅助一个预调的潮气量或预定压力或吸气时间的机械通气。这样不论病人自主呼吸如何变化，总能够获得大于或等于预调分钟通气量的通气。

优点：①MMV与单用IMV相比，它能够使某些患者的$PaCO_2$得到更大的控制；②应用MMV患者，发生急性通气不足或呼吸暂停时不会导致突然的高碳酸血症和急性缺氧；③对接受MMV的患者，不必顾虑疼痛、焦虑或激动而服用镇静剂、止痛剂或安定所引起的通气不足；④对于药物过量或麻醉状态中恢复的患者，MMV保证从机械通气平稳过渡到自主呼吸；⑤由于呼吸机自动补给，减少了人工监测和调节的次数；⑥使用MMV，利于呼吸肌的锻炼和呼吸机的撤离。

缺点：①自主呼吸浅而频；②呼吸暂停。

5. 呼气末正压通气（PEEP）

概念：吸气由病人自发或呼吸器产生，而呼气终末借助于装在呼气端的限制气流活瓣等装置，使气道压力高于大气压力。

作用：①呼气末正压的顶托作用，呼气末小气道开放，有利于CO_2排放；②呼气末肺泡膨胀，功能残气量（FRC）增加，有利于充分氧合。

适应证：①低氧血症，尤其是ARDS，单靠提高FiO_2氧合改善不大，加用PEEP可以提高氧合量；②肺炎、肺水肿，加用PEEP除增加氧合外，还有利于水肿和炎症的消退；③大手术后预防和治疗肺不张；④COPD，加用适当的PEEP可支撑小气道，防止呼气时小气道形成“活瓣”作用，有利于CO_2排出。

PEEP的缺点：胸腔内压力增高、压迫心脏和神经体液反射造成的对血流动力影响，取决于：①平均气道压；②肺顺应性；③右心前负荷；④右心后负荷；⑤胸腔压力升高，门静脉回流受阻，胃肠道淤血。

一般情况下，PEEP成人≥15～20cmH_2O，儿童≥12cmH_2O可造成不良影响。

禁忌证：①严重的循环功能衰竭；②低血容量；③肺气肿；④气胸和支气管胸膜瘘。

6. 持续气道正压（CPAP）

定义：病人通过按需活瓣或快速、持续正压气流系统进行自主呼吸，正压气流>吸气气流，呼气活瓣系统对呼出气流给予一定的阻力，使吸气期和呼气期气道压均高于大气压。呼吸机内装有灵敏的气道压测量和调节系统，随时调整正压气流的流速，维持气道压基本恒定在预调的CPAP水平，波动较小。

功能：①吸气期由于恒定正压通气>吸气气流，TV增加，吸气省力，自觉舒服；②呼气期气道内正压，起到PEEP的作用：防止和逆转小气道闭合和肺萎缩，增加FRC，降低分流量，PaO_2增高。但同时胸内压增高。

注意事项：①只能用于呼吸中枢功能正常、有自主呼吸的病人。作为辅助呼吸，可锻炼呼吸肌功能。凡是主要因肺内分流量增加引起的低氧血症都可应用CPAP，但同时有呼吸道梗阻、通气不足者效果差；②插管病人可从2～5cmH_2O开始，根据需要可增加10～15cmH_2O，最高不超过25cmH_2O。未插管的病人可用面罩或鼻塞间断使用CPAP，一般用2～10cmH_2O，最高不超过15cmH_2O，若超过2天呼吸功能仍未恢复者应行气管插管；③未插管的病人使用CPAP，应防止胃扩张、呕吐、恶心、腮腺炎、鼻腔炎、泪囊炎等；④CPAP可以和SIMV、MMV、PSV等方式合用。

7. 吸气压力支持通气（PSV）

概念：自主呼吸期间，病人吸气相一开始，呼吸机即开始送气并使气道压迅速上升到预置的压力值，并维持气道压在这一水平。当自主吸气流速降低到最高吸气流速的25%时，送气停止，病人开始呼气。

特点：①病人完全自主呼吸，气流量和吸/呼比由病人决定；②TV的多少，取决于PSV压力高低和自主吸气的强度：压力<20 cmH_2O时，大部分TV由病人自主获得；压力>30 cmH_2O时，TV多由呼吸机提供，相当于同步正压通气（IPPV）技术。病人可根据$PaCO_2$的高低自行调节呼吸频率、吸气量大小和时间长短来调整通气量的多少；③吸气压力辅助，能有效地克服通气管道产生的阻力，病人呼吸做功减少，自觉舒服。有利于呼吸肌疲劳的恢复。

临床用途：①用于呼吸肌功能减弱者，可减少病人呼吸做功；合理应用PSV，可减少呼吸频率；②可作为一种撤机的手段；③可与CPAP、SIMV、MMV合用，以保证病人通气量和氧合；④对于人机对抗者，应用PSV易于使呼吸协调，可以减少镇静剂和肌松剂的用量。

不足之处：PSV作为一种辅助通气方式，预置压力水平较困难，TV依病人吸气力量变化，MV依据TV和自主呼吸频率而定。若病人自主呼吸的频率、力量和吸气时间改变，有可能发生通气不足或过度。呼吸中枢、呼吸运动或肺功能不稳定者不宜单独使用，可和SIMV、MMV合用。

8. 双水平气道正压通气（BiPAP）

概念：分别调节两个压力水平和时间。两个压力均为压力控制，气流速度可变。为较新的通气方式，开发前景较大。

特点：①当吸气压力、吸气时间均设定，而呼气压力为零或PEEP，呼气时间设定，相当于IPPV；②吸气压力等于PEEP，吸气时间无穷大，呼气时间和呼气压力为零，即相当于CPAP；③当呼气压力为零或PEEP，呼气时间＝期望的控制呼吸周期－吸气时间，即相当于IMV或SIMV。

9. 辅助/控制模式（A/C）

概念：应用A/C模式的机械通气，呼吸机以预先设定的频率释放出预先设定的潮气量。在呼吸机触发呼吸的期间，患者也能触发自主呼吸，当呼吸机感知患者的自主呼吸时，呼吸机可释放出一次预先设定的潮气量。患者不能自己改变自主呼吸触发呼吸的潮气量。患者所作的呼吸功仅仅是吸气时产生一定的负压，去触发呼吸机产生一次呼吸，而呼吸机完成其余的呼吸功。CMV和A/C之间的区别在于：A/C模式时，患者自主呼吸能为呼吸机感知，并产生呼吸。

应用指征：①呼吸中枢的驱动力正常，但是呼吸肌肉衰竭以至于不能完成呼吸功；②呼吸中枢的驱动力正常，但是由于所需要的呼吸功增加，使呼吸肌不能完成全部呼吸功；③允许患者自己设定的呼吸频率，因而有助于维持正常的$PaCO_2$。

优点：A/C模式的机械通气允许患者控制呼吸频率，并且能保证释放出最低的潮气量，维持最低的呼吸频率。A/C模式也允许患者使用呼吸肌做些呼吸功。但是适当设定触发的灵敏度，患者所做的呼吸功是相当少的。如果临床认为呼吸机应该做大量呼吸功的机械通气对患者来说较为合适，则A/C模式最合适。

缺点：患者在接受机械通气治疗时常常有焦虑、疼痛或精神症状，还可导致呼吸性碱中毒。

七、人机对抗的处理

发生人机对抗时，首先查明原因，然后再给予处理。

（一）争取患者积极合作

对于神志清醒的病人，在应用呼吸机前应详尽说明治疗的目的、意义、方法及合作的要求，力争患者积极配合治疗。

（二）逐渐过渡

对于呼吸急促、躁动不安、不能充分合作的病人，可采取以下两种方法之一，逐渐过渡到机械通气。

1. 利用简易呼吸器接于病人，按其自发呼吸的频率及幅度手工辅助呼吸，并逐渐增大挤压的气量。待缺氧和高$PaCO_2$渐渐缓解，且$PaCO_2$降到一定程度，并通过肺的黑-伯反射，使呼吸中枢受到抑制，自发呼吸减弱至消失。然后接用呼吸机，并调整到适当的参数（由肺扩张或肺缩小引起的吸气抑制或兴奋的反射为黑-伯反射（Hering-Breuer reflex）或肺牵张反射）。

2. 将呼吸机接于病人后，先用慢频率（每分钟3～5次），低潮气量（5～6ml/kg）辅助呼吸，随着病人的适应，逐渐增加频率和潮气量，最后达到预定的参数。一般开始应该用呼吸机时先不加用PEEP，可用100%氧吸入5～10分钟，以利于抑制自主呼吸。

（三）排除病人以外的原因

包括安装错误、接口是否禁闭、呼气活瓣是否开放灵活、PEEP是否放在零位等。

（四）针对原因处理

1. 对于机体耗氧增加及CO_2产生增多引起的人机对抗，可通过适当增加呼吸机通气量和FiO_2，调节吸气速度、I∶E、PEEP值等来解决。

2. 对于烦躁、疼痛、精神紧张引起的对抗，可给予镇静剂、止痛剂，如安定0.2～0.4mg/kg静脉注射、吗啡5～10mg静脉注射等。

3. 对于痰堵塞、管道不畅者，应给予吸痰处理。

4. 对于气胸、肺不张引起的人机对抗，应对症处理。

5. 对于气管内刺激性呛咳反射严重的病人，除了给予镇静剂外，可向气管内注入1%丁卡因（地卡因）1～2ml或2%～4%利多卡因1～2ml，行表面麻醉。

6. 对于自主呼吸频率过快、潮气量较小的病人，用上述方法未见好转时，可给予呼吸抑制剂，如芬太尼0.1～0.2mg，必要时可给予非去极化肌肉松弛剂，打掉自主呼吸。

7. 选用适当的通气方式：SIMV、SIMV＋PSV、CPAP不容易产生人机对抗，而IPPV容易发生。

8. 选用同步性能好的呼吸机：流速触发比压力触发灵敏度高，不宜发生人机对抗。

八、呼吸机的撤离

撤机指征：

（1）病人一般状况好转和稳定，神志清楚，感染控制，循环平稳，能自主摄入一定的热量，营养状态和肌力良好；

（2）呼吸功能明显改善：①自主呼吸增强，常与呼吸机对抗；②咳嗽有力，能自主排痰；③吸痰等暂时断开呼吸机时病人无明显的呼吸困难，无缺氧和CO_2潴留表现，血压、心率稳定；④降低机械通气量，病人能自主代偿；

（3）血气分析在一段时间内稳定，血红蛋白维持在10g/dl以上；

（4）酸碱失衡得到纠正，水电解质平衡；

（5）肾功能基本恢复正常；

（6）向病人讲明撤离呼吸机的目的和要求，病人能够给予配合。

撤机的方法：

①直接撤机；②T形管撤机；③SIMV过渡撤机；④PSV过渡撤机；⑤SIMV＋PSV过渡撤机；⑥CPAP撤机；⑦MMV过渡撤机。

撤机期间的饮食也非常重要，碳水化合物、脂肪、蛋白质的呼吸商分别为1.0、0.7、0.8。混合食物为0.85，脂肪产生的呼吸商最小，所以在撤机期间要合理给予营养搭配，既要产生的CO_2最少，又要能使病人得到必要的营养和能量支持。

九、机械通气治疗和呼吸机的调节

1. 呼吸机与患者的连接

这关系到机械通气的效果，如连接欠佳，管道漏气，则气道压力下降。发生通气不足，可造成各种并发症。常用连接方式有：①接口：置于齿唇之间，与鼻夹配合使用，可用于神志清楚、能合作和短期使用机械通气的患者；②面罩和鼻罩；③气管插管：适用于神志不清或昏迷的患者，包括经口插管和经鼻插管，应用合成材料制成的插管导管，插管可保留 14 日左右甚至更长时间，但橡胶导管只能保留 72h；④气管切开：需长期机械通气的患者，应做气管切开，放置气管套管，其优点为容易清除分泌物，呼吸道阻力及死腔明显减少，患者可以进食。为避免漏气，无论是气管插管还是气管切开插管，通气管均应带套囊。套囊的充气量以刚能阻止漏气为度，每 4h 开放套囊 5min，以避免气管壁长期受压造成坏死。目前较理想的套囊为低压套囊，注气后压力可均匀地加在气管内壁上，压力不高，但可取得密闭效果。

2. 合理设置各项工作参数

（1）呼吸频率、潮气量和每分钟通气量：通常可按机械呼吸常数列线图（图 8－1）来调节呼吸频率和潮气量。COPD 患者，呼吸频率可选用 8～12 次/分；限制型通气功能障碍患者，呼吸频率可为 12～18 次/分。机械通气时，潮气量较大，一般为 600～800ml，每分钟通气量为 10000～15000ml，这与呼吸机有较大的死腔有关。机械通气时，部分气体被压缩在管道中而不能释放给患者，这部分气量受吸气峰压、管道、湿化器水位的影响，一般 0.098kPa（1cm H_2O）的气道压力损失 3～8ml 潮气量。临床上每分钟通气量可以实际监测到的数据为准。

（2）高峰流速率（peak flow rate，PFR）：呼吸机释出潮气量时的最大流速率。通常呼吸机释出一个方形流速波，流速迅速上升，在整个吸气时期内维持该流速（某些呼吸机也用逐渐下降的流速波）。流速率应与迅速释出的潮气量相匹配，如潮气量或呼吸频率增加时，高峰流速率也应增加，以维持适当的吸/呼比例。使用常规潮气量和频率时，高峰流速率一般为40～60L/min 较为适宜。

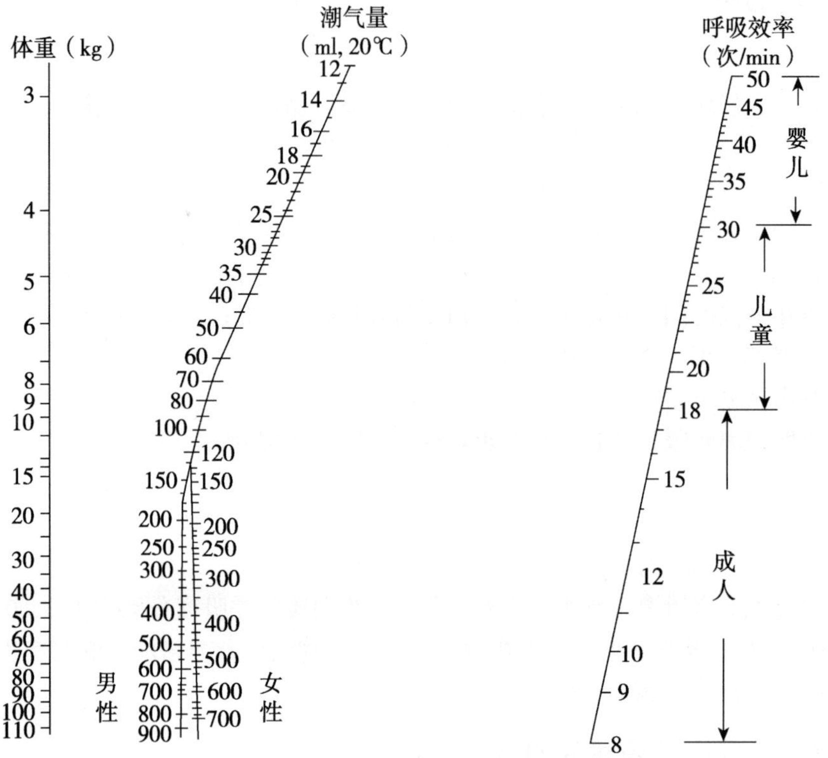

图 8－1　机械呼吸常数列线图

（3）灵敏度（sensitivity）：有的呼吸机上也称为触发水平（trigger）。该参数用来决定呼吸机对患者自主呼吸的反应。灵敏度是指在该触发水平上，呼吸机能为患者自主呼吸所触发，以 AMV 或 IMV

的形式协同呼吸。降低灵敏度，则患者需要做出较大努力来触发一次呼吸；如灵敏度太敏感，患者很易触发呼吸机，造成实际呼吸频率的增加，导致通气过度。CMV时灵敏度钮关闭，这样呼吸机对自主呼吸无反应。有的呼吸机（如Servo 900B）应用PEEP时，灵敏度应做相应调整，实际灵敏度为PEEP与调节值的差值。

（4）叹气功能（sigh）：正常自主呼吸时潮气量为5～7ml/kg。如机械通气也选用该潮气量作标准，则会产生气道陷闭及微小肺不张，使肺内分流增加。而健康人常有偶尔叹气（为潮气量的2～4倍），可避免此类并发症。现代呼吸机备有叹气功能，模仿正常人的呼吸，一般每小时为10～15次叹气样呼吸，叹气的气量为潮气量的2～2.5倍，可预防肺不张。但一般呼吸机所用的潮气量较大，故叹气功能常不需要。

（5）吸气末停顿（end-inspiratory pause，EIP）：又称吸气屏气或吸气平台（图8-2）。EIP占吸气时间5%～15%，或占整个呼吸周期的30%左右，有血流动力学损害或患心血管疾病者，可设在5%～7%。EIP的主要作用使气道压力提供最佳的吸入肺泡气分布，减少死腔量。现在机械通气时，常把EIP作为常规，EIP尤其对肺部顺应性明显下降或气道阻力显著增加的患者有效。

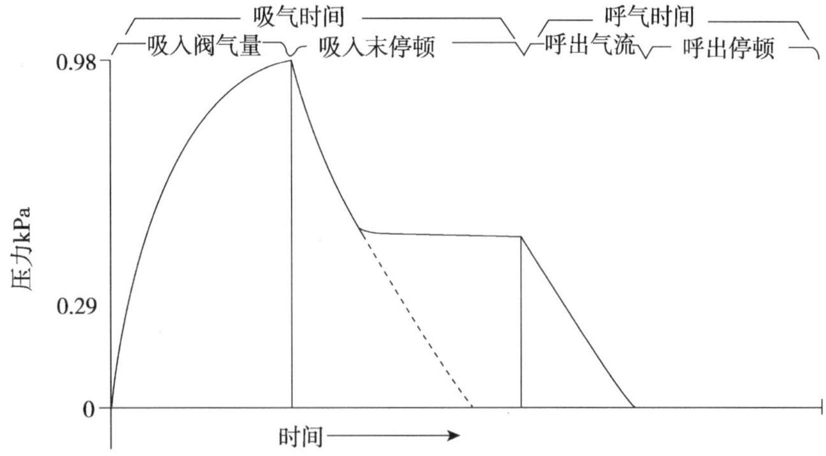

图8-2　正压通气和吸气末停顿的压力曲线图解

3. 湿化（humidification）

气管插管或切开后，患者丧失了呼吸道天然的湿化功能，加上使用呼吸机，通气量增加，呼吸道丧失大量水分，可造成分泌物干结，纤毛运动减弱，易发生肺部感染。为克服这一缺点，可采用加热湿化、喷雾湿化或超声湿化等方法来湿化吸入气体。湿化的程度与温度、气体与水接触面积以及时间成正比。现较理想的为恒温湿化器，每日湿化水量为500～600ml。至于吸入气体的相对湿度应达到100%，而温度则接近32℃即可。吸入气温度太高可影响肺功能，也可产生呼吸道灼伤，高于41℃时纤毛活动可停止。另外湿化过度可导致水潴留、心力衰竭、肺不张及肺部感染。近来推荐使用一种热和湿气交换过滤装置（如Eedith），过滤装置放在气管切开套管（或插管）与呼吸机管道的连接处，用来湿化吸入气体，并且作细菌过滤器，一次性使用。一般现代呼吸机上还设有药物雾化器，利用射流及虹吸原理，将药液喷击成细小的雾状颗粒，随吸入气流进入肺部。

阴影部分表示向气道释出一定潮气量后的吸气时间，气道压力迅速下降，是因为气流从上气道分布到肺之缘故，压力平台可维持到呼气开始。

4. 自主呼吸和呼吸机的同步

机械通气时，有时自主呼吸和呼吸机会发生拮抗，可导致每分通气量下降、气道压力增加、呼吸功的增加并可加重循环系统负担，这样非但不能达到机械通气的目的，反而可引起休克和窒息。拮抗的原因有：①呼吸机调节不当，通气不足；②痰液阻塞气道或管道漏气；③患者咳嗽、疼痛或体位不当；④气管插管滑入右主支气管、气胸、支气管痉挛及病情恶化（并发心力衰竭、肺栓塞等）。

临床上可采取下列措施，处理自主呼吸和呼吸机的拮抗。①必要的体格检查：观察胸廓扩张情况，听诊呼吸音，做血气分析，摄床旁胸部X线片明确气管插管位置及肺部情况；②手控气囊法：机械通气前可先用简易呼吸器过渡，逐渐增大压力及通气量，待缺氧缓解，$PaCO_2$ 降到一定水平时，自主呼吸消失或减弱，再使用呼吸机；③适当调节呼吸机的灵敏度：患者的吸气在呼吸道内产生的负压（－0.098～－0.196kPa）可触发呼吸机，从而达到同步化；④必要时应用药物抑制自主呼吸：如安定、吗啡、巴夫龙（Pavulon，Pancruoniun）等；⑤处理管道漏气、吸引气道分泌物，如有气胸应及时治疗。

参考文献

[1] 钱桂生．混合性酸碱失衡类型及判断的进展．中华内科杂志，1996，35（11）：725～726.

[2] 罗炎杰，肖欣荣．三种不同方法对三重酸碱紊乱判定的比较．中华结核与呼吸杂志，1994，17（4）：242～244.

[3] Adams LG，Polizin DJ．Mixed acid－base disorders．Vet Clin North Am［Small Anim Pract］，1989，19（2）：307～326.

[4] 孙业祥，唐益中，李守生．特重烧伤休克期高阴离子间隙三重酸碱失衡的观察．安徽医科大学学报，1998，33（5）：392～393.

[5] 关魁，陈茵．严重烧伤后血气变化及酸碱平衡紊乱．中国烧伤创疡杂志，2002，14（2）：89-90.

[6] 肖荣，杨晓东，林国安等．烧伤患者三重酸碱平衡紊乱124例回顾性分析．实用医药杂志，2005，22（5）：399-401.

[7] 周鼎．急诊危重患者酸碱平衡紊乱的研究．中国医疗前沿，2010，5（4）：5，52.

[8] 刘西贵，杨海萍．严重烧伤休克时血气变化及酸碱平衡紊乱．中国病理生理杂志，2001，17（11）：1122.

（邱　方　黄秀江）

第九章　创伤-失液性休克

第一节　概　述

“休克”是个外来词，是英语“shock”的译音。它原意为震荡或打击。1731 年法国医生 Le Dran 首次将法语 secousseuc 译成英语 shock，并将其应用于医学领域。休克是临床上常见的危重病症，是指病人遭受剧烈创伤后的一种危急状态。迄今人们对休克的认识和研究已有 200 多年的历史，其间主要经历了四个认识发展阶段，即：症状描述阶段，急性循环衰竭的认识阶段，微循环灌流障碍学说的创立阶段及细胞分子水平研究阶段。

那么什么是休克呢？目前公认的休克概念：

休克是指机体在严重失血失液、感染、创伤等强烈致病因素作用下，有效循环血量急剧减少、组织血液灌流量严重不足，以致各重要生命器官和细胞功能代谢障碍及结构损害的全身性病理过程。临床上表现为烦躁，神志淡漠或昏迷，皮肤苍白或发绀，四肢湿冷，尿量减少或无尿，脉搏细速，脉压变小和/或血压降低。

创伤性休克（traumatic shock）是指机体遭受到严重创伤的刺激和组织损害，通过“血管-神经”反射所引起的以微循环障碍为特征的急性循环功能不全，以及由此导致组织器官血流灌注不足、缺氧和内脏损害的综合征。

失血性休克时是由于大量失血引起的休克（hemorrhagic shock），常见于外伤引起的出血、消化性溃疡出血、食管曲张静脉破裂、妇产科疾病所引起的出血等。失血后是否发生休克不仅取决于失血的量，还取决于失血的速度。休克往往是在快速、大量（超过总血量的 30%～35%）失血而又得不到及时补充的情况下发生的。

由于机体遭受严重创伤后所导致的休克，既有大出血的因素，又有剧烈疼痛、组织坏死分解产物的释放和吸收、创伤感染等有害因素作用的原因而可致机体正常生理功能紊乱，所以往往称之为创伤-失血性休克（traumatic/hemorrhagic shock，THS）。

煤矿瓦斯爆炸伤害是一种典型的严重复合伤，导致休克的因素有创伤、失血、烧伤性液体丢失、肠源性内毒素和细菌移位等，故称为创伤-失液性休克。

随着社会的发展和科学的进步，近些年来，人们对创伤性休克有了新的认识。本来创伤是平时和战时最常见的损伤。目前，创伤的发病因素和致伤原因更加复杂，除传统的意外事故和战伤外，又增加了以爆炸和中毒为主要致伤原因的突发性损伤，其特点为伤情复杂，群体为主，复合伤多，伤势急重，致命性强，死亡率高。在现场和医院急救过程中，抓主要矛盾、建立绿色通道，对提高严重创伤患者的生存率有重要意义。

创伤后的应激反应包括了神经内分泌、旁分泌和自分泌等机制。其全身应激反应主要表现为神经内分泌反应，涉及下丘脑-垂体-肾上腺轴，交感神经系统发生一系列反应，以及急性相反应，但其自限能力有限。急性相反应是急性炎症过程，如反应过强，将导致全身炎症反应综合征（SIRS）；机体免疫功能如过度激活，将致全身器官功能损伤；与其同时，机体又释放内源性抗原性介质和抗炎性激素，如过度释放又导致抗炎性反应综合征（CARS），则引起机体免疫功能紊乱，增加宿主的感染性。严重创伤后激素（胰高血糖素、糖皮质激素、儿茶酚胺、干扰素、胰岛素、生长激素等）、细胞因子（肿瘤坏死因子、白细胞介素等)、脂类介质(血小板激活因子、血栓环化素、白三烯、前列腺素)是启动炎症反应的中心,刺激过强则导致免疫失衡,进一步加重休克、感染、器官功能障碍甚至衰竭。因此,必须及时采取一切措施,包括通过信号阻断或削弱其作用,以改变炎症反应过程,使机体保持均衡状态,促使创伤机体康复。严重创伤性休克多为低血容量性休克,其特点是循环血容量减少,心室舒张期充盈压力降低以及容积减少,因此心排血量减少。但还可兼有其他类型的休克,如严重烧伤后的心功能下降可能与心肌细胞内离子平衡紊乱、心肌细胞程序化死亡、细胞因子、心肌抑制因子以及容量变化等多种因素有关。

创伤患者特别要注意心源性休克,因为此时张力性气胸、心肌挫伤、心包填塞较常见。由于以上两种休克的类型不同,复苏的方法也不同,所有的创伤性休克患者首先应考虑低血容量性休克,从液体复苏开始,随后要注意低血容量性休克时机体的反应,除调整循环系统外,还要兼顾代谢、免疫、凝血等系统。这些因素都会将休克患者置于脓毒症、多器官功能障碍和衰竭的风险之中。全面了解病情,抓住主要矛盾及次要矛盾的转化,应始终体现在休克复苏的对策过程中,也就是以提高血容量为主的综合措施。血流动力学监测对评价患者病情发展和临床治疗有指导意义。除临床常规观察指标是最基本的参数外,血乳酸和心脏前负荷参数(中心静脉压、肺动脉楔压、心室舒张末容积等)及后负荷参数(体循环阻力、肺循环阻力)也是重要的参数。在循环系统监测的基础上,关注氧的输送及相关指标,提高氧输送,是对所有类型休克进行支持性治疗的基础。休克早期复苏治疗的重点在于:尽快重建组织灌注,避免氧债积累和缺氧时间过长;目标则是防止多器官功能障碍综合征及多器官功能衰竭的发生。休克早期征象是器官灌注不足和体内儿茶酚胺类激素作用于循环系统的代偿征象,因此在排除气道和呼吸不畅后,如果发现心率加快、脉压小、甲床充盈时间延长等外周血管收缩的症状和体征,甚至出现烦躁和少尿,即可确诊休克。其中心率快是最敏感的,但有时心率也受到疼痛和情绪的影响,心率快、四肢厥冷是休克较可靠的体征。胃肠道对休克的反应最敏感,缺血发生最早,恢复最晚。20 世纪 90 年代初曾有人把无临床休克表现、但存在胃肠道缺血的现象称作隐匿型休克(covert compensated shock),并采用胃肠黏膜内 pH(pHi)或黏膜-动脉二氧化碳梯度($PrCO_2-PaCO_2$)监测的方法来指导休克的诊断和复苏。注重早期休克征象,目的是提高对休克的认识及其带来的严重后果,及早采取相应措施,以防为主、防治结合,为创伤康复创造条件。随着科学技术的发展和临床实践经验的积累,我们对休克的认识逐渐深入,但认识并没有完结,临床上出现的新问题需要我们不断地探索,进一步提高对休克的认识及处理能力,为人类的健康做出新贡献。

第二节 发病原因

一、失血与失液

失血是创伤造成血流灌注不足引起休克的最常见的原因。休克的失血量随着年龄、性别、健康状况以及失血的速度而有所不同。一般来说,一次突然失血量不超过总血量的 1/4(约 1000～1250ml)时,机体通过神经体液的调节,可代偿地维持血压在正常范围;如失血达到总血量的 1/3(约 1500ml)以上时,由于大量血液流失,有效循环血量减少,微循环灌注不足,加上血红蛋白丢失,造成全身组织和器官的缺氧,重要脏器机能紊乱和组织代谢失调,即发生休克。

因此,对严重创伤要有全面认识,尤其对失血量,必须有充分的估计。两处大骨折,失血量可达总血量的 20%～40%。成人股骨干一处骨折可失血 500～1500ml,严重骨盆骨折失血量可达 2500～4000ml。此外,大量血浆和细胞间液外渗,对循环功能同样有不良影响,如严重挤压伤。

一般来说,失血量超过总量的 1/4 时就可能导致休克,但伤员对急性失血的耐受能力差异颇大。对一次性的大量失血，必须考虑到潜在休克的危险，而给予及时的治疗。

二、神经内分泌功能紊乱

严重创伤及所伴随发生的症状，如疼痛、恐惧、焦虑及寒冷、神经麻痹等，都可对中枢神经产生不良刺激。如果这些刺激强烈而持续时，可进一步扩散到皮质下中枢而影响神经内分泌功能，导致反射性血管舒缩功能紊乱，因而末梢循环的阻力增大，以致大量血液淤滞在微血管网中，有效循环量减少而发生休克。

三、组织破坏

严重的挤压伤可导致局部组织缺血和组织细胞坏死。当压力解除后，由于局部毛细血管破裂和通透性增高，可导致大量隐性出血和血浆渗出，组织水肿，有效循环量下降；组织细胞坏死后，释放大量酸性代谢产物和钾、磷等物质，引起电解质的紊乱。其中某些血管活性物质被吸收后，对血管通透性和舒缩功能有危害，使血浆大量渗入组织间隙中和淤滞在微血管内，有效循环量进一步下降，亦可引起休克。

四、细菌毒素作用

创伤继发严重的感染，细菌产生大量的内、外毒素，这些毒素进入血液循环，可引起中毒反应，并通过血管舒缩中枢或内分泌系统，直接或间接地作用于周围血管，从而使血循环在动力学上发生紊乱，小动脉和毛细血管循环障碍，有效循环量减少，动脉压下降，导致中毒性休克。此外，毒素直接损害组织及增加毛细血管的通透性，造成血浆的丢失，使创伤性休克的演变加速和程度加重。

第三节　发病机制

一、微循环机制

尽管在医学史的进程中人们逐渐认识到休克的原因很多，但其主要病理变化的归宿还是在循环系统，主要表现为血压下降。为解释其发病机制纷纷提出了各种学说或假说，如神经冲动学说、中毒学说、循环血量减低学说等。严格说来，上述学说以及其他许多学说或假说，原则上均无严重的错误，但均只是解释了休克发生发展中的某一侧面，尚不能全面地认识休克的发病机制和把握休克的本质。

1942 年 Wiggers 发表了他的著名的失血性休克的实验模型，并于 1950 年发表了“休克的生理学”之专著，可算是休克系统定向阶段各学说的总结和代表性著作。在 20 世纪 50 年代这一观点仍然起着主导作用。

基于以上认识，在 20 世纪的 30 年代到 60 年代，休克的治疗方向则主要是注意提高血压，投用较大剂量的升压药。但没认识到升压药使用后，血压虽可升高，但因血管收缩，微循环的灌流却更趋减少，组织的缺血、缺氧性损害更趋严重。临床实践的失败教训，迫使人们重新去再认识，随着实验技术与方法学的进展，在 60 年代末、70 年代初，获得了认识上的新突破，提出了“微循环学说”。

（一）正常微循环

微循环（microcirculation）是指微动脉和微静脉之间微血管的血液循环，是血液和组织进行物质代谢交换的基本结构和功能单位，正常微循环由微动脉、后微动脉、毛细血管前括约肌、微静脉、真毛细血管、直捷通路及动静脉短路构成；主要受神经及体液因素的调节（图 9-1）。

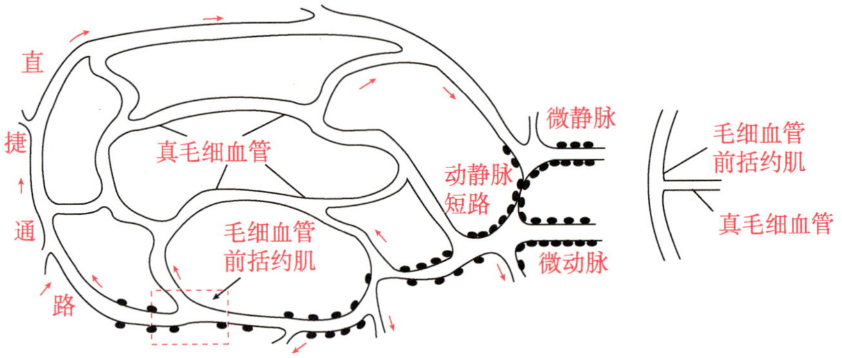

图 9-1　正常微循环示意图

（二）休克时的微循环障碍分期

微循环障碍（缺血、淤血、弥散性血管内凝血）致微循环动脉血灌流不足，重要的生命器官因缺氧而发生功能和代谢障碍，是各型休克的共同规律。休克时微循环的变化，大致可分为三期，即微循环缺血期、微循环淤血期和微循环凝血期。

1. 微循环缺血期（缺血性缺氧期）

此期属于休克代偿期（compensatory stage）或为休克早期。

（1）微循环变化的特点：总的来说，全身小血管，包括小动脉、微动脉、后微动脉、毛细血管前括约肌和微静脉、小静脉都呈现持续收缩引起痉挛，血管口径明显变小，但各自收缩的程度并不一致，其中以前阻力增加显著。因此毛细血管前阻力明显大于后阻力。具体表现为（图 9-2）：

1）微动脉、后微动脉和毛细血管前括约肌收缩，微循环灌流量急剧减少，压力降低；

2）微静脉和小静脉对儿茶酚胺敏感性较低，收缩较轻；

3）动静脉吻合支可能有不同程度的开放，血液从微动脉经动静脉吻合支直接流入小静脉。

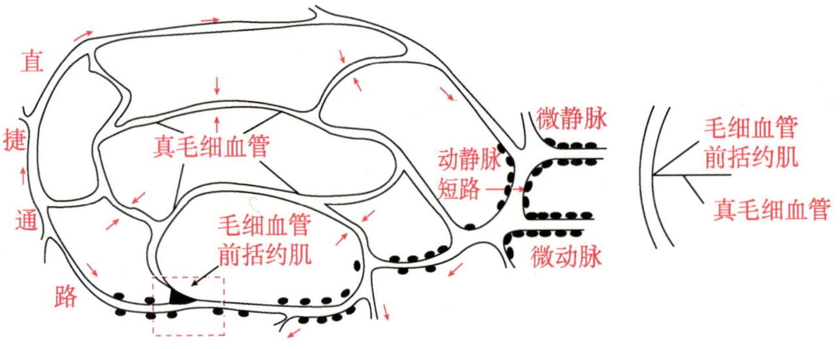

图 9-2　休克代偿期微循环变化示意图

（2）组织灌流情况：少灌少流、灌少于流。

（3）发生机制

由于交感-肾上腺髓质系统强烈兴奋，导致大量儿茶酚胺释放入血。交感神经兴奋、儿茶酚胺释放增加对心血管系统的总的效应是使外周总阻力增高和心输出量增加。但是不同器官血管的反应却有很大的差别。皮肤、腹腔内脏和肾的血管，由于具有丰富的交感缩血管纤维支配，而且 α 受体又占有优势，因而在交感神经兴奋、儿茶酚胺增多时，这些部位的小动脉、小静脉、微动脉和毛细血管前括约肌都发生收缩，其中由于微动脉的交感缩血管纤维分布最密，毛细血管前括约肌对儿茶酚胺的反应性最强，因此它们收缩最为强烈。结果是毛细血管前阻力明显升高，微循环灌流量急剧减少，毛细血管的平均血压明显降低，只有少量血液经直捷通路和少数真毛细血管流入微静脉、小静脉，组织因而发生严重的缺血性缺氧。脑血管的交感缩血管纤维分布最少，α受体密度也低，口径可无明显变化。冠状动脉虽然也有交感神经支配，也有α和β受体，但交感神经兴奋和儿茶酚胺增多却可通过心脏活动加强，代谢水平提高以致扩血管代谢产物特别是腺苷的增多而使冠状动脉扩张。

交感兴奋和血容量的减少还可激活肾素-血管紧张素-醛固酮系统，而血管紧张素Ⅱ有较强的缩血管作用，包括对冠状动脉的收缩作用。

此外，增多的儿茶酚胺还能刺激血小板产生更多的血栓素 A_2（thromboxane A_2，TXA_2），而 TXA_2 也有强烈的缩血管作用。

（4）代偿表现

主要分三个方面：

1）自身输血：休克代偿期由于交感-肾上腺髓质系统强烈兴奋，大量儿茶酚胺释放入血。肌性微静脉和小静脉、肝脾储血库收缩，血管床容量减少，回心血量增加，起到“自身输血”的作用，这是休克时增加回心血量和循环血量的“第一道防线”。

2）自身输液：由于毛细血管前阻力血管比微静脉收缩强度要大，前阻力大于后阻力，致使毛细血管流体静力压下降，大量组织液从组织间隙回收进入血管，起到“自身输液”的作用，这是休克时增加回心血量的“第二道防线”。经研究表明，中度失血的病例，毛细血管再充盈量每小时达 50～120ml，成人最多可有 1500ml 的组织液进入血液。代偿后可导致血液稀释，血细胞压积下降。

3）血液重分布：由于不同器官血管对儿茶酚胺增多的反应性不一致。其中皮肤、腹腔内脏、骨骼肌以及肾血管的α受体分布密度高，对儿茶酚胺的敏感性较高，此处血管明显收缩。而冠状动脉和脑动脉α受体分布较少，血管口径则无明显改变，因而心、脑血流量能维持正常或增高，微血管灌流量稳定在一定水平。这种不同器官微循环反应的差异性，导致了血液的重新分布。血液重分布，虽以牺牲皮肤、腹腔内脏等器官的血液供应为代价，建立在非生命器官微循环缺血缺氧的基础上，但保证了心、脑重要生命器官的血液供应。因此对机体有一定的代偿意义。

（5）代偿意义

1）有利于维持动脉血压。

2）有利于心脑的血液供应 。

（6）临床表现：休克代偿期，病人表现为脸色苍白，四肢湿冷，出冷汗，脉搏加快，脉压减小，尿量减少，烦躁不安（图 9－3）。

（7）治疗原则：休克代偿期是可逆的，应尽早去除休克的动因，及时补充血容量，恢复有效循环血量，防止休克向失代偿期发展。若休克的病因不能及时清除，组织持续缺血缺氧，休克将进入休克第二期即休克失代偿期。

2. 微循环淤血期（淤血性缺氧期）

又称为休克失代偿期（decompensatory stage）或休克第二期。

（1）微循环改变特点

在休克的循循环缺血期，如未能及早进行抢救，改善微循环，则会因组织持续缺血而导致严重的缺氧，而使局部舒血管物质（如组胺、激肽、乳酸、腺苷等）增多，后微动脉和毛细血管前括约肌舒张，微循环容量扩大，淤血，发展为休克微循环淤血期。

此期微循环变化的主要特点是：小血管痉挛较休克代偿期明显减轻，血管口径明显变大，毛细血管前括约肌出现明显扩张现象，但由于大量的白细胞黏附于微静脉，增加了微循环流出通路的血流阻力，导致毛细血管后阻力显著增加，因此此期毛细血管后阻力大于前阻力。具体表现在：

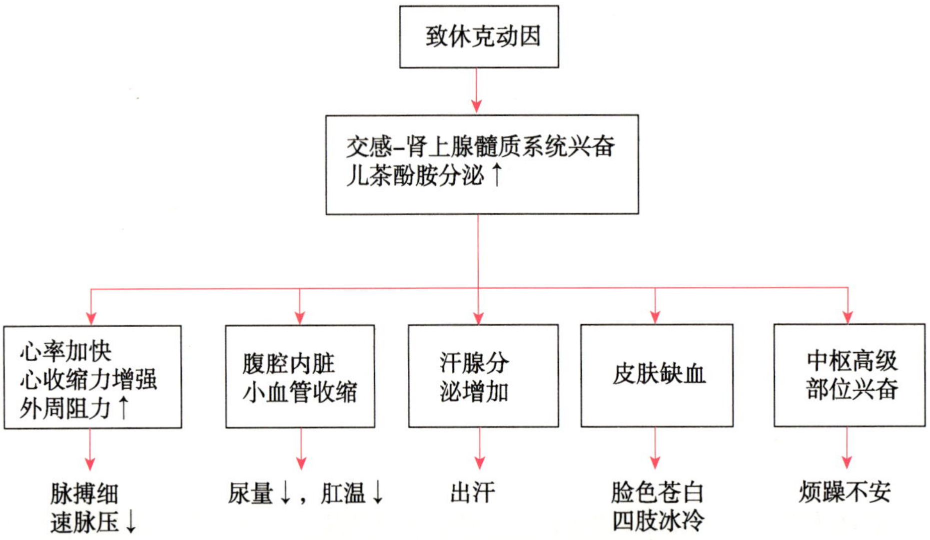

图 9－3　休克代偿期的临床表现

1）后微动脉和毛细血管前括约肌舒张（因局部酸中毒，对儿茶酚胺反应性降低），毛细血管大量开放，有的呈不规则侧囊形扩张（微血池形成），而使微循环容积扩大；

2）微静脉和小静脉对局部酸中毒耐受性较大，儿茶酚胺仍能使其收缩（组胺还能使肝、肺等微静脉和小静脉收缩），毛细血管后阻力增加，而使微循环血流缓慢；

3）微血管壁通透性升高，血浆渗出，血流淤滞；

4）由于血液浓缩，血细胞压积增大，红细胞聚集，白细胞嵌塞，血小板黏附和聚集等血液流变学的改变，可使微循环血流变慢甚至停止；

5）由于微循环淤血，压力升高，进入微循环的动脉血更少（此时小动脉和微动脉因交感神经作用仍处于收缩状态）。由于大量血液淤积在微循环内，回心血量减少，使心输出量进一步降低，加重休克的发展（图 9－4）。

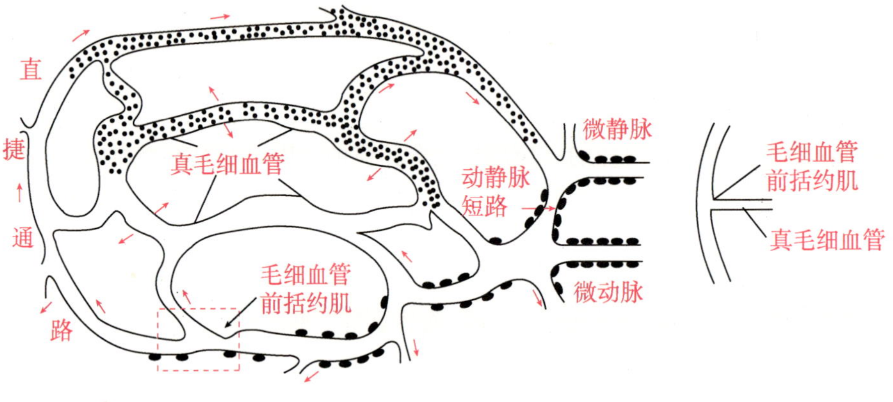

图 9－4　休克失代偿期循环变化示意图

（2）组织灌流情况

灌而少流、灌大于流。

（3）发生机制

1）神经体液机制

分三个方面：

a. 酸中毒

b. 局部扩血管代谢产物增多

c. 内毒素的作用

2）血液流变学机制

此期微循环血液流变学发生了明显改变：血液流速显著减慢，红细胞和血小板聚集，白细胞滚动、贴壁、嵌塞、血液黏滞度增加，血液“泥化”（sludge）淤滞，微循环淤血，组织灌流量进一步减少，缺氧更为严重。形成恶性循环，机体失代偿。

白细胞贴壁、滚动、黏附于内皮细胞是由细胞表面黏附分子介导的，首先是P选择素和E选择素介导的起始黏附，为可逆性黏附。其后的白细胞牢固黏附及其血管外的移动则是在β_2整合素（CD_{11}/CD_{18}）与其内皮细胞上的受体ICAM－1的相互作用下完成的（图9－5）。

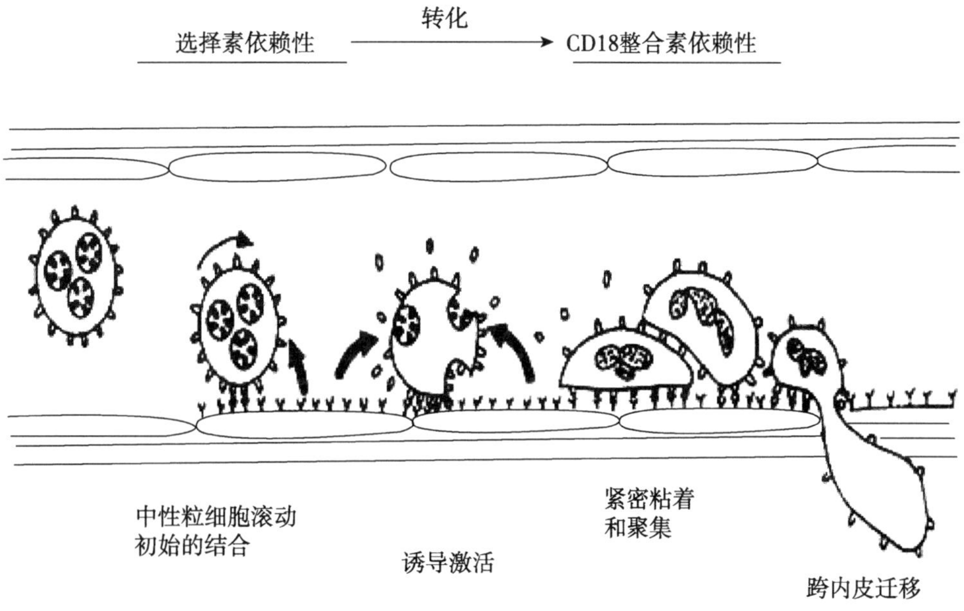

图9－5 白细胞与内皮细胞黏附示意图

（4）失代偿原因

主要分四个方面：

1）真毛细血管开放数增加

此期微循环血管床大量开放，血液淤滞在各内脏器官中，造成循环血量锐减，回心血量减少，心输出量和血压进行性下降，机体失代偿。

2）毛细血管流体静力压上升

由于此期毛细血管后阻力大于前阻力，血管内流体静力压升高，不但自身输液停止，而且有血浆外渗到组织间隙中，造成回心血量进一步减少。

3）微血管通透性增加

此期由于组织持续缺血缺氧使组胺、激肽等扩血管物质生成增多，导致毛细血管通透性增高，血浆外渗。大量血浆外渗致使血液浓缩，红细胞压积上升，红细胞、血小板聚集，血液黏度增加。

4）组织间隙亲水性增加

（5）失代偿后果

总的来说，有三个方面即：

1）回心血量急剧减少

2）自身输液停止

3）心脑血液灌流量减少

（6）临床表现（图 9－6）

休克失代偿期，病人表现为血压和脉压进行性下降，少尿甚至无尿，皮肤黏膜发绀或出现花斑，患者表情淡漠，甚至昏迷。

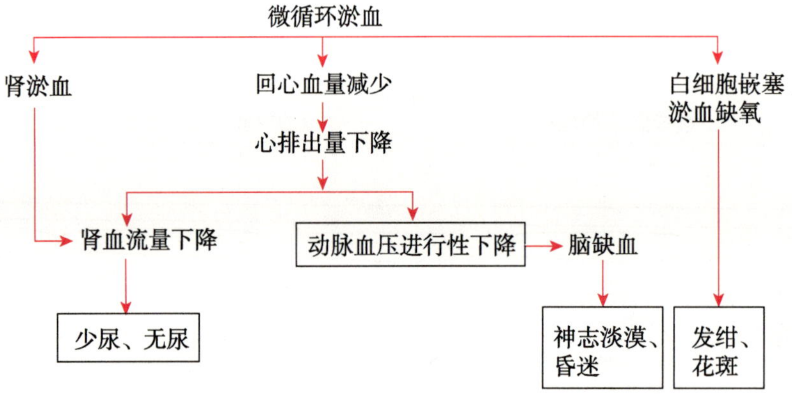

图 9－6　休克失代偿期的临床表现

（7）治疗原则

除了病因学治疗外，主要从下面三个环节改善机体微循环淤滞的情况：

1）纠正酸中毒，提高血管平滑肌对活性药物的反应性。

2）充分输液以扩充血容量。

3）使用血管活性药物疏通微循环。

以上治疗可收到很好的疗效，但若治疗不当或听任病情发展，患者则进入第三期，即休克难治期。

3. 微循环凝血期（弥散性血管内凝血）

又叫休克难治期（refractory stage）或休克晚期。

从微循环的淤血期发展为微循环凝血期是休克恶化的表现。其特点是：在微循环淤血的基础上，于微循环内（特别是毛细血管静脉端、微静脉、小静脉）有纤维蛋白性血栓形成，并常有局灶性或弥漫性出血；组织细胞因严重缺氧而发生变性坏死。

（1）微循环改变特点：此期微血管发生麻痹性扩张，毛细血管大量开放，微循环中可有微血栓形成，血流停止，出现不灌不流状态，组织几乎完全不能进行物质交换（图 9－7）。

（2）组织灌流特点：不灌不流。

（3）主要分两个方面：

1）血管反应性进行性下降（图 9－8）。

2）DIC 的形成。

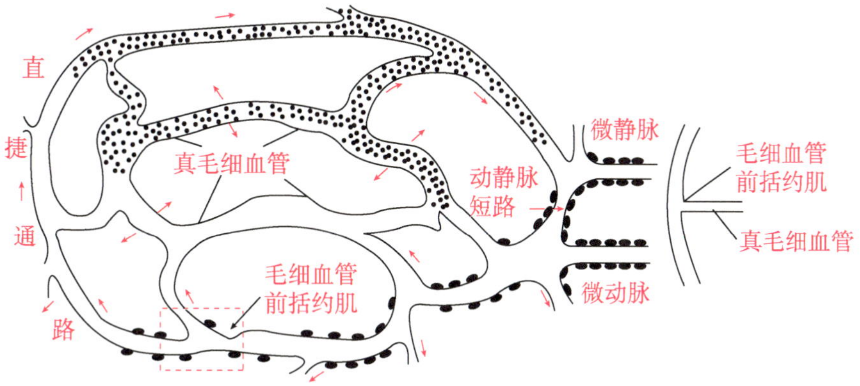

(1)休克失代偿期微循环淤血性缺氧

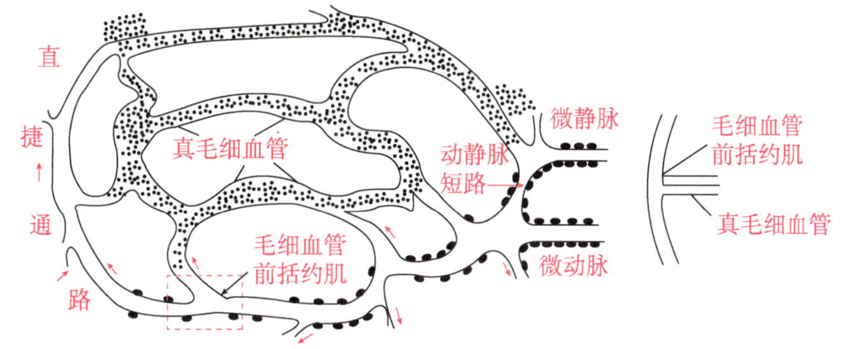

(2)休克难治期的微循环血流停滞后DIC形成

图 9-7　休克难治期与休克失代偿期微循环变化的比较示意图

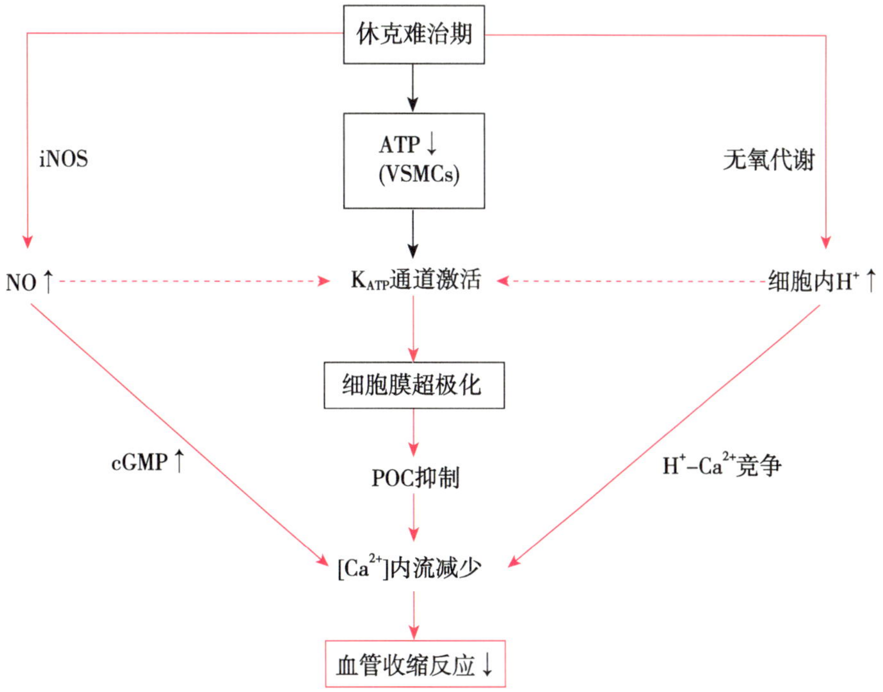

图 9-8　休克难治期血管反应性下降的机制示意图

（4）临床表现

1）一般表现：循环衰竭病人出现进行性顽固性低血压，升压药难以恢复；脉搏细弱而频速；静脉塌陷，CVP 下降。

2）并发 DIC 的表现，其发生机制为：

a. 血液流变学的改变：血液浓缩、血细胞聚集、血黏度增高，使血液处于高凝状态，易产生 DIC。

b. 凝血系统激活：严重缺氧、酸中毒或 LPS 等损伤血管内皮细胞，促进组织因子大量释放；内皮细胞损伤还可暴露胶原纤维，激活因子Ⅻ，使内、外凝血途径激活。此外，严重创伤、烧伤等引起的休克，可因组织大量破坏，以及白细胞与内皮细胞的黏附等促进组织因子的大量表达释放。各种休克时红细胞破坏释放的 ADP 等可启动血小板的释放反应，促进凝血过程。

c. TXA_2－PGI_2平衡失调：休克时内皮细胞的损伤，一方面使 PGI_2生成释放减少，另一方面由于胶原纤维暴露，可使血小板激活、黏附、聚集，生成和释放 TXA_2增多。PGI_2有抑制血小板聚集和扩张小血管的作用，而 TXA_2则有促进血小板聚集和收缩小血管的作用。因此 TXA_2－PGI_2的平衡失调，可促进 DIC 的发生。

3）重要器官功能衰竭

主要发生在心、脑、肺、肝、肾等重要器官，病人常因两个或两个以上重要器官相继或同时功能障碍，出现多系统器官功能不全或衰竭而导致死亡。

二、细胞分子机制

休克有关的细胞分子机制十分复杂。主要分四个方面：

（一）细胞损伤

休克后的细胞损伤是各器官衰竭的共同机制，而细胞损伤的首先表现是在生物膜发生的损害。休克时细胞的生物膜损伤最早表现为细胞膜和细胞器膜的通透性增高，钠钾泵障碍，使细胞膜内的 K^+逸出而细胞外的 Na^+和水进入细胞内，引起细胞水肿和细胞器的肿胀；细胞膜上腺苷酸环化酶系统受损，使得细胞内的各种代谢过程发生紊乱。线粒体的最早损伤表现为：细胞功能和 ATP 合成受抑制，此后线粒体结构发生改变，线粒体明显肿胀，直到破坏。溶酶体的损伤则表现为：溶酶体膜通透性增加，溶酶体肿大，溶酶体酶释放增加，甚至溶酶体破裂。细胞损伤的主要原因为缺氧、酸中毒、内毒素和氧自由基生成过多等因素通过直接或间接作用破坏生物膜系统的功能和结构。由于细胞的完整性在维持细胞生命的活动中起重要作用，当细胞膜完整性遭受到破坏时，细胞即发生不可逆性损伤。

（二）血管内皮细胞改变，微血管通透性增加

1. 内皮细胞收缩

内皮细胞内及细胞之间含有多种蛋白质，这些蛋白质的改变可影响 VEC 的形态结构和功能，而引起微血管通透性增高（图 9－9）。

2. 内皮细胞损伤

休克时产生的炎症介质、氧自由基、溶酶体酶及缺氧、酸中毒等可直接损伤血管内皮细胞，使其发生肿胀、坏死、凋亡及脱落，进一步增加微血管通透性。

（三）炎症介质的泛滥

严重感染及创伤等可激活单核-巨噬细胞及中性粒细胞，导致各种炎症介质的大量产生。其中有些炎症介质具有促炎作用，可引起发热、白细胞活化、血管通透性增加及组织损伤。而有些炎症介质则具有抑炎作用，在感染、创伤、烧伤性休克时，这些抑炎介质过多可使机体出现免疫抑制。休克时的大量炎症介质泛滥产生，与某些休克病因（如 G^-菌内毒素）和继发产生的细胞因子激活细胞内信号转导通路、促进炎症因子的大量表达、产生正反馈瀑布效应有关，最终导致全身炎症反应综合征（SIRS）和

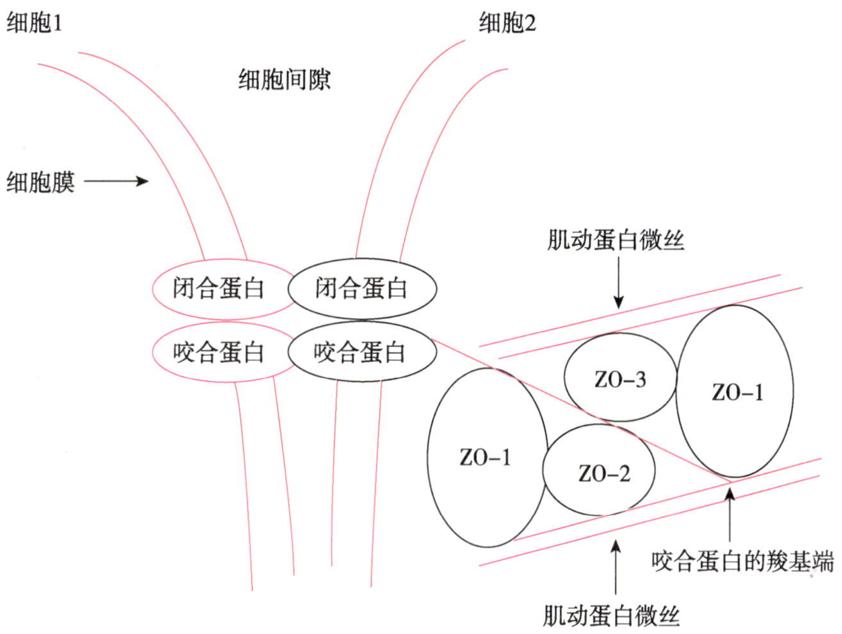

图 9-9 紧密连接的主要结构蛋白

多器官功能障碍综合征（MODS）的发生。

（四）细胞内信号转导通路的活化

其中两条信号转导通路目前受到较多的关注。

1. 核因子- kappa B 信号通路的活化

正常情况下，NF-κB 以二聚体的形式与它的抑制蛋白家族 I-κB 结合形成复合物，存在于胞浆内而无活性。当上述休克病因或细胞因子激活细胞内 I-κB 激酶后，使 I-κB 的丝氨酸残基发生磷酸化，从 NF-κB 的复合物中解离出来并被蛋白酶降解，而 NF-κB 二聚体则迅速（数分钟）从胞质向胞核移位，结合至多种促炎细胞因子（TNF-α、IL-1、IL-6 等）基因启动子区的 kappa B 位点而激活这些基因的转录活性，导致炎症介质的泛滥。目前认为，NF-κB 信号通路的激活是急性炎症反应的中枢环节。

2. 丝裂原活化蛋白激酶信号通路的活化

细胞在静息时，有丝裂原活化蛋白激酶（mitogenactivated protein kinases，MAPK）位于胞浆内，一旦被磷酸化而激活，即可迅速转移到细胞核内，直接激活多种转录因子，也可在胞质内活化某些转录因子（如 AP-1、EIK-1），活化的转录因子再入核启动或关闭一些特定基因的转录。受 MAPK 调控的转录因子主要有活化子蛋白、血清反应因子、活化转录因子- 2、肌细胞增强因子- 2 等，这些转录因子都可调控 TNF-α、IL-1β、IL-8、IL-10、IL-12、iNOS、MCP-1、ICAM-1 等炎症介质的表达（图 9-10）。

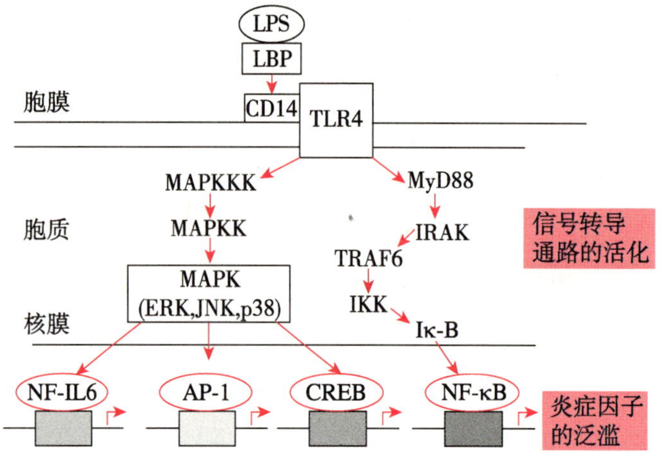

图 9-10　炎症细胞活化及炎症介质泛滥的机制示意图

第四节　休克时机体的代谢和功能变化

休克时细胞受损的机制、代谢变化的特点以及细胞所发生的主要损伤性变化。

一、代谢障碍

1. 能量代谢和其他代谢变化休克时，微循环严重障碍引起组织缺氧，细胞有氧氧化障碍，糖无氧酵解增强，乳酸生成增多，ATP 生成减少。ATP 生成不足使细胞膜上的钠泵（Na^+-K^+ ATP 酶）运转失灵，细胞内 Na^+ 泵出减少，导致细胞内钠水潴留，细胞外 K^+ 增多，引起高 K^+ 血症。酸中毒还可经细胞内外 H^+-K^+ 离子交换代偿而加重高 K^+ 血症。蛋白质和酶的合成受到抑制，使细胞不能维持正常功能和结构。脂肪酸氧化受阻，导致细胞内的脂肪酸和脂肪酰 CoA 增多，加重了细胞的损伤。休克过程中血浆游离脂肪酸增多，这是由于儿茶酚胺增多，使脂肪组织中的甘油三酯水解以及缺氧时细胞主要利用葡萄糖进行无氧酵解而对游离脂肪酸的摄取减少所致。休克早期可因儿茶酚胺、胰高血糖素和肾上腺皮质激素的增多而使血糖增高；休克晚期又因糖原耗竭和糖异生作用的减弱使血糖降低。

2. 代谢性酸中毒　休克时由于组织缺氧，糖酵解过程增强，乳酸生成增多；丙酮酸不能充分被氧化还原为乳酸，肝缺氧不能利用乳酸，其本身又产生大量乳酸。因此出现乳酸血症，发生乳酸性酸中毒。此外，肾泌尿功能障碍，排酸保碱功能降低，亦可加重代谢性酸中毒。酸中毒可使微血管进一步扩张淤血，促进 DIC 的形成；还可伴发高钾血症，抑制心肌收缩和能量代谢，破坏细胞生物膜等而使休克加重，故纠正酸中毒是促使休克好转的重要措施之一。

二、细胞损害

1. 细胞膜损害

细胞膜是休克时最早发生损伤的部位。缺氧、ATP 减少、酸中毒、高血钾、溶酶体酶、氧自由基以及其他炎症介质和细胞因子等都可损伤细胞膜，引起膜离子泵功能障碍，Na^+、Ca^{2+} 内流，细胞水肿。

2. 线粒体变化

休克时线粒体肿胀，致密结构和嵴消失，钙盐沉着，线粒体膜破裂。线粒体是细胞氧化磷酸化的部位，其损伤可使 ATP 合成减少，细胞能量生成严重不足，进一步影响细胞功能。

3. 溶酶体变化

休克时缺血缺氧和酸中毒等，可导致溶酶体肿胀、空泡形成并释放溶酶体酶。溶酶体酶的大量释放加重了休克时微循环障碍，导致组织细胞损伤和多器官功能衰竭（图 9－11）。

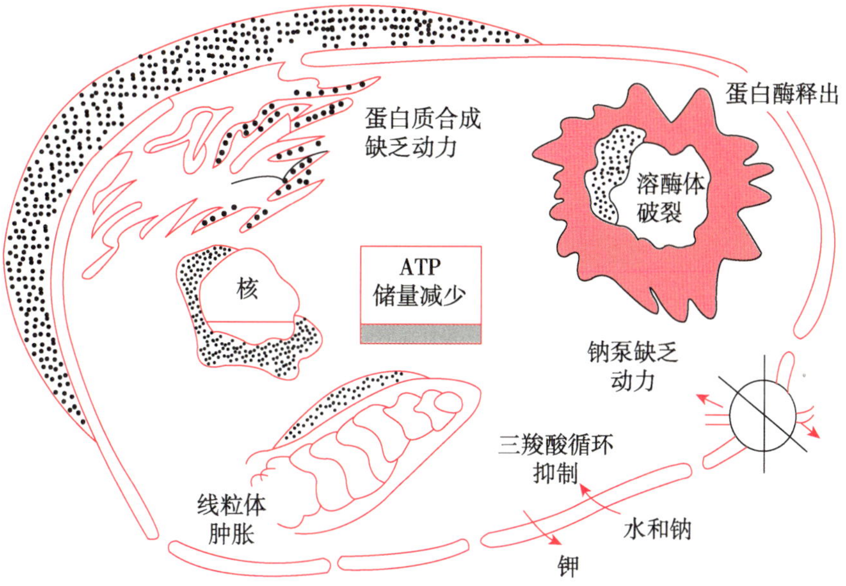

图 9－11　休克时细胞损伤的示意图

三、发生弥散性血管内凝血的机制（图 9－12）

1. 应激反应使血液凝固性升高。致休克的动因（如创伤、烧伤、出血等）和休克本身都是一种强烈的刺激，可引起应激反应，交感神经兴奋和垂体-肾上腺皮质活动加强，使血液内血小板和凝血因子增加，血小板黏附和聚集能力加强，为凝血提供必要的物质基础。

2. 凝血因子的释放和激活。有的致休克动因（如创伤、烧伤等）本身就能使凝血因子释放和激活。例如，受损伤的组织可释放出大量的组织凝血活素，启动外源性凝血过程；大面积烧伤使大量红细胞破坏，红细胞膜内的磷脂和红细胞破坏释出的 ADP，促进凝血过程。

3. 微循环障碍，组织缺氧，局部组胺、激肽、乳酸等增多。这些物质一方面引起毛细血管扩张淤血，通透性升高，血流缓慢，血液浓缩红细胞黏滞性增加，有利于血栓形成；另一方面损害毛细血管内皮细胞，暴露胶原，激活凝血因子Ⅻ和使血小板黏附与聚集。

4. 缺氧使单核吞噬细胞系统功能降低，不能及时清除凝血酶原酶、凝血酶和纤维蛋白。结果在上述因素作用下，而发生弥散性血管内凝血。

弥散性血管内凝血一旦发生，将使微循环障碍更加严重，休克病情进一步恶化，这是因为：①广泛的微血管阻塞进一步加重微循环障碍，使回心血量进一步减少；②凝血物质消耗、继发纤溶的激活等因素引起出血，从而使血容量减少；③可溶性纤维蛋白多聚体和其裂解产物等都能封闭单核吞噬细胞系统，因而使来自肠道的内毒素不能被充分清除。

由于弥散性血管内凝血的发生和微循环淤血的不断加重，由于血压降低所致的全身微循环灌流量的严重不足，全身性的缺氧和酸中毒也将愈益严重；严重的酸中毒又可使细胞内的溶酶体膜破裂，释出的溶酶体酶（如蛋白水解酶等）和某些休克动因（如内毒素等）都可使细胞发生严重的乃至不可逆的损害，从而使包括心、脑在内的各重要器官的机能代谢障碍也更加严重，这样就给治疗造成极大的困难，故本期又称休克难治期。

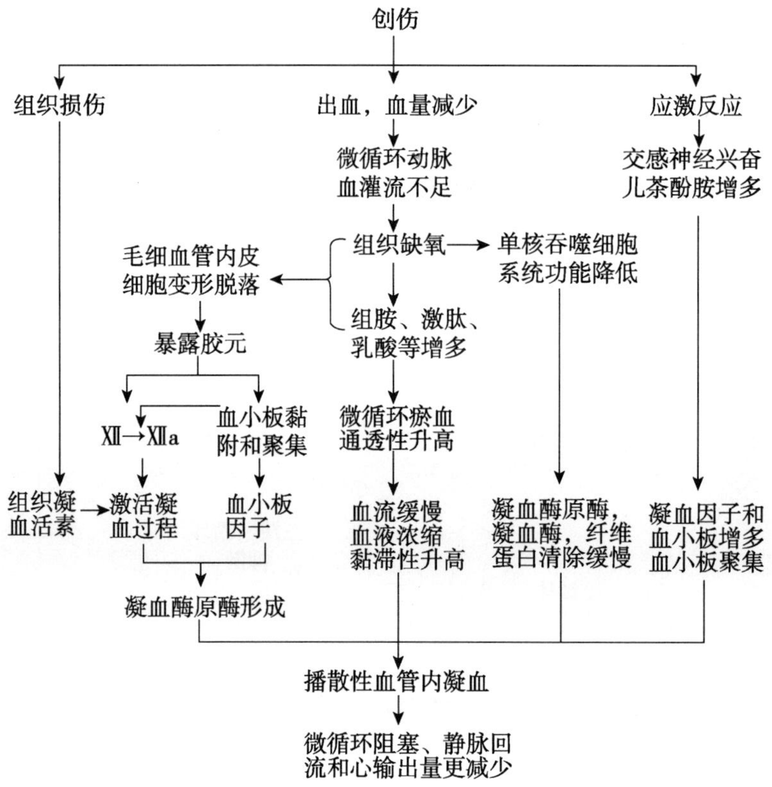

图 9－12　弥散性血管内凝血的机制

第五节　临床表现

1. 意识、神志与表情　休克早期，患者表现为烦躁、焦虑或激动。当休克加重时，患者表现为表情淡漠或意识模糊，甚则出现昏迷。但亦有少数患者休克初期神志清醒，仅反应迟钝、淡漠、神志恍惚，应引起高度重视。

2. 皮肤　苍白、口唇发绀。斑状阴影、四肢皮肤湿冷。肤温低于正常。

3. 脉搏　虚细而数，按压稍重则消失，脉率为 100～120 次/分，有时桡动脉不能明显感触，需在颈动脉或股动脉处测定。在休克晚期出现心力衰竭时，脉搏变慢而且微细。

4. 血压　一般来说，若血压下降超过基础血压的 30%，而脉压又低于 4kPa，则应考虑休克。

5. 中心静脉压　正常值是 0.588～1.176kPa，在创伤休克时，由于血容量不足，中心静脉压可降低。

6. 呼吸　常有呼吸困难和发绀。发生呼吸衰竭或心力衰竭时，出现严重呼吸困难。

7. 尿量　若每小时尿量少于 25ml，说明肾血灌流量不足，常提示有休克存在。

8. 甲皱微循环　显微装置下观察甲皱处毛细血管，可发现血流变慢，血色变紫，血管床模糊，严重时红细胞凝集，血流不均，最后血管内微血栓形成。

第六节　诊　断

1. 诊断要点

病史：均有较严重的外伤史。应考虑到患者的年龄及平时的健康状况，以此估计发生休克的可能性。

2. 实验室检查

(1) 血红蛋白及血细胞比容测定：两项指标升高，常提示血液浓缩，血容量不足。

(2) 尿常规、比重、酸碱度测定：可反映肾功能情况，有必要时还可进一步作二氧化碳结合力及非蛋白氮的测定。

(3) 电解质测定：可见高钾、低钠血症。

(4) 血小板计数、凝血酶原时间和纤维蛋白原含量测定：如三项全部异常说明休克可能进入弥散性血管内凝血（DIC）阶段。

(5) 血儿茶酚胺浓度及乳酸浓度测定：休克时其浓度都可升高。

(6) 血气分析：动脉氧分压常降低，动脉二氧化碳分压亦下降。

3. 心电图

常因心肌缺氧而导致心律失常，严重缺氧时可出现局灶性心肌梗死，常表现为QRS波异常、ST段降低和T波倒置。

4. 休克严重度分级

创伤失血性休克是一个动态的过程，临床表现随失血量的增加而逐渐加重。根据失血量将失血分为4度（表9-1）。

表9-1　休克的分级标准

	Ⅰ度	Ⅱ度	Ⅲ度	Ⅳ度
失血量（ml）	<750ml	750～1500ml	750～1500ml	>2000ml
	<15%	15%～30%	30%～40%	>40%
脉率	<100	>100	>120	>140
血压	正常	正常	降低	降低或测不到
脉压	正常或增加	减少	减少	减少
呼吸频率	14～20	20～30	30～40	>35
尿量（ml/h）	<30	20～30	5～15	极少
意识	轻度焦虑	中度焦虑	焦虑或模糊	烦躁或昏迷
液体补充	晶体	晶体	晶体+血	晶体+血

第七节　休克的救治原则

救治原则为消除创伤的不利因素影响，弥补由于创伤所造成机体代谢的紊乱，调整机体的反应，动员机体的潜在功能以对抗休克。

1. 一般处理

（1）患者平卧，保持安静，避免过多的搬动，注意保温和防暑。

（2）对创口予以止血和简单清洁包扎，以防再污染，对骨折要做初步固定。

（3）适当给予止痛剂，除颅脑、腹部、呼吸道损伤外，还可考虑使用吗啡止痛。

（4）保持呼吸道通畅，昏迷患者头应侧向，并将舌用舌钳牵出口外。根据病情，置鼻咽管或气管插管吸氧，必要时行气管切开。

2. 有效止血和补充血容量

（1）有效止血

内治止血药可选用中药十灰散、云南白药及西药卡巴克洛（安络血）、酚磺乙胺（止血敏）、氨甲苯酸（止血芳酸）等。对外出血要给予加压包扎，或上止血带。有条件时行钳扎或缝合止血。内脏出血，则需在大量输血输液的同时，积极准备手术探查止血。

（2）补充血容量

1）全血：最好使用新鲜血，紧急时可动脉输入 300～600ml，以后再逐渐补足。

2）血浆：鲜血浆、干冻血浆、706 代血浆均可选用。

3）右旋糖酐：一般用量在 24 小时以内不超过 1000ml 为宜。

4）葡萄糖和晶体液：在紧急情况下，可先用 50％的葡萄糖 60～100ml 静脉注射，晶体溶液供给电解质，如乳酸钠、复方氯化钠或生理盐水均可选用。

补液的速度和液量的指标，要根据伤员的实际情况而定，因此，在输液过程中，结合测定中心静脉压进行观察比较准确。中心静脉压正常为 0.588～1.176kPa，如低于 0.392kPa 以下，被认为是血容量不足，需加速输液；如超过 1.176kPa，则被认为是心肌机能不全，需要减慢和控制输液。

输血、输液补充血容量之后，若休克情况未能改善，则应考虑是否存在潜在活动性出血、代谢性酸中毒、细菌感染、心肺功能不全或弥散性毛细血管内凝血因素。

3. 血管活性药物的应用

血管活性药包括血管扩张药和血管收缩药两类。很多药物具有双重性质，在不同剂量下表现为不同的作用。应用血管活性药必须在充分扩容的基础上。

（1）血管扩张药

血管扩张药扩张毛细血管前括约肌，从而改善组织灌注。

适应证：

1）扩容后，CVP 升高，休克无好转。

2）有交感亢进表现（皮肤苍白、厥冷、毛细血管充盈差）。

3）CO 不能满足正常的或已增加了的外周阻力。

4）晚期、难治性休克，心衰，CO↓，外周阻力↑。

5）并有肺动脉高压或左心衰竭。

（2）血管收缩药

血管收缩药是通过动脉或小动脉的进一步收缩而发挥作用。动脉血压的升高是以减少重要脏器的组织灌流为代价的。血管收缩药对休克病人往往是弊大于利，主要在无扩容条件或扩容无效时应用，应以慎用、小剂量、低浓度为原则。决定休克预后的是组织灌注，而不是血压。多巴胺是常用的血管收缩药，它同时具有选择性血管扩张作用。小剂量时可保护重要脏器的血液供应。现将其剂量与作用关系列表如下（表 9－2，3）。

表 9-2 多巴胺剂量与作用关系表

剂量	作用
2μg/(kg·min)	兴奋多巴胺受体，外周阻力降低（肾、脑、肠系膜血管及冠状动脉扩张），血流增加，增加肾血流量
2-4μg/(kg·min)	兴奋 β_1 受体，心率加快，心肌收缩力增强，冠状动脉扩张
5μg/(kg·min)	兴奋 α 受体，血管收缩，冠状动脉收缩
10μg/(kg·min)	α 受体显著兴奋，全身动静脉收缩，血压升高，肾动脉收缩，尿量减少
20μg/(kg·min)	α 受体强烈兴奋，全身血管收缩，血流减少

表 9-3 常用血管活性药的受体活性和主要作用

	α	β_1	β_2	CO	HR	冠状动脉	周围血管	肾血流
肾上腺素	++	+++	++	↑↑	↑	扩张	小剂量扩张大剂量收缩	↑
异丙肾上腺素	—	++++	++++	↑↑	↑↑	扩张	扩张	—
去甲肾上腺素	++++	++	—	—	—	—	明显收缩	↓↓↓
去氧肾上腺素	+++	+	—	—	↓	—	明显收缩	↓↓↓
甲氧明	++++	—	—	—	↓	—	收缩	↓
麻黄素	++	++	++	↑	↑	—	收缩	↓
阿托品	+++	++	—	—	—	—	收缩	↓
多巴酚丁胺	+	+++	+	↑↑	↑↑	扩张	扩张	—

4. 其他疗法

（1）纠正酸中毒，维持酸碱平衡可先静脉滴注 5%的碳酸氢钠 250ml。对已进入休克状态者，应根据二氧化碳结合力测定结果，计算选用碳酸氢钠、乳酸钠、三羟甲基氨基甲烷等碱性缓冲液，先用所需总量的一半，以后再按具体情况续用。

（2）血管活性药物的应用

1）血管扩张剂：

a 受体阻滞药：A. 酚妥拉明：一般用量 5～10mg，加入 5%葡萄糖溶液 100～250ml 内，以 0.3mg/min的速度静脉滴注；B. 酚苄明：一般用量按 0.5～1mg/kg 体重，加入 5%葡萄糖液或全血 250～500ml 中静滴，1～2 小时内滴完。

β 受体兴奋剂 A. 异丙肾上腺素：一般在 5%葡萄糖溶液 500ml 中加入 1mg，缓慢静脉滴注，使心率控制每分钟 120 次以下较为安全；B. 多巴胺：一般可用 10～20mg，溶于 5%葡萄糖液 250ml 中静脉滴注；C. 美芬丁胺（恢压敏）：每次 10～15mg 用 5%葡萄糖液 100ml 稀释静滴。

胆碱能神经阻滞剂：A. 阿托品：每次皮下注射或静脉注射 0.5mg；B. 山莨菪碱：每次肌注 5～10mg，必要时 10～30 分钟 1 次。或静脉推注每次 5～20mg。

2）血管收缩剂：A. 去甲肾上腺素：2～4mg 加入 5%葡萄糖液 500ml 中静滴，速度为每分钟 15 滴；B. 甲氧明（美速克新命）：一般每次肌注 10～20mg，静脉注射 5～10mg，或将 20mg 加入 5%的葡萄糖液 250ml 中静脉滴注；C. 间羟胺（阿拉明）：每次肌注 10～20mg，静脉滴注一般用 15～100mg 加入 5%的葡萄糖液 250～500ml 中（每分钟 20～30 滴）。

（3）内脏功能衰竭的防治

1）心功能的维护：A. 改善心率，增强心肌收缩力：常用毛花甙 C（西地兰），剂量为 0.2～0.4mg

加入25%的葡萄糖溶液20ml内缓慢静脉注射。B. 纠正心率失常：a. 心动过速，一般用毛花甙C，首次量0.4mg，以后每4～6小时补加0.2～0.4mg，以达到饱和量。b. 窦性心动过缓，可静脉注射阿托品1～2mg或异丙肾上腺素1～2mg加入5%或10%的葡萄糖液200ml中滴注。

2）肺功能的维护：A. 注意呼吸道通畅，清除分泌物。B. 给氧，动脉血氧分压低于10.67kPa以下，可通过鼻管或面罩给氧，氧流量控制在5～8L/min。C. 人工辅助呼吸，有进行性低氧血症，及早使用呼吸机行人工辅助呼吸。D. 呼吸兴奋剂应用，尼可刹米（可拉明）：每次0.25～0.5g，肌注或静注，必要时2～3小时重复1次；静脉注射时，在1～2分钟内缓慢注入或滴注。山梗菜碱（洛贝林）：每次3～10mg，肌注、静脉缓慢注入或滴注。二甲弗林（回苏灵）：每次8mg肌注、静脉缓慢推注或滴注。

3）肾功能的维护与肾衰竭的治疗：急性肾衰竭是创伤的严重并发症之一，需采取积极的预防与治疗措施。

肾功能的维护：A. 严重休克患者应插置导尿管，记录每小时尿量。B. 纠正低血容量及低血压，改善肾血流量。C. 如果心输出量及血压正常而尿少，可使用利尿剂。20%甘露醇溶液125～250ml，在30分钟以内静脉滴注；呋塞米（速尿）40～100mg静脉滴注或20～40mg静脉推注；利尿合剂，由普鲁卡因0.5～1.5g，维生素C 1～3g，安钠咖0.25～0.75g，氨茶碱0.125～0.25g加入10%葡萄糖500ml滴注或加入20%甘露醇250ml中滴注。若经上述处理仍不能增加排尿量，说明已发生肾衰竭，则应按肾衰竭治疗。

少尿期的治疗：A. 中药内治：此期为瘀浊内攻，肾气不化，治宜攻瘀化浊，益气利尿，可选用桃仁承气汤、大成汤或复元活血汤加益气利尿药。B. 中药外治：用上述内服方药煎水灌肠，要求每天泻稀便1000～2000ml。亦有用活血祛瘀止痛类中药，热敷肾区利尿。C. 适量使用东莨菪碱或山莨菪碱以缓解肾血管痉挛。D. 控制入水量。每天的液体入量应等于前1天的出量加上呼吸、皮肤蒸发丢失的水量，减去机体内生水量。E. 控制饮食。限制蛋白质摄入，多进食碳水化合物。F. 维持电解质平衡：调节血液酸碱度及各种离子，尤其注意高血钾的处理；可混合应用葡萄糖和胰岛素；适当使用钙剂和碱性缓冲液；使用钠型阳离子交换树脂时口服每次10～15g，每天3～4次，并加服山梨醇以促泻，或用40～60g树脂混合于25%的山梨醇150ml中保留灌肠。G. 人工透析：常用有腹膜透析、结肠透析、血液透析（人工肾），如血钾超过7mmol/L，尿素氮超过10.7mmol/L时，即可采用。

多尿期的治疗：A. 中药内治：此期病机为阴阳俱虚，肾气不固。治宜填补、调和阴阳，益气固肾，可选用六味地黄丸或金匮肾气丸（用汤剂）加覆盆子、黄芪等。B. 水电解质的调节：在尿量未达到正常量前，入量控制在出量的1/3～1/2。若尿量多于1500ml/d时，可根据化验数据，通过口服逐渐补充。

恢复期的治疗：此期病机为邪除正虚，元气耗伤。治宜补益调治，可选用十全大补汤、人参养荣汤、当归补血汤、先天大造丸等，并适当加通经活络药物，亦可用艾灸足三里、血海、八髎等穴，疏经活络。

总之，休克是临床上常见的危重病症。失血失液、创伤、感染、心力衰竭、神经刺激等病因，都可从血容量减少、血管床容量增加或心泵功能障碍这三个不同的始动环节来影响休克的发生发展。尽管休克有多种不同类型，但大多数休克的发生都有一个共同的发病基础，这就是有效循环血量急剧减少，组织血液灌流量严重不足，进而导致全身组织细胞的功能代谢障碍及结构损伤。根据微循环的变化，可将休克分为代偿期、失代偿期和难治期。代偿期表现为微循环缺血缺氧，全身血流重新分布，以保证心脑血液供应；失代偿期表现为微循环淤血性缺氧，组织血液灌流量进一步减少；难治期表现为微血管麻痹、DIC形成或多器官功能衰竭。休克的发病机制十分复杂，除交感兴奋及体液因子大量产生所致的微循环障碍外，还与休克动因直接作用或微循环障碍发生后所引起的细胞损伤、微血管通透性增加及细胞因子级联反应等细胞分子机制有关。在休克的防治上，应尽早消除休克动因，注重改善微循环，努力保护或恢复细胞与器官功能。

参考文献

[1] 程爱国. 煤矿创伤学. 北京：中国科技出版社，2002.

[2] 程爱国，张柳，白俊清. 实用矿山医疗救护. 北京：北京大学医学出版社，2007.

[3] 赵克森. 创伤性休克新概念. 中华创伤杂志，2005，21 (1)：29-31.

[4] 黄子通，常瑞明. 创伤性休克的液体复苏进展，2007，16 (1)：108-109.

[5] 张赛龙，周东，田泾等. 创伤性休克的药物处理进展. 药学实践杂志，2009，27 (6)：407-416.

[6] 冯正权，吴宝明. 骨髓输液技术的发展及应用. 医疗卫生装备，2003，2：25.

[7] 富维军，滕青山，周宝林. 影响创伤性休克治疗效果因素分析. 中华实用医药杂志，2003，(8)：55-56.

[8] Robert M Hardaway. Traumatic shock aliaspost traumatic critical illness. Am Surg，2000，66 (3)：284.

[9] Goris JA. Pathophysiology of shock in trauma. Eur J Surg，2000，166 (2)：284.

[10] Dana M Soucy，Malcolm Rude，Wen Chsia，et al. The effects of varying fluid volume and rate of resuscitation during uncontrolled hemorrhage. J Trauma，1999，46 (2)：209.

[11] Owens TM，Watson WC，Prough DS，et al. Limiting initial resuscitation of uncontrolled hemorrhage reduces internal bleeding and subsequent volume requirements. J Trauma，1995，39 (2)：200.

[12] 钟刚，裴福兴. 104 例创伤性休克救治的回顾性分析. 中国急救学，2002，22 (11) 647.

[13] 吴恒义，杨春华，白涛. 创伤性休克患者补液速度的可行性研究——介绍一种调节补液速度的公式. 中国危重病急救医学，2000，12 (2)：91.

[14] 黄宗海，孙英刚. 创伤性休克的研究现状及前景. 解放军医学杂志，2003，28 (8)：675.

[15] 姚元章，程晓武，周旋等. 影响创伤失血性休克病人预后的危险因素分析. 中国实用外科杂志，2000，7，20 (7)：409-4103.

[16] 周学武，陈惠孙. 创伤复苏的研究进展. 国外医学·创伤与外科基本问题分册，1999，20 (2)：73-76.

[17] Deaking CD. Early fluid resuscitation in haemorrhagic shock. Eur J Emerg Med，1994，1 (2)：83-85.

[18] Wu JJ，Huang MS，Tang GJ，et al. Hemodynamic response of modified fluid gelating compared with lactated Ringer'solution for volume expansion in emergency resuscitation of hypovolemic shock patients. World J Surg，2001，25 (5)：598-602.

（白俊清　程　光）

第十章　瓦斯爆炸性烧伤的救治

瓦斯爆炸性烧伤是综合了烧伤、吸入伤、爆震伤和有害气体中毒的特殊创伤。它有以下特点：①瓦斯爆炸时可产生高温气浪，温度可高达1859～2659℃，气浪运动速度可达到2000m/s。高温可致皮肤、呼吸道烧伤甚至窒息；②创面多有煤尘颗粒或附着物嵌入皮内，不易除掉、渗出多、易感染；③瓦斯爆炸产生的巨大冲击波又可引起颅脑、胸、腹部脏器冲击伤，脊柱、四肢骨折等；④瓦斯爆炸时可产生一氧化碳、二氧化碳、二氧化氮、二氧化硫、硫化氢、乙烯、乙烷和烟雾等。不但造成人体缺氧，还可引起吸入性中毒。故不同于一般烧伤。

第一节　现场与院前急救

瓦斯爆炸虽然发生在矿井下，由于瓦斯爆炸的矿井现场情况特殊，不仅不具备急救条件，而且也不允许在井下进行急救，这与地面条件完全不一样，所以瓦斯爆炸伤的院前（现场）急救要在井口。院前处理时要充分估计伤情并及时施行紧急正确的救治措施。

伤情检查、判定与急救处置包括：

(1) 迅速检查意识、呼吸道情况、瞳孔、血压、脉搏、心肺听诊。初步评估有无心跳呼吸骤停，有无昏迷及昏迷深度，有无吸入性损伤，有无休克等。重点是生命体征。

(2) 清除口咽部异物或分泌物，建立通气通道，必要时立即行气管内插管、心肺复苏或机械辅助呼吸等生命支持。

(3) 迅速建立输液通道，针对性地应用液体和药物。

(4) 检查有无头颅、颈、胸、腹、脊柱、骨盆、会阴、四肢的合并损伤并做相应处理。

(5) 检查烧伤部位，剪除烧坏的衣物，初步估算烧伤面积和深度，创面用无菌棉垫、清洁棉被保暖。

(6) 用“腕带”或“伤员卡”对意识不清的伤员进行身份（无法知道姓名可暂时编统一的号码）、伤情分类的标识，以便转运过程中交接、识别，有利于到达医院后分科收住入院，及时展开后续救治。尤其是一个矿难事故中成批伤员的救治时更应该如此。

(7) 即使对于那些已经救治无望的伤者，也应该由3个以上的医务人员共同进行检查和判定。

第二节　入院后早期处理

由于瓦斯爆炸特点是成批性、同一时间有大批伤员入院，故入院后必须做到有条不紊、忙而不乱。由医务科抽调相关人员组成抢救小组，烧伤科主任统一指挥，制定统一方案，坚持四早原则（早期快速补液，早期气管切开，早期切痂，早期胃肠营养），抢救组长要将病人分成轻、重二组（占全身总面积30%以下为轻组，占全身总面积30%以上为重组），轻组按1∶2（1名医生负责管理2名病人），重组按1∶1分配病人。

一、早期清创原则

1. 一般在全身情况稳定后进行，危重烧伤入院后的重点是抗休克，以及各种合并症的紧急处理，不能因清创延误抗休克治疗。

2. 不宜在全麻下大刷大洗，大面积烧伤伤员入院后，即被送至手术室，给予全麻，对全部创面实施消毒、清洗，这种做法极不妥当，甚至是严重错误的。因全麻后影响早期病情观察。此外，机械性刷洗还会加重创面损伤，延误抗休克治疗，加重病情、使得多器官功能障碍综合征发病率大大增高，给后期治疗带来一系列困难。从另一方面讲，早期清创再彻底也不能避免以后的创面感染。

二、清创方法

1. 剪除创面及其周围的毛发，若手足烧伤应剪除指（趾）甲，去除粘在创面上的异物。

2. 创面污染较重或已在外院涂了油膏等外用药者，应用洗洁净等去污剂和清水轻擦与冲洗。再用1∶1000新洁尔灭和生理盐水冲洗干净后用无菌纱布拭干创面。对于陷入创面的煤渣或沙土等，不强求清除彻底，但面部的皮内异物应尽量去净，以免愈后留下永久的色素痕迹。

3. 对水疱皮的处理：若水疱已破，应剪除皱缩的水疱皮；小水疱予以保留；大水疱应表面消毒后在低位剪小口引流；完整的水疱皮不要撕掉。

4. 清创后处理：对四肢、胸背部创面用生物敷料覆盖后包扎治疗。头、面、颈、会阴部暴露治疗（详见创面处理节）。

第三节 抗休克治疗

一、瓦斯爆炸烧伤休克的特点

1. 烧伤病人休克为低血容量性休克，与急性出血性休克不同。烧伤病人的体液丢失和有效血循环量的减少是逐渐发生的，且有一定的规律性，体液渗出以伤后4～8小时为最高峰，36小时后开始回收。

2. 瓦斯爆炸烧伤病人也不完全同于一般烧伤病人，瓦斯爆炸烧伤一般为大面积烧伤，且多为成批烧伤，并且有吸入性损伤、冲击伤、骨折、脑外伤等并发症，故低血容量休克较一般烧伤发生早而重，就诊时已多为延迟复苏患者。

3. 瓦斯爆炸烧伤病人体液丢失的主要成分是白蛋白、电解质，因此有明显的电解质紊乱和血浆渗透压下降改变，主要表现为低血钠、低蛋白血征。

4. 大面积烧伤病人代谢性酸中毒与呼吸性碱中毒多并存。

5. 烧伤病人发生休克的时间和程度与烧伤面积和深度有关。

6. 瓦斯爆炸烧伤病人休克重，极易诱发内脏并发症，如不能平稳渡过休克期极易发生多器官功能障碍综合征和全身脓毒症等，对预后有重大影响。

二、瓦斯爆炸烧伤休克的诊断

早期诊断的目的是为了早期治疗，预防烧伤休克的发生或减轻其程度，防止延迟复苏后各种并发症的发生。切不可为了诊断指标而延误抗休克时间。

烧伤病人休克的主要依据有：

1. 烦躁不安 这是瓦斯爆炸烧伤病人最早最典型的症状，这是因为脑细胞受到多种有害气体和介质的刺激使血液灌注不足和缺氧的表现；疼痛刺激也是因素，主要处理方法为补液、给氧，保持呼吸道通畅和给镇静镇痛剂。

2. 口渴 可能与细胞内外渗透压改变及血容量不足有关。当病人脱水量占体重的2%时，细胞外液变为高渗，刺激口渴中枢而致口渴。有时严重烧伤病人虽经补液后休克得以纠正，但有时口渴仍难以完全消失。

3. 尿量减少　尿量是烧伤病人休克早期诊断的可靠指标。尿量的变化在大面积烧伤病人休克期表现最为敏感，尿量减少主要因为有效血循环量不足、肾血流量减少所致。尿量的多少不但可反映休克的严重程度，而且可间接反映抗休克治疗效果。

4. 脉搏增速　由于烧伤病人血管活性物质增多，增高心肌收缩力和心率，代偿性地增加心输出量，休克早期虽然脉搏快但有力，休克加重时则脉搏细速。

5. 恶心呕吐　主要原因是大脑和消化道缺氧以及胃肠道黏膜水肿所致，如过量进食、大量饮水可加重恶心呕吐。

6. 末梢循环不良　早期为毛细血管及表浅静脉充盈不良，皮肤发白，肢体发凉，继则出现发绀。按压甲床或皮肤，恢复正常颜色较慢。严重时病人肢体冰凉，毛细血管充血反应消失。

7. 血压和脉压的改变　烧伤早期由于血管收缩、周围阻力增加，血压往往增高，尤其舒张压高，脉压变小。如休克未得以纠正，则毛细血管床扩大，血液淤滞，有效循环量减少，血容量和血管床容量的比例进一步失调，血压下降，此时表示休克严重。

8. 中心静脉压降低。

三、瓦斯爆炸烧伤休克期的治疗

迅速恢复血容量是防治瓦斯爆炸烧伤休克的根本措施。瓦斯爆炸烧伤性休克属低血容量性休克，与出血性休克血容量急剧减少的发病机制不同，它是由于体液渗出所致的渐进性血容量减少。尽管烧伤早期机体会有一系列的病理生理改变，但最主要的还是细胞外液减少。这种减少有一个时间过程，随烧伤面积与深度和机体状况不同而时间有相异，大面积瓦斯爆炸烧伤病人伤后 1 小时内就可能发生休克。所以烧伤后及时快速补液，就成为防治休克的最主要措施，但纠正血容量不足不是休克期复苏的唯一目的，还要尽快改善机体缺氧状况，使组织氧输送量和氧耗量恢复正常，以满足机体的代谢需要。其次，要迅速恢复胃肠道血液供应，纠正“代偿性隐匿性休克”，以保护肠壁屏障功能，同时要尽早给予清除氧自由基药物，减轻组织的再灌注损伤。

1. 口服补液

危重烧伤病人普遍存在口渴，伤情愈重、复苏愈晚，口渴愈明显。此时不可大量饮用白开水，以防水中毒，而且过量饮水会诱发呕吐，甚至急性胃扩张。口渴时可饮用少量含盐溶液，常用烧伤口服补液盐（每 1000ml 内含食盐 3g、碳酸氢钠 1.5g、葡萄糖 10g）少量多次口服，每次饮用以不超过 50ml 为宜。烧伤休克期内不应禁食，适量喂养一些易消化的流食对保护胃肠黏膜、预防应激性溃疡的发生是有益的。但对于大面积烧伤来说，不可以口服作为补液的主要途径，休克期复苏的主要手段是以静脉输液为主。

2. 静脉输液

（1）补液量的计算公式：烧伤休克期体液渗出量与烧伤面积和体重关系最密切，渗出液的成分主要是电解质和血浆的丢失，只有根据烧伤面积和体重的变量因素调整休克期补液的质和量，才可以使大批危重烧伤病人安全地度过休克期。为了便于计算输液量，许多单位在成功经验的基础上归纳出休克期输液公式。

其中最早的是 Evans 公式，它是美国的 Evans 根据狗烧伤观察到的血浆容量变化，于 1952 年首先提出体重和烧伤面积作为计算基础的，公式中包括了电解质与胶体，各为每 1%烧伤面积 1ml/kg，另加水 2000ml。目前临床所用的含有电解质与胶体的公式都是在 Evans 公式基础上改良的。

此公式不足之处是规定烧伤面积超过 50%者，仍按 50%计算输液量，且规定第 1 个 24 小时输入总量不能超过 10000ml，显然这种限制会导致一些特大面积深度烧伤病人输液量不足。

国内的输液公式比较通用的是第三军医大学于1962年提出的，为烧伤面积×体重×1.5ml，再加水分（5%葡萄糖）2000ml，晶体与胶体的比例有的按2∶1，大面积深度烧伤时为1∶1。国内绝大多数单位比较普遍地采用电解质与胶体同时兼顾的复苏原则，既不易出现液体输入不均衡，也不致出现严重水肿。若复苏及时，大多数病人都可以比较安全地度过休克期。

（2）输液注意事项

1）输液量与时间的分配：输液量按输液公式中的烧伤面积皆按Ⅱ、Ⅲ度面积之和计算，但输液量分配原则大体是：伤后3～4小时内输入总量的30%，伤后8小时输入总量的60%，余下的40%在后16小时内输入。

2）不可拘泥于公式：输液公式只是为计算方便而提供的一个参考，切不可一成不变地遵循公式计算补液量。因为伤后许多烧伤病人并不能准确地告之伤前体重，病房内又没有卧床测重条件，只能靠估计；另外烧伤面积的计算更做不到绝对准确；再者病人体型的差异，也常招致估算误差。基于上述因素的考虑，应把输液公式视为治疗的初步计划，一定要根据临床表现随时调整。

（3）常用的复苏液体

1）胶体溶液

输入胶体溶液，能改善因血浆成分外渗所致的低胶体渗透压，从而有效地维持血浆容量。常用的胶体包括血浆、白蛋白、全血、代血浆如右旋糖酐、低分子右旋糖酐等。

血浆：因为渗出液主要成分是血浆，所以烧伤后补充血浆是比较理想的。但由于血浆有传染病毒性肝炎、艾滋病之忧，所以对小面积烧伤不主张使用，对大面积烧伤输胶体液也应以血浆为主。

白蛋白：胶体渗透压的维持主要靠白蛋白，而渗出液中白蛋白含量相当于血浆白蛋白浓度的90%，其丢失量是可观的。因此，补充白蛋白对维持胶体渗透压至关重要。

全血：由于严重烧伤后主要是血浆成分的丢失，血液多浓缩，早期一般不主张应用全血。

右旋糖酐：由于休克期补液胶体需要量大，全血、血浆和白蛋白供应不足时常应用一些血浆代用品，右旋糖酐就是常用的血浆扩容剂之一。输入后能提高胶体渗透压。中、高分子右旋糖酐有封闭单核-吞噬细胞系统作用，故不宜多用。应用低分子右旋糖酐（分子量2万～4万）和小分子右旋糖酐（分子量1万左右）不仅能维持循环血量，还兼有减低血黏度、解除红细胞聚集、改善微循环和利尿作用。全天用量1000～1500ml。

右旋糖酐的不良反应是过敏反应、肾损害、出血倾向、影响血型鉴定等，分子量大者比分子量小者更易出现，且右旋糖酐不可连续输注，每次500ml，要与其他液体交叉开。在复苏之初血液制品尚未到位时，先与电解质溶液和5%葡萄糖液交替输入，它只起临时替代作用，最终还是要靠输入全血或血浆成分维持胶体渗透压。

706代血浆：分子量与人体白蛋白近似，具有血浆扩容作用，可在休克期应用。由于亦有封闭单核-吞噬细胞系统作用，影响机体免疫功能，用量不宜过大，每日限于1000ml左右。

2）电解质溶液

主要指以含钠离子为主的电解质溶液，用以补充细胞外液，输入后很快即能显示扩张血浆容量作用。但由于烧伤早期血管通透性增加和细胞外液只能按一定比例存在于血浆中，大部输入的电解质溶液都要渗至组织间隙或创面，只有输入量的1/4左右能留在血管内发挥血浆容量作用。

生理盐水：为等渗的氯化钠溶液，是最常用的电解质溶液。实际上生理盐水并不完全符合生理，生理盐水中氯化钠的浓度为0.9%，其中含钠离子和氯离子各154mmol/L，而血浆中钠离子的浓度为140mmol/L左右，氯离子浓度为103mmol/L左右。可见如果大量输入生理盐水，易导致血浆中氯离子比例升高，易产生高氯性酸中毒。因此，输注量大时应与1.25%碳酸氢钠按2∶1的比例输入。为避免生理盐水的不良反应，当前主张以输注乳酸钠林格液为主。

乳酸钠林格液：含钠离子 130mmol/L，氯离子 109mmol/L，乳酸根离子 28mmol/L，钾离子 5mmol/L，pH7.4，习惯上称之为平衡液。其氯离子与血浆氯离子近似，不会引起高氯性酸中毒，但钠离子低于血浆钠离子，乳酸根进一步代谢为碳酸氢根。

3. 休克期的其他治疗

（1）碱性药物

大面积烧伤病人在未得到满意复苏前，由于组织血流灌注不足所致缺氧代谢，乳酸堆积，易产生代谢性酸中毒。在治疗中除了加速补液，改善组织灌注，减轻缺氧代谢所致代谢性酸中毒外，还要输入碱性药物纠正酸中毒。大面积深度烧伤常伴有血红蛋白尿和肌红蛋白尿，为了碱化尿液，使其不易在肾小管内沉积或堵塞肾小管，从而保护肾功能，也需要给予碱性药物。临床应用的碱性药物多为 5%碳酸氢钠溶液，若无严重代谢性酸中毒，通常稀释成等张碱性液（浓度为 1.25%）输注。将 5%碳酸氢钠溶液 125ml 加在生理盐水 375ml 中滴注。常规全天可输入 5%碳酸氢钠溶液 250～500ml。

（2）利尿剂的应用

在复苏过程中为保护肾功能，在纠正低血容量之后常应用溶质性利尿剂甘露醇，以起到扩张肾入球动脉、增加肾血流量、清除氧自由基之作用。一般将 20%的甘露醇溶液 125ml 加在生理盐水或 5%葡萄糖 500ml 内，用量可根据烧伤严重程度每日给 2～4 次，既可持续较长时间缓慢利尿（伴有血红蛋白尿或肌红蛋白尿时更需利尿），又可避免由快速脱水而致的再度血容量不足。在应用甘露醇前一定要保证入量已基本满足，低血容量已得到纠正。切忌在入量不足导致的少尿情况下靠甘露醇利尿，这样会更加重血容量不足，加重休克。应用甘露醇效果不明显时，可改用速尿或利尿酸钠，两者均可增加肾血流量及肾小球滤过率，抑制肾小管重吸收，使尿量及排钠排氯量增加，钾离子排泄增加较少，速尿一次用量 20～100mg，利尿酸钠 25～50mg。

（3）激素的应用

烧伤早期由于肾上腺皮质功能亢进，一般不需要激素治疗。若危重病人早期复苏不理想，入院后补足血容量仍不见尿量增多时，可以一次冲击性给地塞米松 50～100mg，接着再快速滴入速尿 100mg，利尿效果较好。

（4）维持呼吸功能

伴有中度吸入性损伤的伤员，在持续吸氧的情况下注意观察呼吸改变。为防止上呼吸道梗阻，早期可行气管内插管，并保留 3～5d，持续吸氧，并以地塞米松等雾化吸入，以减轻黏膜水肿，待面部消肿后拔管。

（5）保护心功能：严重烧伤后存在心肌抑制因子，大量补液后也加重心脏负担。故早期可应用心肌营养药物，如 1,6-二磷酸果糖、强心药物西地兰等。

（6）抗生素的应用

早期应用广谱抗生素预防感染。

（7）防止氧自由基损伤

鉴于组织血供必须恢复，而恢复血供必然会导致组织重灌注，氧自由基产生。因此，抗休克的另一重要任务，就是预防伴随血供恢复而来的氧自由基损伤。常用治疗措施包括：维生素 C 和维生素 E 联合使用。维生素 C 加入静脉补液中，从补液开始时使用，每天总量约 10g。维生素 E 用量为每日 5mg/kg，分 3 次肌注。甘露醇不仅是一种溶质性利尿，同时具有较好的氧自由基清除作用。在烧伤休克复苏过程中适量地应用，对肾功能的保护和自由基的清除均有积极意义。

（8）654-2 的应用

胃肠道对缺血很敏感，血容量减低时，胃肠道缺血发生最早，恢复最晚，可长达 72 小时。在血流动力学指标已恢复正常时胃肠道仍缺血，称为隐匿性代偿性休克。在积极补液抗休克的同时，可应用

654－2以扩张胃肠道的血管，增加血循环量。

（9）早期进食

积极补液抗休克的同时，在没有明显恶心、呕吐的情况下，可早期进食，开始肠道喂养，以保护胃肠黏膜。

总之，休克期复苏应达到三个目的，补足血容量，使组织获得足够的氧输送；预防和治疗缺血再灌注所致的氧自由基损伤；纠正隐匿性代偿性休克，保护肠黏膜，防止细菌和内毒素移位。

第四节　烧伤的延迟复苏

一、烧伤延迟复苏的概念

凡严重烧伤后未能及时有效地补充血容量，进行积极抗休克治疗，入院时已存在明显休克症状者均称之为延迟复苏。延迟性休克对机体的影响广泛而深远。复苏开始时间愈晚，休克纠正所需时间愈长，全身性感染及多器官障碍综合征的发病率和病死率亦愈高。因而，延迟性休克已成为制约烧伤救治成功率进一步提高的主要障碍之一。瓦斯爆炸伤多属大面积特重度烧伤，伤后由于环境特殊，就诊一般较迟，故延迟复苏发生率极高，是瓦斯爆炸烧伤救治的重点和难点之一。

二、延迟复苏的危害

延迟性休克可对机体各系统脏器产生广泛的影响，其程度随烧伤严重程度的加大和复苏延迟时间的延长而加重。其主要危害有以下三方面：

1. 组织缺血低氧、多器官功能障碍发生几率增加

延迟复苏由于组织低灌注、严重时无灌注，可使组织细胞缺血缺氧。组织细胞的生存和正常的生理活动有赖于氧的存在，而氧又不能为组织细胞所储存。因此，任何影响组织氧供的因素均可导致细胞的功能紊乱、损伤和最终的死亡，从而导致脏器功能不全或衰竭。

2. 氧自由基损伤加重

这与缺血组织的再灌注过程有关。组织器官在缺血状态下，组织细胞的能量储备大量消耗，无氧代谢增加，灌注恢复后，在有氧状态下，产生大量的氧自由基。氧自由基除通过其特有的连锁式反应造成组织细胞广泛的氧化损害外，还可诱导心、肝、肠黏膜等脏器的细胞凋亡。这在烧伤后器官结构和功能损伤中发挥重要作用。

3. 延迟性患者感染几率增加

延迟性休克的患者，由于以下3方面的原因，其发生感染和脓毒症的危险性大大增加。

（1）组织水肿：随复苏的延迟，补液量加大，组织水肿发生的时间长，程度重。

（2）肠道微生态失衡和肠黏膜损伤：肠道缺血再灌注、氧自由基损伤可破坏黏膜机械屏障和免疫屏障功能，同时还能造成肠道内微生态平衡紊乱。这使肠道细菌移位和肠源性感染的发生机会增加。

（3）免疫抑制：复苏的延迟可加重巨噬细胞、中性粒细胞的吞噬功能抑制，影响巨噬细胞的抗原提呈，从而导致机体的免疫抑制。这也是延迟复苏增加感染、发生危险性的重要原因。

三、延迟复苏的治疗

1. 实施有效的抗休克治疗

对延迟性休克病人，首先必须实施有效的抗休克治疗。解放军304医院在动物和临床研究的基础上提出了休克防治的4个要求，用于延迟性休克病人后，提高了延迟性休克的救治质量。

（1）及时、快速、充分的液体复苏

1）要打破输液公式的限制，在尽可能短的时间内纠正有效循环容量的不足。病人一入院，立即建立静脉通路，采用推注或加压的方法输液，直至休克症状改善满意为止。开始复苏时间在伤后 6 小时或更长，常需在 2～3 小时内补足第 1 个 24 小时计划输液量的 1/2。第 1 个 24 小时补液在每 1%体表面积公斤体重 1.8 毫升以上。

2）迅速恢复肠道血供

烧伤早期肠道血供变化不同于心脑等其他器官。烧伤休克患者即使给予充分复苏，使血流动力学指标恢复生理值时，肠道缺血仍持续 2～3 天。而肠道缺血性改变导致需氧较高的黏膜损伤，有利肠道内细菌和内毒素移位。因此必须重视恢复肠道血供。在大量补液的同时，对严重大面积烧伤患者每天添加 654－2 20mg 3～4 次。有利于肠道血供迅速恢复，减少内毒素吸收。

（2）防止氧自由基损伤

鉴于组织血供必须尽快恢复，而恢复血供必然会导致组织再灌注，氧自由基产生。因此，抗休克的另一重要任务，就是预防伴随血供恢复而来的氧自由基损伤。常用治疗措施包括：维生素 C 和维生素 E 联合使用以及甘露醇的合理应用。

（3）注意各脏器功能的保护

1）肠黏膜的保护：在综合应用黏膜保护剂的同时，可根据病人胃肠功能情况酌情给予肠道喂养，以起到维持肠道微生态平衡、提高机体免疫力的作用。喂养物也应为低脂、易消化的流质食物为主。

2）心脏的保护：应用心肌营养药物，如 1，6－二磷酸果糖。心功能较差，补液量大时可加西地兰等强心药物。

3）肾的保护：根据烧伤严重程度及尿量变化及时应用碱性药物和利尿剂以保护肾功能。

（4）抗感染治疗：由于延迟复苏导致免疫抑制和各脏器功能的广泛损害，全身感染、肠道细菌移位的几率会明显增加，因此要十分重视抗感染治疗，首先宜联合应用两种以上抗生素，以后再根据细菌培养结果加以调整。

第五节　吸入性损伤

吸入性损伤是由于大量的热、蒸汽、火焰、有毒烟雾或化学毒剂等吸入所致的鼻腔及咽、喉部、气道甚至肺实质的损伤。1942 年美国波士顿夜总会火灾受害 491 人，死亡 452 人，主要是因吸入烟雾与高热空气造成的损伤致死，即使存活的 39 人也仅 3 人无吸入性损伤。当时的尸检对呼吸道的损害做了较详尽的描述与记载，并提出呼吸道损害是烧伤的重要死亡原因，以后随着医学界对吸入性损伤重新认识，吸入性损伤逐渐成为烧伤的第一杀手，其发病率、死亡率均很高。在瓦斯爆炸伤害中吸入性损伤更是第一合并症，几乎 50%的伤者都合并有呼吸道的损伤，更有报道说可以高达 98.8%，死于呼吸衰竭的病人也占到了死亡病人的 50%。如何提高吸入性损伤的治疗效果，是提高烧伤治愈率的第一关键。

一、致伤因素和机制

吸入性损伤的主要致伤因素是热力和烟雾，烟雾除含炽热的炭颗粒外，主要因含有大量化学物质而致伤。一般吸入性损伤多发生在密闭的火灾现场，能同时吸入高热空气和烟雾有热力与化学物质的损伤。

1. 热力损害

热能直接损伤呼吸道黏膜和肺组织，使组织细胞脱水、蛋白质变性及炎症反应。热力损伤的程度与吸入气体的温度、湿度、流速及吸入时间有关，严重者可伤及黏膜全层、基膜乃至气管、支气管软骨。

热力可分为干热与湿热。干热不仅热容量低，而且由于上呼吸道通过湍流、对流和蒸发作用，使吸入的干热气体迅速冷却。其中黏膜水量的蒸发可吸收大量热量，对降低吸入干热气体的温度起重要作用。另外，吸入的热空气刺激咽喉，声门迅速反射性地关闭，可阻挡和减少高温气体的吸入。因此干热空气到达喉头时，温度约为原吸入气的20%，因此吸入干热空气主要损伤上呼吸道和（或）气管上部黏膜，较少伤及隆突以下支气管和肺实质。只有当吸入气温度过高（如500℃以上）、流速过快，有昏迷、意识丧失，声门开放，大量热空气毫无阻拦地不断被吸入，可导致严重下呼吸道损伤。但在瓦斯爆炸性燃烧时在反射性喉痉挛末发生前已冲入气道，可导致下呼吸道和肺实质损伤。

湿热空气一般指蒸气，具有热容量高、传热快、散热慢、穿透力强等特点。蒸气的热容量比干热空气约大2000倍，传导能力约强4000倍。因此，吸入蒸气可以酿成严重的吸入性损伤。

2. 烟雾损伤

烟雾是由一些大小不等的颗粒悬浮在热空气或毒性气体内所组成的一种固体气溶胶，烟雾的成分很复杂，已知的达200多种，其中含有大量腐蚀性、刺激性和毒性物质。烟雾中悬浮有许多大小不等的颗粒。吸入烟雾时，大于5μm的颗粒通常沉积在上呼吸道，1～5μm的颗粒可沉积在气管支气管树，而小于1μm的颗粒可随吸入气体到达肺泡。烟雾中的炭粒，除热力外无毒性，但有许多有毒物质包被其表面而被带入，引起组织损害。烟雾中含有一氧化碳、二氧化碳、一氧化氮、二氧化氮、氧化亚氮、二氧化硫、光气、醛类、氰化物、氯、氯化物、氨、酮类、砷化物、有机酸等。这些化学物质有的本身毒性甚强，如光气、醛类、氰化物等；有的与水结合后形成酸、碱或其他化合物，如二氧化硫、氨、氯化氢等，引起气道黏膜损害；有的为脂溶性气体，如氮氧化物、醛类、光气等，可溶解于细胞膜的脂质成分而致肺损伤。这些化学物质可直接被吸入支气管和肺泡，或包裹在颗粒表面而被带入下呼吸道，从而引起黏膜和（或）肺实质损害。

二、临床表现

吸入性损伤的临床表现根据损伤的程度差异很大。主要有缺氧、呼吸功能不全、肺水肿的表现。吸入性损伤早期可有呼吸增快、意识障碍，轻者烦躁，重者躁动、谵妄，甚至昏迷，是缺氧的表现，但需与休克引起的意识障碍相鉴别。声嘶和喘鸣是早期最常见且具有诊断意义的症状。声嘶表明喉部损伤，喘鸣则表明由于痉挛和水肿使气道变窄。刺激性咳嗽也为常见症状，呈“铜锣声”，并有疼痛感。开始为干咳，痰液稀薄，逐渐变稠；严重者可咳出脱落坏死黏膜，甚至气管-支气管管型。并发肺水肿时，则可咳泡沫状痰，有时为粉红色，痰中带血。

三、诊断

1. 严重的火焰烧伤常伴吸入性损伤，有时无体表烧伤也可发生吸入性损伤。一般吸入性损伤的诊断并不太困难，患者有下列情况便可考虑有吸入性损伤的可能性：

（1）于密闭环境发生的烧伤。

（2）面、颈和前胸部烧伤，特别是口、鼻周围深度烧伤。

（3）鼻毛烧焦，口唇肿胀，口腔、口咽部红肿有水疱或黏膜发白者。

（4）刺激性咳嗽，痰中有炭屑。

（5）声嘶、吞咽困难或疼痛。

（6）呼吸困难和（或）哮鸣。

但上述情况也不能完全肯定或否定吸入性损伤的诊断。有时吸入性损伤也可发生于开阔的火灾现场；虽然70%的吸入性损伤患者有面部烧伤，但反过来70%的面部烧伤患者并不一定伴有明显的吸入性损伤。

2. 临床表现

临床上吸入性损伤的严重程度差别很大，轻度吸入性损伤可无明显征象，而严重吸入性损伤，伤后可迅速并发呼吸功能衰竭。一般吸入性损伤早期表现主要与气道阻塞、缺氧有关。声嘶和喘鸣是早期最常见且具诊断意义的症状。呼吸增快是伤后早期症状，有时可发生呼吸性碱中毒。并发上呼吸道梗阻时可见吸气性呼吸困难，呼吸费力、鼻翼煽动等表现。

3. 胸部X线检查

胸部X线检查是诊断吸入性损伤严重程度，及时发现肺水肿、肺不张、肺部感染等并发症的重要手段，因此应定期检查。严重吸入性损伤患者气管的异常X线影像常出现较早，伤后2～6小时于右前斜位摄片进行观察，即可见到气管腔明显缩窄，有的呈“圆锤形”阴影；有的气管壁黏膜有明显增厚影；有的靠脊柱侧表现为高低不平、边缘不整；有时还可见气管影的透光度减低，或伴有斑片状淡薄影。上述异常X线影像所见可作为吸入性损伤的早期诊断依据之一。

4. 纤维支气管镜检查

纤维支气管镜可观察自鼻咽部至4、5级支气管的损伤情况，是目前诊断吸入性损伤最准确、最直接的方法。纤维支气管镜既可用于诊断也可用于治疗。检查前用2%利多卡因气雾化吸入、环甲膜穿刺注入进行局部麻醉，直观下见鼻、咽、喉部黏膜轻度充血、水肿时为轻度损害时。严重损害时，黏膜肿胀显著，可见咽后壁水疱，黏膜剥脱，气道阻塞，假声带突出使真声带不明显，犁状隐窝消失，会厌水肿明显等。会厌部黏膜或楔状软骨、小角软骨上黏膜肿胀严重，可见黏膜鲜红或损伤。纤维支气管镜检查所见的气管黏膜损害分为三度：Ⅰ度损伤：气管黏膜仅轻度充血；Ⅱ度损伤：黏膜明显充血、水肿，呈暗红色，有黏膜下出血和（或）黏膜破损；Ⅲ度损伤：黏膜苍白、坏死、剥脱，重者可深达黏膜下组织及软骨，基膜、肌肉及气管、支气管软骨环暴露。

对于吸入性损伤患者应用纤维支气管镜，无绝对禁忌证，但对有严重心肺功能不全患者，除非抢救需要，应避免使用。

纤维支气管镜检查的并发症虽不多见，但仍可发生，有的还比较严重，应予注意。常见的有麻醉药物过敏、出血、缺氧、喉痉挛、喉头水肿、心律失常、心搏骤停、气胸、纵隔气肿等。故检查前应做好必要的抢救准备，以便及时发现，立即抢救。

四、吸入性损伤的分度和分期

1. 由于吸入性损伤的严重程度差异很大，病程、预后与治疗都有不同，因此判断其严重程度具有重要的实际意义。临床上常结合损伤部位将其分为轻度、中度和重度吸入性损伤。

（1）轻度吸入性损伤：指声门以上，包括鼻、咽和声门的损伤。黏膜充血、肿胀，或水疱形成，或黏膜坏死、糜烂，尤其是声门以上区域肿胀显著。在前24小时内，临床上有喘鸣、嘶哑、口鼻渗液多、吞咽困难，以及进行性上气道阻塞。

（2）中度吸入性损伤：指气管隆突水平以上，包括喉和气管损伤。可产生喘息、刺激性咳嗽。临床上除上述症状外，尚有含碳粒的痰及脱落的气管黏膜，哮鸣音和啰音，严重者咳嗽反射消失或减弱。经常出现在伤后第2～5天。

（3）重度吸入性损伤：指支气管和（或）肺泡单位水平以上的损伤。气道黏膜广泛坏死剥脱，出现肺水肿和肺不张等。临床上除上述症状外，突出表现是伤后立即或几小时内有严重的呼吸困难。

2. 临床分期

为强调不同时期的诊疗要点，可将其病程分为四期：

（1）即期：伤后6小时左右，是吸入性损伤的急救阶段。因吸入空气氧浓度低、二氧化碳增多和一氧化碳中毒，严重者可致死，或迅速并发呼吸衰竭。严重的上呼吸道烧伤可迅速出现咽喉水肿，发生上呼吸道梗阻。此期应尽快纠正缺氧，消除一氧化碳中毒和解除呼吸道梗阻。

(2) 水肿期：伤后 6～48 小时，由于毛细血管通透性增高，与皮肤烧伤一样，损伤的气道黏膜都会发生水肿，伤后 6 小时为高峰，48 小时开始回吸收。在此阶段可并发声门水肿，也可发生肺水肿。又由于损伤黏膜脱落，肺泡表面活性物质减少，也可发生气道阻塞，致肺不张或肺萎陷，并发急性呼吸衰竭。

(3) 感染期：吸入性损伤后气道黏膜损伤，随后并发肺水肿和肺不张，大多于伤后 48 小时才出现明显肺部感染症状，是吸入性损伤后并发呼吸衰竭的重要原因。应予积极防治。

(4) 修复期：吸入性损伤患者渡过水肿期，即进入漫长的修复期。损伤黏膜的修复和肺功能的恢复常需 1 个月以上。吸入性损伤患者痊愈后，常有肺顺应性下降和肺阻力增加，即使愈后无明显并发症者，也要定期行肺功能检查，及时进行防治。

五、治疗

由于吸入性损伤程度不同，病程差异大，治疗也不尽相同。轻度吸入性损伤的治疗较简单，重点是清洁气道，避免再损伤和感染；中度吸入性损伤的治疗重点是防治上呼吸道阻塞；而重度吸入性损伤的治疗则复杂，重点是治疗化学性气管-支气管炎，防治肺水肿和肺萎陷，防治急性呼吸衰竭。

1. 一般治疗

吸入性损伤后，均要注意清洁气道，清除气道分泌物，促进损伤黏膜愈合。要鼓励患者深呼吸及咳嗽，经常翻身拍背，以利痰液排出。湿化气道也是重要的治疗措施。吸入性损伤后，特别是建立了人工气道后，气道黏膜干燥，分泌物黏稠、结痂，不易排出。因此应重视湿化，一般可用超声雾化器行雾化吸入，如已建立人工气道，可从气管内持续滴入 0.45%氯化钠，3～5 滴/分。

2. 氧气治疗

吸入性损伤患者由于在火灾现场吸入低浓度氧和高浓度一氧化碳及二氧化碳，常有缺氧，除迅速将患者移至新鲜空气流通处外，应立即给予氧气治疗，临床常用经鼻导管、面罩给氧，缺氧纠正不满意时，可行高压氧治疗。

3. 保持气道通畅，解除梗阻

上呼吸道梗阻是吸入性损伤早期的主要威胁，发展迅速，数小时即可并发危及生命的梗阻，一般持续 3～5d。在此期间，任何体位变动、麻醉、手术等，均可使之加重，可使不全阻塞变为完全阻塞，患者突然窒息死亡。因此对吸入性损伤患者，应密切观察呼吸道梗阻的征象。吸入性损伤伴面颈深度烧伤者，出现以下情况时，则应考虑气管切开：①呼吸困难；②出现梗阻性呼吸，吸气时出现哮鸣音等；③$PaCO_2$持续低于 25mmHg 或高于 45mmHg；④吸空气时，PaO_2低于 50～60mmHg；或吸氧气仍低于 70mmHg；⑤呼吸频率持续超过 35 次/分。出现上述症状时应行气管切开，切勿犹豫等待。即使误行手术，数日后拔管后也并无大害。若万一失却机会，则可致死。要注意气管切开并发症，在梗阻解除呼吸平稳后及时拔管，一般为 5 天左右。

4. 清除分泌物

吸入性损伤均要发生呼吸道烧伤和化学性气管-支气管炎，轻者损伤黏膜，重者伤及黏膜下层、肺实质，稍后并发感染。管腔内充满脱落黏膜、水肿液、纤维蛋白炎性渗出液等。因此，清除呼吸道分泌物应是吸入性损伤贯穿始终的重要治疗措施。要保持气道内湿润，鼓励患者咳嗽，定期更换体位，以利引流。单纯吸引常不易清除干净，应采用灌洗。将吸痰管缓慢插入左或右支气管内，然后注入 5ml 消毒生理盐水，数秒钟后，患者呛咳后吸痰。

5. 呼吸机辅助呼吸

重度吸入性损伤并发呼吸衰竭时，一般通气治疗难以纠正低氧血症和通气障碍，机械性通气是必须采用的治疗措施，而且要在出现明显呼吸衰竭以前开始应用。临床出现下列情况时即可应用机械行通气：①呼吸频率持续超过 40 次/分；②吸氧时 PaO_2 低于 70mmHg；③$PaCO_2$ 低于 25mmHg 或高于 45mmHg。机械通气的方式很多，常用的有间歇正压通气、呼气末正压通气（PEEP）、高频通气等，以前二者为宜。

6. 合理补液

一般重度吸入性损伤均伴大面积体表烧伤，因而早期补液是治疗此类患者的基本措施。而伤后血管通透性增高，补充的液体大多渗出血管外，并发组织水肿，也会加重已发生的肺水肿，因此以往主张要限制吸入性损伤患者的补液量。近年的动物试验表明，限制补液量并不能减轻肺水肿的发生率和严重程度，认为烧伤伴吸入性损伤患者早期补液量不但不应限制，而且较同等烧伤面积还应有所增加。因此，目前多数观点认为早期补液，既不要有意限制补液量，也不必一定增加补液量，以及时、有效地纠正休克、保证组织良好的血液灌流为目的。若已并发呼吸衰竭，肺水肿严重时，则应酌情给予利尿剂，如速尿 40mg，每日 2～3 次，同时输注少量多巴胺类药物。

7. 药物的应用

（1）皮质激素：吸入性损伤后不宜常规和长期应用皮质激素，有并发严重肺水肿或支气管痉挛时，应用大剂量皮质激素可能有效。一般可用甲泼尼松龙 30mg/kg 或地塞米松 2～4mg/kg，加入 100ml 生理盐水静滴，每 4～6 小时 1 次。有效时第 2 日可考虑再应用，无效则停用，应避免长期应用。

（2）非皮质醇类抗炎药物：有用布洛芬、消炎痛等。

（3）氧自由基清除剂和抗氧化剂：氧自由基在吸入性损伤的发病中有重要作用。因此应用过氧离子清除剂和抗氧化剂有一定辅助作用。常用静滴大剂量维生素 C。近年来发现人参皂苷、三七皂苷等中药有一定的抗氧化作用，动物实验也证明能减轻肺水肿、改善呼吸功能，可试用于临床。

（4）血管扩张类药物：山莨菪碱用于治疗吸入性损伤有一定作用，山莨菪碱除扩张血管外，还能稳定溶酶体膜，减少溶酶体酶释放。

8. 抗感染

防治感染是治疗吸入性损伤的重要组成部分。清理气道分泌物，必要时行肺内灌洗是防治肺部感染的基本措施。要尽可能减少医院交叉感染，一切接触气道的操作与器械均需严格遵守无菌技术与原则经常更换气管内导管，呼吸机的管道要常消毒，面颈部烧伤创面要优先处理，使之尽快愈合。应用抗生素预防肺部感染虽难以奏效，但重度吸入性损伤后很快即并发肺部感染，因此伤后立即应用抗生素是必需的。在未弄清病原菌前，可采用广谱抗生素或根据面颈部创面细菌选用抗生素。伤后要定期行气道分泌物细菌培养，了解肺部细菌的动态根据细菌的敏感度采用针对性强的抗生素。除全身应用抗生素外，在每次清理气道后，可将抗生素直接注入气道内，或经雾化吸入。

第六节　烧伤创面的治疗

烧伤创面的处理，不但贯穿烧伤治疗的全过程，而且与烧伤治愈率的提高、病程的缩短、烧伤部位外观和功能的恢复、住院费用的高低有直接的关系。因此，正确地处理创面是抢救治疗烧伤病人成功的关键。

创面处理的基本原则，主要是清洁保护创面，减轻创面疼痛，预防创面感染加重，促进创面早期愈合，最大限度地恢复功能。

创面处理方法比较多，如包扎疗法、暴露疗法、半暴露疗法、湿敷疗法、干热疗法、局部外用药、植皮治疗、皮瓣移植治疗等。

一、包扎疗法

即用消毒敷料封闭创面。目的是防止外源性感染，保持创面湿润环境，减少渗液、肿胀和疼痛，避免创面机械性再损伤。包扎对病室环境要求较低，患者较舒适，肢体适于保持功能位，便于转送。缺点是不便观察创面变化，炎热季节中患者不易耐受，消耗大量敷料。

1. 适应证

（1）门诊患者、需转送的单个或少量患者。

（2）不能合作的小儿患者或躁动的患者。

（3）寒冷季节和无条件使用暴露技术者。

（4）四肢、躯干烧伤。

（5）新鲜肉芽创面。

2. 禁忌证

（1）感染创面，尤其是铜绿假单胞菌感染的创面。

（2）头面、会阴部烧伤。

（3）大面积深度烧伤，需要保痂者。

3. 操作方法

（1）清创，大水疱作低位引流。

（2）内层在无菌操作下用治疗性敷料覆盖，可依条件选用生物敷料（异体皮、异种皮等）、合成敷料平整贴敷创面；也可于创面均匀涂一层抗菌外用药物（磺胺嘧啶银等），后用一层纱布或凡士林纱布等紧密贴敷，不留死腔。

（3）外层覆盖多层消毒纱布与棉垫，以不渗湿外层敷料为度，敷料超出创缘 3～5 cm。烧伤初期包扎，一般全层敷料 3～5cm 厚。

（4）包扎四肢，绷带由远端至近端均匀加压。躯干部位绷带包扎不便，可用胸带、腹带包扎法。肢体远端如无创面应该露出，以便观察血循环改变。抬高患肢于心脏水平。

（5）保持敷料干燥。如敷料被浸透，应及时加盖消毒敷料包扎。如浸湿较广泛，则可将外层敷料解除，在无菌操作下重新更换敷料包扎。

（6）更换敷料指征：有感染可疑征象，外层敷料浸湿或闻有臭味，患者主诉持续性疼痛，体温及白细胞数升高或低于正常。

（7）浅二度烧伤创面包扎后，如无感染征象，5～7d 后更换敷料。创面干燥可改半暴露。深二度或三度的创面包扎后，1～2d 后应更换敷料，以观察其变化，做痂皮、焦痂处理。

4. 注意事项

（1）注意包扎肢体于功能位置，膝关节伸 150°，踝关节背屈 90°，肩关节外展 90°。

（2）经常检视敷料松紧、肢端循环；伤区有无胀痛、有无浸透、有无臭味、体温变化等。

（3）室内温度保持在 28～32℃。炎热天气注意通风。

（4）凡士林油纱，油质不可过多，内层纱布网眼应大，以利引流。

二、暴露疗法

暴露疗法即创面暴露于清洁、干燥的空气中，创面无覆盖物。目的是使渗出物和坏死组织迅速结痂。优点是可以随时观察创面变化，创面干燥不利于细菌生长便于处理创面。缺点是可能有外源性污染；创面易干枯坏死，愈合质量差。要求消毒隔离环境；寒冷季节需要保暖装备（图 10－1）。

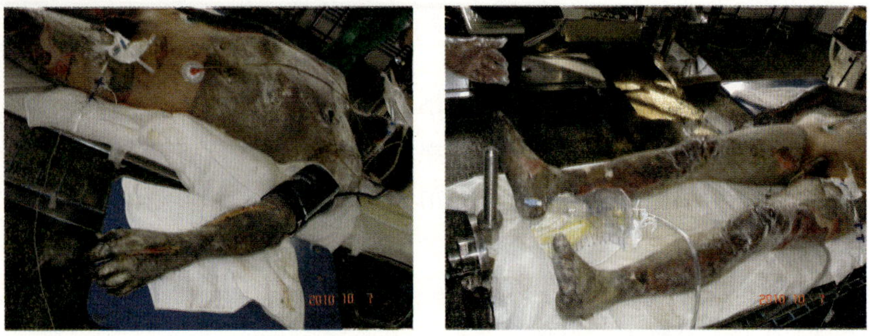

图 10-1　大面积烧伤的暴露疗法

1. 适应证

（1）大面积烧伤，成批烧伤。

（2）污染重或已感染创面。

（3）头面、颈、臀、会阴烧伤创面。

（4）能合作的儿童患者。

（5）炎夏季节。

2. 禁忌证

（1）肉芽创面。

（2）寒冷的急救现场。

（3）门诊患者。

（4）不能合作的小儿患者或躁动的患者。

3. 操作方法

（1）清创后置伤者于消毒或清洁的床单纱布垫上。

（2）大面积烧伤创面应暴露在温暖而干燥的空气中（室温 28～32℃）为宜，相对湿度 40%左右。室内配备除湿机、远红外线治疗机、暖气空调。条件不具备者可用烤灯架或烤灯罩，保持创面局部温度 28～32℃。

（3）保持室内清洁，定时紫外线消毒，流通空气，定期检查室内细菌量。做好床边接触隔离。接触创面时，必须注意无菌操作。

（4）创面有渗出物时，随时用消毒纱布拭干、如浸湿应随时更换。

（5）创面尽可能不受压或减少受压，大面积烧伤应定时翻身。

（6）创面涂磺胺嘧啶银等，以保持创面干燥。浅二度烧伤也可选择适当中药铺剂外涂，每天 2～4次。

4. 注意事项

（1）保持室内清洁干燥，保温，通风和相对无菌。

（2）二度表皮剥脱创面，不可直接暴露，应尽早涂药，以免创面因暴露加深。

（3）使用烤灯时，应避免烤灯过热，以免造成继发损伤。

（4）使用烤灯架等设备，应定期检查，防止漏电事故。

三、半暴露疗法

即创面覆盖单层治疗性敷料。目的是保护创面，使创面有良好的上皮生长环境，达到痂下愈合。半暴露兼有暴露和包扎的优点，一般多于渗出期后实施。

1. 适应证

(1) 浅二度创面，包扎 3 天后。

(2) 坏死组织少、感染轻的深二度创面。

(3) 自体异体（异种）皮混合移植术后 7 天左右。

(4) 供皮区包扎术后 5～7 天。

(5) 脱痂、剥痂术后。

(6) 头面、颈、臀、会阴烧伤创面。

2. 禁忌证

(1) 严重感染或溶痂创面。

(2) 肉芽创面。

3. 操作方法

(1) 创面清创后，无菌操作下依条件选用单层的生物敷料（异体皮、异种皮）、合成敷料、药物纱布（局部抗菌药、生长因子等）或凡士林纱布覆盖创面，平展、紧密贴敷，不留死腔。

(2) 异体（异种）皮移植术后，或供皮区，将外层敷料打开，如无积液、感染，内层敷料任其暴露，痂下愈合。

(3) 经常检查，如纱布下局部有积液或感染，可开窗引流。感染范围大时应及时更换敷料，或改用湿敷、浸泡处理创面。

(4) 更换敷料时应浸湿纱布，避免疼痛、出血和对上皮的损伤。

4. 注意事项

(1) 保持室内清洁干燥，保温，通风。

(2) 创面坏死组织应基本清除干净。

四、湿敷疗法

即用粗网眼湿纱布覆盖创面，以促进坏死组织分离，利于清除坏死组织及分泌物。通过更换湿纱布敷料，减少细菌和浓稠的分泌物。

1. 适应证

(1) 烧伤晚期残余创面。

(2) 肉芽创面。

(3) 中小面积溶痂创面。

2. 禁忌证

(1) 需要保痂的创面。

(2) 大面积创面坏死组织较多者。

(3) 脓毒症创面。

3. 操作方法

(1) 湿敷液体一般用生理盐水，肉芽水肿创面可用高渗盐水（3%～10%）。溶液中可加入抗菌药物。

(2) 无菌操作，用血管钳和镊子将纱布平铺于创面，用生理盐水或有抗菌药物的溶液滴洒纱布，以不外溢为度。

(3) 如纱布表面干硬，应间断滴湿纱布，保持纱布湿润。每日更换 2～3 次。若纱布网眼堵塞，纱布下浮动，则应及时更换。

4. 注意事项

(1) 应先将干纱布平铺创面，如先浸湿，纱布粘缩，不易铺展开。网眼清晰，无明显分泌物，创面有上皮岛时，改用半暴露技术。

(2) 湿敷治疗不宜时间过长。

由于各种创面早期处理方法不可能完全符合基本原则所提出的所有要求，只能有重点地符合其中一项或多项基本原则。因此，在具体选用哪一种方法时，一定要结合当时烧伤创面的实际情况，如烧伤面积的大小、深浅、部位，创面的污染程度及周围环境状况等综合考虑，权衡利弊，然后确定采用何种方法。

五、干热疗法

干热疗法是目前经常用于预防与控制感染的一种疗法。浅度烧伤创面的血浆渗出物与深度烧伤创面的焦痂，都是细菌生长、繁殖的良好培养基，如果创面周围环境湿度大，温度适宜，则给细菌生长提供了条件。如果人为地改变创面周围的这些可变条件，如将湿度变小、温度增高，则能在一定程度上抑制或减慢细菌生长的速度，从而能控制和减轻创面的感染。干热疗法，就是用温热的和干燥的风吹到创面上来达到这个目的的。最简单的方法就是用电扇把电炉丝加热的干热风送到病人的创面上。比较方便的是大型烧伤远红外线治疗仪。

采用干热疗法时，必须注意以下几个方面的情况：

1. 用电扇送干热空气过程中，为避免把地面上和周围环境中的尘埃、细菌卷扬到创面上，最理想的方法是将空气过滤后再用电扇吹，但这往往不易做到，有一种简单的方法是在通气海绵垫上放 2～3 层纱布，一方面可防止创面污染海绵垫，另一方面也有使干热空气在到达创面前受到过滤的作用。

2. 创面暴露在高温下，水分丢失量一定比正常条件下多，如不注意可引起病人出现全身脱水症状，并继而引起高钠血症和高钾血症。因此，使用干热疗法时，每日应给病人多补充一些水分，补充量应根据使用干热疗法的时数决定，常以每小时每公斤体重补水 2～4 毫升计算。

3. 机体在高温下代谢旺盛，蛋白质摄入量应该增多，一般每日每公斤体重可多补蛋白质 1～2 克。

4. 对呼吸道烧伤病人，特别是有气管切开的病人使用于热疗法时，因干热的空气对呼吸道黏膜是极为不利的，为避免干热空气直接进入呼吸道，减轻对呼吸道黏膜的刺激，可以用单层湿纱布掩盖病人口、鼻与气管切开处，并经常替换；也可以定期进行气雾吸入。

六、创面外用药物

理想的局部创面外用药必须具备以下几个条件，即：要有明显的广谱抗菌作用；无毒副作用和局部刺激性；药效能穿透焦痂入痂下组织；不易被吸入体内，即使进入体内也能迅速排出或代谢；体液和细菌产物不影响其药物作用；不引起耐药菌株；药源丰富，价格低廉，使用简单。一种创面局部外用药要完全符合上述所有条件是比较困难的，但至少要符合其中最主要的几项。

自从磺胺米隆（甲磺米隆）等创面外用药用于烧伤病人后，创面感染的机会明显减少；同时，败血症的发生率也相应地显著降低。因此，有人把创面局部外用药的出现和它的有效作用看作是 20 世纪 60 年代以来烧伤治疗工作的一项突破。目前，比较普遍应用的是磺胺嘧啶银。

磺胺嘧啶银是 1968 年 Fox 首先发现并介绍的一种局部外用药，它是用硝酸银与磺胺嘧啶弱酸起反应合成的，属有机银化合物。磺胺嘧啶抑制菌范围广泛，对一般革兰阳性菌和阴性菌都有效，尤其对绿脓杆菌、变形杆菌效果更显著，磺胺嘧啶银的另一个特点是有较好的穿透焦痂的能力，因而在预防和治疗创面脓毒症时，使用得越早越好。此药无任何刺激性，即使在一些疼痛极敏感的创面上使用，也无疼痛感觉，因此很受病人和医生的喜爱。用量较大时也无中毒表现，细菌对此药也很少产生耐药性，应用磺胺嘧啶，多配制成 1% 的冷霜涂布于创面，每日使用一次，用前先清洗创面（图 10－2）。

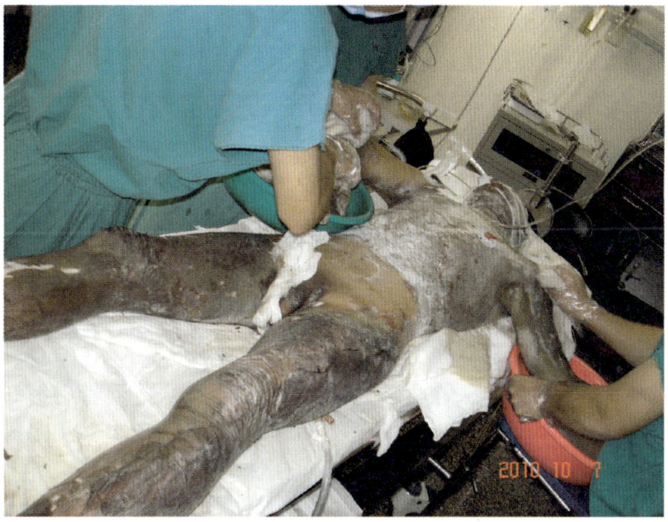

图 10-2　磺胺嘧啶银外涂治疗

第七节　深度烧伤焦痂的处理

深度烧伤表面有一层像皮革样的凝固坏死物，这层坏死物称为焦痂。焦痂覆盖在创面上，常会引起一些并发症：

焦痂压迫综合征　多见于肢体与躯干部环状烧伤。坚硬的焦痂紧紧地环绕于病人的肢体与躯干上，再有痂下组织渐进性水肿，一个外在与另一个内在的两种力量好像止血带一样持续而强有力地压迫深部组织，即可引发压迫综合征。

感染与中毒综合征　焦痂是一种无生命力的坏死物，是细菌生长、繁殖的一个极好的培养基，因此很少有焦痂不发生感染的。另外，焦痂到一定时间都会自溶、分离，它在自溶和分离过程中释放出多种腐败产物，加上焦痂上的细菌和细菌产物，可引起焦痂感染和中毒综合征。

一、焦痂切开减张术

这是处理焦焦痂压迫综合征的一个有效措施，可减轻环状肢体烧伤的损伤程度，也能改善环状躯干烧伤或颈部烧伤病人的呼吸状况，挽救病人生命。

1. 指征

(1) 逐渐加重的肢体疼痛。

(2) 动脉搏动消失。这是施行焦痂切开减压术的绝对指征，特别是原来测到的动脉搏动突然消失更有意义。

(3) 知觉的丧失。这是最重要的症状和体征。

(4) 病人发生非呼吸道受阻的不安和不可解释的不适感觉。这是行躯干部焦痂切开减压术最早的临床表现。

(5) 呼吸动作和力量的减弱。这也是行躯干焦痂切开术的临床体征。

(6) 血气分析出现渐进性低氧和高碳酸血症。这是行焦痂切开术的化验指征。

2. 方法

焦痂切开减压术的切口，一定要深达皮下组织，但一般不要松解筋膜；如不能使症状缓解或血流改善时，则需做筋膜切开术。行焦痂切开减压术的位置，一般都按常规定位，但电烧伤的病人常不能按常规进行。切口长度应延伸至焦痂两端的浅烧伤创面，甚至到达正常皮肤。

（1）上肢、大腿、小腿的焦痂切开减压术：通常在其内外两侧切开，应避免损伤其主要的皮神经（图 10－3）。

（2）手部焦痂切开减压术：施行此术的成功关键是松解手内在肌。这些小肌肉易发生缺血性挛缩，从而造成手的畸形。腕部，需在尺桡两侧都切开，如正中神经功能丧失，而且手部严重肿胀者，就应松解腕管。

（3）足部焦痂切开减压术：切口做在足的两侧，并与拇趾、小趾外侧切口相连。在趾骨骨间肌的表面可做纵长切口以松解足内在肌。

（4）胸部焦痂切开减压术：沿腋前线做两侧切口，必要时还可做锁骨中线、前中线的附加切口。

焦痂切口减压，应看作是争分夺秒的抢救手术，绝不能等待，如果等到病人脉搏消失和知觉丧失，则肢体可能已经发生不可逆的损害，一般也不需麻醉，焦痂切开处最好用一些生物敷料覆盖或用抗菌纱布填充，用缝线固定，以防切口感染。

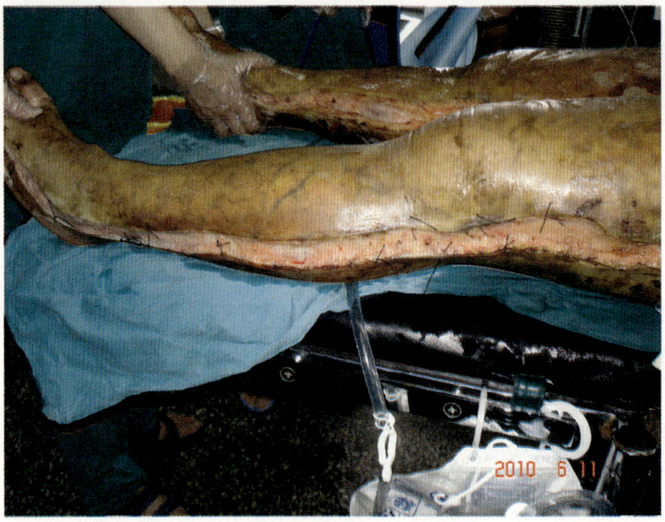

图 10－3 下肢焦痂切开减压术

二、焦痂切除术

焦痂切除术，就是用手术的方法，在烧伤早期将焦痂快速除去，以达到减轻中毒、控制感染、缩短疗程、恢复功能的目的。

1. 适应证的选择

虽然三度烧伤均可以进行焦痂切除术，但常常因年龄、病情、烧伤部位以及医疗条件等方面的限制而不能进行手术。

（1）年龄：瓦斯爆炸烧伤病人年龄都是 18 岁以上，对 55 岁以上的病人要考虑各个系统脏器的功能，手术后极易出现并发症，因此要慎重进行切痂术。

（2）病情：进行焦痂切除术的病人，最好没有任何合并症与并发症。如果病人正处在休克状态，心肺功能严重障碍，应暂缓切痂，待病人病情稳定或好转后再行手术，然而由创面本身引起的并发症如创面脓毒症或由创面引起的感染中毒性休克，虽然病情危急，也应进行紧急手术。

(3) 烧伤部位：一般而言，手、足及其他关节功能部位的三度烧伤为焦痂切除术的绝对适应证；躯干部三度烧伤为焦痂切除术的相对适应证。但颜面、会阴部的三度烧伤术后易发生感染，因而是切痂术的相对禁忌证。

(4) 医疗条件：焦痂切除术是一种较大的手术，特别是广泛的焦痂切除术，必须具备较好的医疗条件，人力、血源、异体皮的准备都是必不可少的。如条件不具备，就不应施行焦痂切除术。

2. 切除焦痂的时机

一般而言，小面积和中等面积三度烧伤的切痂时间，越早越好，因为伤后立即切痂，焦痂的表面常常是“无菌”的，在“无菌”条件下切痂效果最好。大面积的三度烧伤，因受复杂因素的影响，常常不允许在伤后立即切痂。一般的经验均认为伤后3～5天为首次切痂的最佳时机。但目前一些医院提出在休克期切痂更为合适。

3. 切痂的面积

最好通过一次切痂术把病人整个三度烧伤焦痂全部切除。这对中小面积三度烧伤的病人来说，是完全能够做到的，但对大面积三度烧伤，如三度烧伤超过50%体表面积，一次切痂以20%为宜（图10-4）。

4. 切痂部位的分配

由于三度烧伤面积广泛，不能通过一次手术把所有的焦痂全部切除，常常需要分期、分批地进行切痂术，因而要考虑先切哪个部位与后切哪个部位。在通常的情况下，一般是先切肢体部位的焦痂，后切躯干部位的焦痂。

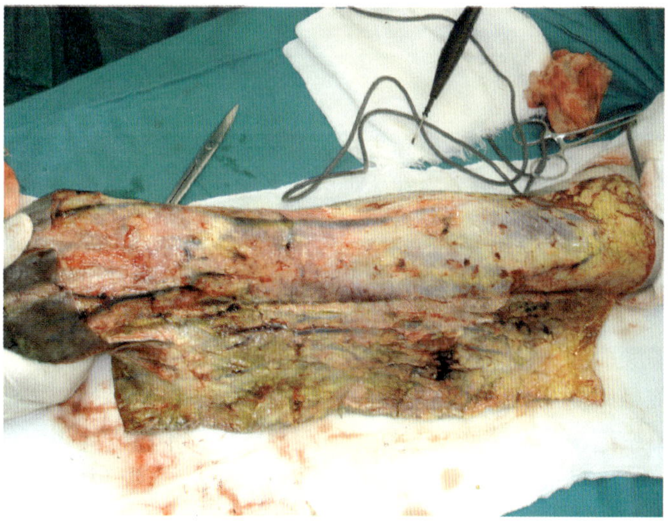

图10-4 上肢焦痂切除

5. 切痂的深度

切痂的标准深度是深筋膜上。这是因为深筋膜界限清楚，局部血运良好，植皮容易成活。如果切痂深度在脂肪上，脂肪血运较差，一旦感染、脂肪液化，植皮极易失败。

6. 减少切痂时的出血

有人估计，每切除1%体表面积的三度焦痂，出血量约50～100毫升。因此术前应备足血量。

7. 预防切痂术中引起病人局部与全身感染

切痂能消除感染灶，减轻病人的感染中毒症状，这是毋庸怀疑的。但是，术前准备不足和手术方法选择不当时，同样可因切痂而引起局部与全身感染，因此要特别注意以下几点：

(1) 病人入院后应立即在创面上涂磺胺嘧啶银一类的有效抗菌药物。

(2) 手术前，应用肥皂水、0.1%新洁尔灭将切痂创面刷洗三遍，除去外涂药物以及一切污物、浮皮和坏死组织。

(3) 要用碘酒消毒创面，三度焦痂可不脱碘。

(4) 切痂后，对创面要用新洁尔灭、消毒生理盐水冲洗三遍。

(5) 为切痂肢体上止血带时，只许抬高患肢止血，绝不可用橡皮驱血带驱血，以防毒素与细菌进入血流。

(6) 包扎敷料一定要达到必要的厚度。

削痂术，是切痂术的一种改良方法。其具体方法是用滚轴取皮刀将坏死组织削除，保留正常真皮和正常脂肪组织。术后局部较丰满，外形佳，主要适用于深二度烧伤、深二度和三度混合度烧伤。即刻用自体皮覆盖封闭创面，以避免液体渗出。

三、切削痂后创面处理

深二度创面削痂后因为基底还有残存的真皮组织，最好是彻底清洗后，再用少油的凡士林纱布包扎，如果不发生感染，上皮即在凡士林油纱布下迅速生长，经14～20天，创面可基本愈合。也可用异体皮覆盖创面，这样可避免感染，但费用较高。三度创面切削痂后一般用自体皮覆盖创面，如创面仍有坏死组织，或出血较多，未有彻底止血，植皮后担心皮片成活不良，也可覆盖生物敷料、湿纱布温敷治疗，术后换药至创面清洁，活动性出血停止后二次植皮，用这种延迟植皮术，手术出血少，术后皮片成活良好。

四、烧伤后创面的植皮治疗

自体皮肤移植术，是一种永久性的创面覆盖方法。凡是创面基底具有血运的组织，如真皮、脂肪、腱膜、骨膜、筋膜、胸膜、脑膜、腹膜甚至外露在体外的心、肺等器官的表面，都可进行自体皮肤移植术。

1. 自体皮移植治疗

(1) 带真皮下血管网的全皮移植：类皮片包括全厚层和真皮下血管网，还带有部分脂肪组织，厚达3～4毫米。采用这种皮肤移植法，由于皮片厚，要求高，因此仅适用于小面积的功能部位，特别是对功能和外观有特殊要求的颜面部。

(2) 整张全厚皮片或中厚皮片的移植：皮肤移植的规律是皮片越厚越难成活，但皮片一旦成活，皮片越厚，皮片色泽越好，挛缩越小，功能也越好。应用全厚皮、中厚皮等较厚的皮片，无论从皮色、挛缩程度及功能状态来说，都容易取得比较满意的效果。因此，对小面积功能部位或外露部位的深度烧伤，在切削痂后均可采用整张全厚皮片或中厚皮片移植术。

(3) 刃厚皮片的移植：这种皮片移植法采用薄断层的皮片，将其剪成邮票大小进行移植。由于皮片比较薄，又剪成小块，创面愈合后常常有不同程度的瘢痕挛缩，外观也比较差，其唯一的优点是节省皮片，因为每块皮片能扩大一倍到两倍，因此能消除比取皮面积大1～2倍的创面。所以尽管有缺点，仍有应用价值。总的效果还是比较满意的。在烧伤科应用较多。

(4) 微粒皮肤移植术：1985年，积水潭医院研制出微粒皮肤移植术，应用于大面积深度烧伤创面的修复，取得了良好效果。这一方法的基本原理就是将皮片分割成很小的微粒，其数量很多，总的边缘很长，使尽可能多的细胞处在皮片边缘，发挥其分裂繁殖、向周围蔓延修复创面的作用，皮片得到最充分的利用。由于自体微粒皮很小，如无良好保护，不易附着在创面上而存活，故微粒皮外层需要覆盖物保护。在各种覆盖物中，以同种皮效果最好。同种皮存活后，自体微粒皮即被固定在其下方，此时局部环境完全符合生理条件，适于皮粒生长。多数病例可在同种皮坏死脱落后，其下创面完全愈合或基本愈合。异种皮也可应用，一般多采用猪皮，应用效果良好。由于猪皮容易取得，因此有一定应用价值。

微粒皮肤移植的特点：

1）自体皮的扩展率高，能得到充分利用。一般受皮面积与供皮面积之比为10∶1时，严重烧伤病人可达20∶1，这是本法的主要优点。

2）愈合后的创面比较平整，瘢痕较轻，这是由于微粒皮间距小，远远小于一般植皮所允许的1厘米间距，因而皮片融合后相互衔接紧密，形成的瘢痕少。

3）方法简单，操作容易，手术时间可大为缩短，且节省人力，临床不需要特殊的设备。

（5）供皮区的选择：一般而言，全身的任何部位都可作为供皮区，选择的原则是：部位隐蔽、局部皮肤较厚，局部较平坦，取皮后易包扎固定、术后供皮区愈合好、瘢痕轻。依上述原则，大腿外侧、背部，侧胸、头部，腹部为最常用的供皮区。但由于大面积烧伤病人全身皮肤多处被烧伤，故取皮部位大大受限。多数情况下依病人未烧伤部位而定，烧伤严重时常在浅二度创面愈合后取皮。头部，足底为二个特殊供皮区。

1）头皮取皮：头皮可称为天然皮库，因为头皮的皮肤比较厚，血运良好，取薄断层皮片后5～7天即能愈合，可以反复切取，有时可切取4～7次而不影响头皮的生长，也很少形成瘢痕。特别是由于头发的保护或戴帽子的原因，头顶部较少发生严重烧伤。因此，对一些特大面积严重烧伤的病人，常把头皮作为主要供皮区。

2）足底取皮：足底一般不作为供皮区，但有些病人仅剩足底未被烧伤时，足底也可作为供皮区。由于足底皮肤较厚，特别是有一层很厚的角质层，因此切取时应先泡脚，刮除足底角质层的大部。切取皮片时，在取下的皮片内必须见一层瓷白色的真皮组织才能有效，否则皮片不能成活。

常用的取皮工具为取皮刀，有滚轴刀、电动取皮机、取皮鼓等。其中电动取皮刀因取皮厚度均匀，操作简单，不受取皮部位限制，临床应用最广。

（6）植皮失败的原因

1）感染：这是植皮失败的最常见的原因。虽然任何细菌感染都可引起植皮失败，但溶血性乙型链球菌能分泌一种能溶解、液化真皮的蛋白溶解酶，因此感染此种菌最容易引起植皮失败。

2）血肿：皮片下血肿会阻碍皮片与创面基底建立血运。如血肿很小，就不会影响植皮皮片成活；如血肿较大，在植皮后三天不清除血肿，其影响范围内的皮片就可能坏死。形成血肿的最主要因素是由于术中止血不佳，或由于病人凝血机制不好；因此在植皮时，特别在植大张厚皮片时，止血一定要彻底。术后采用加压包扎、抬高患肢等措施来防止形成血肿。

3）创面坏死组织：无论切痂或削痂，如不彻底，创面还残留坏死组织，它与血肿一样，都会妨碍皮片与创面基底建立血运关系，同时也容易发生感染，造成皮片移植的失败。

4）皮片移动：皮片成活主要靠皮片与基底建立血运关系，如果皮片在创面上经常移动，血循环就无法形成。在颈、胸、关节等部位，由于吞咽时喉头上下活动，胸廓随呼吸运动而活动或关节活动等，均可使皮片在局部移动，所以这些部位植皮，一定要固定牢靠，除边缘做缝合固定外，对皮片中央也要作外加固定。

5）皮片厚薄不合适：皮片太厚或太薄，都会影响成活，有时皮片在一般冰箱内贮存时间超过一周就不能成活。

2. 自体皮及异体皮结合移植（图10－5）

（1）异体皮的移植，与其他异体器官移植一样，也有一种免疫、排斥过程。异体皮移植于创面上，开始同自体皮完全一样，能建立正常的血循环，甚至皮肤细胞出现繁殖、分裂现象，但是到达一定时间，异体皮就开始被排斥，最先在异体皮的血管内出现血流缓慢现象，随后就发生血小板凝聚、血管内凝血，接着就形成血栓，异体皮的外观从局部充血、肿胀直到发紫、变黑，最后坏死、脱落。有人说，异体皮移植是所有器官移植中排斥现象最强的一种，所以异体皮移植成活的时间也最短。不过皮肤包括表皮与真皮两层，就其抗原性来说，它们是不完全相同的，表皮抗原性较强，移植后往往最先脱落；但真皮抗原性相对较弱，因而脱落也相应地迟缓。在采用自体皮与异体皮混合移植法时，常常见到一些奇特的现象，如自体皮上皮爬到已经脱落表皮的异体真皮上，形成像夹心饼干样的情况。有人观察发现，这些异体真皮最后被吸收，有的长期成活而被同化。

（2）异体皮的移植方法

1）整张异体皮打孔移植法：这是我国所独创的。它有很多优点：由于整张大片皮移植后完全覆盖创面，仅多数微孔处裸露创面，一旦皮片成活，在很短的时间内就可使一个大面积伤面变成一个小面积伤面，从而大大减少感染的机会。由于对整张皮采用张力缝合法，皮片紧贴创面，皮片毛细血管处于张口状态，因此皮片极易成活；又由于大张异体皮较厚，真皮成分多；一旦成活后，排斥的过程比较慢；再由于异体皮有小孔，其内镶嵌自体皮，不等异体皮脱落，自体皮已开始向周围扩展，到异体皮脱落时，自体皮已扩展到整个创面，往往一次手术就能成功。其缺点是局部瘢痕比较严重，外观也不理想。

2）杰克逊（Jackson）法：这种方法是将自体皮和异体皮相间成条状移植的一种方式。这种移植方式也可使自体皮逐步扩展代替异体皮，最后消灭创面。不过这种方法有不少缺点，首先是自体皮与异体皮之间的间隙大，创面裸露比较多，易引起感染，也易失去体液；其次，自、异体皮的固定均较差，皮片易移动；再者就是异体皮往往还需要交换、补充。但这种方法非常适用于肉芽创面。

3）异体皮作为一种生物敷料应用：这是目前有些国家常用的一种异体皮移植方法。当创面切痂或削痂后，立即用异体皮覆盖创面，皮片成活后大约 5～10 天，不等异体皮出现排斥现象，就揭去异体皮，再用新的异体皮覆盖创面，以避免异体皮被排斥而引起全身反应。通过反复应用异体皮，可为大面积烧伤病人在自体皮供应有限的情况下赢得时间。此外，这样使用异体皮能刺激肉芽和上皮的形成，减少创面疼痛和创面体液及电解质的丢失，并通过创面的吞噬作用能有效地清除创面上的剩余坏死组织和减少细菌。不过每次揭起异体皮时病人都比较痛苦，出血量也大，工作量也重，也不太经济。

3. 异种皮的移植

异种皮，由于种属的差异，移植后排异现象更严重。但异体皮来源比较容易，所以使用猪、狗、鸡、羊等异种的皮肤作为烧伤创面暂时性的生物敷料，近十年来已有明显的发展。特别是猪皮，现已商品化供应应用，临床应用较普遍。

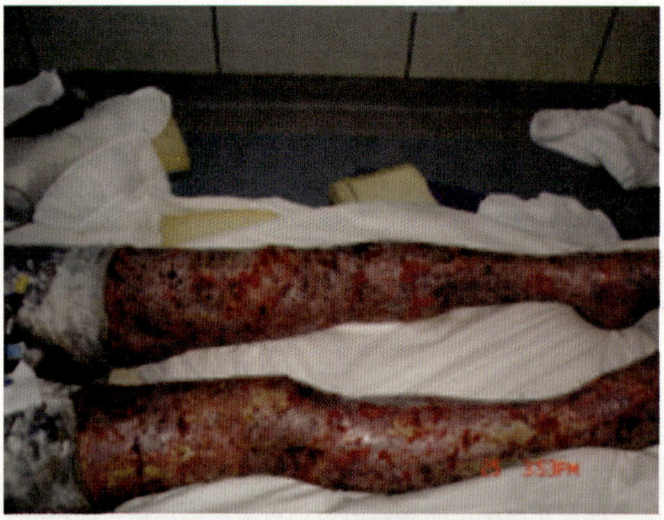

图 10－5　自体皮及异体皮结合移植

【病例介绍】

患者，男性，46 岁。于 2005 年 4 月 24 日 21 时因煤矿井下瓦斯爆炸燃烧，火焰伤及全身，伴口鼻内吸入，伤后觉全身疼痛难忍，伴呼吸困难，口渴明显，烦躁，无昏迷，无恶心、呕吐。约 2 小时后被救上井后在当地医院未做任何治疗，急诊来院。

入院查体 神志清，T35.5C，P110 次/分，R26 次/分，血压无法测定，四肢冰冷。鼻毛烧焦，双肺呼吸音粗，未闻及干、湿性啰音；全身除头顶、双足底，左足背及腰部等处部分皮肤外均烧伤，面积约 93%，创面基底大部分苍白，较干燥，渗出少，触痛消失，少部分红白相间，触痛迟钝。

辅助检查 血常规；HB160g/L，RBC 5.67×10^{12}/L，WBC 28.2×10^{9}/L，NEU 90%，LYM 10%，HCT 56%。BUN 26mmol/L，Cr 900μmol/L；肝功能：ALT 47U/L，ALB 26g/L，GLO 19g/L，K^+ 3.6mmol/L，Na^+ 137mmol/L，Cl^- 100mmol/L。尿常规：蛋白（++），糖（+），红细胞 5～15/HP。

入院诊断

（1）火焰烧伤 93% Ⅲ° 60% Ⅱ° 33% 全身

（2）中度吸入性损伤

（3）低血容量性休克

（4）烧伤延迟复苏

诊疗经过

入院后迅速行股静脉置管快速补液，气管切开，全身简易清创后托氟锌生物皮覆盖包扎治疗。

1. 休克期

（1）补液：第 1 个 24 小时总入量 11285ml。其中晶体 4730ml，盐水 3 980ml，4%碳酸氢钠 750ml；胶体 3 400ml，其中血浆 2400 ml，低分子右旋糖酐 1 000ml；水分 3 125ml，其中 5%葡萄糖 2 250ml，20%甘露醇 875ml，口服盐水 30ml。尿量 1 930ml，平均 80ml/h。第 2 个 24 小时总入量 6 550ml。胶体 1 800ml，晶体 2 600ml，水分 1 800ml。尿量 1 800ml，平均 74ml/h。

（2）抗生素应用：用头孢西丁 2.0g/12h，静脉注射。第 2 个 24 小时，加用阿米卡星 0.2 g /8h 静脉滴注。

（3）创面处理：入院后即给予双下肢切开减压。全身简易清创后托氟锌生物皮覆盖包扎治疗。二天后打开外涂磺胺嘧啶银暴露治疗。

（4 ）其他处理：如应用西地兰、654－2、人血丙种球蛋白肌内注射等。

2. 感染期

（1）创面处理：在充分补液维持有效循环、水电平衡、加强营养支持等条件下，于伤后第 4 天，在全麻下行双下肢切痂，用自体微粒皮加大张异体皮覆盖、头部、腹部取皮。于伤后第 14 天在全麻下行胸部切痂，用自体微粒皮加大张异体皮覆盖、头部取皮。余创面外涂磺胺嘧啶银暴露治疗。后又行全身残余创面植皮术。共行残余创面植皮术 9 次。

（2）全身营养支持：胃肠内与静脉高营养相结合，逐步增加口服量，并减少静脉量。热卡摄入量为 1.46～16.7kJ/d。

（3）抗生素使用种类如下 ：头孢西丁、亚胺培南，共用 24 天。

（4）抗真菌药物应用 ：制菌霉素 50 万 U，3 次/日，口服。

3. 康复期

继续营养支持、功能锻炼，后又多次行整形手术。

参考文献

[1] 孙永华. 严重烧伤后液体复苏及早期救治的进展. 中华外科杂志，2004，42 (7)：385-387.

[2] 杨红明，柴家科，盛志勇等. 严重烧伤延迟复苏后多器官障碍综合征的早期防治. 中国危重病急救医学，2000，12 (10)：610.

[3] 杨红明，郭振荣，盛志勇等. 严重烧伤延迟复苏与主要并发症发生发展关系的统计分析. 中华整形烧伤外科杂志，1994，10 (2)：164.

[4] 杨红明，盛志勇，郭振荣等. 延迟复苏对烫伤大鼠心肝肾氧自由基生成的影响及维生素 E 和维生素 C 治疗效果评价. 解放军医学杂志，1994，19 (3)：170.

[5] 郭振荣，盛志勇，朱兆明等. 293 例严重烧伤病人休克期复苏的评价. 中华整形烧伤外科杂志，1985，1：194-197.

[6] 陈壁. 深度烧伤创面早期处理及促进创面修复的进展. 中华烧伤杂志，2001，17：8-9.

[7] 盛志勇，郭振荣. 危重烧伤治疗与康复学. 北京：科学出版社，2000：78-95.

[8] 郭振荣，陆江阳. 大面积烧伤植皮与供皮区的选择. 人民军医，2001，44 (1)：21-22.

[9] 郭振荣，盛志勇. 大面积烧伤休克期切痂植皮. 中华整形烧伤外科杂志，1993. 9 (1)：5-8.

[10] 郭振荣，盛志勇. 我国烧伤外科的进展与展望. 中华外科杂志，1999，37 (10)：598-601.

[11] 孙永华，李迟，王春元等. 脱细胞异体真皮与自体薄皮片移植的研究与应用. 中华整形烧伤外科杂志，1998，14：370-373.

[12] 张明良. 微粒皮肤移植在大面积烧伤病人中的应用：中华整形烧伤外科杂志，1987，2 (3)：100-101.

[13] 孙永华. 严重烧伤后液体复苏及早期救治的进展. 中华外科杂志，2004，42 (7)：385-387.

[14] 杨红明，盛志勇，郭振荣等. 烧伤延迟复苏与氧自由基损伤. 中华整形烧伤外科杂志，1993，9 (4)：359-362.

[15] 杨红明，盛志勇，郭振荣等. 氧自由基损伤在烫伤大鼠延迟复苏后肠道细菌和内毒素移位中的作用. 中华医学杂志，1994，74 (9)：552-555.

[16] 郭振荣，盛志勇，贺立新等. 大面积烧伤休克期切痂植皮时机的临床指标. 中华整形烧伤外科杂志，1998，14：192.

[17] 高维谊，盛志勇，郭振荣等. 烧伤早期山莨菪碱对胃肠保护作用的实验研究. 解放军医学杂志，1995，20 (2)：88.

[18] 孙晋中. 煤矿瓦斯爆炸伤的组织与抢救体会. 东方基层医学杂志，2003，2 (3) 69-70.

[19] 唐晓嘉，袁克俭，史济湘. 吸入性损伤应用纤维支气管镜检查的评价——32 例分析. 中华整形烧伤外科杂志，1989，5 (1)：17-19.

[20] 黎鳌，杨宗城. 吸入性损伤. 北京：人民军医出版社，1993.

（申立勇　孙晋中）

第十一章　瓦斯爆炸有害气体中毒

煤矿瓦斯是一种复合气体，主要成分是烷烃，其中甲烷（CH_4）占绝大多数，另有少量的乙烷、丙烷和丁烷。此外一般还含有硫化氢、二氧化碳、氮和水汽，以及微量的惰性气体，如氦和氩等。当空气中氧气浓度达到10%，若瓦斯浓度在5%～16%之间，就会发生爆炸。浓度在30%左右时，能引起燃烧。在相对密闭的煤矿井下发生瓦斯爆炸时，消耗了巷道空气中的氧并产生大量低氧混合有毒气体，对人体有明显的毒害作用。

第一节　甲烷（CH_4）中毒

一、理化性质

甲烷（CH_4）是无色、无味、极难溶于水的可燃性气体，化学性质相当稳定，相对密度0.554，甲烷和空气成适当比例（5%～15%）的混合物，遇火花会发生爆炸。

二、发病机制

当甲烷占人体吸入气体的85%以上、吸入氧浓度低于15%时，导致机体缺氧而引发机体一系列病理生理改变，由于中枢神经系统对缺氧敏感（脑组织代谢特征——低储备、高消耗、高供应），所以临床症状显著。

三、临床表现

临床症状与吸入氧浓度呈负相关，与中毒时间呈正相关，即吸入氧浓度越低，中毒时间越长，临床症状越严重。

1. 神经系统　头晕、头痛、耳鸣、眼花、四肢无力，而随着缺氧的加重，产生意识模糊，抽搐、昏迷。
2. 呼吸系统　胸闷、气短、呼吸急促、呼吸困难，全身皮肤、黏膜青紫。
3. 循环系统　心慌、心跳加速，严重者血压下降，休克、心律失常、心跳停止，最终可因缺氧窒息而死亡。
4. 消化系统　恶心、呕吐，严重者导致上消化道出血、黄疸。

四、实验室检查

白细胞增高（应激反应），转氨酶增高，尿素氮、血肌酐增高，尿中出现蛋白质、管型，代谢性酸中毒，磷酸肌酸激酶增高。

五、诊断

有明确的高浓度甲烷接触史，如井下作业场所瓦斯突出或检测到高浓度瓦斯等，结合临床症状，可以诊断。如两人以上同时发病，更有助于诊断。

六、鉴别诊断

需要与脑血管意外、心脏病、糖尿病酮症酸中毒、低血糖昏迷等疾病鉴别。

七、治疗

1. 尽快将中毒者抬离现场，并立即给予吸氧。但救助者须保证自身安全。

2. 昏迷者尽快送至医院，进行治疗。

(1) 降颅压：20%甘露醇250ml，静脉滴射，每6～8小时一次；呋塞米20～40mg，静脉注射，每日2～3次；白蛋白10～20g，静脉滴注，每日1～2次；甘油果糖250～500ml，静脉滴注，每日1～2次。

糖皮质激素：地塞米松10～20mg，静脉注射，每日1～2次或甲泼尼龙40～80mg，静脉注射，每日2～4次或氢化可的松100～200mg，静脉滴注，每日2～4次，治疗3～5天。

(2) 吸氧：高压氧舱治疗，每日1～2次，鼻导管或面罩吸氧。

(3) 营养、支持治疗：

能量合剂：三磷酸腺苷（20～40mg）、辅酶A（50～100单位）、细胞色素C（30～60mg），静脉滴注；胞磷胆碱（0.5～1.0g），谷胱甘肽（50～100mg）静脉滴注；纠正酸碱水电失衡，合并感染时，予抗生素治疗。补足热量需求。

第二节　一氧化碳（CO）中毒

瓦斯燃烧或爆炸后，会产生大量一氧化碳气体，是井下发生急性一氧化碳中毒的主要原因。

一、理化性质

一氧化碳是一种无色、无臭、无味、无刺激性的窒息性气体，微溶于水，易溶于氨水，与酸碱不起反应，气体比重0.967，能燃烧但不助爆。瓦斯爆炸时，一氧化碳浓度可达到0.6%～2%；瓦斯煤尘爆炸时，一氧化碳浓度可达到3%～4%；发生火灾时一氧化碳浓度可达到10%以上。当一氧化碳浓度达到13%～19%遇明火则发生爆炸。

二、发病机制

一氧化碳中毒主要引起组织缺氧。一氧化碳吸入体内后，85%与血液中红细胞的血红蛋白（Hb）结合，形成稳定的碳氧血红蛋白。一氧化碳与血红蛋白的亲和力比氧与血红蛋白的亲和力大240倍。吸入较低浓度的一氧化碳即可产生大量的碳氧血红蛋白。碳氧血红蛋白不能携带氧，且不易解离，是氧合血红蛋白（HbO_2）解离速度的1/3600。碳氧血红蛋白的存在还能使血红蛋白氧解离曲线左移，血氧不易释放给组织而造成细胞缺氧。此外，一氧化碳还与还原型细胞色素氧化酶二价铁结合，抑制细胞色素氧化酶活性，影响细胞呼吸和氧化过程，阻碍氧的利用。组织缺氧程度与血液中碳氧血红蛋白占血红蛋白的百分比密切相关，而血液中碳氧血红蛋白百分比又与空气中一氧化碳浓度和接触时间有密切关系。

一氧化碳中毒时，体内血管吻合枝少而代谢旺盛的器官如脑和心最易遭受损害。脑内小血管迅速麻痹、扩张。脑内三磷酸腺苷（ATP）在无氧情况下迅速耗尽，钠泵运转不灵，钠离子蓄积于细胞内而诱发脑细胞内水肿。缺氧使血管内皮细胞发生肿胀而造成脑血管循环障碍。缺氧时，脑内酸性代谢产物蓄积，使血管通透性增加而产生脑细胞间质水肿。脑血循环障碍可造成血栓形成、脑皮质和基底节局灶性缺血性坏死以及广泛的脱髓鞘病变，导致迟发性脑病发生。

三、病理

急性CO中毒在24小时内死亡者，血呈樱桃红色。各脏器有充血、水肿和点状出血。昏迷数日后死亡者，脑明显充血、水肿。苍白球常有软化灶。大脑皮质可有坏死灶；海马区因血管少，血液供应少，受累更明显。小脑有细胞变性。有少数病人大脑半球白质可发生散在性、局灶性脱髓鞘病变。心肌可见缺血性损害或内膜下多发性梗死。

四、临床表现

1. 急性中毒

正常人血液中碳氧血红蛋白含量可达5%～10%。急性一氧化碳中毒的症状与血液中碳氧血红蛋白浓度有密切关系，同时也与患者中毒前的健康状况，如有无心血管疾病和脑血管病以及中毒时体力活动等情况有关。按中毒程度可为三级。

（1）轻度中毒：血液中碳氧血红蛋白浓度10%～20%。患者有不同程度的头痛、头晕、心悸、四肢无力、恶心、呕吐、偶尔也可有短暂的晕厥等。原有冠心病的患者可出现心绞痛。脱离中毒环境吸入新鲜空气或氧疗，症状很快会消失。

（2）中度中毒：血液中碳氧血红蛋白浓度30%～40%。患者出现胸闷、气短、呼吸困难、幻觉、视物不清、判断力降低、运动失调、嗜睡、意识模糊或浅昏迷，口唇黏膜可呈樱桃红色。经治疗患者可恢复正常且无明显并发症。

（3）重度中毒：血液中碳氧血红蛋白浓度40%～60%。患者迅速出现昏迷、抽搐、脑水肿、肺水肿、呼吸衰竭、心律失常或心力衰竭、休克、上消化道出血。患者可呈去皮质综合征（decortical syndrome）状态：可以睁眼，但无意识，不语，不动。不主动进食或大小便，呼之不应，推之不动，并有肌张力增强。或脑局灶损害如锥体系或锥体外系损害体征。部分病人因吸入呕吐物引起吸入性肺炎。受压迫的部位皮肤可出现大水疱和红肿，该部肌肉血液供给受压可导致压迫性肌肉坏死（横纹肌溶解症）。坏死肌肉释放的肌红蛋白可引起急性肾小管坏死和肾衰竭。眼底检查可发现视乳头水肿。昏迷时间超过48小时者，急性一氧化碳中毒迟发性脑病的发生率较高。

2. 急性一氧化碳中毒迟发性脑病（神经精神后发症）

急性一氧化碳中毒患者在意识障碍恢复后，经过约2～60天的"假愈期"，可出现下列临床表现之一：

（1）精神意识障碍：呈痴呆状态、谵妄状态或去大脑皮质状态；

（2）锥体外系神经障碍：由于基底节和苍白球损害出现震颤麻痹综合征：表情淡漠、四肢肌张力增高、静止性震颤、前冲步态。

（3）锥体系神经损害：如偏瘫、病理反射阳性或小便失禁等；

（4）大脑皮质局灶性功能障碍：如失语、失明、不能站立，或出现继发性癫痫。

（5）脑神经及周围神经损害：如视神经萎缩、听神经损害及周围神经病变等。

五、实验室检查

1. 血液碳氧血红蛋白测定

（1）加碱法：为碳氧血红蛋白的简易测定方法，取患者血液1～2滴，加蒸馏水3～4ml稀释，再加10%氢氧化钠溶液1～2滴，混匀。血液中碳氧血红蛋白增多时，加碱后血液仍保持淡红色不变。正常血液则呈绿色。该实验在碳氧血红蛋白浓度达50%以上才呈现阳性反应。

（2）分光镜检查法：取患者血液数滴，加蒸馏水10ml稀释，用分光镜检查可见特殊的吸收带。该实验可测定血液中碳氧血红蛋白含量，不仅能明确诊断，而且有助于分级和估计预后。

2. 脑电图检查

可见弥漫性低波幅慢波，与缺氧性脑病进展相平行。

3. 头部影像学检查

（1）头颅CT检查：轻者表现为双侧基底节区对称性分布的低密度区；重症者表现为弥漫性脑水肿，波及双侧大脑半球、基底节、小脑白质区，侧脑室和基底池可变小或闭塞，呈现占位效应。

（2）头颅MR检查：海马、苍白球呈现稍长T_1、稍长或长T_2信号，以双侧多见，少数为单侧。

六、诊断和鉴别诊断

根据吸入较高浓度一氧化碳的接触史（如井下瓦斯、煤尘爆炸或火灾），急性发生的中枢神经损害的症状和体征，结合血液碳氧血红蛋白及时测定的结果，按照《职业性急性一氧化碳中毒诊断标准》（GBZ23－2002），可作出急性一氧化碳中毒诊断。

急性一氧化碳中毒应与脑血管意外、脑震荡、脑膜炎、糖尿病酮症酸中毒以及其他中毒引起的昏迷相鉴别。既往史、体检、实验室检查有助于鉴别诊断。血液碳氧血红蛋白测定是有价值的诊断指标，但采取血标本要求在脱离中毒现场8小时以内尽早抽取静脉血，因为脱离现场数小时后碳氧血红蛋白即逐渐消失。

七、治疗

1. 终止一氧化碳吸入

迅速将病人转移到空气新鲜的地方，终止一氧化碳吸入，卧床休息，保暖，保持呼吸道通畅。

2. 氧疗

给予氧疗，迅速纠正缺氧状态。

（1）吸氧：鼻导管或面罩吸氧。吸入氧气可加速碳氧血红蛋白解离。增加一氧化碳的排出。吸入新鲜空气时，一氧化碳由碳氧血红蛋白释放出半量约需4小时；吸入纯氧时可缩短至30～40分钟，吸入3个大气压的纯氧可缩短至20分钟。

（2）高压氧舱治疗：高压氧舱治疗能增加血液中溶解氧，提高总体氧含量，促进氧释放和加速一氧化碳排出，可迅速纠正组织缺氧，缩短昏迷时间和病程，预防一氧化碳中毒引发的迟发性脑病。中、重度一氧化碳中毒者应尽快进行高压氧舱治疗；50岁以上患有高血压病、糖尿病、高脂血症、心脑血管病等基础病的轻度一氧化碳中毒者也应考虑高压氧舱治疗。

治疗疗程：首次高压氧舱治疗后，可根据病情需要于12小时后再次高压氧舱治疗一次，以后改为每日一次，10次为一疗程。

1）年龄40岁以下，昏迷时间4小时以内，无基础疾病者神志清楚后连续高压氧舱治疗1～2疗程。

2）年龄40岁以上，或昏迷时间4小时以上，或有基础疾病者神志清楚后连续高压氧舱治疗2～3疗程。

3）昏迷时间过久的患者，应间断高压氧舱治疗，连续2～3个疗程后休息2周，再高压氧舱治疗2个疗程，以后治疗视病情酌定。

4）迟发性脑病者，间断高压氧舱治疗，连续2～3个疗程后休息2周，往返多次，治疗终点是痊愈或病情无进一步好转，治疗时间可3～6个月。

3. 机械通气

呼吸停止时，行气管插管，进行机械通气，吸入100%浓度氧。

4. 防治脑水肿

严重中毒后，脑水肿可在24～48h发展到高峰。在积极纠正缺氧的同时给予脱水治疗。20%甘露醇，每公斤体重1～2g，静脉快速滴注（10ml/min）。待2～3天后颅压增高现象好转，可减量。也可注射呋塞米脱水。三磷酸腺苷、肾上腺糖皮质激素如地塞米松也有助于缓解脑水肿。如有频繁抽搐，首选地西泮，10～20mg静注，抽搐停止后再静滴苯妥英钠0.5～1g，剂量可在4～6小时内重复应用，也可实施人工冬眠疗法。

5. 促进脑细胞代谢

应用能量合剂，常用药物有三磷酸腺苷、辅酶A、细胞色素C和大量维生素C及甲氯芬酯（氯酯醒）250～500mg，肌内注射；胞磷胆碱，0.5～1.0g，加入5%葡萄糖溶液250ml中，静脉滴注，每日一次。重度一氧化碳中毒，可给予纳洛酮、醒脑静等。

6. 防治并发症和后发症

现场抢救时或搬运过程中，对意识不清的患者，在呕吐时，一定让其头部歪向一侧，防止患者窒息或合并吸入性肺炎。

昏迷期间护理工作非常重要。保持呼吸道通畅，必要时行气管切开。定时翻身以防发生褥疮和肺炎。注意营养，必要时鼻饲。高热可影响脑功能，可采用物理降温方法，如头部用冰帽，体表用冰袋，使体温保持在34～35℃，如降温过程中出现寒战或体温下降困难时，可用冬眠药物。急性一氧化碳中毒患者从昏迷中苏醒后，应尽可能休息观察2周，以防神经系统和心脏后发症的发生。如有后发症，给予相应治疗。

八、预后

轻度中毒可完全恢复。重症患者昏迷时间长者，多提示预后严重，但也有不少病人仍能恢复。迟发脑病恢复缓慢，有少数可留有永久性症状，故中度及重度急性一氧化碳中毒患者昏迷清醒后，应观察2个月。

第三节　硫化氢（H_2S）中毒

一、理化性质

硫化氢是无色、有刺激性又有窒息性的气体，低浓度时有臭鸡蛋味。蒸汽压：2026.5kPa/25.5℃；沸点：－60.4℃；闪点：＜－50℃；熔点：－85.5℃；溶解性：溶于水、乙醇；溶解度：1∶2.6（溶于水）；密度：相对密度（空气＝1）1.19；稳定性：稳定。易积聚在低洼积水处，局部形成高浓度。

二、发病机制

新煤矿开采时，如果通风不良，有时可发生以硫化氢为主的气体中毒。硫化氢气体通过呼吸道进入机体，与呼吸道内水分接触后很快溶解，并与钠离子结合成硫化钠，对眼和呼吸道黏膜产生强烈的刺激作用。硫化氢吸收后主要与呼吸链中细胞色素氧化酶及二硫键（—S—S—）起作用，影响细胞氧化过程，造成组织缺氧。吸入极高浓度时，强烈刺激颈动脉窦，反射性地引起呼吸停止；也可直接麻痹呼吸中枢而立即引起窒息，产生“电击样”死亡。

1. 硫化氢对中枢神经系统的毒理作用机制

硫化氢急性毒作用的靶器官和中毒机制可因其不同的浓度和接触时间而异。浓度越高则中枢神经抑制作用越明显，浓度相对较低时黏膜刺激作用明显。人每1～2小时吸入70～150 mg/m^3，出现呼吸道及眼刺激症状，吸2～5分钟后嗅觉疲劳，不再闻到臭气。每1小时吸入300 mg/m^3，6～8分钟出现眼急性刺激症状，稍长时间接触引起水肿。每15～60分钟吸入760 mg/m^3，发生肺水肿、支气管炎及肺炎，头痛、头昏、步态不稳、恶心、呕吐。每数秒钟吸入1000 mg/m³，很快出现急性中毒，呼吸加快后呼吸麻痹而死亡。

小剂量硫化氢兴奋中枢神经系统，大剂量则抑制中枢神经系统，引起呼吸中枢麻痹，造成“闪电样”死亡。硫化氢是细胞色素氧化酶的强抑制剂，能与氧化型细胞色素氧化酶中的三价铁结合而阻碍其还原为含二价铁的还原型细胞色素氧化酶，从而抑制电子传递和分子氧的利用，引起组织细胞缺氧，而中枢神经系统对缺氧非常敏感，最易受到损害。

2. 硫化氢对肺的毒理作用机制

动物实验研究表明：

（1）动态分析支气管肺泡灌洗液（BALF）中反映细胞损伤的酶学指标乳酸脱氢酶（LDH）、碱性磷酸酶（AKP）、酸性磷酸酶（ACP）、血管紧张素转换酶（ACE）、蛋白质、唾液酸、总细胞数、嗜中性多形核白细胞（PMN ）、肺泡吞噬细胞（PAM），结合光镜和电镜观察，发现硫化氢吸入3小时后出现明显的酶学、蛋白质、唾液酸及细胞学和组织学改变；6～12小时生化指标改变最为明显，120小时恢复正常，实验结果表明HZS对肺组织细胞有强烈的细胞毒作用，其损伤程度与吸入硫化氢的浓度有关，生化指标的改变较组织学改变出现早，恢复快。

（2）中毒后3小时溶酶体、线粒体破裂，细胞能量代谢抑制，细胞破裂及血清酶活性增高；12小时亚细胞损伤达高峰，随后逐渐恢复，72小时恢复至正常水平。血清酶活性变化与亚细胞水平变化高度相关，提示血清酶变化源于肺损伤。测定血清酶活性也能较好地反映亚细胞水平的肺损伤。

（3）肺病理形态改变：硫化氢对肺有广泛的损伤作用。病变累及支气管上皮、肺泡上皮、肺血管内皮及肺间质基本病理变化为：①广泛的肺血管损伤导致肺水肿与肺出血；②肺泡上皮及支气管上皮细胞改变尤为明显；③肺间质炎症改变、炎细胞退变及间质结缔组织增生。

（4）硫化氢吸入中毒肺水肿的发生机制：肺微血管通透性增高、导致水、蛋白质进入肺泡；脂质过氧化作用增强及天然抗氧化系统削弱；肺毛细血管内皮细胞损伤；能量物质代谢受损。

3. 硫化氢对循环系统的毒理作用机制

硫化氢中毒对心脏活动有明显影响：动物实验研究表明低浓度硫化氢中毒（120±20ppm）动物心率减慢，心输出量、主动脉压、左心室压及其变化最大速率、左室舒张末压等经短暂升高后下降，但停止吸入硫化氢后，各项指标减慢或下降程度趋于平缓，唯肺动脉压仍维持较高水平。提示急性低浓度硫化氢中毒动物心功能的变化与缺氧类似，先表现为轻度兴奋而后出现明显抑制；此外缺氧可使肺血管收缩，硫化氢对肺血管刺激引起血管收缩，均能导致肺循环阻力增加，进而发生肺动脉压升高。在较高浓度硫化氢（200±20ppm）中毒组，动物各项指标下降程度明显强于低浓度组，且无回升现象，停止吸入硫化氢后，各观察指标仍继续下降；当硫化氢吸入中毒浓度在500ppm以上时，中毒犬在30min内各项指标急剧下降死亡，提示中毒浓度越高，硫化氢对心血管功能的抑制越明显，甚至引起急性死亡。

三、临床表现

急性硫化氢中毒的程度主要取决于空气中的硫化氢浓度和暴露时间。特点是：浓度越低，对呼吸道及眼的局部刺激作用越明显；浓度越高，全身作用越明显。中毒表现为多脏器损害，主要危害是对神经系统、呼吸系统的毒性作用。

1. 黏膜刺激症状　畏光、流泪、眼刺痛、异物感、视觉模糊、复视、流涕、鼻及咽喉灼热感。检查可见眼结膜充血、水肿，角膜溃疡，咽部充血等。

2. 呼吸系统症状　刺激性咳嗽、咳白色或粉红色泡沫痰、咯血、胸闷、心慌，严重者呼出气有腐臭味，呼吸道多量白色或血性分泌物、呼吸困难（呼吸急促或呼吸抑制-呼吸浅慢）。检查可见呼吸困难、发绀、脉搏微弱、心音低钝、心律不齐，肺内可闻及湿啰音甚至大量水泡音，血压下降。

3. 中枢神经系统症状 小剂量兴奋中枢神经系统，大剂量则抑制中枢神经系统。表现为头晕、头痛、心悸或心动过缓、胃肠功能紊乱、行动迟钝，烦躁、全身皮肤湿冷、意识模糊、抽搐，昏迷等，最后可因呼吸麻痹而死亡。若暴露的浓度在1000 PPm以上，常很快发生呼吸麻痹致死（闪电式死亡）。

四、实验室检查

1. 血中硫化血红蛋白增高，中毒后立即使用亚硝酸钠或亚甲蓝治疗者尤为明显，可作为可靠接触指标。

2. 化验检查：血气分析呈现低氧血症、代谢性酸中毒；血液生化检查肌酸磷酸激酶（CK）及肌酸磷酸激酶同工酶（CK-MB）增高，肌红蛋白（Mb）增高，血清丙氨酸转氨酶（ALT）、谷氨酸转氨酶（AST）、乳酸脱氢酶（LDH）增高（常为一过性），血尿素氮（BUN）、血肌酐（Scr）增高。白细胞多明显升高。

3. X线胸片可显示肺纹理增强，沿支气管走向有点片状阴影，以中、下肺野为主。发生肺水肿时，早期为间质性肺水肿期，仅见两肺透光度减低、肺纹理增粗、紊乱和外延。随着肺水肿的加重，两肺可见散在的1～10mm大小不等的蝶形阴影。

4. 心电图常出现ST-T改变或心律失常、Q-T间期延长等。

5. 头颅CT 中重度中毒者，24～48小时后可出现脑水肿征象，主要表现为髓质区对称性、弥漫性密度降低；灰白质密度降低，灰白质交界消失，继而广泛的脱髓鞘改变，豆状核轮廓模糊、界限消失，苍白球卵圆形小片状低密度区，多两侧对称。

五、诊断及分级标准

1. 刺激反应

接触硫化氢后出现流泪、眼刺痛、流涕、咽喉部灼热感等刺激症状，在短时间内恢复者。

2. 轻度中毒

有眼胀痛、畏光、咽干、咳嗽，以及轻度头痛，头晕，乏力，恶心等症状。检查见眼结膜充血，肺部可有干性啰音等体征。

3. 中度中毒

具有下列临床表现之一者，诊断为中度中毒：

①有明显的头痛、头晕等症状，并出现轻度意识障碍；②有明显的黏膜刺激症状，出现咳嗽、胸闷、视力模糊、眼结膜水肿及角膜溃疡等。肺部闻及干性或湿性啰音，X线胸片显示肺纹理增强或有片状阴影。

4. 重度中毒

具有下列临床表现之一者，诊断为重度中毒：

①昏迷；②肺水肿；③呼吸循环衰竭；④闪电式死亡。

六、治疗

现场正确施救对硫化氢中毒的恢复尤为重要，应采取“一戴二隔三救出”及“六早”的急救原则。“一戴”，即施救者应首先做好自身应急防护。“二隔”，即做好自身防护的施救者应尽快隔绝毒气以防被中毒者继续吸入，以免中毒进一步加深，失去抢救时机。“三救出”即抢救人员在“一戴二隔”的基础上，争分夺秒地将中毒者移离出毒源区，进一步予以医疗急救。“六早”即：①早期现场处理；②早期使用地塞米松和山莨菪碱；③早期抗中毒治疗；④早期气道湿化；⑤对重度吸入中毒患者早期气管切开；⑥早期预防肺水肿的发生。

1. 立即给伤员戴好防毒面具后脱离染毒现场，脱去带硫化氢气味的衣物。

2. 解毒剂

(1) 在中毒现场立即给中、重度中毒者肌注10% 4-二甲氨基苯酚 (4-DMAP) 2 ml，一次即可。

(2) 对有自主呼吸的中毒者取亚硝酸异戊酯安瓿 (0.2ml) 置手帕中捏破吸入，每次吸30秒，每2分钟1支，可吸入3～6支。

(3) 3%的亚硝酸钠，10ml，静脉注射。

(4) 1%亚甲蓝50～100ml静脉注射。

3. 使病人保持安静、卧床休息，保持呼吸道通畅。通气不良、阻塞或呼吸衰竭危重患者必要时进行气管切开，呼吸机辅助呼吸。

4. 吸氧，病情许可，应尽早行高压氧舱治疗（参见一氧化碳中毒）。

5. 脑水肿治疗：20%甘露醇，每公斤体重1～2g，静脉快速滴注 (10ml/min)。也可注射呋塞米脱水。三磷酸腺苷、肾上腺糖皮质激素如地塞米松也有助于缓解脑水肿。应用能量合剂，促进脑细胞代谢。

6. 防治肺水肿和肺损伤。早期应用糖皮质激素地塞米松，待肺水肿阴影基本消失即可停药；常量应用维生素E、山莨菪碱等可减轻肺损伤，改善微循环。

7. 对心肌损伤者应给予心肌营养剂：极化液、1，6二磷酸果糖50ml静脉滴注，每天1次、并注意纠正心衰，控制心律失常。

8. 大剂量使用含二硫基或巯基的药物：谷胱甘肽、半胱氨酸、硫辛酸、胱氨酸。

9. 提高细胞的氧化还原能力：三磷酸腺苷、辅酶A、细胞色素C和大量维生素C。

10. "猝死"患者立即进行心肺复苏术。

11. 眼部损伤者，尽快用温水或2%碳酸氢钠冲洗，可的松眼药水点眼。

12. 有呼吸道刺激症状者，用5%碳酸氢钠雾化吸入及润喉止咳。

13. 防治感染，纠正酸中毒，抗休克及对症支持治疗。

第四节　氮氧化物中毒

一、理化性质

氮氧化物是氮和氧化物的总称，包括氧化氮、一氧化氮、二氧化氮、三氧化二氮、四氧化二氮、五氧化二氮等。氮氧化物因氧化程度不同而具有不同的颜色（黄至深棕），氮氧化物除二氧化氮外均不稳定，遇湿、气或热可变为二氧化氮和一氧化氮，在瓦斯爆炸时接触的硝烟中含有大量氮氧化物气体，其中主要是二氧化氮和一氧化氮。其中二氧化氮在常温21.1℃时为棕红色刺鼻气体，21.1℃以下时呈暗褐色液体。

二、发病机制

二氧化氮是刺激性低水溶性毒物，生物活性大，毒性高，主要引起肺损害；对上呼吸道刺激性小，主要作用于深部呼吸道，与黏膜上的水缓慢起作用，形成硝酸和亚硝酸，对肺组织产生强烈的刺激和腐蚀，损害肺终末支气管和肺泡上皮，使肺泡和毛细血管通透性增加，导致肺水肿。

肺水肿的发生机制主要可能有以下几方面：①肺泡及肺泡间隔毛细血管壁通透性增加：毒物直接损伤肺泡Ⅰ型、Ⅱ型上皮细胞和毛细血管内皮细胞，使肺泡表面上皮细胞肿胀、坏死、脱落，毛细血管内皮细胞质突起回缩，细胞间紧密结合发生分离、裂隙增宽、通透性增加、液体渗出。肺泡间隔肿胀，肺泡内液体增多，肺弥散功能障碍；②炎症细胞及其介质，与毛细血管通透性增加：刺激性气体损伤、激活肺泡巨噬细胞、中性粒细胞、内皮细胞和血小板，产生多种细胞因子和介质，释放自由基，损伤细胞和间质，并启动脂质过氧化，膜通透性增高。血管活性物质如5-羟色胺、前列腺素等大量释放使血管通透性增加；③肺泡表面活性物质减少：肺泡Ⅱ型细胞受损，表面活性物质合成减少，活性降低，使肺泡表面张力增加，肺泡塌陷，促使液体从血管渗出进入肺间质，当肺水肿时，肺泡表面活性物质被稀释而导致恶性循环；④肺淋巴循环受阻：肺毛细血管渗出液的回吸收与淋巴循环有关，肺内液体增多，使血管邻近的淋巴管亦发生肿胀，循环阻力增加。交感神经兴奋，导致右淋巴总管痉挛。肺动脉高压、静脉回流障碍、右心功能衰竭等均能影响肺内液体的排出；⑤缺氧：缺氧可通过神经体液反射，使毛细血管痉挛，增加毛细血管压力和渗出，促进肺水肿发生，并可导致一系列病理生理改变。

迟发型阻塞性毛细支气管炎在吸入氮氧化物后，无明显急性中毒症状或在肺水肿基本恢复2周后，突然发生咳嗽、胸闷及进行性呼吸困难等症状，有明显发绀，两肺可闻及细湿啰音，胸部X线片显示：两肺满布粟粒状阴影，结节大小不等，可融合成片，主要由于细支气管炎和细支气管周围发生机化结果。

肺纤维化如无严重并发症，处理得当，肺水肿可在3天内得到控制，症状体征逐渐消失。X线异常所见约在1周内大部分消失。7～11天基本恢复，多数不留后遗症。可在肺水肿消退后2～3周引起广泛的肺纤维化和支气管腺体肿瘤样增生，导致肺功能障碍。

三、病理生理

二氧化氮通过上呼吸道时溶解少，对上呼吸道刺激小，进入呼吸道深部，与水逐渐作用而产生刺激和腐蚀作用，达肺泡时肺表面活性物质发生过氧化反应而破坏，随后肺泡细胞受损，上皮细胞更新停止，细胞质分泌泡沫减少，纤毛减少或消失，导致化学性肺炎、肺水肿及肺纤维化。

四、临床表现

人接触二氧化氮1.3～3.8mg/m^3时气道阻力增加；70 mg/m^3时有黏膜刺激作用，可耐受数小时；140mg/m^3时可引起支气管炎和肺炎；220～290mg/m^3时可致肺水肿；560～940mg/m^3时可造成致命性肺水肿、窒息；1460mg/m^3时可很快致死。

1. 一般急性作用

（1）仅有一过性眼和上呼吸道刺激症状，肺部无阳性体征，胸部X线检查无异常发现。

（2）喉痉挛或水肿：表现为呼吸困难和喉鸣，由于缺氧，窒息而出现发绀甚至猝死。

（3）化学性气管、支气管炎及肺炎：剧烈咳嗽、胸闷、胸痛、气促。肺部听诊两肺有散在的干、湿啰音。

2. 化学性肺水肿临床上分为四期：

（1）刺激期：吸入二氧化氮气体后出现一过性胸闷、咳嗽症状，可伴有头晕、乏力、恶心、呕吐等全身症状，有时症状并不明显。

（2）潜伏期：刺激期后，患者的自觉症状减轻或消失，病情似已好转，属“假象期”，但肺部潜在的病理变化仍在发展，经过一段时间潜伏期后发生。潜伏期最长可达1～72小时。潜伏期症状不多。X线胸片可见纹理增多、模糊不清等。此期间在临床上虽然表现不突出，但是在病情的转归上具有重要的意义，必须抓紧，此时应避免活动和过度补液，积极防止水肿发生。

（3）肺水肿期：潜伏期后，症状突然加重，表现为剧烈咳嗽、气急、烦躁、呼吸困难、大汗、咳大量粉红色泡沫痰。体检可见口唇指端明显发绀、两肺满布湿啰音、血压下降、血液浓缩、白细胞增加、心率剧增，血氧分析可见低氧血症。胸部X线检查，早期为间质性肺水肿期，仅见两肺透光度减低、肺纹理增粗、紊乱和外延。随着肺水肿的形成和加重，两肺可见散在的1～10mm大小不等的蝶形阴影。该期可并发混合型酸中毒、自发性气胸、纵隔气肿，肝、肾、心等脏器损伤及继发性肺部感染等。一般肺水肿发生后24小时内变化最剧烈，应高度重视，若控制不力，有可能进入急性呼吸窘迫综合征期。

（4）恢复期：如无严重并发症，更无处理不当，肺水肿可在3天内得到控制，症状和体征逐渐消失。X线异常所见约在1周内大部分消失。7～11天基本恢复，多数不留后遗症。严重者可在肺水肿消退后2～3周引起广泛的肺纤维化和支气管腺体肿瘤样增生，导致肺功能障碍。

3. 急性呼吸窘迫综合征　急性呼吸窘迫综合征临床可分为四个阶段：①原发疾病阶段；②原发病后24～48h，出现呼吸急促、发绀；③出现呼吸窘迫，肺水泡音，X线胸片有散在的浸润反应；④呼吸窘迫加重，出现意识障碍，X线胸片显示广泛毛玻璃样融合阴影。

4. 迟发型阻塞性毛细支气管炎　在吸入氮氧化物后，无明显急性中毒症状或在肺水肿基本恢复2周后，突然发生咳嗽、胸闷及进行性呼吸困难等症状，有明显发绀，两肺可闻及细湿啰音，胸部X线片显示：两肺满布粟粒状阴影。

5. 慢性影响　长期接触较低浓度的氮氧化物，可有上呼吸道黏膜刺激症状，出现慢性咽炎、支气管和肺气肿，以及类神经症样症状。尚无慢性中毒的可靠证据。

五、诊断（依据GBZ15－2002标准）

1. 诊断原则　根据短期内吸入较大量的二氧化氮的职业史，呼吸系统损坏的临床表现和胸部X线征象，结合血气分析及现场劳动卫生学调查资料，综合分析，并排除其他原因所致的类似疾病，方可诊断。

2. 刺激反应　出现一过性胸闷、咳嗽等症状，肺部无阳性体征，胸部X射线检查无异常表现。可列为观察对象。

3. 诊断分级标准

（1）轻度中毒：出现胸闷、咳嗽等症状；可伴有头痛、无力、心悸等；肺部有散在干啰音；胸部X线征象：肺纹理增强，可伴边缘模糊；动脉血氧分压值低于预计值10～20mmHg，符合急性气管-支气管炎或支气管周围炎。

（2）中度中毒：咳嗽胸闷加剧，呼吸困难，咳痰或痰中可有血丝等症状；常有头晕、头痛、无力、心悸等症状；体征有轻度发绀，两肺可闻及干、湿性啰音；胸部X射线征象：肺野透亮度减低，肺纹理增多、紊乱、模糊呈网状阴影，符合间质性肺水肿；或斑片状阴影，边缘模糊，符合支气管肺炎。血气分析在吸入＜50％浓度氧时，能维持动脉血氧分压＞60mmHg。

（3）重度中毒：具有下列之一者：①明显的呼吸困难，剧烈咳嗽，可大量白色或粉红色泡沫痰；②烦躁不安、意识障碍；③明显发绀，两肺满布湿性啰音；④胸部X线征象：两肺野有大小不等、边缘模糊的斑片状或云絮状阴影，有的可融合成大片阴影，符合肺泡性肺水肿；⑤血气分析常呈现重度低氧血症，在吸入＞50％浓度氧时，能维持动脉血氧分压＜60mmHg。

（4）迟发型阻塞性毛细支气管炎：在吸入氮氧化物后，无明显急性中毒症状或在肺水肿基本恢复2周后，突然发生咳嗽、胸闷及进行性呼吸困难等症状，有明显发绀，两肺可闻及细湿啰音，胸部X线片显示：两肺满布粟粒状阴影。应注意与粟粒性肺结核、矽肺等疾病相鉴别。

六、治疗

瓦斯爆炸有害气体中毒的主要危害是化学性肺水肿和急性呼吸窘迫综合征。积极防治肺水肿是抢救的关键。

1. 一般处理 立即脱离接触，保持安静、保暖。出现刺激反应者，应严密观察，观察期应避免活动，对症治疗，必要时给予预防性治疗药物如吸入气雾剂、吸氧、注射肾上腺皮质激素等。

(1) 迅速将患者移离现场，脱去污染衣服，眼与皮肤污染者立即清水或生理盐水彻底冲洗，可使用5%可的松眼药水及抗生素眼药水或药膏，对吸入量较大者，应留院观察24～72小时，安静卧床休息，避免用力、情绪激动，以减少肺部渗出，必要时给予镇静剂和对症处理。

(2) 吸氧并保持呼吸道通畅。

(3) 预防肺水肿：①雾化吸入中和剂，吸入酸性毒物者可雾化吸入5%碳酸氢钠进行中和解毒；②应用肾上腺皮质激素。

(4) 给予心理治疗。

2. 严重中毒性呼吸系统损害的处理 中毒性肺水肿和急性呼吸窘迫综合征是刺激性气体的主要危害。

(1) 迅速纠正缺氧：根据患者病情选择给氧方式，防治吸入高浓度氧而发生氧中毒，应监测动脉血气分析，用最低的有效浓度氧，在最短时间内达到纠正低氧血症的目的。使动脉血氧维持在80～100mmHg。

(2) 降低毛细血管通透性，维持良好的循环功能：如保持适宜的血容量，改善心泵功能和纠正微循环障碍，预防微血栓形成等。给予肾上腺皮质激素，原则是早期、足量、短期应用，重症者初次用地塞米松20～40mg/d分次给药，轻度、中度中毒可酌减剂量，并改为肌注或口服，大剂量一般不超过3～5日，以后逐渐减量。重症者可酌情延长应用时间以预防阻塞性细支气管炎。

低分子右旋糖酐500ml每日静脉滴注可减少红细胞凝聚和微血栓形成，增加血容量。注意维持水、电解质平衡。

(3) 保持呼吸道通畅：吸入泡沫剂二甲基硅油，清除气道内水泡，增加氧吸入量和改善弥散功能，应用氨茶碱解除支气管痉挛，支气管解痉药和祛痰药，必要时气管切开。

(4) 积极治疗并发症：合理应用抗生素控制肺部感染，防止真菌感染。气胸、纵隔气肿可抽气或闭式引流。严重中毒性呼吸系统疾病，一旦发生较重的继发感染，不但使病情更为严重及复杂，也是产生治疗矛盾的治疗原因之一，因此，从起病开始，即采取各种措施预防继发性传染，并严密监护，及时发现并控制并发症是治疗的重要环节。

(5) 营养支持：急性重症患者，处于高代谢状态，病程中因能量消耗过多和营养摄取不足，导致机体免疫力降低，易发生继发感染，呼吸肌疲劳，影响组织修复，故应及早给予营养支持，及时补充热量，每日总热量在150kJ/kg左右，蛋白质、脂肪分别占总热量的20%和30%左右。

(6) 其他治疗措施：使用利尿剂、β-受体激动剂等可加速肺泡水肿转移至间质并经淋巴管转走有助于减轻肺水肿，根据病情可采取镇静、解痉、止咳、定喘等治疗方法。

呼吸窘迫综合征（ARDS）治疗原则与肺水肿相似，但更强调尽快改善缺氧，使用（PEEP），短期、大量、短程冲击使用糖皮质激素，以及积极处理各种并发症。

3. 急性期后，应有计划地随访3～4周，以防治迟发型阻塞性细支气管炎，一旦发生及时使用糖皮质激素及对症治疗。

七、预防措施

1. 安全技术措施 生产设备防腐蚀，密闭抽风，生产流程自动化，避免直接接触。贮存和运输应注意防爆、防火、防泄漏。对三废综合治理。

2. 组织措施 严格执行安全操作规程，防治设备跑、冒、滴、漏和意外事故，进行安全教育和上岗前培训。接触者懂得自救互救知识。

3. 个人防护措施　配置有针对性的耐腐蚀防护用品，工作服、手套、面罩等，并按规定正确使用。

第五节　二氧化硫（SO_2）中毒

一、化学性质

二氧化硫（SO_2）是一种无色、高度水溶性、有辛辣气味的刺激性气体，比空气重。广泛用于工业，是硫矿、造纸业、矿物燃料燃烧的副产品，也是大气的常见污染物。凡是接触较高浓度的二氧化硫均可致病。

二、发病机制

二氧化硫是一种刺激性气体，是一种全身性毒物。由于溶解性高在机体黏膜与水接触生成硫酸和亚硫酸，引起黏膜损伤，SO_2不仅对呼吸系统有毒性作用，SO_2在血液和其他组织中的含量会随吸入空气中SO_2浓度的增加而成比例增加，SO_2可以引起肺的脂质过氧化损伤、DNA 损伤、基因组表达谱的改变以及细胞超微结构的损伤，而且对中枢神经系统（如脑）、心血管系统（如心）、消化系统（如胃、肠、肝）、免疫系统（如脾）及生殖系统（如睾丸）均有毒性作用，造成临床一系列症状、体征。

1. 呼吸系统

人体接触二氧化硫后症状可分为双相反应。即刻反应包括对眼睛、鼻、喉的刺激和烧伤，并有胸部紧束感、气急和干咳。表现为结膜炎、角膜烧伤、红斑样咽炎，胸部听诊可有啰音。接触高浓度的二氧化硫在数小时内可引起急性肺水肿和死亡。急性期存活的病人于中毒后 2～3 周产生第二相的呼吸系统症状，病人可因弥漫性肺浸润而呼吸衰竭；慢性长期吸入SO_2可降低鼻部纤毛细胞的摆动频率从而降低机体的异物清除能力和对外部有害物质的抵抗力，使机体处于气管炎和支气管炎的易感状态。SO_2还能影响气道分泌活性，影响气管、支气管的正常功能，部分可引起气道阻塞性疾病如气管炎、哮喘、肺气肿等多种呼吸道疾患，甚至与肺癌的发生有关。

化学性肺水肿　化学性肺水肿的发生机制尚未完全阐明。主要可能有以下几方面：①肺泡及肺泡间隔毛细血管壁通透性增加：毒物直接损伤肺泡Ⅰ型、Ⅱ型上皮细胞和毛细血管内皮细胞，使肺泡表面上皮细胞肿胀、坏死、脱落，毛细血管内皮细胞质突起回缩，细胞间紧密结合发生分离、裂隙增宽、通透性增加、液体渗出。肺泡间隔肿胀，肺泡内液体增多，肺弥散功能障碍；②炎症细胞及其介质，与毛细血管通透性增加：刺激性气体损伤、激活肺泡巨噬细胞、中性粒细胞、内皮细胞和血小板，产生多种细胞因子和介质，释放自由基，损伤细胞和间质，并启动脂质过氧化，膜通透性增高。血管活性物质如 5-羟色胺、前列腺素等大量释放使血管通透性增加；③肺泡表面活性物质减少：肺泡Ⅱ型细胞受损，表面活性物质合成减少，活性降低，使肺泡表面张力增加，肺泡塌陷，促使液体从血管渗出进入肺间质，当肺水肿时，肺泡表面活性物质被冲掉而导致恶性循环；④肺淋巴循环受阻：肺毛细血管渗出液的回吸收与淋巴循环有关，肺内液体增多，使血管邻近的淋巴管亦发生肿胀，循环阻力增加。交感神经兴奋，导致右淋巴总管痉挛。肺动脉高压、静脉回流障碍、右心功能衰竭等均能影响肺内液体的排出；⑤缺氧：缺氧可通过神经体液反射，使毛细血管痉挛，增加毛细血管能压力和渗出，促进肺水肿发生，并可导致一系列病理生理改变。

2. 脑和心血管系统

脏器脂质过氧化水平显著提高，并伴随着 SOD、GPx 酶活性及 GSH 含量的显著降低，脑组织的氧化应激；SO_2衍生物可能通过影响神经元和心肌细胞膜上离子通道的活动而对中枢神经、传导神经以及心血管系统产生不利影响。提示大气SO_2污染可能与神经系统和心血管系统疾病的发生有关。

3. 消化系统

SO_2可进入胃组织并产生过氧自由基造成胃细胞脂质过氧化。随着SO_2吸入浓度增加，戊二醛（malelic dialdehyde，MDA）升高加剧，表明胃组织脂质过氧化作用呈浓度依赖性增高。SO_2能引起胃组织超氧化物歧化酶（SOD）的显著变化，SO_2破坏机体正常的氧化/抗氧化内稳态平衡，引起体内自由基或活性氧（ROS）浓度升高，造成氧化应激。其作用机制可能有两种途径：一是SO_2被吸入体内，遇体液形成亚硫酸盐和亚硫酸氢盐，然后通过一电子氧化作用形成三氧化硫阴离子自由基（SO_3^-），SO_3^-再与O_2迅速反应生成过氧自由基和其他活性氧自由基；二是通过降低抗氧化防御系统的抗氧化功能（如GSH含量、GSH/GSSH比值、GSH-Px和SOD酶活力下降）而使过多的自由基不能及时清除而攻击核酸、蛋白质、酶和脂肪酸等，引起生物大分子和生物膜的损伤，最终破坏胃的正常功能。

4. 血液系统

吸入SO_2对大鼠血红细胞的氧化损伤作用表明，SO_2吸入可引起细胞脂质过氧化作用显著增加，Cu、Zn-SOD酶活性显著降低，及GSH-Px酶活性发生适应性增高。这些抗氧化酶系统的改变，以及脂质过氧化作用的增高，甚至可在低浓度SO_2短期吸入（如在实验条件下，14 mg SO_2/m^3，吸入1周）的情况下发生。这不仅会影响细胞的各种功能（包括免疫功能），而且会使细胞内各种生物膜结构破坏。导致细胞内各隔室之间各种重金属和各种水解酶的渗漏，成为细胞衰老、突变、凋亡或死亡的起因。

5. 遗传物质

SO_2所以能够引起DNA损伤，可能与以下几方面因素有关：SO_2进入机体后，溶于体液之中，生成亚硫酸离子（HSO_3^-）和重亚硫酸离子（SO_3^{2-}），并产生氢离子（H^+），SO_3^{2-}可直接与核酸中的嘧啶碱基起作用，可使胞嘧啶脱氨基而成为尿嘧啶，从而引起DNA的损伤。此外，SO_2在细胞内很快氧化为SO_4^{2-}，在氧化过程中可产生大量自由基，如HSO_3^-等。所产生的自由基可直接攻击DNA链上嘌呤的C8、胞嘧啶的C5和C6之间的双烯键，引起碱基损伤，导致碱基置换碱基脱落（如脱嘌呤）、DNA链断裂及嘧啶二聚体形成等基因突变，从而造成DNA损伤。

三、临床表现

1. 急性作用

（1）一般急性作用　①仅有一过性眼和上呼吸道刺激症状，肺部无阳性体征，胸部X线检查无异常发现。②喉痉挛或水肿：表现为呼吸困难和喉鸣，由于缺氧，窒息而出现发绀甚至猝死。③化学性气管、支气管炎及肺炎：剧烈咳嗽、胸闷、胸痛、气促。肺部听诊两肺有散在的干、湿啰音。

（2）化学性肺水肿，临床上分为四期：

1）刺激期：吸入刺激性气体后出现呛咳、咳痰、气急、胸闷、呼吸困难、伴有头晕、乏力、恶心、呕吐等全身症状，有时症状并不明显。

2）潜伏期：刺激期后，患者的自觉症状减轻或消失，病情似已好转，属“假象期”，但肺部潜在的病理变化仍在发展，经过一段时间后发生。潜伏期的长短主要取决于接触毒物的水溶性和浓度。水溶性大，浓度高者潜伏期短。潜伏期多为2～24h，最长可达36小时，也有短至半小时者。潜伏期症状不多。X线胸片可见纹理增多、模糊不清等。此期间在临床上虽然表现不突出，但是在病情的转归上具有重要的意义，必须抓紧，此时应避免活动和过度补液，积极防止水肿发生。

3）肺水肿期：潜伏期后，症状突然加重，表现为剧烈咳嗽、气急、烦躁、呼吸困难、大汗、咳大量粉红色泡沫痰。体检可见口唇指端明显发绀、两肺满布湿啰音、血压下降、血液浓缩、白细胞增加、心率剧增，血氧分析可见低氧血症。胸部X线检查，早期为间质性肺水肿期，仅见两肺透光度减低、肺纹理增粗、紊乱和外延。随着肺水肿的形成和加重，两肺可见散在的1～10mm大小不等的蝶形阴影。该期可并发混合型酸中毒、自发性气胸、纵隔气肿，肝、肾、心等脏器损伤及继发性肺部感染等。

一般肺水肿发生后24小时内变化最剧烈，应高度重视，若控制不力，有可能进入急性呼吸窘迫综合征期。

4）恢复期：如无严重并发症，处理不当，肺水肿可在3天内得到控制，症状体征逐渐消失。X线异常所见约在1周内大部分消失。7～11天基本恢复，多数不留后遗症。

（3）急性呼吸窘迫综合征

1）刺激性气体中毒是引起急性呼吸窘迫综合征的主要原因之一。统称化学性肺水肿。

2）急性呼吸窘迫综合征临床可分为四个阶段：①原发疾病阶段；②原发病后24～48h，出现呼吸急促、发绀；③出现呼吸窘迫，肺水泡音，X线胸片有散在的浸润反应；④呼吸窘迫加重，出现意识障碍，X线胸片显示广泛毛玻璃样融合阴影。

（4）根据临床表现分度：

1）刺激反应：仅有一过性眼和上呼吸道刺激症状，肺部无阳性体征，胸部X线检查无异常发现。

2）急性轻度中毒：流泪、畏光、视物模糊、咽干、咽痛、声音嘶哑、咳嗽、咳痰，胸闷及轻度头痛、头晕、乏力等症状，眼结膜充血肺纹理增强，或出现活动时轻度吸气性呼吸困难及轻度“三凹症”。

3）急性中度中毒：上述症状加重，呼吸困难，有时痰中带血丝，轻度发绀，眼结膜充血明显，三度喉水肿，“三凹症”明显，肺部有干、湿性啰音。胸部X线检查符合化学性支气管肺炎表现，血气分析：$PaO_2 \geqslant 60mmHg$。

4）急性重度中毒：剧咳，咳大量粉红色泡沫样痰，气急、心悸、呼吸困难，明显发绀，或出现急性呼吸窘迫综合征，较重的气胸和纵隔气肿等。两肺满布湿啰音。胸部X线片显示两肺有边缘不清模糊的斑片状或云絮状阴影。血气分析 $PaO_2 \leqslant 40mmHg$；或出现急性呼吸窘迫综合征，较重的气胸和纵隔气肿，窒息、四度喉水肿等。

2. 眼、皮肤化学性灼伤　可见结膜充血水肿，眼烧灼痛，眼角混浊，角膜溃疡，晶状体混浊，甚至角膜穿孔，失明。皮肤可引起灼伤，除直接接触部位外，灼伤以体表潮湿部位为主。

3. 慢性影响　长期接触较低浓度的二氧化硫，可有上呼吸道黏膜刺激症状，出现慢性结膜炎、鼻炎、慢性咽炎和嗅觉、味觉减退、消化不良，贫血、白细胞减少，心慌胸闷、心律失常、心功能减退，早期记忆力减退以及类神经症样症状，阴囊及皮肤可有皮炎。

4. 实验室检查　常见白细胞计数增高，肝、肾功能异常，心电图出现ST-T波改变，心律失常等。

四、诊断

1. 诊断原则　根据短时间能吸入高浓度二氧化硫的职业史，以呼吸系统损害为主的临床表现和胸部X线影像，结合血气分析检查及现场劳动卫生学调查结果，综合分析，排除其他病因所致类似疾病，方可诊断。

2. 刺激反应　仅有一过性的眼和上呼吸道刺激症状，肺部无阳性体征，胸部X线检查无异常发现。

3. 诊断及分级标准

（1）轻度中毒：具有以下表现之一者：①流泪、咽痛、声音嘶哑、咳嗽、咳痰；肺部出现干性啰音；胸部X线检查显示肺纹理增强。符合急性气-支气管炎表现；②一至二度喉水肿。

（2）中度中毒：具有下列表现之一者：①声音嘶哑、胸闷、呼吸困难、剧烈咳嗽、有时咳血丝痰；呼吸频速、轻度发绀，肺部出现干、湿性啰音；胸部X线检查显示肺纹理增多、紊乱，边缘模糊的散在斑片状阴影。符合支气管肺炎；血气分析：常呈现轻度至中度低氧血症；②三度喉水肿。

（3）重度中毒：具有下列表现之一者：①剧烈咳嗽、咳大量粉红色泡沫痰、胸闷气急、心悸；呼吸困难、明显发绀，双肺满布干、湿性啰音；胸部X线检查显示两肺野有大小不等边缘模糊的斑片状或云絮状阴影，有的可融合大片状或蝶状阴影。符合肺泡性肺水肿表现；血气分析呈现重度低氧血征；

②急性呼吸窘迫综合征（ARDS）；③四度喉水肿；④并发较重气胸或纵隔气肿；⑤窒息。

（4）眼或皮肤灼伤：轻、中、重度急性中毒均可伴有眼或皮肤灼伤。

4. 不明原因贫血、血细胞减少、消化不良等症状，有长期二氧化硫接触职业或居住环境时，可考虑。

五、治疗

与第四节氮氧化物中毒相同。

六、预防措施

与第四节氮氧化物中毒相同。

第六节 氨中毒

一、发生机制

氨是刺激性高的水溶性毒物，接触到湿润的眼和上呼吸道黏膜时，易溶解附着在局部立即产生刺激作用，大量吸入高浓度气体，可造成化学性肺炎、肺水肿。

接触到湿润的眼和上呼吸道黏膜时，使黏膜炎症细胞及其介质与毛细血管通透性增加，因而出现眼和上呼吸道刺激症状。

肺水肿的发生机制可能有以下几方面：

1. 肺泡及肺泡间隔毛细血管壁通透性增加　毒物直接损伤肺泡Ⅰ型、Ⅱ型上皮细胞和毛细血管内皮细胞，使肺泡表面上皮细胞肿胀、坏死、脱落，毛细血管内皮细胞质突起回缩，细胞间紧密结合发生分离、裂隙增宽、通透性增加、液体渗出。肺泡间隔肿胀，肺泡内液体增多，肺弥散功能障碍。

2. 炎症细胞及其介质与毛细血管通透性增加　刺激性气体损伤、激活肺泡巨噬细胞、中性粒细胞、内皮细胞和血小板，产生多种细胞因子和介质，释放自由基，损伤细胞和间质，并启动脂质过氧化，膜通透性增高。血管活性物质如5-羟色胺、前列腺素等大量释放使血管通透性增加。

3. 肺泡表面活性物质减少　肺泡Ⅱ型细胞受损，表面活性物质合成减少，活性降低，使肺泡表面张力增加，肺泡塌陷，促使液体从血管渗出进入肺间质，当肺水肿时，肺泡表面活性物质被稀释而导致恶性循环。

4. 肺淋巴循环受阻　肺毛细血管渗出液的回吸收与淋巴循环有关，肺内液体增多，使血管邻近的淋巴管亦发生肿胀，循环阻力增加。交感神经兴奋，导致右淋巴总管痉挛。肺动脉高压、静脉回流障碍、右心功能衰竭等均能影响肺内液体的排出。

5. 缺氧　缺氧可通过神经体液反射，使毛细血管痉挛，增加毛细血管压力和渗出，促进肺水肿发生并可导致一系列病理生理改变。

二、病理生理

进入肺泡的氨少部分与CO_2中和，其余吸入血液，少量由尿、汗及呼出气排出，氨在肝内解毒形成尿素，随尿排出。氨易溶于水，侵犯眼及呼吸道黏膜，而且迅速渗透到组织内，造成组织蛋白溶解变性，结构破坏，使病变向深层发展。低浓度接触使眼结膜、呼吸道黏膜充血、水肿，高浓度可导致眼及呼吸道灼伤、化学性肺炎和肺水肿、低氧血症及ARDS。血氨增高可影响糖代谢和三羧酸循环，并引起脑内谷胺酰胺合成增加，从而造成中枢神经递质代谢紊乱，导致开始兴奋、惊厥，继而嗜睡乃至昏迷。

三、临床表现

环境中氨浓度 0.7mg/m^{3}时人可感到气味，67.2mg/m^{3}时有强烈刺激现象，1745～4500mg/m^{3}接触 30min 可危及生命。

1. 急性作用

（1）一般急性作用

①仅有一过性眼和上呼吸道刺激症状，肺部无阳性体征，胸部 X 线检查无异常发现；②喉痉挛或水肿：表现为呼吸困难和喉鸣，由于缺氧、窒息而出现发绀甚至猝死；③化学性气管、支气管炎及肺炎：剧烈咳嗽、胸闷、胸痛、气促。肺部听诊两肺有散在的干、湿性啰音。

（2）化学性肺水肿

临床上分为四期：

1）刺激期：吸入刺激性气体后出现呛咳、咳痰、气急、胸闷、呼吸困难、伴有头晕、乏力、恶心、呕吐等全身症状，有时症状并不明显。

2）潜伏期：刺激期后，患者的自觉症状减轻或消失，病情似已好转，属"假象期"，但肺部潜在的病理变化仍在发展，经过一段时间后发生。潜伏期的长短主要取决于接触毒物的水溶性和浓度。水溶性大，浓度高者潜伏期短。潜伏期多为 2～24h，最长可达 36 小时，也有短至半小时者。潜伏期症状不多。X 线胸片可见纹理增多、模糊不清等。此期间在临床上虽然表现不突出，但是在病情的转归上具有重要的意义，此时应注意避免活动和过度补液，积极防止水肿发生。

3）肺水肿期：潜伏期后，症状突然加重，表现为剧烈咳嗽、气急、烦躁、呼吸困难、大汗、咳大量粉红色泡沫痰。体检可见口唇及指端明显发绀、两肺满布湿啰音、血压下降、血液浓缩、白细胞增加、心率剧增，血氧分析可见低氧血症。胸部 X 线检查，早期为间质性肺水肿，仅见两肺透光度减低、肺纹理增粗、紊乱和外延。随着肺水肿的形成和加重，两肺可见散在的 1～10mm 大小不等的蝶形阴影。此期可并发混合型酸中毒、自发性气胸、纵隔气肿，肝、肾、心等脏器损伤及继发性肺部感染等。一般肺水肿发生后 24 小时内变化最剧烈，应高度重视，若控制不力，有可能进入急性呼吸窘迫综合征期。

4）恢复期：如无严重并发症，处理得当，肺水肿可在 3 天内得到控制，症状体征逐渐消失。X 线异常所见约在 1 周内大部分消失。7～11 天基本恢复，多数不留后遗症。

（3）急性呼吸窘迫综合征

1）急性呼吸窘迫综合征临床可分为四个阶段：①原发疾病阶段；②原发病后 24～48 小时，出现呼吸急促、发绀；③出现呼吸窘迫，肺水泡音，X 线胸片有散在的浸润反应；④呼吸窘迫加重，出现意识障碍，X 线胸片显示广泛毛玻璃样融合阴影。

2）根据临床表现分度：

a. 刺激反应　仅有一过性眼和上呼吸道刺激症状，肺部无阳性体征，胸部 X 线检查无异常发现。

b. 急性轻度中毒　流泪、畏光、视物模糊、咽干、咽痛、声音嘶哑、咳嗽、咳痰，胸闷及轻度头痛、头晕、乏力等症状，眼结膜充血肺纹理增强，或出现活动时轻度吸气性呼吸困难及轻度"三凹症"。

c. 急性中度中毒　上述症状加重，呼吸困难，有时痰中带血丝，轻度发绀，眼结膜充血明显，三度喉水肿，"三凹症"明显，肺部有干、湿性啰音。胸部 X 线检查符合化学性支气管肺炎表现，血气分析 $PaO_2 \geqslant 60mmHg$。

d. 急性重度中毒　剧咳，咳大量粉红色泡沫样痰，气急、心悸、呼吸困难，明显发绀，或出现急性呼吸窘迫综合征、较重的气胸和纵隔气肿等。两肺满布湿啰音。胸部 X 线片显示两肺有边缘不清模糊的斑片状或云絮状阴影。血气分析 $PaO_2 \leqslant 40mmHg$；或出现急性呼吸窘迫综合征，较重的气胸和纵隔气肿，窒息、四度喉水肿等。

（4）眼、皮肤化学性灼伤

可见结膜充血水肿，眼烧灼痛，眼角混浊，角膜溃疡，晶状体混浊，甚至角膜穿孔，失明。皮肤可引起灼伤，除直接接触部位外，灼伤以体表潮湿部位为主。

2. 慢性作用

长期接触较低浓度的氨，可有上呼吸道黏膜刺激症状，出现慢性结膜炎、鼻炎、慢性咽炎和嗅觉、味觉减退，以及类神经症样症状，阴囊及皮肤可有皮炎。

3. 实验室检查

常见白细胞计数增高，血氨增高，肝、肾功能异常，心电图出现 ST-T 波改变、心律失常等。

四、诊断

1. 诊断原则　根据短时间能吸入高浓度氨气的职业史，以呼吸系统损害为主的临床表现，和胸部X线影像，结合血气分析检查及现场劳动卫生学调查结果，综合分析，排除其他病因所致类似疾病，方可诊断。

2. 刺激反应　仅有一过性的眼和上呼吸道刺激症状，肺部无阳性体征，胸部X线检查无异常发现。

3. 诊断及分级标准

（1）轻度中毒：具有以下表现之一者：①流泪、咽痛、声音嘶哑、咳嗽、咳痰；肺部出现干性啰音；胸部X线检查显示肺纹理增强。符合急性气-支气管炎表现；②Ⅰ～Ⅱ度喉头水肿。

（2）中度中毒：具有下列表现之一者：①声音嘶哑、胸闷、呼吸困难、剧烈咳嗽、有时咳血丝痰；呼吸频速、轻度发绀、肺部出现干、湿性啰音；胸部X线检查显示肺纹理增多、紊乱，边缘模糊的散在的斑片状阴影。符合支气管性肺炎；血气分析：常呈现轻度至中度低氧血症；②Ⅲ度喉头水肿。

（3）重度中毒：具有下列表现之一者：①剧烈咳嗽、咳大量粉红色泡沫痰、胸闷气急、心悸；呼吸困难、明显发绀、双肺满布干、湿啰音；胸部X线检查显示两肺野有大小不等边缘模糊的斑片状或云絮状阴影，有的可融合大片状或蝶状阴影。符合肺泡性肺水肿表现；血气分析呈现重度低氧血症；②急性呼吸窘迫综合征（ARDS）；③Ⅳ度喉头水肿；④并发较重气胸或纵隔气肿；⑤窒息。

（4）眼或皮肤灼伤：轻、中、重度急性中毒均可伴有眼或皮肤灼伤，其诊断分级参照 GBZ54 或 GBZ51。

五、治疗

氨气中毒多发生意外事故，往往导致多人中毒，其主要危害是化学性肺水肿和急性呼吸窘迫综合征。积极防治肺水肿是抢救的关键。

1. 一般处理　立即脱离接触，保持安静、保暖。出现刺激反应者，应严密观察，观察期应避免活动，对症治疗，必要时给予预防性治疗药物如吸入气雾剂、吸氧、注射肾上腺皮质激素等。

（1）迅速将患者移离现场，脱去污染衣服，眼与皮肤污染者立即清水或生理盐水彻底冲洗，可使用5%可的松眼药水及抗生素眼药水或药膏，对吸入量较大者，应留院观察 24～72 小时，安静卧床休息，避免用力、情绪激动，以减少肺部渗出，必要时给予镇静剂和对症处理。

（2）吸氧并保持呼吸道通畅。

（3）预防肺水肿：①雾化吸入中和剂，吸入酸性毒物者可雾化吸入 5%碳酸氢钠进行中和解毒；②应用肾上腺皮质激素。

（4）给予心理治疗。

2. 严重中毒性呼吸系统损害的处理　中毒性肺水肿和急性呼吸窘迫综合征是刺激性气体的主要

危害。

(1) 迅速纠正缺氧：根据患者病情选择给氧方式，防止吸入高浓度氧而发生氧中毒，应监测动脉血气分析，用最低的有效浓度氧，在最短时间内达到纠正低氧血症的目的。使动脉血氧维持在 80～100mmHg。

(2) 降低毛细血管通透性，维持良好的循环功能：如保持适宜的血容量，改善心泵功能和纠正微循环障碍，预防微血栓形成等。早期、足量、短程应用肾上腺糖皮质激素。根据病情轻重每日给予 20～60mg 地塞米松。糖皮质激素常用 3～5 天，低分子右旋糖酐 500ml 每日静脉滴注可减少红细胞凝聚和微血栓形成，增加血容量。注意维持水、电解质平衡。

(3) 保持呼吸道通畅：吸入泡沫剂二甲基硅油，清除气道内水泡，增加氧吸入量和改善弥散功能，应用氨茶碱解除支气管痉挛，支气管解痉药和祛痰药，必要时气管切开。

(4) 积极治疗并发症：合理应用抗生素控制肺部感染，防止真菌感染。气胸、纵隔气肿可抽气或行闭式引流。严重中毒性呼吸系统疾病，一旦发生较重的继发感染，不但使病情更为严重及复杂，也是产生治疗矛盾的原因之一，因此，从起病开始，即采取各种措施预防继发性传染，并严密监护，及时发现并控制并发症是治疗的重要环节。

(5) 营养支持：急性重症患者，处于高代谢状态，病程中因能量消耗过多和营养摄取不足，导致机体免疫力降低，易发生继发感染，呼吸肌疲劳，影响组织修复，故应及早给予营养支持，及时补充热量，每日总热量在 150kJ/kg 左右，蛋白质、脂肪分别占总热量的 20%和 30%左右。

(6) 其他治疗措施：使用利尿剂、β-受体激动剂等可加速肺泡水肿转移至间质并经淋巴管转走有助于减轻肺水肿，根据病情可采取镇静、解痉、止咳、定喘等治疗方法。

ARDS 治疗原则与肺水肿相似，但更强调尽快改善缺氧，使用 PEEP，短期、大量、短程冲击使用糖皮质激素，以及积极处理各种并发症。

3. 眼、皮肤灼伤按化学性皮肤灼伤和眼灼伤处理原则。

六、预防措施

1. 安全技术措施　生产设备防腐蚀，密闭抽风，生产流程自动化，避免直接接触。贮存和运输应注意防爆、防火、防泄漏。对三废综合治理。

2. 组织措施　严格执行安全操作规程，防治设备跑、冒、滴、漏和意外事故，进行安全教育和上岗前培训。接触者懂得自救互救知识。

3. 个人防护措施　配置有针对性的耐腐蚀防护用品，工作服、手套、防护面具等，并按规定正确使用。

参考文献

[1] 职业性急性一氧化碳中毒诊断标准 GBZ23-2002.
[2] 非职业性一氧化碳中毒事件卫生应急技术方案（试行）.
[3] 陆再英等. 内科学. 7 版. 北京：人民卫生出版社，2008.
[4] 岳茂兴 徐冰心等. 硫化氢中毒损伤的特点、临床表现和紧急救治原则. 中国全科医学，2004，7（14）：1079-1080.
[5] 职业性急性硫化氢中毒诊断及处理原则 GB8789-88.
[6] 方仁声. 硫化氢中毒的症状、预防及处理. 中国沼气，2002，20（3）：38-39.

（吴国瑾　李树峰）

第十二章　瓦斯爆炸伤害合并骨折的救治

第一节　现场救治原则与技术

瓦斯爆炸伤害发生后，伤员往往合并全身烧伤、呼吸道吸入烧伤、CO 中毒等严重合并伤，同时由于事故现场气流冲击、爆震、顶板或其他物品垮塌砸伤，伤员可能同时发生骨折，并随着时间推移会很快发生休克等其他危及生命的情况。针对该类骨折，现场救治应该遵循“首先抢救生命、其次保证肢体”的原则，争分夺秒，在最短的时间内完成。伤者脱险后，确保在建立通畅呼吸道，心肺复苏成功后，立即对患者进行系统检查，如果伤员的受伤部位出现剧烈疼痛、肿胀、变形以及不能活动等现象时，就有可能是发生了骨折。这时，必须用一切可以利用的条件，迅速、合适的急救，可以防止伤员伤情恶化，避免因骨折而造成周围组织、血管和神经的进一步损伤，同时也可以减少伤员的痛苦，便于运送。骨折现场急救包括止血、包扎、固定、转运。

一、止血

成人的血量约为 4300～5000ml，以重量计约相当于体重的 1/13，若出血量达 1000 毫升以上，则会危及生命。对现场救护出血的伤员，首先则需迅速采用暂时止血法，以免失血过多。

止血是现场急救者首先要掌握的一项基本技术。止血的方法有局部压迫止血、动脉压迫止血及止血带止血三种。

局部压迫止血是最简单有效的方法，对于绝大多数伤口的出血均可达到良好的止血效果。方法是使用纱布、绷带、三角巾对伤口进行加压包扎。如果现场无上述材料，可以使用清洁的毛巾、衣物、围巾等覆盖伤口、包扎或用力压迫。对肢体的加压包扎，加压量达到止血目的即可，不宜过大，否则会影响肢体的血液循环。

对于局部压迫仍无法达到止血目的的伤者，可以采用动脉压迫止血的方法，简单地说就是依压迫出血部位近端的大动脉，阻止出血部位的血流供应达到止血的目的。

如果采用局部压迫止血无法达到目的，而压迫动脉止血又不便于伤者转运时，可以使用止血带止血。现场无止血带时可用绷带、绳索、毛巾、围巾、衣物等代替，切忌使用铁丝作为止血带。使用止血带过程中，应注意力量要足够，同时要注意使用止血带的时间。

1. 包扎止血法

系指用绷带、三角巾、止血带等物品，直接敷在伤口或结扎某一部位的处理措施。

操作要领

(1) 加压包扎止血法：适用于小动脉、静脉及毛细血管出血。用消毒纱布垫敷于伤口后，再用棉团、纱布卷、毛巾等折成垫子，放在出血部位的敷料外面，然后用三角巾或绷带紧紧包扎起来，以达到止血目的（图 12-1)。

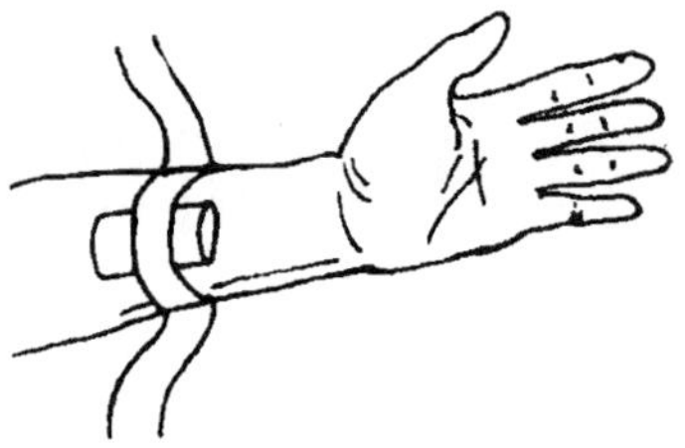

图 12－1　加压包扎止血法

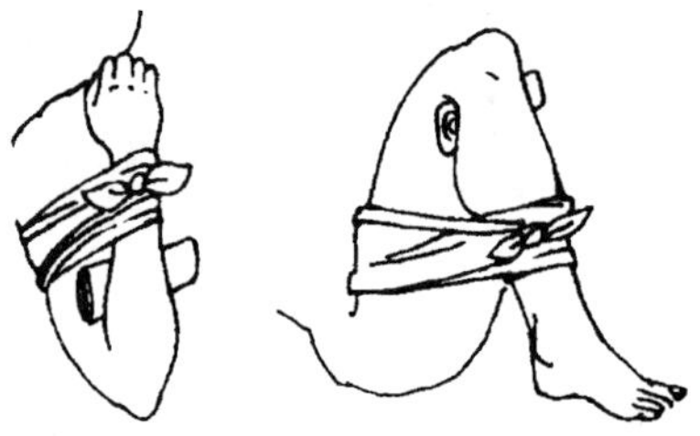

图 12－2　加垫屈肢止血法

（2）加垫屈肢止血法：在上肢、小腿出血，在没有骨折和关节损伤时，可采用屈肢加垫止血。如上臂出血，可用一定硬度、大小适宜的垫子放在腋窝，上臂紧贴胸侧，用三角巾、绷带或腰带固定胸部；如前臂或小腿出血，可在肘窝或腘窝加垫屈肢固定（图 12－2）。

（3）止血带止血法：材料取弹性的橡皮管、橡皮带（图 12－3）。上肢结扎于上臂上三分之一处。下肢结扎于大腿的中部。结扎时应先将伤肢抬高，局部垫上敷料或毛巾等软织物，将止血带适当拉长，绕肢体两周，在外侧打结固定。要标明扎止血带时间，每四十分钟放松一次。现场可以用就便材料当止血带止血（图 12－4）。

【注意事项】

（1）如伤处有骨折时，须另加夹板固定。

（2）用止血带止血，一定要扎紧，如果扎得不紧，深部动脉仍有血液流出。

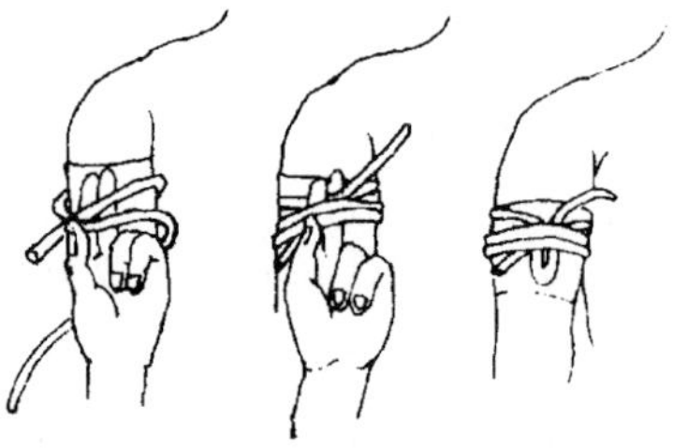

图 12－3　橡皮止血带止血法

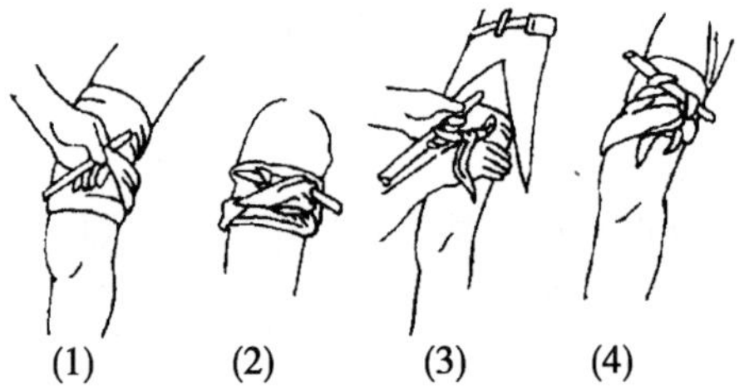

图 12－4　就便材料当止血带止血法

2．指压止血法

指压法是用手指压住经过骨骼表面动脉的部分，以达到暂时应急止血的目的。但是，因为动脉存在有丰富的侧支循环，故指压法一般只限于暂时性的应急止血，而且效果有限，不能持久。所以，通常是在紧急情况下在动脉投影部位先用指压止血（图 12－5），然后依具体部位和伤情再改用其他方法。

（1）头部出血：压迫面动脉或颞浅动脉可以止头面部的出血（图 12－6）。

（2）颈部出血：通常指压在第五颈椎横突水平的一侧颈总动脉，可以止头面部的出血，但不可同时压迫双侧颈总动脉，这样会导致脑缺血（图 12－7）。

（3）肩部出血：肩部的血供来自锁骨下动脉的分支，所以指压点位于锁骨上窝、胸锁乳突肌锁骨头的外侧，向后对准第一肋骨则可压迫锁骨下动脉（图 12－8）。

（4）上肢出血：根据损伤的部位可以压迫腋动脉或肱动脉以达到上肢止血的目的。指压腋动脉可以从腋窝的中点压向肱骨头，指压肱动脉可以从肱二头肌内侧压向肱骨干（图 12－9）。

（5）手掌及手指出血：用双手拇指分别压迫在腕横纹稍上处的内侧（尺动脉）和外侧（桡动脉）处压迫止血（图 12－10）。

（6）足部出血：用双手拇指分别压迫在足中部脚腕处（足背动脉）和足跟内侧与内踝之间的胫后动

脉上止血（图 12－11）。

（7）下肢出血：可以指压股动脉以止血，压迫部位以腹股沟韧带下方为常用（图 12－12）。

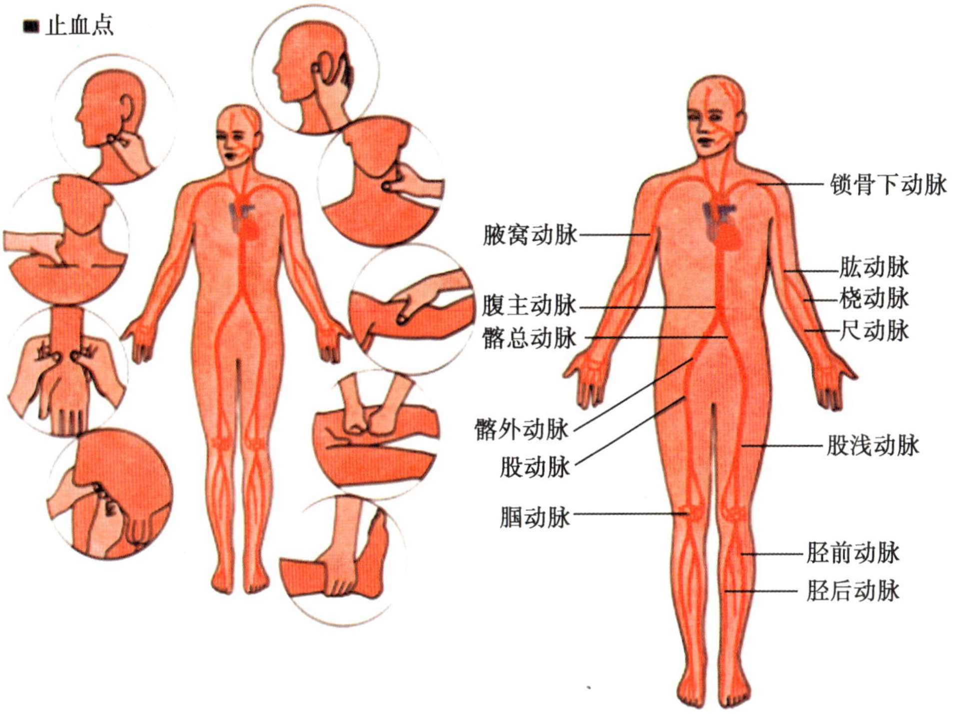

图 12－5　动脉投影部位及指压止血

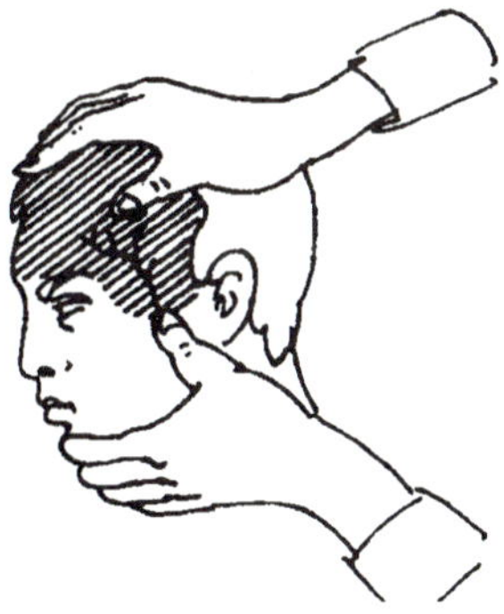

图 12－6　颞浅动脉指压止血

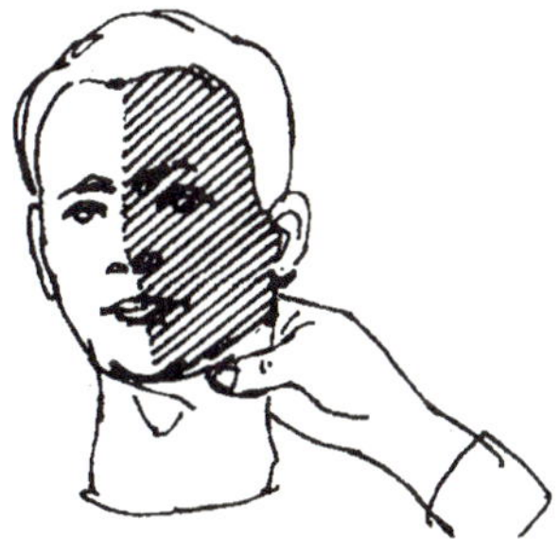

图 12－7　颈总动脉指压止血

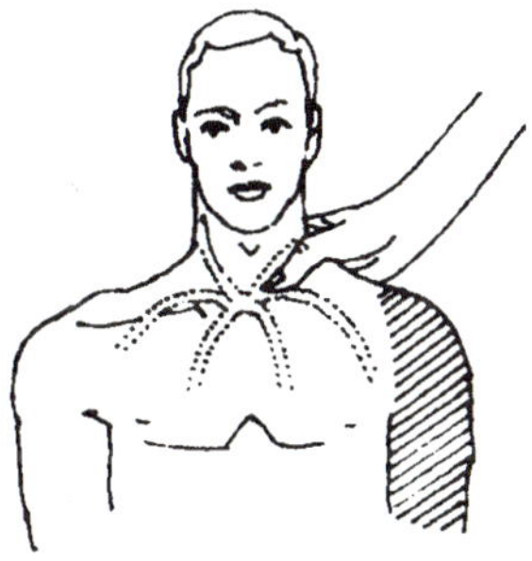

图 12－8　锁骨下动脉指压止血

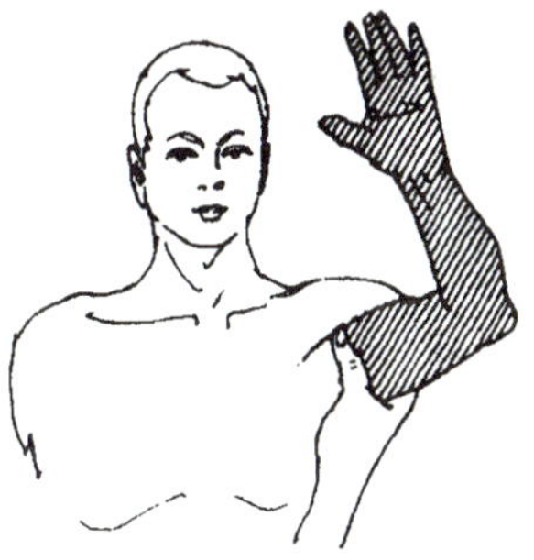

图 12－9　肱动脉指压止血

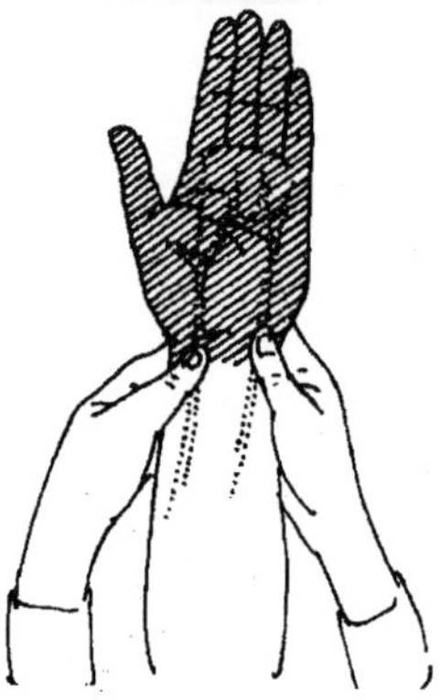

图 12－10　尺、桡动脉指压止血

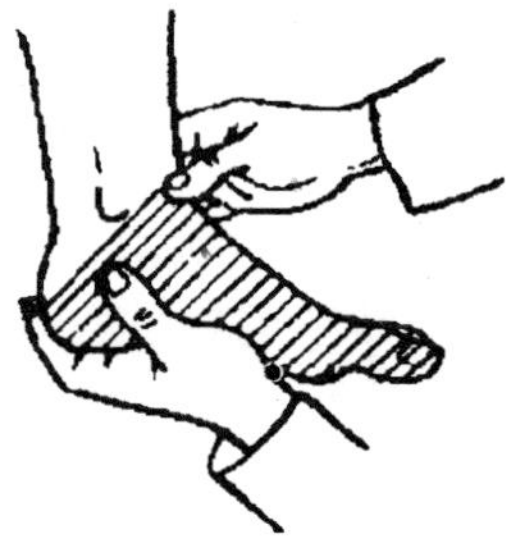

图 12－11　胫后动脉指压止血

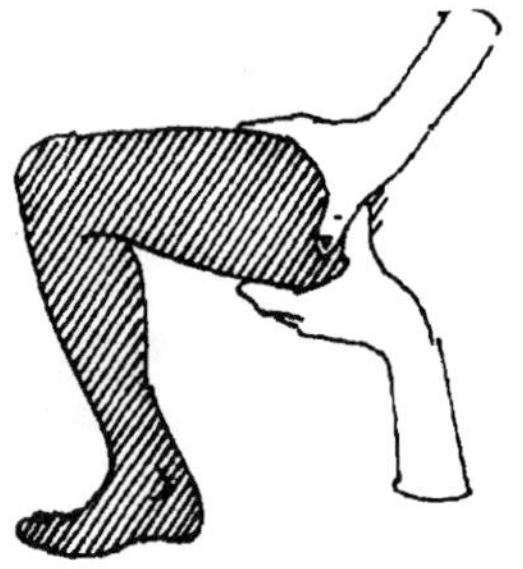

图 12－12　股动脉指压止血

二、包扎

包扎的主要目的是简易止血、保护伤口和固定。使用的材料，主要有绷带、三角带等，如无上述物品，可以用清洁的毛巾、围巾、衣物替代，包扎时力量以达到止血目的为准。包扎过程中，如发现伤口有骨折端外露，切忌将骨折端还纳，否则可导致深层感染。腹壁伤致肠管外露时，应使用清洁的碗等物扣住外露肠管，达到保护目的，严禁将流出的肠管还纳。

1. 绷带包扎法

系用绷带包扎伤口，目的是固定盖在伤口上的纱布，固定骨折或挫伤，并有压迫止血的作用，还可以保护患处。

【操作要领】

（1）环形法：此法多用于手腕部，肢体粗细相等的部位。首先将绷带做环形重叠缠绕。第一圈环绕稍作斜状；第二、三圈作环形，并将第一圈之斜出一角压于环形圈内，最后用粘膏将带尾固定，也可将带尾剪成两个头，然后打结。

（2）蛇形法：此法多用于夹板之固定。先将绷带按环形法缠绕数圈。按绷带之宽度作间隔斜着上缠或下缠。

（3）螺旋形法；此法多用于肢体粗细相同处。先按环形法缠绕数圈。上缠每圈盖住前圈三分之一或三分之二呈螺旋形。

（4）螺旋反折法：此法用于肢体粗细不等处。先按环形法缠绕。待缠到渐粗处，将每圈绷带反折，盖住前圈三分之一或三分之二。依此由下而上地缠绕（图 12－13）。

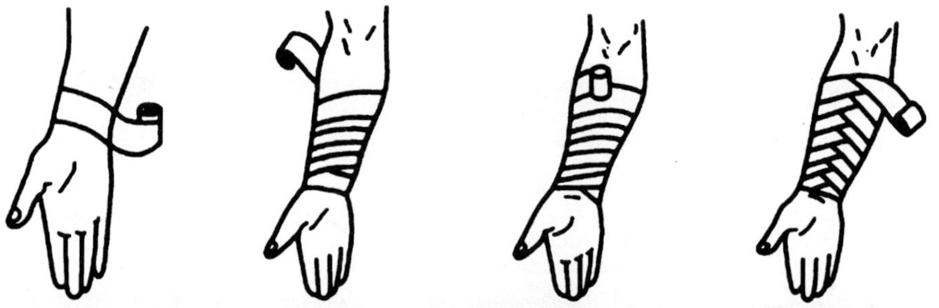

环形法　　蛇形法　　螺旋形法　　螺旋反折法

图 12－13　前臂绷带包扎法

（5）“8”字包扎法：此法用于肢体直径不一致的部位，或屈曲的关节，如肩、髋、膝等部位。以重复的“8”字形在关节上下作倾斜旋转，每周遮盖上周的 1/3～1/2（图 12-14）。

（6）回返包扎法：大多用于包扎没有顶端的部位，如指端、头部或截肢的残端（图 12-14）。

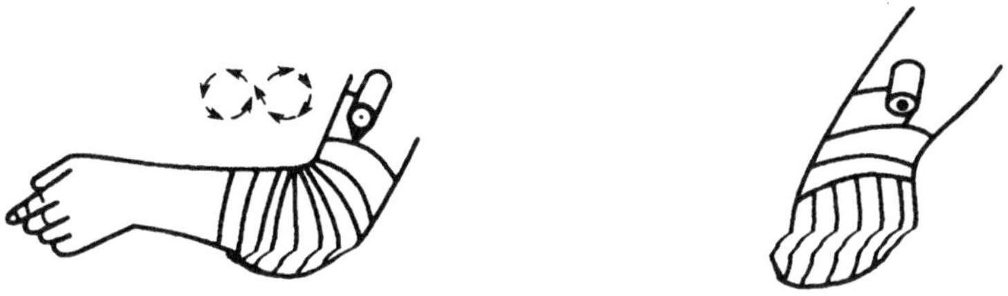

图 12-14　“8”字包扎法及回返包扎法

（7）不同部位的包扎法

由于身体不同部位的特殊形状，需要将上述 6 种包扎方法组合，采用不同的包扎方法。具体来说有帽式包扎法、额枕部包扎法、颈后“8”字包扎法、眼部“8”字包扎法、耳部“8”字包扎法、下颌“8”字包扎法、肩部包扎法、腋部包扎法、前臂包扎法、单指包扎法、拇指包扎法、手部麦穗包扎法、无指手套式包扎法、肘关节包扎法、膝关节包扎法、足跟包扎法、腹部包扎法、小腿及足包扎法等（图 12-15）。

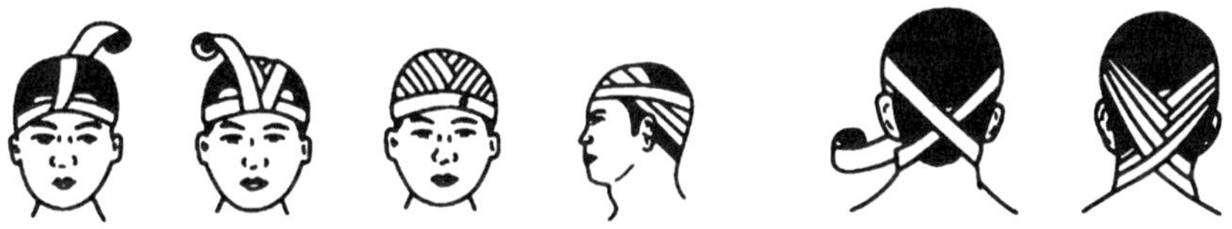

帽式包扎法　　额枕包扎法　　颈后“8”字包扎法

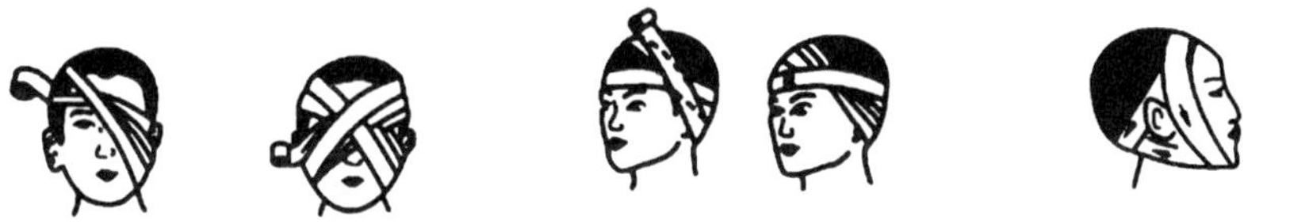

眼部“8”字包扎法　　耳部“8”字包扎法　　下颌“8”字包扎法

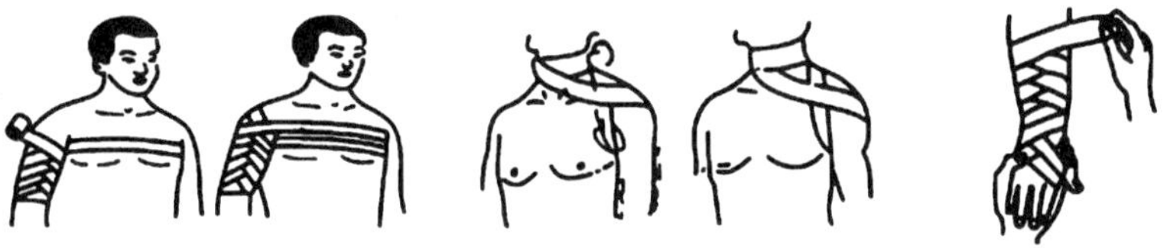

肩部包扎法　　腋部包扎法　　前臂包扎法

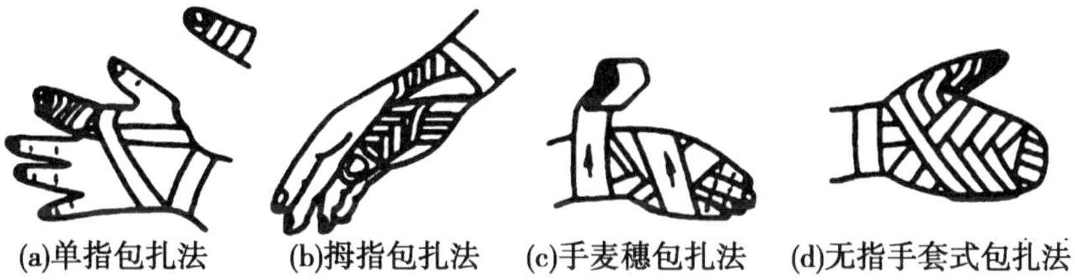

(a)单指包扎法　(b)拇指包扎法　(c)手麦穗包扎法　(d)无指手套式包扎法

手部包扎法

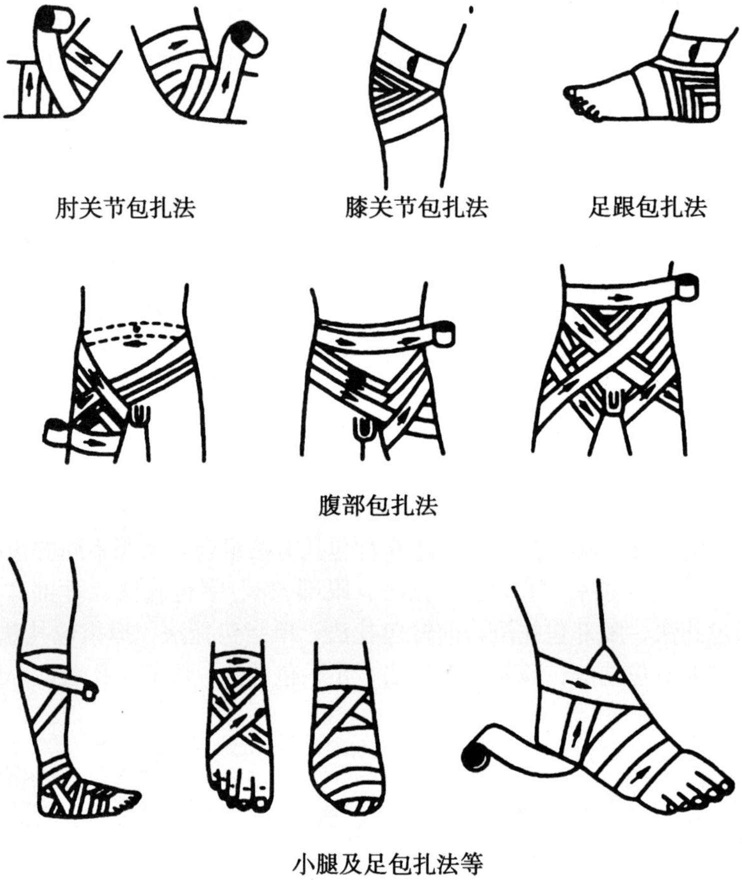

图 12－15　不同部位的包扎法

【注意事项】

①打好绷带的要领是，不要过紧，也不能过松。不然会引起血液循环不良或固定不住纱布。如果没经验，打好绷带后，看看肢体远端有没有变凉，有没有水肿等情况。

②打结时，不要在伤口上方，也不要在身体背后，免得睡觉时压住不舒服。

③在没有绷带而必须急救的情况下，可用毛巾、衣服等代替绷带包扎。

（8）腹部内脏脱出的包扎

当腹壁出现较大的伤口时，腹腔内的脏器会经伤口脱出到体外，这时不能将脱出的内脏送回到腹腔，以避免加重腹腔内感染。

应该先使伤员仰卧屈膝，使腹肌放松，用较大块的清洁布单或毛巾盖住脱出的内脏（如果有较清洁的食品袋覆盖更好），再用一个干净、大小合适的容器（如饭碗、小盆等）扣在上面，以保护脱出的脏器，最后用腹带、布单或衣服在容器外包扎固定。需要注意切勿使容器的边缘压住脱出的脏器，以免发生压迫坏死（图 12－16）。

（9）脑膨出的包扎

发生脑膨出的一般都是严重的颅脑外伤，伤员大部分都处于昏迷状态。因此，首先应使伤员侧卧或侧、俯中间位，解开领口和腰带，保持呼吸道通畅。对于脑膨出，先用纱布、手帕、衣服条等作成一个大小适中的保护圈，放在膨出脑组织的上面，再用清洁的敷料、布单等覆盖脑组织，然后再用干净容器（如小饭碗）扣在上面，再用三角巾或其他材料包扎。注意包扎时动作要轻柔，以免损伤脑组织（图

12-17)。

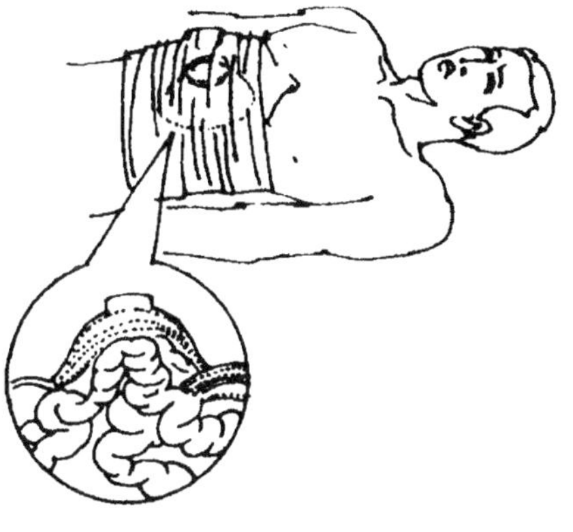

图 12-16　腹部内脏脱出的包扎

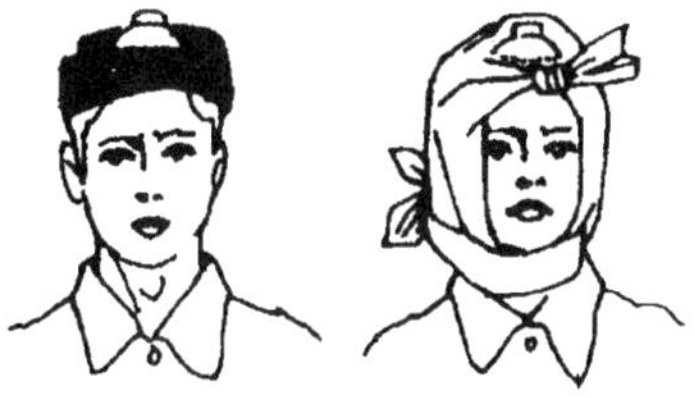

图 12-17　脑膨出的包扎

(10) 开放性骨折骨折端外露的包扎

先用一块干净纱布或其他材料覆盖在外露的骨折端上，再用纱布或三角巾等作成一个环形垫。垫放在骨折断端的周围，其高度以略高于骨折断端的高度为宜。最后用绷带或三角巾呈“8”字或对角线包扎（图 12-18）。

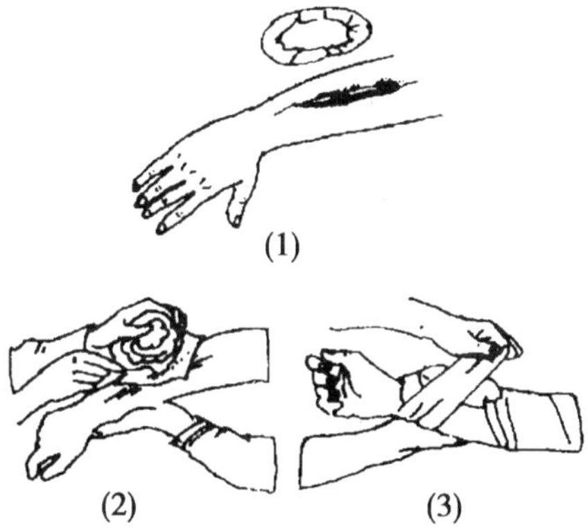

图 12-18　开放性骨折骨折端外露的包扎

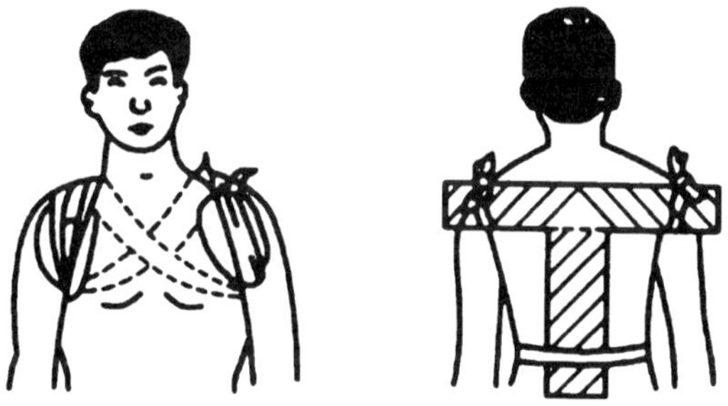

图 12-19　锁骨骨折固定

三、临时固定

当发生骨折之后，为了使断骨不再加重对周围组织的损伤，为了减轻患者的疼痛和便于医生的诊治，在运送患者去医院的途中，应进行必要的固定。现场急救中的固定均为临时性的，一般以夹板固定为主，也可以用木板等替代，固定范围必须包括骨折邻近的关节。如现场无上述材料，可以用伤者自身进行固定，上肢骨折，可将伤肢与躯干固定，下肢骨折，可将伤侧肢体与健侧肢体固定。

(一) 夹板固定

1. 锁骨骨折及肩锁关节损伤（图 12-19）

(1) 单侧锁骨骨折：患者取坐位，将三角巾折成燕尾状，将两燕尾从胸前拉向颈后，并在颈的一侧打结；伤侧的上臂屈曲 90°，用三角巾兜起前臂，三角巾顶尖放在肘后，再向前包住肘部并用安全别针固定。

(2) 双侧锁骨骨折：背部放丁字形夹板，两腋窝放衬垫物。用绷带做“∞”字形包扎，其顺序为左肩上→横过胸部→右腋下→绕过右肩部→右肩上斜过前胸→左腋下→绕过左肩，依次缠绕数次，以固定牢固夹板为宜。腰部用绷带将夹板固定好。

2. 前臂及肱骨骨折

（1）前臂骨骨折：患者取坐位，将两块夹板（长度超过患者的前臂肘关节至腕关节的距离，放好衬垫物，置前臂掌背侧；用带子或绷带将夹板于前臂上、下两端扎牢，再使肘关节屈曲 90°，用悬臂吊带吊起夹板（图 12－20）。

（2）肱骨骨折：患者取坐位，将两个夹板放在上臂内、外侧，加衬垫后包扎固定；将患肢屈肘后，用三角巾悬吊于前臂，做贴胸固定（图 12－21a）；如无夹板，可用两条三角巾，一条中点放于左臂越过胸部，在对侧腋下打结，另一条将前臂悬吊（图 12－21b）。

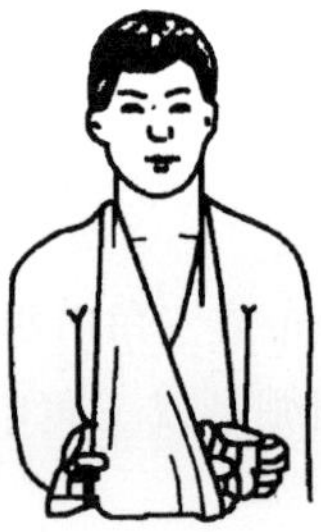

图 12－20 前臂骨骨折固定

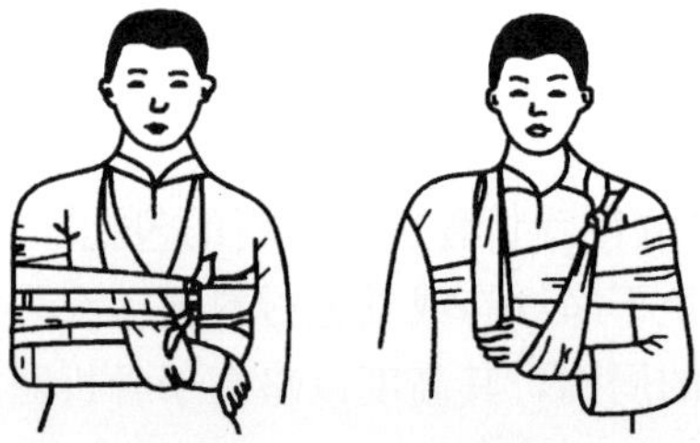

(a) (b)

图 12－21 肱骨骨折固定

3. 踝、足部及小腿骨折

（1）踝、足部骨折：患者取坐位，使患肢呈中立位，踝周围及足底衬软垫，足底、足跟放夹板；用绷带沿小腿做环形包扎，踝部做“8”字形包扎，足部做环形包扎固定（图 12－22）。

（2）小腿骨折：患者取卧位，伸直伤肢；用两块长夹板（从足跟到大腿），做好衬垫，尤其是腘窝处，将夹板分别置于伤腿的内、外侧，用绷带或带子在上、下端及小腿和腘窝处绑扎牢固。如现场无夹板，可将伤肢与健肢固定在一起，需注意在膝关节与小腿之间空隙处垫好软垫，以保持固定稳定（图 12－23）。

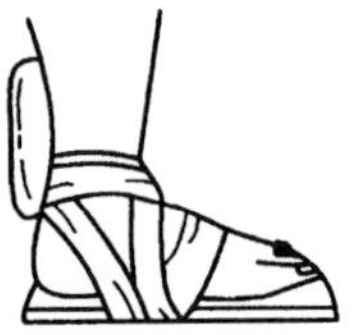

图 12－22 踝、足部骨折固定

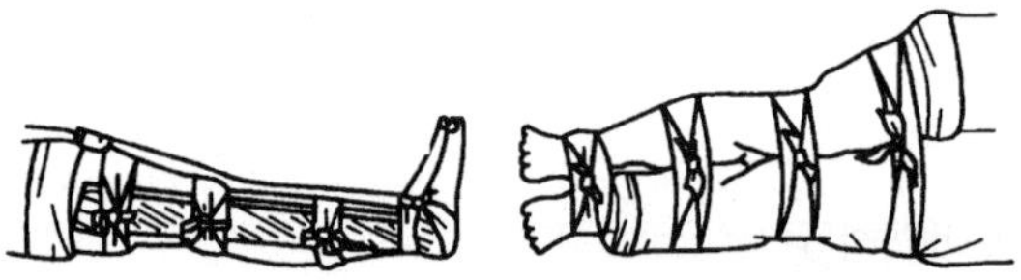

图 12－23 小腿骨折固定

4. 大腿骨折固定法　将伤腿拉直，夹板长度上至腹股沟，下过脚跟。两块夹板放于大腿内、外侧；用绷带或三角巾缠绕固定（图 12－24）。

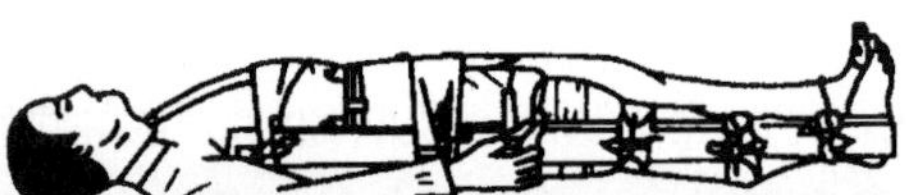

图 12－24 大腿骨折固定

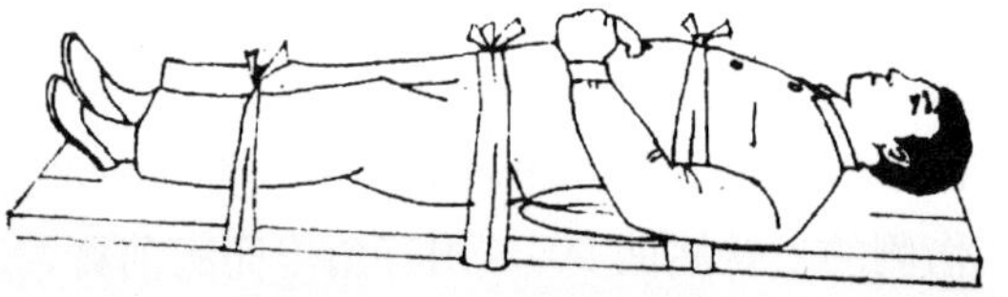

图 12－25 脊柱骨折固定

5. 脊柱骨折固定法 病情多较严重。严禁乱加搬动，应轻巧平稳地在保持脊柱稳定状况下，移至硬板担架上，用三角巾固定后，及早转运。切勿扶持患者走动，或躺在软担架上，这样会使脊柱骨折加重对神经损伤，引起终生截瘫（图 12－25）。

【注意事项】

1. 有出血时应先止血和消毒包扎伤口，然后固定骨折。如有休克，同时进行抢救。

2. 对于大腿、小腿和脊椎骨折，一般应就地固定，不要随便移动患者。

3. 固定力求稳妥牢固，要固定骨折的两端和上下两个关节。

4. 上肢固定时，肢体要弯曲在屈肘状。下肢固定时，肢体要伸直。

（二）负气压式骨折固定保护气垫

此气垫是采用真空成型原理，将气垫内空气抽出，形成硬性固定的一种成型体。分为躯体、肢干和颈椎固定，以对不同体型骨折、骨伤患者提供固定支撑保护作用，适用于现场和群体骨伤骨折的急救护理及转送医院前的骨折处理，具有快速简便、无压迫感、不影响末梢循环、减轻伤体肿胀及疼痛感等优点，在送院途中可预防受伤部位再次受伤（图 12－26）。

【使用方法】

1. 打开包装箱，按照伤员身材，选取相应尺寸的固定气垫。

2. 将气垫缠于伤员的受伤部位后锁紧固定带，再接好尼龙搭扣。

3. 用抽气筒通过抽气嘴抽出空气。

4. 待固定气垫固定后，检查有无过松或过紧（以患者无压迫感为度，对无意识者以能够在气垫下伸入一手指为度），然后送往医院。

【使用注意事项】

1. 防止尖锐物品扎伤固定气垫表层的复织物。

2. 使用时防止漏气，如发现气垫变软，应立即抽出空气。

3. 在进行 X 线透视或照相时不必松解固定气垫。不用时可松开气门，待气垫松软后即可取下。

4. 可以多次使用，但为防止交叉感染，每次使用后必须消毒处理。

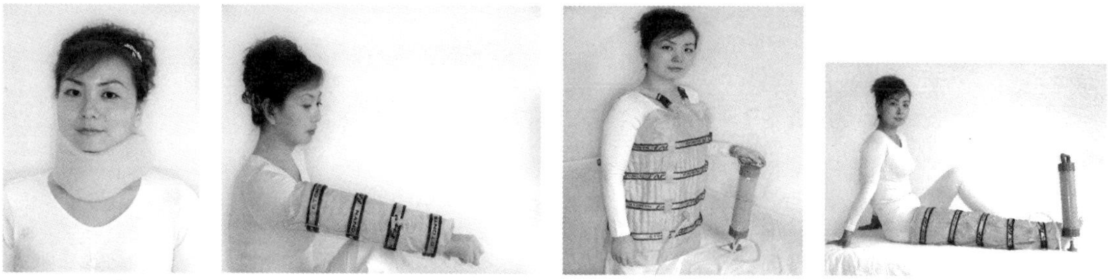

图 12－26 空气负压夹板

四、转运

伤病员在现场进行初步急救处理和随后送往医院的过程中，必须要经过搬运这一重要环节。正确的搬运术对伤病员的抢救、治疗和预后都至关重要。从整个急救过程来看，搬运是急救医疗不可分割的重要组成部分，仅仅把搬运看成简单体力劳动的观念是一种错误观念。大量的教训证明，及时正确的转运可挽救伤者生命，不正确的转运可导致前功尽弃。

一般来说，伤员是不可以轻易搬动的；先把伤员从事故现场搬开，是急救的大忌。如果危险可能继续发生，确实需要搬动则要特别注意技巧。

骨折病人在搬动前要确定伤肢不会移动，否则会导致血管和神经在搬动时受到伤害。

如果颈椎和腰椎受到冲击，则最好让专业医护人员搬动或采取多人平托法搬运，因为脊柱中有很多神经，不当搬动有可能造成永久性伤害，甚至瘫痪。对于有脊柱伤或怀疑有脊柱伤者，搬动必须平稳，防止出现脊柱弯曲，严禁背、抱或二人抬（图 12－27）。

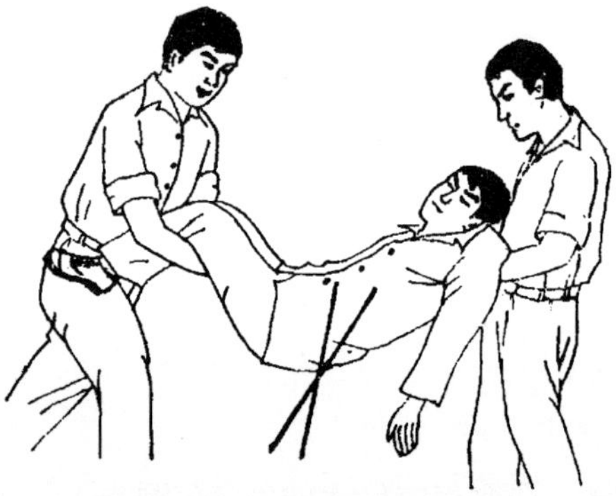

图 12－27　错误的搬运方法

对于颈椎受伤者，必须固定其头部。

昏迷伤者的转运，最为重要的是保持伤者的呼吸道通畅，伤者应头侧向一侧，要随时观察伤者，一旦出现呕吐，应及时清除呕吐物，防止误吸。

对于使用止血带的伤者，应及时松开止血带，再重新固定。

【搬运方法】

1. 徒手搬运

（1）单人搬运：由一个人进行搬运。常见的有扶持法、抱持法、背法。

（2）双人搬运法：椅托式、轿杠式、拉车式、椅式搬运法、平卧托运法（图 12－28）。

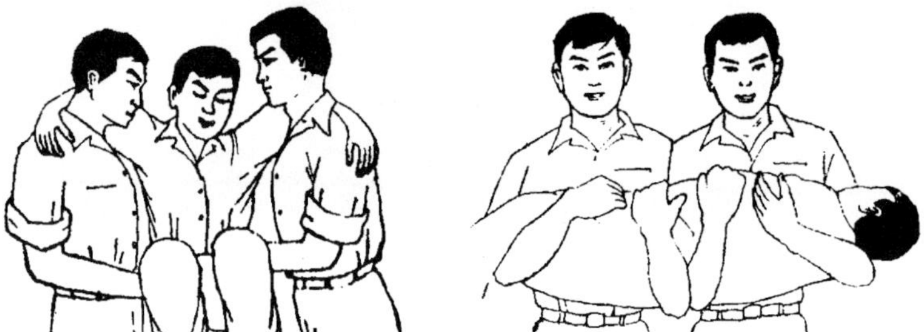

图 12－28　双人椅托式　　　　平卧托运法

2. 器械搬运法　将伤员放置在担架上搬运，同时要注意保暖。在没有担架的情况下，也可以就地取材制做简易担架搬运。

3. 危重伤病员的搬运：

（1）脊柱损伤：硬担架，3～4 人同时搬运，固定颈部不能前屈、后伸、扭曲（图 12－29a、b、c、d）。

（2）颅脑损伤：半卧位或侧卧位。

(3) 胸部伤：半卧位或坐位。

(4) 腹部伤：仰卧位、屈曲下肢，宜用担架或木板。

(5) 呼吸困难病人：坐位。最好用折叠担架（或椅）搬运。

(6) 昏迷病人：平卧，头转向一侧或侧卧位（图 12－30）。

(7) 休克病人：平卧位，不用枕头，脚抬高。

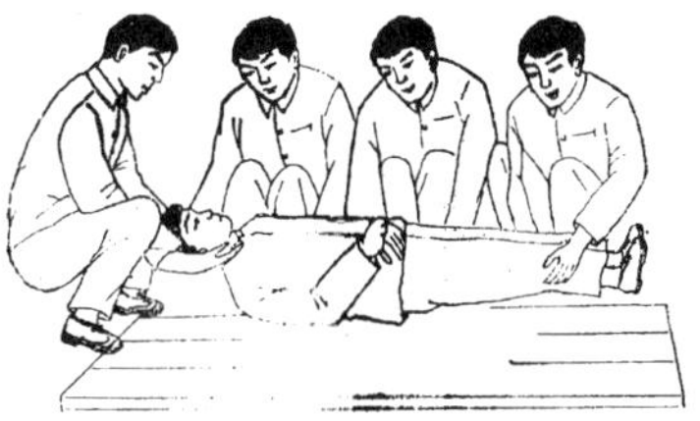

a 颈椎损伤上下担架

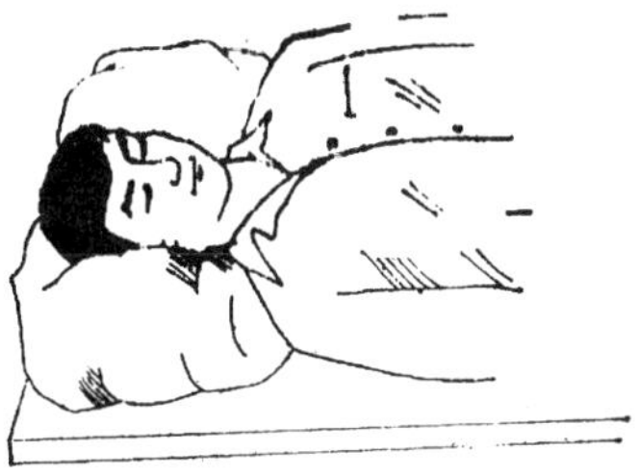

b 即使在担架上也用沙袋固定

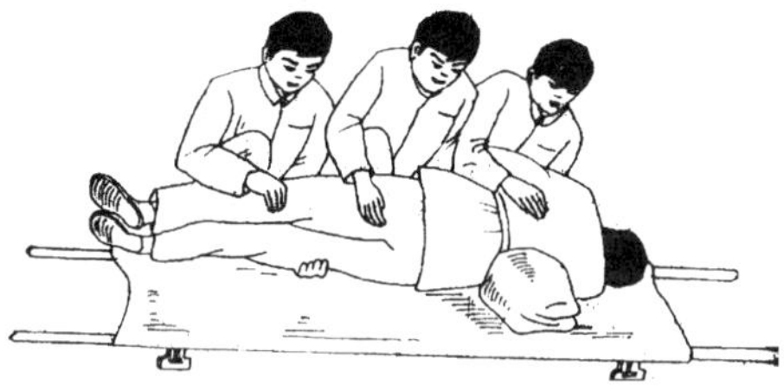

c 胸腰椎伤员上下担架

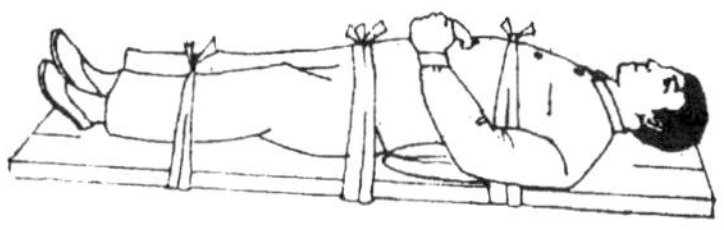

d 将胸腰椎伤员固定在担架上

图 12－29　脊柱损伤的搬运方法

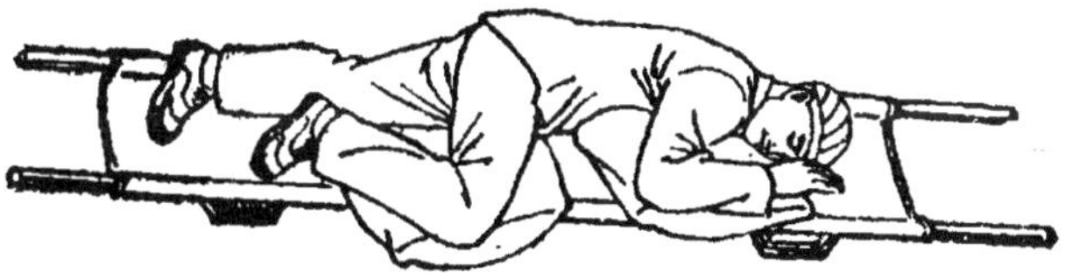

图 12－30　昏迷或有窒息危险的伤员搬运时取侧俯卧位

五、断肢的急救

1. 脱离现场

(1) 病人如被运转的机械卷入，立即停止机械的运转，设法将病人解脱。

(2) 如果肢体有一部分组织轧在机械中，不可急躁地将组织割开或撕下，以致造成无法弥补的损失。判断有无致命的合并伤在严重的损伤中，有时不仅是肢（指）体离断，还可合并头、胸、腹等损伤，应快速判断有无呼吸道阻塞、心肺功能、血压等，并进行相应的急救。

2. 止血固定

(1) 止血

1) 指压法

①上肢止血：上肢止血时在锁骨上窝凹陷处向下向后摸到搏动的锁骨下动脉，用拇指按压。前臂出血，在上臂肱二头肌中段内侧压迫肱动脉。手掌部出血，压迫手腕内外侧的尺、桡两动脉。

②下肢出血：下肢出血时在腹股沟韧带中点股动脉走行处，用拇指或手掌垂直压迫。足部出血，压迫踝关节外下侧的胫后动脉和足背的胫前动脉。填塞止血法用消毒的纱布或敷料、棉垫等填塞在伤口内，再用绷带紧紧包扎，也能起到止血作用。此法的缺点是止血不够彻底，且增加感染的机会。加压包扎止血法用无菌纱布、敷料或干净毛巾、布料等折成比伤口略大的垫子，盖住伤口，再用绷带、三角巾等适当加压包扎，以压迫止血。此法多用于静脉出血止血。加垫屈肢止血法前臂出血时，在肘窝部加一棉垫，屈肘；上臂出血时，在肘窝部加一棉垫，上臂紧贴胸壁；小腿出血时，在腘窝部加垫，屈膝；膝部或大腿出血时，在大腿根部加垫，屈髋。然后用绷带或三角巾将位置固定，即可止血。此法对伤员痛苦较大，不宜受选。怀疑骨折时忌用。

2）止血带止血法

用止血带止血法虽然能有效地制止四肢出血，但用后可能引起或加重肢端坏死、急性肾功能不全等并发症，因此要慎重使用。主要用于经其他方法而不能控制的出血。

①止血带的选择：气囊止血带最佳，其压迫面积大，对组织损伤小，可以调节控制压力，定时放松也较方便。其次为橡皮管、带，它具有弹性好，易勒闭血管，对肢体组织损伤小等特点。其他还可以用较宽的布带、绷带、皮带做止血带。忌用铁丝、电线、绳索等代用。

②缚扎前的准备：先将受伤肢体抬高，使血液回流，然后在缚扎止血带处的肢体外加1～2层布垫或衣服保护皮肤。不要将止血带直接缚扎在皮肤上，也不要扎在棉衣棉裤外面，衬垫太厚使止血带达不到止血目的。

③缚扎部位：止血带尽量靠近出血的伤口，以减少组织缺血的范围。上臂避免扎于中下1/3处，以免损伤桡神经。大腿宜扎在上2/3处。前臂和小腿因是双骨骼部位血管在两骨骼间走行，止血带起不到勒闭血管的作用，故不宜扎在前臂和小腿。如一部位已缚扎1～2h后，应换在稍高2～3cm处缚扎。

④注意事项：

a. 松紧适度：适当勒紧，以出血停止为度。

b. 缚扎时间：扎止血带的时间越短越好，一般不超过1h，如必须延长，应每隔40分钟放松1次。放松时间以恢复局部血流，组织略有新鲜渗血为止。

c. 缚扎标记：凡是缚扎止血带的伤员必须挂上有色的标记，并加强交接班，如缚扎时间、部位等，防止因缺血时间长而发生严重并发症。

（2）固定

1）固定方法：

对尚未完全断离的肢体，伤口包扎后应用夹板妥善固定，以免在搬运时增加病人的疼痛，引起再度损伤。夹板的形式不一，可就地取材，只要达到制动的目的即可。下肢有骨折时一般用直木板，上肢有骨折时可用直角夹板，维持肘关节屈曲于90°。

2）固定时注意事项：

①应先进行有效止血和伤口包扎后再行固定。对戳出伤口的骨端不可送回。

②尽可能就地固定而不移动伤肢，以免增加伤员痛苦。

③固定器材不能直接与皮肤接触，应用柔软的衬垫垫好，确保固定效果，避免损伤皮肤。

④固定时注意捆扎松紧要适度，松则起不到固定作用，紧则影响血液循环。

3. 迅速转移

用最快速的交通工具将病人转移到有条件的医院治疗。转移前后注意与有关医疗单位联系，以便他们做好准备工作。

第二节　创伤控制性治疗

一、创伤控制外科（damage control surgery，DCS）概念

近年来，随着煤矿工作面深度及采掘速度增加，井下瓦斯爆炸事故的数量和恶性程度也在不断增加，濒死及危重创伤患者在医院急诊救治中的比重日益增大，如何及时有效地抢救患者的生命，提高救治成功率，已成为急诊创伤外科的重点和难点。随着创伤院前急救系统的完善和创伤复苏技术的提高，严重创伤院前死亡率大大减低，但表现出一系列严重的病理生理紊乱、创伤尤其是严重多发伤并发休克后常出现严重的生理功能紊乱和机体代谢功能失调，病人出现低体温、酸中毒和凝血功能障碍，机体处于生理极限状态，即“致死三联征”。当“致死三联征”引起相继出现的并发症，如各种心律失常、手术视野中所有毛细血管出现难以控制的渗血、组织器官明显水肿并充满异常气味、组织温度低时、意味着病人在分子、细胞和血流动力学平衡失调方面已到晚期，部分伤员再难以承受广泛的切除重建手术，并面临着死亡，即使勉强手术，术后并发症发生率也很高，死亡率可高达70%～100%。此时，应立即采用一些临时性措施尽快结束手术，以减小危及生命的可能性和后遗症。

“damage control surgery ”可译为“创伤控制性手术”，亦可译为“创伤控制性外科”。前者是严重创伤病人的一种救治手术方案，后者可理解为严重外科疾病的一种救治理念，即在救治严重创伤病人时，根据病人全身情况、生理耐受程度、病损范围、术者的技术、后续治疗条件等，为病人设计最佳的手术治疗方案，采用分期治疗的方式，完成确定性手术，以最大限度地减少内环境紊乱对病人的损害。外科医师施行手术时，“力求首次手术获得成功”是一贯追求的目标，但是在创伤严重程度、病人情况、技术条件、后续治疗等客观条件不允许时，术者应实事求是地以病人利益为重，以病人的生存为目标，降低死亡率，以术后的生活质量为前提，而不是追求手术台上“理想和完美的手术操作”，谨慎地选择DCS，为后续治疗创造良好的条件。

二、创伤控制外科概念的形成

创伤控制外科作为一种旨在控制损伤发展的进程，而不是早期针对于损伤采取决定性治疗的理念应运而生。创伤控制外科的概念最初来源于美国海军的术语，原义为船舶承受损伤而顺利完成使命的能力。自20世纪中期开始，随着创伤救治系统和复苏等技术的发展，严重创伤的救治成功率大大提高。但在许多更严重创伤患者的手术中，却表现出了一系列严重的病理生理紊乱，导致术中、术后特别高的死亡率和并发症率。在这一类严重创伤患者的救治中，放弃传统的早期确定性手术观念，转向采取一些临时性、简单救命手术和ICU复苏，大大降低了死亡率和并发症率。创伤控制学的概念应用于医学最初开始于腹部外科领域，其目的是为了保全患者的生命，强调快速有效的止血，关闭所有空腔脏器的损伤或仅行肠道修补，暂缓其他传统或标准的重建手术直至患者病情稳定所有生理参数基本正常。为此，1993年美国腹部外科医生Rotondo首先提出创伤控制（damage control）理念，并出现了“创伤控制性手术（damage control surgery，DCS)”一词。其实，这一概念在以往的临床实践中已然存在，但从未上升到理论高度作为理念而提出。20世纪前期，Pringle 、Halsted 、Schroeder 等分别报道了肝损伤后填塞止血和早期终止剖腹手术的方法，第二次世界大战结束前该技术一直是肝损伤的主要治疗措施。1983年Stone等最早提出了创伤控制概念。他们总结了31例剖腹手术过程中出现凝血障碍的创伤病人，按常规完成确定性手术的14例中仅1例存活，而以简单快捷的方法控制出血和消化道破裂、积极纠正凝血障碍后再次进腹完成确定性手术的17例中，11例得以存活。Rotondo等于1993年更加明确地使用了“创伤控制”这一表述。他报告了一组22例严重腹部穿透伤，其中行常规手术的9例中8例

死亡，13 例先控制出血、暂时关闭受损肠管，病情稳定后行二次手术，结果 10 例存活。Gawande 于 2004 年在《新英格兰医学杂志》上著文描述 DCS 在战伤中的实际应用。1 名伤员在汽车爆炸攻击中，两下肢、腹部、右手、面部均严重损伤，在战地医院进行了初步处理，截除一侧损伤严重的下肢，处理破损肠管外置造口，对其余创伤进行包扎后，送德国美军医院继续进行复苏救治，再空运返回美国。伤后 36 小时，该伤员到达美国的 Walter Reed 总医院，然后进行了分期手术治疗，最终伤员的左面部损毁，右手丧失，经腹部手术重建了肠管的连续性，一下肢在膝上截肢，伤残甚重，但他获得了生存。DCS 理念用于多发伤的综合治疗，是近年来提高严重多发伤病人抢救成功率的有效尝试。DCS 是指针对严重创伤病人进行阶段性修复的外科策略，旨在打破失血性休克导致的死亡三角（代谢性酸中毒、低体温和凝血障碍），在不可逆阶段发生前改变以往在早期进行复杂、完整手术的策略，而采用快捷、简单的操作，简化复苏手术，停止复杂手术，控制伤情的进一步恶化，保留进一步处理的条件，进入 ICU 恢复至生理状况，有机会再进行完整、合理的再次或分期手术。DCS 包括 3 个不同的阶段：①采用快速临时的措施控制出血与污染，随后快速关闭腹腔；②进一步纠正致死性三联征；③最后进行有计划的再次手术，对损伤脏器施以确定性修复。

21 世纪初，我国也开始接受创伤控制外科理念，并不断有成功救治病例的报道。随着基础理论和临床经验的不断发展和完善，创伤控制技术正逐渐为传统外科所接受，其应用范围也从最初的腹部外伤扩大到泌尿系统、血管系统、胸部脏器、骨盆四肢的严重外伤出血及其他专科的大型择期或急诊手术中，使创伤控制外科得到了较快的发展。采用骨科创伤控制（damage control orthopedics，DCO）理念指导其相关治疗，对于合并严重骨关节型多发伤、脊柱脊髓型多发伤、严重骨盆骨折的多发伤患者，具有积极的临床意义。但是，在如何选择患者、创伤控制的时机和方法、确定性手术的时间、病理生理改变和临床表现等一系列问题上有待于深入研究。

三、创伤控制外科的病理生理基础

（一）创伤后机体反应

创伤后机体产生强烈的全身炎性反应，引起先天免疫系统的激活，包括巨噬细胞、粒细胞、自然杀伤细胞等炎性细胞的活化和向损伤部位内皮细胞的迁移。这些细胞的活化和迁移是由促炎介质（IL－8、IL－6、TNF－a 等）和补体（$C3_a$、$C5_a$）介导的。炎性失控学说认为促炎介质泛滥，即全身炎性反应综合征（systemic inflammatory response syndrome，SIRS）会导致损伤部位内皮细胞的损伤，最终会发生多器官功能障碍综合征（multiple organ dysfunction syndrome，MODS），与此同时创伤早期的炎性反应会导致反馈性免疫抑制，增加患者感染的机会，即代偿性抗炎反应综合征（compensatory antiinflammation response syndrome，CARS）。

（二）二次打击理论

该理论认为，机体损伤后经历两次打击，一次打击是由初始创伤决定的骨折、软组织损伤及其引起的过度炎性反应。而二次打击方式有多种，如缺氧、酸中毒、大量输血、脓毒症、手术等。如果创伤程度较小，机体可以通过自身调节使之不发生器官衰竭，但此时机体却对二次打击更加敏感。如果二次打击强度太大就会造成患者生理负荷崩溃。DCO 的宗旨是尽量减少二次打击对患者的影响。

（三）致命三联征（lethal triad of death）

1. 代谢性酸中毒

早在 20 世纪 70 年代就有人揭示了高乳酸血症与严重创伤死亡之间的关系，1993 年 Abramson 等证实可以用乳酸清除率来预测严重创伤病人的存活率，严重损伤后大量出血及广泛的组织间渗液导致全身组织发生严重且持续的低灌注，全身组织持续性灌注不足，细胞代谢失常，无氧酵解取代有氧分解而产生大量乳酸，血液 pH<7.25，导致乳酸性代谢性酸中毒。血乳酸水平高低与病人预后相关，乳酸清

除可反映病人复苏后氧传送和消耗的情况。乳酸清除率可预测严重创伤病人存活情况，在 24 小时内清除乳酸者存活率为 100%，而 48 小时 内清除者则为 14%。因此，酸中毒的程度可以作为病人预后的一个精确的预测因子。因此，在低温、酸中毒和凝血障碍三者恶性循环下，创伤病人不能耐受长时间的手术。酸中毒的程度（以碱缺失为标志）可以作为判断液体复苏量及病人预后的精确指标。但应注意，判断酸中毒程度时要动态观察乳酸和碱缺失的变化，并结合病人的临床表现以排除乳酸“洗出效应（washout effect）”的干扰。

2. 低体温

指机体中心体温＜35℃。低温是严重创伤以及液体复苏后一个不可避免的结果，受伤现场热量丢失、大量输液、身体暴露、低温环境、术中体腔暴露、热量生成障碍等都与伤后低温密切相关。腹部创伤病人因低血容量、低血流状态及麻醉导致代偿性周围血管收缩反应丧失，很快引起机体低温，输注冷的液体又可加重低体温的程度。Burch 等通过动物实验证实，开腹手术时的热量散发是造成低温的重要原因，关腹后可立即减少腹腔热量丧失；定量监测创伤后剖腹手术中病人体温的丢失，发现即使对静脉输液、麻醉吸入气体及空气对流毯等均施行加温，病人剖腹手术中每小时体温丢失至少为 4.6℃。由于受损机体产能减少，开腹后大量热能逸散，大量输血、输液等抢救性治疗，加之多数外科医师容易忽视手术室升温、病人躯体保温、输注液体及腹腔冲洗液加温等环节，故严重损伤病人普遍存在低体温。伤后低温可增大死亡率及并发症发生率。1985 年，Slotman 等发现，手术后入 ICU 的病人中，低温（低于 36℃）＞4 小时者死亡率为 66 %；Jurkovich 等对 71 例严重创伤病人研究发现，当病人体温从 34℃降低到 32℃时，其死亡率从 40%上升至 100%；体温过低将导致：①全身细胞代谢障碍；②心律失常；③心输出量减少；④促使氧离曲线左移而降低组织间氧的释放；⑤影响凝血功能等。故迅速终止剖腹手术的主要作用是限制热量丢失，恢复温度敏感性的凝血功能。

3. 凝血功能障碍

多种因素均可影响严重损伤病人的凝血功能，特别是体温过低的病人，机体凝血过程的各个环节都受到不良影响。目前临床判断凝血功能和血小板功能的所有检验方法都是在 37℃的条件下进行的，其结果不能真实反映低温病人凝血系统的功能状态。在低温下测定正常志愿者的凝血促凝血酶原时间（prothrombin time，PT）和活化部分凝血促凝血酶原时间（activated partial thromboplastin time，APTT）均显著延长。低温时血浆中血栓素水平降低；对温度敏感的丝氨酸酯酶活性降低，低温使血小板 TXA_2生成障碍、血小板膜上三磷酸肌醇（IP_3）信使系统活性下降、蛋白质磷酸化障碍，导致细胞内钙的释放受抑，影响血小板的聚集、黏附及释放。这类患者临床上表现为血小板计数正常，但创面广泛渗血，休克程度加重，复苏难度增加。低温对纤溶过程亦有一定的影响。此外，休克复苏时大量输血输液后引起稀释性凝血因子和血小板数量减少（常规保存条件下的全血 24 小时后粒细胞功能丧失；48 小时后血小板丧失血小板 60%，Ⅷ因子丧失 50%；5 天后Ⅴ因子丧失 50%）及离子化钙的浓度降低，与低温呈协同作用，加剧凝血障碍。在血液稀释和酸中毒状态下，低温对凝血的影响更大，有的还可出现弥散性血管内凝血。

代谢性酸中毒、低温、凝血功能障碍三者相互影响，形成所谓“致命三联征”会严重威胁病人的生命，及时改变此恶性循环，维持重要脏器的功能和机体内环境的稳定是创伤控制外科的理论基础。

四、创伤控制性手术适应证

大多数损伤病人可按常规手术完成处理，只有少数病人的生理潜能临近或达到极限时才需采用 DCS 处理。尽快确定对病人是否实施创伤控制程序，关系到严重创伤的救治成功率，适应证的确定要求手术医师能尽快判断病人的损伤及生理状况，预先做出判断而不是在病人生理耗竭时才被迫实施。因此，正确且熟练掌握 DCS 适应证是成功应用这项技术的关键。DCS 公认的适应证是出现致死三联征：

1. 凝血障碍

临床上表现为进行性非机械性出血，实验室检查发现血小板数量减少、功能受损，凝血酶减少，部分促凝血酶原激活时间（partial thrombop lasting time，PPT）延长（>60 s），PT 延长（>19 s），出血时间（bleeding time，BT）延长，凝血因子Ⅴ、Ⅷ减少，纤维蛋白原裂解产物（fibrinogen degradation products，FDP）增加（纤溶系统活化）。

2. 体温不升

体温<33℃或体温<35.5℃+碱缺乏（base deficit，BD）>5mmol/L，中心温度<34℃，下降到 32 ℃即无生还希望。体温不升的相关原因很多，但开腹手术中的热量丢失是最重要的因素。低体温引起心律失常、心输出量减少、呼吸抑制、神志模糊和凝血障碍，极易导致多器官功能障碍综合征。

3. 代谢性酸中毒（pH≤7.20）

全身组织持续性灌注不足、乳酸堆积是基本原因，碱缺乏≥12 是预测病人死亡的敏感指标。

上述三种因素相互影响，形成恶性循环，给伤者生命带来巨大威胁。因此若要等到上述三项都达到极限指标再决定采取 DCS 策略常常为时已晚。当有一项明显异常时即应高度警惕，在手术前就要未雨绸缪，设好预案，而不是先开腹再“见机行事”。

致命三联征虽然意义重大，但临床决策过程却要复杂得多，还要考虑到诸多因素。多数作者认为，当出现三联征中的某一、二项，同时存在下列情况之一者，宜考虑施行 DCS：

①多发伤，损伤严重度评分（injury severity score，ISS）>35；

②血流动力学极不稳定（低血压、心动过速、呼吸增快、神志改变），存在凝血功能障碍；

③躯干高能量钝性伤；

④躯干多发性穿透伤；

⑤并发多脏器伤的严重腹部血管伤，多灶性或多腔性出血；

⑥严重战伤；

⑦多体腔出血；

⑧多发伤且均较严重，难以确定优先处理顺序；

⑨胰、十二指肠严重毁损伤；

⑩肝损伤伴肝后段下腔静脉或肝静脉主干破裂，常规方法难以控制的出血；

⑪严重腹部伤合并颅脑损伤；

⑫骨盆骨折血肿破裂或开放性骨盆骨折；

⑬内脏器水肿严重，无法常规无张力关闭腹腔；

⑭伤情严重，休克复苏反应不佳，复苏时间> 1.5 小时生命体征仍不稳定，且估计手术时间将≥90 min；

⑮复苏输液量≥12000 ml，或输血量≥5000 ml（或>22 单位浓缩红细胞，1 单位= 200ml），或输血速度> 12.5 单位/小时。

五、创伤控制性手术技术步骤

1. 初步复苏的同时进行止血和污染控制性手术

针对严重创伤患者的复苏，多家学者都曾提出了“黄金 1 小时”的概念，是指进行创伤复苏的快速性和有效性，最终目的是缩短损伤至手术时间，把创伤复苏移至手术室及最终到达 ICU 。近年来又提出“新的黄金 1 小时”的概念，又是指在手术室里的创伤患者出现生理极限，即低体温、酸中毒和凝血障碍三联症之前的一段时间。作为创伤救治的团队，始终要牢记严重创伤的预后是由患者的生理极限所决定的，而不是靠外科手术进行解剖关系的恢复所决定的，应力争在患者生理功能发生不可逆损害之前进行复苏和Ⅰ期简易手术，以挽救患者生命。DCS强调快速、简单、有效。控制出血可采用的方法有：结扎（如肾下的下腔静脉、髂静脉、门静脉）、侧壁修补、纱布填塞（如肝周围）、血管腔外气囊压迫、暂时性腔内转流或置入支架（如肠系膜上动脉、髂动脉）。控制污染可对破裂肠管进行快速修补（如荷包缝合）、断端结扎或用U形钉钉合，置管引流。快速关闭腹腔，可连续缝合腹壁全层或仅缝皮肤，有张力不易关闭者，可采用人工生物材料（如聚丙烯网），或用剪开的3L输液袋或集尿袋覆盖缺损处，边缘与腹壁缝合。手术探查，控制出血及阻断空腔脏器内容物外溢污染。术中要注意液体复苏，纠正低温、凝血功能障碍和酸中毒。如果怀疑有实质器官出血而手术探查不能确定者可以在转入ICU前行选择性血管造影及栓塞治疗。

2. ICU内对病人继续进行休克复苏，恢复机体内环境的稳定

重点是：①恢复组织灌注；②充分的呼吸支持，纠正低氧血症；③复温；④纠正酸中毒（扩容、供氧，给予血管活性药物、碱性药物）；⑤纠正凝血障碍（血小板、凝血因子、纤维蛋白原）。肺动脉漂浮导管的应用有助于指导复苏治疗，可以用机体氧运输（DIO_2）和氧消耗指数（VIO_2）、血浆乳酸、碱缺失（BD）、胃肠黏膜pH（pHi）等指标判断复苏的终点，一般认为DIO_2＞600ml/(min·m^2)、VIO_2＞150ml/(min·m^2)、血浆乳酸＜2.5mmol/L、BD＜2mmol/L、pHi＞7.35时达到复苏终点。针对低温可用复温毯、增加室内温度、加温输液输血、机械通气的加温湿化、放置胸腔引流管行热生理盐水胸腔灌洗、动-静脉或静脉-静脉体外血管通路加温等方法。复温应该一直持续到体温正常、没有凝血障碍的临床表现为止。低温时凝血系统激活和血小板功能受抑制，所以只要病人有凝血障碍的证据，即使血小板计数和凝血检查正常，仍应输注血小板和凝血因子。血栓弹力图（thromboelastography）是目前测定低温状态下病人凝血功能的一种理想方法；酸中毒多为乳酸性酸中毒，首选治疗是增加心脏前负荷及纠正贫血，当血流动力学指标已达正常而仍有低灌注表现时应该使用血管活性药，碱性药物仅在pH＜7.20，血管对儿茶酚胺失去反应性及发生严重心律失常时才适量使用。另外，病人常需要完全机械通气支持。本期一般为时24～48小时，复苏的同时还需对伤情进行三期评估（tertiary survey）并计划好下一阶段的治疗方案。有两种情况需要再手术，一种是病人仍有活动性出血，这常常是由于初期剖腹探查时未能完全控制外科出血所致；另一种是发生腹腔间室综合征。

3. 对损伤组织进行确定性、计划性再手术

初次手术后48～72小时，如果病人的代谢性酸中毒、低温、凝血功能障碍得到纠正，生命体征平稳，表明治疗进入第三期，是实施第二次（计划性）手术的最佳时机。本期的任务是对病人进行确定性手术，手术措施主要包括取出填塞物，全面探查、解剖重建。虽然此时伤员恢复情况尚不尽如人意，但若拖延过久，病情将更趋恶化：如全身炎症反应综合征加重，可能出现MODS，感染发生的几率急剧升高，都会对预后产生负面影响。在两次手术之间和确定性手术之后，还要严密观察，警惕出现腹腔间隔综合征，并使用抗菌药物防治感染。

DCS的微创化策略应包括三个方面：一是手术器械、途径和技艺的改进，使手术给病人带来的损伤减少到最低；二是在器官、组织、细胞、蛋白和基因的不同水平调控人体对重大创伤的反应，使其趋于微小化；三是调动人体积极的心理活动以诱导机体良性生理反应，充分发挥机体自我稳定的功能，促进修复与痊愈。DCS是危重创伤病人救治思路的一个大的进步，其核心思想是把外科手术看作是复苏过程整体中的一个部分，并认为严重创伤的预后是由病人的生理极限决定的，而不是靠外科医师恢复解剖关系这种努力换来的。严重创伤病人受到过长或过分的手术干预所导致的后果是严重的，即使是很有经验的专科医师施术也一样。因此，所有针对创伤病人治疗的措施都应符合DCS概念及外科逻辑。与传统的创伤救治有明显不同，它更注重病人生理功能的稳定，提高病人抗损伤后二次打击的能力，早期行简单控制手术，随后ICU复苏和有计划的再次确定性手术是其核心内容，成功DCS的实施是整体化治疗的关键。

六、创伤控制策略在骨科中的发展

1. 创伤控制骨科的治疗策略

对于一般病例，骨折的早期确定性手术可以明显减少 ARDS 等严重并发症的发生；但对于严重多发伤患者，机体应激性体液和细胞因子的释放易引发机体全身炎症反应（systemic inflammatory response syndrome，SIRS)，同时过度释放内源性抗炎介质并发生代偿性抗炎反应综合征，造成炎症过程的失控和机体免疫抑制，为更好地解决这一矛盾，应寻求一种妥当的救治策略和方法，在严重酸中毒、凝血障碍、低体温等“致死性三联征”出现前，即予以有效阻断。DCO 策略近年来由创伤外科发展而来，旨在通过实施简单、必要、有效的处理，使危重患者骨折暂时稳定、提高生理潜能来挽救生命，避免进行损伤过大且费时的骨科手术带来的“二次打击”，确定性手术应延迟到患者能耐受的最佳生理状态进行，可简单概括为“先救命，后治伤”。对伴四肢长骨骨折为主的多发伤，DCO 策略包括全面评价外伤程度、止血、临时固定、控制污染、密切监测生理指标、避免引发并发症、降低病死率等，择期在生理指标基本稳定后再施行骨折内固定术，复杂的重建手术则应推迟到血流动力学稳定和生理潜能完全恢复后，以提高患者承受“二次打击”的能力。对危及肢体和引起残疾的创伤（包括开放性骨折）则需要尽快完成清创、筋膜切开、骨折固定和血运重建，以有效防止骨筋膜室综合征和毒血症等造成的二次加重损伤。对于合并骨盆骨折的多发伤患者，尤其是严重骨盆骨折，其早期死亡原因主要是难以控制的出血，晚期死亡原因则是由于感染引发的多器官衰竭，Giannoudis 等认为采用 DCO 策略（挽救生命+骨盆外固定支架固定）可有效降低这些并发症的发生，从而提高患者的生存率。Kossmann 等针对合并脊柱损伤的多发伤病例进行分析，认为随着神经成像技术的进步，DCO 策略对于早期控制患者损伤的发展、提高远期治疗效果是有效且可靠的。

2. DCO 的 3 个步骤

（1）早期临时固定不稳定骨折、控制出血和污染：控制出血，彻底清创一般是指院前急救时进行临时止血（加压、填塞等），Taeger 等通过回顾性研究认为，伤后 30～90 分钟是实施控制性手术的最佳时机；待患者入院后再实施血管修补术。开放性伤口为避免感染要在伤后 6～8 小时进行清创。

患者损伤程度严重时可以选择创伤程度小的固定方式（外固定）进行固定。外固定方式有多种（牵引、石膏、外固定架等)，其中外固定架在临床应用最广泛，临床已证明其能使骨折处稳定、减少疼痛和促进骨折的愈合。外固定架引起的感染多是浅表感染，但在转入髓内针固定时可能会发生深部感染。

（2）复苏：患者手术后由于全身情况较差要进行复苏，此时必须纠正所谓的“致死三联症”：代谢性酸中毒、低温、凝血紊乱。只有稳定或经过复苏的患者才能进行确定性手术。复苏要达到以下标准：血流动力学稳定，氧饱和度稳定，体温正常，无凝血障碍，尿量>1 ml/(kg · h)，血乳酸盐浓度<2 mmol/L。

（3）二次手术：患者经过复苏后就可进行明确固定，此时也应选择创伤程度相对小的手术方式。

3. DCO 的适用人群

大多数多发伤患者通过Ⅰ期确定性手术即可治愈，目前尚无明确的标准来确立哪些类型的创伤属于 DCO 的适应证。

Krishna 等分析 40 例接受Ⅰ期确定性手术的严重多发伤患者的临床资料，发现预后与碱缺乏(BD)、中心温度（T）和损伤严重度评分（ISS）等有关，ISS>35，T<35 ℃、BD>12mEq /L 或 T<35.5 ℃、BD>5mEq/L 可作为选择 DCO 的标准。Asensio 等提出了术中判断是否采取 DCO 的标准：①pH≤7.2；②BD≤15mEq/L；③T≤34℃；④血浆输注量≥4000ml；⑤全血输注量≥5000ml；⑥所有复苏补液量≥12 000ml 。当出现上述任何一项时，须中止手术，采取 DCO 策略。

但在实际工作中，一旦出现上述指标，常已有不可逆损伤出现，故应全面综合考虑各方面因素。王一镫提出除了上述生理指标外，还要考虑环境因素（战争、突发灾难性事故、当地医疗救治条件）、创伤机制（高动能躯干钝性创伤、多发性躯干穿透伤）、创伤复杂性（大血管、多脏器损伤）等，综合评价是否需要采取 DCS（DCO）的处理方式。针对骨科创伤而言，对合并全身重要脏器创伤的多发性骨折患者应实施 DCO 手段外，对伴发股骨骨折、不稳定骨盆骨折、严重脊柱骨折等多发伤的患者，采取 DCO 手段比传统手术的预后要好。针对多发伤病例，Pape 根据创伤严重度评分系统，将合并有骨折的多发伤病例分为一般患者、临界患者、不稳定患者和极限濒死患者，其中稳定患者仍然适用 ETC（骨伤早期全面处理 early total care，ETC），临界患者可以用 ETC 原则，但在手术过程中一旦有恶化，就迅速实施 DCO 进行控制，对于不稳定患者或极限濒死患者，推荐实施 DCO 以拯救生命。在“新的黄金 1 小时”内，医师应力争在患者生理功能发生不可逆损害之前进行复苏和一期简易手术，以挽救生命，不能为了追求骨折的解剖复位进行确定性手术而牺牲患者的生命。

4. DCO 二次手术时机

明确二次手术时机是十分重要的，创伤早期各个系统改变并不明显，可能仅仅表现为内皮细胞渗透性增加，促炎介质释放增加，肺纹理增加等；在随后的 3 ～6 天这种状况还会明显激化，但这是机体对创伤正常的调节反应，此时患者对二次打击更加敏感。Katsoulis 等指出，骨盆骨折的确定性手术应在受伤 4 天后进行，认为此时患者的生理状态更有利于外科手术。对于必要的确定性骨折内固定手术时机、外固定向内固定过渡，以及应用控制性手术对预后有何影响等问题，目前仍存有争议。在伤员经过必要的 ICU 复苏治疗后，四肢创伤确定性手术最佳条件为体温正常、呼吸功能正常、血流动力学稳定、无凝血障碍、尿量＞ 1 ml/(kg·h)、血乳酸＜ 2 mmol/ 24 h 、无威胁生命的其他因素存在。具体手术方式包括开放创面的延期缝合、再次清创、植皮或皮瓣覆盖，以及临时分流血管重建、血管移植术（自体或人造血管）、骨折固定形式的改变、治疗关节内骨折、更改外固定支架为坚强内固定等。多发伤患者中二次手术时机应综合考虑以下因素。

（1）休克：休克患者只要没有活动性出血，血管内和血管外容积没有改变的情况下，就可以在 6 ～ 12 小时内完全恢复。而休克引起的渗透性改变则是在损伤后 3～4 天正常化。这些渗透性改变可能在没有肺部损伤的情况下诱导肺部的病变，因此二次手术应该避免在这些改变恢复正常以前进行。

（2）低温：入院后的低温可在数小时内就得以纠正，因此二次手术时患者的低温一般都能得到纠正。但应该注意，损伤后 1 周患者低温一般是继发于炎性系统的过渡活化。另外还应该注意感染引起的低体温。二次手术要在低温得到控制的情况下实施。

（3）凝血障碍：严重创伤后机体凝血系统在数分钟内就会发生改变，血小板计数是一个评价患者预后稳定可靠的指标，全身血小板计数＜ 90000 提示有可能发生 MODS，甚至发生弥散性血管内凝血(DIC)。二次手术不应该在血小板计数恢复正常前进行，特别是液体平衡没有实现前更应如此。

（4）软组织损伤：软组织损伤包括腹部、胸部、肢体损伤。局部软组织缺氧和坏死在多发伤患者中很容易向全身发展，并且容易被骨折激化，因此在肢体和腹部软组织损伤时二次手术前要对软组织进行重新评估，避免二次手术可能会引起的组织坏死。胸部软组织损伤主要是肺挫伤，肺挫伤早期肺部功能并没有明显改变，仅仅是肺动脉血流、肺血管阻力、肺水肿增加。随着时间的发展，肺功能逐渐恶化，主要表现肺血管渗透性的增加，这时才在 X 线片表现出征象，最早诊断肺挫伤是通过 CT、血管外肺积水的定量、通气参数的测定（气道压力）等。在有肺损伤时，二次手术最好是在没有肺部感染并且动脉血氧分压和吸入氧分数（PaO_2/FiO_2）比率正常的情况下实施。

（5）炎性因子：损伤后免疫系统可能处于一个无反应状态，在这种情况下患者由于免疫力差可能发生感染。另外患者免疫系统还可能处于高反应状态，会造成器官的损害使患者发展为 MODS ，因此患者必须不断调整自身并处于合适的状态。二次手术时间和手术方式可对免疫系统造成影响。Pape 等发现损伤2～4 天促炎介质水平持续升高，而 6～8 天后炎性因子释放量明显减少，因此建议此时进行二次手术。

5. 创伤控制理念在创伤骨科中的应用

(1) 股骨干骨折的治疗：生理功能处于紊乱状态的严重创伤患者股骨干骨折的固定方式是一个值得商榷的问题。

NastKolb 等总结相关文献指出股骨干骨折初期用交锁钉固定组患者出现的炎症反应比用外固定架治疗组要严重，他们认为对伴有严重头部、胸部损伤或心肺系统、血流动力学不稳定的患者采用全面治疗方案有加重全身免疫炎症反应的风险性，而微侵袭的外固定手术可减少处于急性生理失调状态患者的手术负担，减轻全身炎症反应，进而减少多器官功能衰竭的发生。

外固定治疗股骨干骨折也存在一些弊端。首先是固定针处污染，特别是外固定时间超过 2 周时更易出现；其次是外固定治疗股骨干骨折为偏心固定，骨折断端稳定性差，易发生再移位；第三，固定针横穿髂胫束，影响其滑动，从而影响膝关节活动，甚至出现活动膝关节时针孔处疼痛；第四，日常护理不方便，影响患者的生活。因此，外固定治疗股骨干骨折是一种临时方法，在患者病情稳定后应将外固定改为内固定，Harwood 等认为将外固定改为内固定出现感染的可能性与初期髓内钉固定骨折相近。

(2) 骨盆骨折的治疗

骨盆骨折是创伤后第三大致死原因。骨盆环骨折及髋臼骨折一般由高能量损伤导致，骨盆骨折总体上分为两种类型。一种为稳定型骨盆骨折，这类骨折对骨盆环稳定性的影响比较小；另一种为持续不稳定型骨盆骨折，这类骨盆骨折多为高能量损伤所致，除了骨盆环稳定性受到严重破坏外，还常伴有骨盆内其他器官的损伤，如尿道、膀胱、直肠、神经、腹部、胸部、中枢神经系统、长干骨损伤，同时经常合并有血流动力学不稳。

伤后影响致死率的因素包括：年龄、ISS（损伤严重程度评分）、骨盆不稳定程度、开放损伤中伤口的大小及损伤严重程度、合并直肠损伤、输血量及是否伴有其他损伤。骨盆骨折的出血来源有：①海绵骨骨折，即骨折面出血；②盆壁静脉丛撕裂伤；③盆腔内中小血管损伤；④贴近盆腔壁的肌肉及盆腔内脏器因骨折端刺伤而出血。骨盆“开卷型”骨折由于骨盆容积扩大，常会引起“负吸”效应，造成不断出血或休克，East ridge 等研究认为，稳定型骨盆骨折出血多源于腹腔出血，而不稳定型骨折出血多因骨盆骨折所造成。盆壁静脉丛广泛撕裂或盆腔中小血管的严重损伤可导致骨盆骨折大出血，这是由于骨盆侧支循环十分丰富、盆壁静脉丛无静脉瓣，一旦严重撕裂，出血难以自行停止，失血量可达到 200～4000 ml，引发低体温、代谢性酸中毒、DIC，这类损伤对患者生理指标的干扰比较严重。面对处于生理潜能耗竭状态的骨盆骨折患者，若对其严重性缺乏充分认识，进行一期广泛的手术治疗，无疑给伤员残存生理潜能“雪上加霜”，造成生理上的“第二次打击”。DCO 是针对严重损伤病人特别是那些不稳定骨盆损伤伴有血流动力学不稳定的病人惟一有效的选择，通过紧急简化骨盆早期固定、有效止血等快速、有限的手术干预，积极复苏、阻断生理潜能恶化的恶性循环，防治低温、代谢性酸中毒、凝血机制紊乱，使手术的不利影响降到最低，待病人情况稳定后再施行进一步的确定治疗。具体来说，按损伤控制理论分三阶段治疗：

第一阶段：补充血容量的同时进行有效的止血处理，控制致命性大出血，对不稳骨盆骨折早期一侧或两侧髂内动脉栓塞或者结扎，骨盆支架临时外固定等治疗。简单处理合并损伤，尽快恢复重要脏器的血液灌注，改善组织缺氧状况。临床上常用的骨盆骨折 DCO 处理方法有：

1）骨盆吊带：骨盆吊带固定骨盆骨折是一种比较简单的操作方法，可获得对骨盆比较充分的压力，但潜在的缺点可造成局部软组织受压，有损伤内脏或骶神经根卡压的危险性，只能用作创伤现场骨盆临时固定。

2）外固定架装置：到达医院后对病情不稳定的患者要采用外固定技术，通过外部加压减少骨盆内容量，产生有持续止血作用的填塞效果，同时也可获得骨盆环的稳定和骨折面接触，利于血液凝固和对严重创伤患者的复苏治疗。骨盆外固定架装置分为 2 种类型。一种类型是将固定钉固定在髂前上嵴附近，比较适用于骨盆前环骨折的复位和固定，多用于开书型骨盆损伤；另一类是骨盆 C 型夹，由 2 根针组成，它们固定在骶-1 水平处的后侧髂骨上，可在骨盆后环处提供加压，提高骨盆后环骨折的稳定性。外固定架装置操作比较容易，可在急诊室进行操作，能够达到快速骨盆环损伤复位和固定的目的。骨盆外固定架装置既可用于临时性的骨盆损伤治疗，也可用于骨盆损伤长期治疗，但潜在的并发症包括医源性臀部血管神经结构的损伤和在骶骨骨折中过分加压导致的神经损伤。考虑到多发伤的患者除发生严重骨盆骨折之外，常合并严重的胸、腹、盆腔脏器损伤，所以在急救过程中，应当强调麻醉科、普外科、胸外科、泌尿外科、血管外科等多科室联合救治，骨科损伤控制作为患者整体治疗的一部分，在病情允许情况下可以与相关科室合作同时进行。在采取外固定支架或切开复位内固定治疗之前应当与普外科或泌尿外科统一制定手术切口，避免外支架阻挡外科手术操作或者因切口选择不当引起术后感染等情况的发生（图 12－31）。

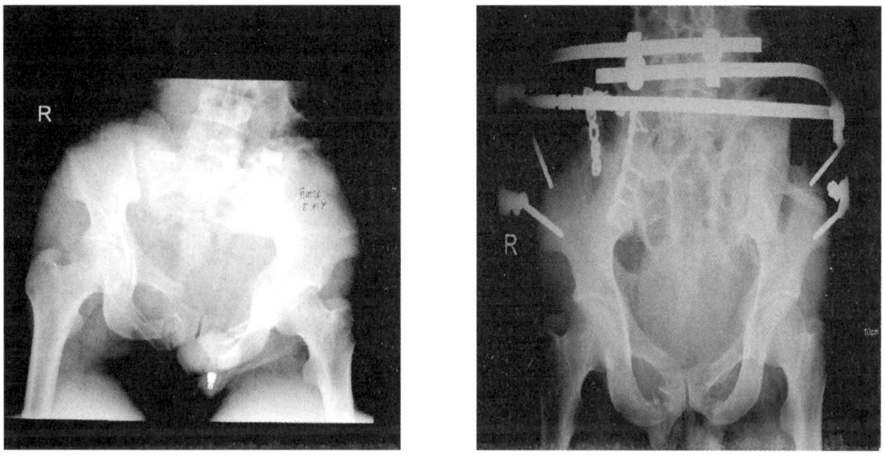

图 12－31　骨盆骨折的外固定架

3）内固定：骨盆损伤开放复位和内固定虽能恢复骨盆环的完整性和稳定性，但对于病情比较严重的患者这种办法不能接受，因为过长时间和过大的手术操作易造成患者出现难控制的出血、凝血功能障碍和早期死亡。只有患者的血流动力学稳定后，才可应用内固定，或是在处理盆腔内其他脏器损伤时在同一切口内处理骨盆骨折。不过，要恢复骨盆的解剖结构，最终还是以切开复位内固定为上策（图 12－32）。

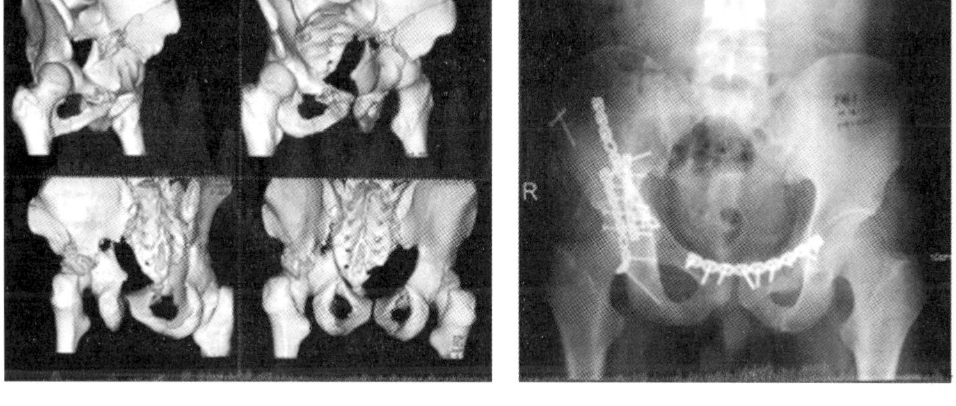

图 12－32　复杂型骨盆骨折的内固定

4）直接手术止血：理论上直接手术止血有优势，但在实际临床中这种方法通常不易施行，因为出血多源于损伤的静脉丛，控制出血不容易。在视野模糊的情况下，对周围组织盲目的缝合和钳夹还可导致医源性的神经损伤。

5）骨盆动脉造影和栓塞：大约有10%的骨盆骨折患者可出现源于动脉出血引起的血流动力学的不稳定。通过放射介入栓塞出血的动脉来控制骨盆出血是近些年来开展的一项技术。Hamill 等对 26 例骨盆骨折行动脉栓塞治疗的患者进行了研究，骨盆血管栓塞的初期成功率为90%，8 例患者（40%）由于持续性出血而采取进一步的手段，有 4 例患者死亡。从创伤到血管造影治疗之间平均时间为 5 小时（2.3～23 小时）。Cook 等报告说，动脉栓塞可控制骨盆骨折出血，但患者的死亡率高达50%，其有效性受到质疑。他还强调了在行骨盆造影之前行外固定治疗的重要性。此外，为了保证骨盆血管造影和栓塞的成功，医院应具备熟悉血管造影的医生和精密、可靠的设备，这样可尽量缩短血管栓塞治疗的时间，提高抢救患者的成功率。

6）骨盆填塞：腹膜后填塞技术是指通过标准的外科手术技术将填塞物放置在膀胱旁和骶前空间来堵塞出血，这项技术已经在一些特定的患者中得到成功的应用。这种技术多在采用骨盆 C 型夹或其他措施获得骨盆后环机械性稳定后进行的，通常填塞物在伤后 48 小时更换或移除。与骨盆血管栓塞相比较，骨盆填塞止血手术虽然治疗时间明显缩短，但术中输血量要高出 5 倍。

对于骨盆外固定及输血、输液后血流动力学仍不稳定的患者应及时行骨盆填塞手术，在骨盆骨折部位行填塞或通过暂时主动脉加压来控制出血，可同时评价腹腔脏器损伤的治疗方法，但应避免腹腔器官复杂的重建手术。对于腹腔脏器损伤的患者不易行血管造影栓塞术，因为其操作时间比较长，不利于患者生理指标的动态评估和进一步治疗。对于经输血后血流动力学稳定的患者如果怀疑有骨折出血（扩大的血肿），血管造影栓塞可作为一种辅助治疗方法。

第二阶段：手术后入重症监护病房进行复苏和生理状态的优化。

第三阶段：患者生理状况允许后，做延期的骨折确定性复位和内固定手术。确定性手术时间应在伤后 36～72 小时内进行手术，或病情平稳的情况下进行手术，如果血流动力学不稳定时还应推迟手术，确定性手术的必备条件为低温状态纠正、凝血功能恢复正常。最佳条件为：①氧运输正常；②血流动力学状态稳定；③酸中毒纠正；④出血（从引流管）已经控制；⑤无危及生命的其他因素存在。后部结构没有完全破坏、骨盆环稳定的 B 型骨折通常需要行骨盆前环固定，其中部分病例可以外固定支架作为终极手术治疗，部分病例行一期外固定支架治疗，待患者一般情况稳定后二期采用切开复位方法治疗，对于“开书型”骨盆前环骨折，采用外支架临时固定，对于不稳定后环骨盆骨折，采用骶髂螺钉、LCP 钢板微创内固定，对于 C 型骨盆前后环均有严重损伤的病例，采用前后路联合微创固定治疗的方法固定。

（3）脊柱骨折的治疗

严重的脊柱骨折可引起相应节段脊髓损伤，这种机械性脊髓损伤可刺激机体产生一系列反应而引起继发性脊髓损伤，其中包括脊髓组织内电解液流出、生物化学的改变和血运减少，进而导致氧自由基的形成，钙离子内流，细胞因子和儿茶酚胺的释放，再加上创伤后的低血压、血管痉挛等机体自身调节的不足，脊髓细胞发生死亡。因此脊柱骨折早期手术的目的主要是行脊髓减压，避免脊髓的二次损伤，对脊柱不稳定骨折特别是伴有神经损伤者，应争取 6 小时内介入确定性治疗。早期外科治疗便于护理脊柱脊髓伤患者，缩短住院时间，加速康复和减少总医疗费用，这主要通过恢复脊柱的解剖力线、神经组织和血管的减压及增强脊柱的稳定性来实现。Kossmann 等对脊柱骨折伴脊髓损伤患者采用两阶段治疗方案，损伤初期胸腰椎骨折采取后路内固定，颈椎骨折采取 hallo 环胸部支架固定，这可保证后期在患者生理条件允许情况下行Ⅱ期前路重建或更复杂的固定（图 12-33，34）。此外，采用两个阶段手术方案的最大优越性是可以利用充裕的时间请有经验的脊柱外科医师制订详细的计划以完成最后的手术治疗。

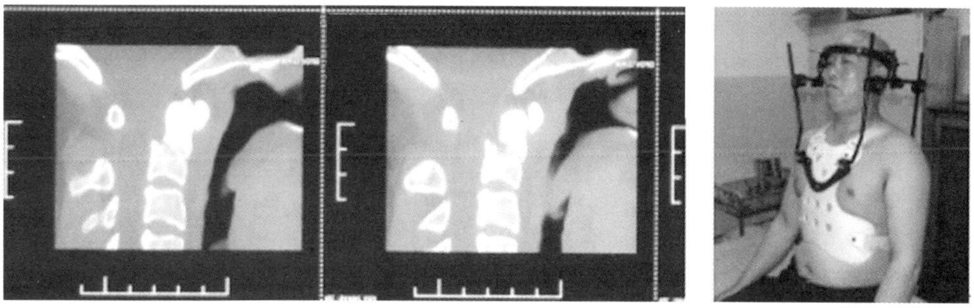

图 12－33　C2 齿状突骨折，Halo-Vest 架外固定

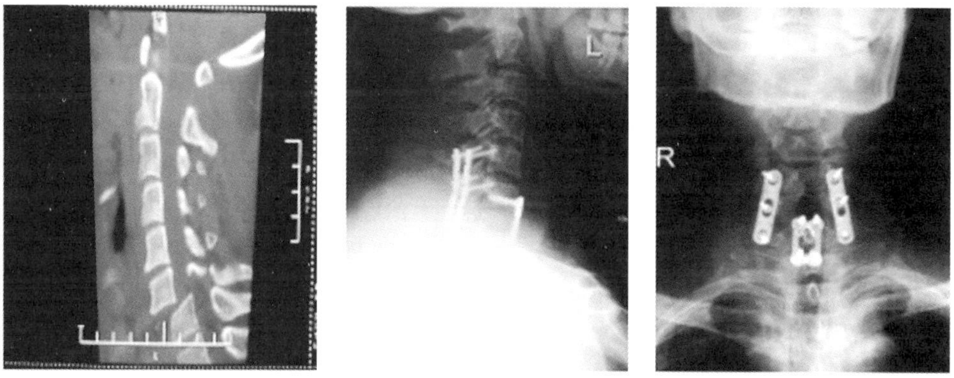

图 12－34　C6，7 骨折脱位合并不全四肢瘫，前后路减压复位融合内固定术

以脊柱脊髓损伤为主（ISS ≥16 分）的严重多发伤，均存在不全瘫痪或完全瘫痪，最常见的并发伤是四肢创伤。脊柱脊髓损伤为主的严重多发伤系高能量损伤，损伤机制复杂，还有可能伴有其他重要组织、器官的损伤，如颈椎穿通损伤多伴有血管损伤，胸部穿通损伤常伴发肺部和心脏损伤，腰椎伤可伴随腹部脏器、生殖泌尿系统或大血管结构的损伤，这些重要组织、器官的损伤对患者生命的威胁更严重。开放性脊柱损伤的另一合并症是感染，对开放性脊柱损伤延迟或不适当的治疗都可导致严重的中枢神经系统的感染。因此对开放性脊柱骨折及相关组织、器官损伤要早期、积极给予治疗。对于脊髓损伤患者应用类固醇药物要谨慎，因为静脉输入激素对神经功能的恢复没有明确效果，反而增加了患者发生感染的风险性。救治中在其他部位行救命手术的同时，以损害控制简单、快速、稳固和最小干扰全身生理为原则，对四肢和骨盆骨折以外固定器临时固定，不必强求骨折解剖复位，可较有效地控制脊柱脊髓型严重多发伤，阻断或明显减轻创伤后全身免疫反应综合征，避免骨折不稳定及固定手术进一步加重全身损害，以及进一步诱发多脏器功能障碍的发生 。如果尚未获得血流动力学稳定，潜在的威胁生命的情况尚未解决或化验及放射检查结果尚不足以制订出一个满意的外科计划，不应急于进行手术治疗。当较危急的损伤已经稳定时，应重复进行骨科检查以找出所有漏诊的损伤并进行早期治疗。手术时机取决于脊髓损伤和全身情况的稳定性，对脊髓损伤不稳定或进行性瘫痪而全身情况较好者，可尽快做脊柱脊髓手术；对脊髓损伤不稳定或进行性瘫痪而全身情况较差者，迅速调整全身状况，待其改善后较早手术；对脊髓损伤稳定或好转而全身情况较差者，可延迟到伤后 21 小时行脊柱脊髓伤的手术。

1）颈椎损伤的治疗

颈椎发生穿通性损伤后不提倡常规的椎板减压，因为早期椎板减压可增加颈部脊柱的不稳定性，对有前柱压缩性损伤的患者可导致脊髓神经功能的恶化。椎板减压只有在急性脊髓神经功能恶化或清创时才保留使用。颈椎骨折手术时机的选择还存在着不同观点。一些学者将颈椎骨折伴神经损伤患者于伤后72小时内手术组和伤后5天手术组相比较，在神经功能恢复方面统计学上没有明显差异。另有学者对所有急性颈椎损伤伴神经功能缺陷的患者在损伤72小时内行手术减压和固定，发现对不完全脊髓损伤患者的治疗效果明显。

2）胸、腰椎损伤治疗与颈椎损伤相比，引起胸椎损伤的暴力更强烈，引起邻近器官损伤的发生率更高，脊髓损伤所出现的神经损害更严重。对完全性胸部脊髓损伤患者立刻行手术减压不十分合适，因为神经功能的恢复不太可能，早期手术还可引发其他风险，包括术中或术后呼吸功能窘迫、出血和感染。对于胸、腰椎骨折部分截瘫患者早期行脊柱减压和内固定有提高神经功能恢复的可能性。Kassmann提出了可行两阶段手术方案，初期通过早期手术复位和后路固定行有限的创伤控制手术，为脊髓神经功能恢复提供解剖学上的基础，后期再行前路重建，加强脊柱的稳定性，这比单纯晚期手术治疗在神经功能恢复和全身康复方面更有益。

（4）四肢关节骨折创伤控制性手术

长期以来，对多发伤中长骨骨折的处理方式一直存在争议，早在20世纪50年代以前人们普遍认为多发伤长骨骨折患者的生理状态不稳定，早期手术（24小时内）会导致骨折处脂肪和髓内容物释放增加，引起脂肪栓塞，因此一般延迟手术。随着AO原则在临床的广泛应用，人们认识到骨折固定的益处，至20世纪80年代提出所有骨折患者均应“早期手术治疗”（early total care，ETC）的观点。但后来发现并非所有患者均能从早期手术中获益。合并颅脑损伤、胸部损伤、ISS评分高的患者，早期手术反而会增加手术并发症。因此自20世纪90年代初提出了创伤控制骨科学（damage control orthopaedics，DCO）的概念。系指经过控制出血、处理软组织损伤后，对骨折实施创伤小的临时固定，待患者生理情况稳定后实施二次手术达到明确固定。

综上所述，严重创伤患者为多系统、多脏器损伤，早期治疗以挽救生命为主，对于这些生理情况很差的患者，过长或过分的手术干预，所导致的是给处于极限的生理功能的再一次严重打击，对处于衰竭边缘的患者无疑是雪上加霜，患者即使熬过了手术，也将死于接踵而至的术后并发症。因此，DCO理念的宣传和普及，对于提高创伤救治水平是至关重要的。然而，也有学者提出，DCO所必需的大量医疗资源、先进的医疗设备、复杂的治疗过程以及对医护人员经验和技术水平的高要求，与非常时期大量伤员同时涌入、所处区域有限的医疗资源是突出的矛盾。成功的DCS治疗，一方面需要加强医疗硬件设备的投入，另一方面需要一个协调配合的、多重纪律约束的团队，要求创伤外科医护人员，提高对创伤控制手术、ICU脏器功能支持和潜在并发症防治的认识和掌握，做到准确合理地选择适应证、积极有效的ICU支持和恰当无延误地实施再手术。对这类患者的治疗不是哪一位专业医师独立完成的，而需要一个训练有素、包括相关专业医师在内的团队来施行，这类患者的骨科治疗方法要简单、有效、易操作。目前我国多数医院对严重创伤患者的治疗还没有制定出严格的救治制度和完善的治疗方案，对患者损伤严重程度的评估标准主要依据损伤部位的解剖学改变情况，而对于伤后病理生理学、病理学、免疫学等方面的评估标准还不十分明确，需要在今后医疗工作中探索和制订全面、完善地对严重创伤患者病情评估的临床和实验室标准，以提高这类患者的治疗效果。

（5）骨折合并胸部外伤的救治

骨关节型多发伤合并胸部损伤的病人，整体伤情复杂多样，应警惕体表和四肢看似严重的伤情而掩盖致命的胸部损伤。其伤后病理生理学改变，取决于胸部损伤及骨折的严重程度。胸-长骨多发伤被认为具有高风险，适合于创伤控制的方法处理。对于胸部损伤轻的病人，早期ETC可明显减少ARDS等并发症，但严重胸部损伤的病人，ETC处理将出现相反结果，四肢长管状骨骨折手术髓腔扩大及穿钉过程会导致髓内压升高，可激活应激反应，促炎介质如IL－6升高，导致肺水肿，增加肺脂肪栓塞发生的可能性。

1）创伤控制适应证：对于骨关节型多发伤合并胸部损伤的病人，ISS >20 分，若伴失血性休克，收缩压<90 mmHg，双肺挫伤，平均肺动脉压>24 mmHg，应视为临界病人，应进行创伤控制并实施 DCO 手术，当患者出现 ISS>35 分，T<35℃，BD>12 mEq/L 时应作为选择 DCO 的适应证。

2）DCO 技术步骤：对怀疑胸部肺挫伤，因骨折病人多不能立位胸部 X 线检查，平卧位胸片对血气胸难以发现，应进行反复动态胸部斜坡位 X 线及螺旋 CT 检查，防止漏诊。由于肺比其他脏器更具有易于渗漏体液至间质的特性，且肺挫伤后肺间质充血、出血及水肿，对液体耐受性极差，所以应避免采取早期骨折的确定性手术和大量输晶体液。为避免导致肺水肿加重，应严密控制晶体液的输入，多补充胶体成分，使用肾上腺皮质激素及利尿剂。ARDS 是全身严重创伤的常见并发症之一，而有肺挫伤时更易发生，病死率高达 43%～50%。因此在处理骨折合并胸部损伤时应全面考虑，不能顾此失彼。对胸部损伤轻的一般病人，可在严密监护下行 ETC 治疗，如术中病情恶化，失血多，血压经输血不升高，SaO_2持续低，应立即改为创伤控制性治疗。临界病人和危重病人四肢骨折和骨盆骨折应选择骨折外固定器临时固定，可缩短手术时间、减少出血和创伤，对胸部肺损伤的干扰小，降低创伤后医学干预的“二次打击”，有效控制伤害并获得可靠固定，可降低致死性并发症 ARDS 及 MODS 的发生。

3）确定性手术时机：血气胸停止闭式引流，肺部经胸部 X 线及螺旋 CT 检查，阴影吸收改善，各项生理功能指标稳定，化验指标改善，伤后 15 天左右可进行骨折确定性手术。

（6）烧伤合并骨折的处理

对于煤矿井下瓦斯燃烧或爆炸后复合伤的伤员，骨折的治疗应根据损伤控制的原则，灵活选择手术方式、手术原则和手术方案。

1）手术时机：烧伤合并四肢骨折手术时机，应在考虑全身情况条件下，争取早期手术，固定手术作为抢救治疗的一部分，时机越早越好，手术疗效与治疗时间密切相关。小面积烧伤、程度较轻合并四肢骨折的患者，Schultz 等发现 48 小时内完成手术者无伤口愈合不良或骨髓炎，认为应该尽可能早期处理不稳定的骨骼损伤，即使开放性骨折或切口通过烧伤创面，其感染的概率也没有明显增高。在条件许可的情况下应尽早施行骨折复位固定，可在 24 小时内急诊手术。大面积烧伤合并四肢骨折者，在平稳渡过休克期后进行较安全，Crisola 通过狗闭合骨折模型的实验研究表明，即使在烧伤 24 小时手术创面上手术，感染率为 10%，96 小时以后再处理感染率会达到 80%。

2）固定方式：瓦斯爆炸伤害作为最难治疗的复合伤，坚持生命第一的原则已达成共识，而对其骨折治疗历来争议颇多，争论焦点在于对骨折的固定方式、手术时机的选择和并发症的处理。骨折的固定方式包括非手术治疗（夹板、石膏和骨牵引）和手术治疗（外固定支架、内固定钢板、带锁髓内钉）。传统的观点认为烧伤骨折创伤严重、感染率高、死亡率高，治疗只能使用夹板、石膏及牵引治疗，手术是绝对的禁忌证。近年来国内外学者已倾向于应用骨外固定架、内固定材料来固定骨折。Jeffrey R 等报道使用外固定及部分切开复位内固定治疗烧伤骨折病人，未见因行内固定治疗而致感染的病例，取得了理想的效果。李连亭等应用骨外固定架处理烧伤合并骨折，与传统方法比较缩短了住院时间、烧伤创面及骨折愈合时间，减少了并发症。王新等则推崇带锁髓内针固定。作者认为骨外固定技术应是烧伤合并骨折的首选方法（图 12-35），它具有以下的优点：①手术简单有效，在局麻下也可进行，对病人影响小；②可在处理烧伤创面时行骨外固定架固定，又便于换药，缩短了疗程，有利于肢体功能的恢复；③外固定器穿针灵活，组装方便，可以最大限度地避开烧伤创面穿针外固定，又可根据骨折愈合的不同阶段减少钢针数目及连杆的数目，以减少外固定器的刚度；④烧伤创面愈合后，早日进行功能锻炼，可明显减少因关节部位瘢痕形成而影响关节功能；⑤骨折愈合后在门诊即可拆除外固定器，不需住院，既免除二次手术之苦，又节约了费用。

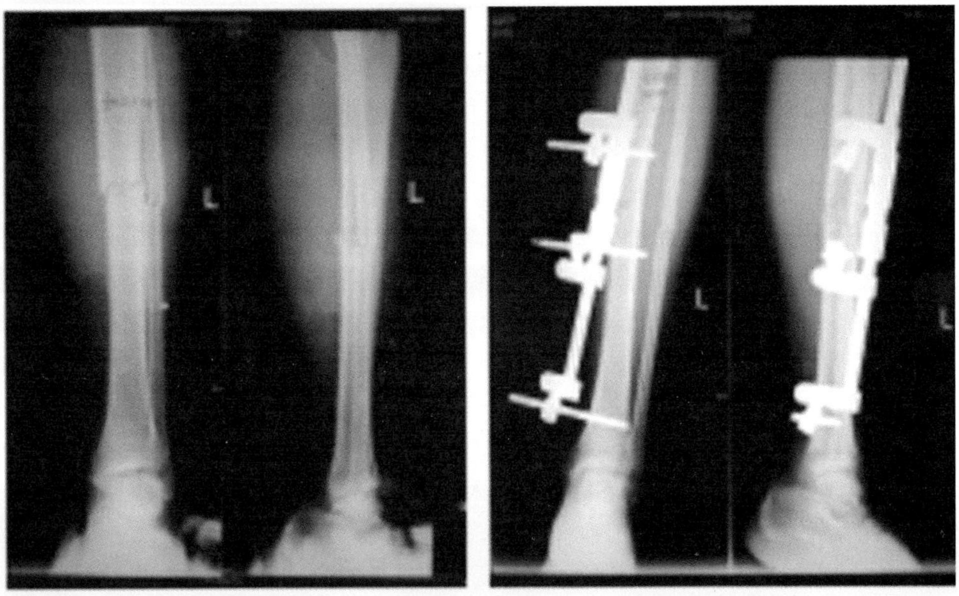

图 12－35　胫骨骨折外固定架的应用

第三节　外固定架技术与微创技术

外固定支架具有操作简单快速、创伤小的优点，可以临时固定骨折、控制骨折断端出血以及减少对全身和局部的损伤，而且便于现场操作，有利于伤员的后送及复苏。对于不稳定的骨盆骨折，可临时安装带髂骨固定钉的骨盆外固定装置，能够使骨折局部稳定及压迫损伤血管，提供有效的骨盆填塞以减少出血量，同时也便于进一步处理其他损伤。基于以上特点，骨科损伤控制学强调使用微创手术操作理念，当面对多发骨折、骨盆骨折、胸外伤、脊柱损伤、严重多发伤、大面积烧伤、合并休克等濒危创伤患者时，为保证患者生命，外固定架成为 DCO 现场、早期抢救过程中，稳定骨折断端的首选手术方式。

一、外固定架发展史

应用外固定架治疗骨折的历史大约已有 130 余年。骨外固定器始于 1840 年，法国 Malgaigne 应用 2 枚大钉穿入胫骨骨折的两端，连接体外的一个金属环带上，以调控骨折移位。1897 年，美国 Parkhill 设计了单侧外固定器。1902 年著名比利时骨科医生 Lambotte 设计了能调节的单侧外固定器。1905—1937 年间，Boever，H. Judet，Lambotte，Bonnel，Chalier，Goosens，以及 Joly，R. Andersons 等均对外固定器进行过有益的改进。1938 年，Hoffmann 设计了可在三个平面上进行调整和有牵伸加压功能的外固定器，大大推进了外固定器临床应用的进程。1954 年前苏联 Ilizarov 设计了全环式外固定器，不仅用于治疗骨折，还用于治疗骨与关节矫形，以及进行肢体延长和骨延长，赋予了外固定技术新的生命，使骨外固定技术有了划时代的发展。20 世纪 70 年代以来，我国孟和、李起鸿教授，意大利 Bastiani，以及“AO”均设计了各具特色的骨外固定器。20 世纪以来，以 AO 为代表的内固定理论和技术不断发展并普及应用，内固定在骨折治疗中占主导地位，外固定架作为治疗手段之一仍占有一席之地。尤其是在多发骨折急诊处理，严重开放骨折治疗，骨折合并关节脱位一期固定，骨折不愈合特别是感染性不愈合等方面被广泛应用。随着外固定架研究不断深入发展以及微创外科技术的提倡，使其应用范围日益增大。

二、外固定架基本知识

外固定架由导针、夹钳或环、连杆组成。导针又可分为全螺纹型和半螺纹型。夹钳是将导针与连杆连接的装置。导针与连杆的连接方式可基本分为两类：简单连接（simple configuration）和组架连接（modular configuration）。组架连接是将一组导针同时与夹钳相连后再与连杆连接，优点是可以先将导针置入并与夹钳相连后再行复位，因此操作较为灵活简便，但与简单连接相比稳定性略差。外固定架的基本空间构成可分为5种：单边和双边，单平面和多平面以及环形固定。近年来出现一种组合式外固定架（Hybride Fixator），即将环形外固定架与单臂外固定架结合的混合构架。

三、骨外固定技术的进展

从20世纪70年代开始，骨外固定技术的基础研究、器械设计、临床应用方面已取得突破性进展，进入了崭新阶段，故被誉为矫形外科发展史上新的“里程碑”，并且骨外固定的应用范围还在不断扩展：由治疗骨折到矫治骨与关节畸形和骨段延长或肢体延长；由治疗四肢骨干骨折到治疗骨盆、脊柱和关节端骨折；由治疗感染性骨折到感染性骨不连、骨缺损。肢体延长由小腿到大腿、手指和足。随着新材料、新工艺的应用，使骨外固定器的构形、体积、重量、灵活性以及X线等性能日趋符合临床需要。结构形式趋向多元化、系列化、朝通用性好、灵活多用的方向发展。钢针直径趋向细或粗细结合，以及全针与半针结合应用的原则。

四、骨外固定器在现代创伤骨科中的使用价值

随着工农业的发展和交通运输的繁忙，创伤更趋复杂、严重。特别是伴有严重创伤濒危患者抢救、严重多发伤、大面积烧伤创面、严重软组织伤或伤口污染严重的开放性骨折或已有感染的骨折，石膏、夹板无法应用，牵引又不能稳定骨折端，治疗中往往顾此失彼，而手术内固定不但会增加二次打击，尚有感染之虑，甚至因影响抢救复苏而导致患者术后出现严重并发症死亡。若勉强使用传统方法，极易发生各种严重并发症：如皮肤坏死、局部感染、骨外露、慢性窦道、骨髓炎、骨不连、骨缺损等，有的久治不愈而最终截肢。并发症的发生，多数是因为治疗中不能很好解决骨折复位、固定与局部血运、伤口处理和治疗感染之间的矛盾所致。骨外固定器是一种独特固定方式，远离病灶区穿针和架空创伤处固定骨折，很好地解决了固定与相关治疗之间的矛盾。平均治疗时间比其他方法缩短33.4%～88%，甚至可使某些濒于截肢的肢体得以保留。又因骨外固定器较内固定手术操作简单、创伤小、不用输血、对全身干扰少等优点，便于在各种复杂情况下，对骨折进行及时有效的固定，特别是治疗多发伤骨折，既能避免因骨折未能及时固定而造成的某些严重并发症，又可为治疗某些威胁生命的合并伤争取时间。感染性骨折、骨与皮肤缺损，是严重开放性、粉碎性骨折的常见并发症，是晚期截肢的常见原因，治疗极为困难，应用骨外固定和结合骨科其他技术综合治疗，治愈率可达96%以上。由此可见，在现代创伤骨科中推广应用骨外固定技术，有着重要的临床意义。

高能量损伤的骨盆骨折常伴致命性创伤大出血，对于血流动力学不稳定骨盆骨折、机械力学不稳定的骨盆骨折、开放性骨盆骨折及复杂骨盆骨折，重新获得血流动力学稳定的第一步是输入晶体液和全血，其次是固定骨盆骨折，减少骨盆再移位和再损伤，控制或减少失血，缩短抢救复苏期，提高生存率。严重骨盆骨折的急诊处理一般不主张采用切开复位内固定，因为这不仅耗费宝贵的时间，而且手术切口及术中的分离等医源性损伤可造成进一步的出血和凝血功能紊乱，甚至发生死亡。在急诊条件下行不稳定骨盆骨折外固定是一种合适的选择，外固定支架系统容易操作，在创伤抢救室就可以施行手术。这种设备是利用将钢针固定于髂嵴上，通过直接施加于骨折部位的外力稳定骨折来控制出血，给骨盆骨

折初步稳定提供暂时或有限的固定。骨盆的不稳定骨折（B型、C型）一般可以采用外支架进行临时的固定。对于“开书型”骨盆前环骨折可以采用外支架或C形钳临时固定，便于患者术后早期的主被动活动，减少了脓毒感染、褥疮、深静脉血栓及肺栓塞等并发症的发生率。对于处于濒死状态下的不稳定骨盆骨折，即时的外固定支架以及骨盆填塞等方法对于控制出血则是行之有效的方法。

五、骨外固定器治疗骨折的优点

在各种复杂伤情下对各种类型的骨折，均可进行及时、有效的固定，既使其他方法难以固定的复杂骨折，骨外固定器也能提供有效固定。操作远离骨折端，不加重骨折局部血运的破坏，体外固定装置不影响伤肢血液循环。架空创伤处的骨折固定形式，很好地解决了开放性骨折和感染性骨折治疗中固定与伤口处理之间的矛盾。并发症少而轻，一旦发生易于处理。操作上比钢板等内固定简单，易于掌握，无需广泛切开、创伤小、不用输血，麻醉简单。所以对全身干扰小。比石膏、牵引或小夹板更有固定牢稳、不影响关节活动、疗效可靠等优点。术后允许再调整，以便矫正残余的轴线偏差。骨折处不存留异物，无需二次手术。缩短治疗时间，降低医疗费用。

六、使用方法

（一）置入固定针操作注意事项

外固定架固定针置入时要特别注意避免皮肤及皮下软组织损伤。首先，无论使用何种固定针（即便是张力克氏针）均应做1厘米左右的皮肤切口。然后用止血钳将皮下软组织钝性分离直至骨面。在钻孔拧入固定针时始终应用软组织保护套筒。复位后由于固定针位置的变化造成皮肤嵌压时，应扩大切口解除嵌压。手术医生必须对于肢体解剖非常了解，特别是固定针置入部位的平面解剖，以免在操作时损伤血管、神经。

（二）影响外固定架强度的因素

1. 固定导针　固定针的直径与固定的牢固程度有很大关系，对于不同部位的骨骼应该选用不同直径的固定导针。5mm直径以上的导针应用于骨盆、股骨干和胫骨干。3mm直径的导针应用于足、踝、腕部和前臂部位。4mm直径导针应用于肱骨干。2mm直径导针应用于指骨、趾骨和掌骨。对于导针螺纹长度的正确选择也十分重要，应用全螺纹螺钉可有效增加固定强度及稳定性。其他因素有固定导针、连杆数目、外固定架的空间结构等。而每种因素在不同外固定架系统中的影响程度不同。单边单平面外固定架操作时应遵循以下原则：

（1）选择适当直径的导针。

（2）对于两部分骨折至少应用4根导针。两根尽可能远离骨折端，另外两根尽可能靠近骨折端。如果软组织条件允许，主张应用6根导针。最后两根导针的位置分别位于骨折一侧的前两根导针之间。外固定架的空间构成对于其固定的稳定性有很大影响，平面越多固定的稳定性越强。同时平面的位置也与稳定性密切相关，原则上应该有一个平面与骨骼受到的轴向应力方向一致。

2. 环形外固定架可以被认为是组架式外固定架的一种改良类型。由于该系统采用多针固定、多平面固定及多连杆固定，所以稳定性非常强。其固定的牢固程度因固定导针的数目、环的数目和连杆的数目而异，但由于其操作复杂，限制了在急救中的使用。

3. AO组织在20世纪90年代发明一种无针外固定架（pinless fixator）。其C形夹钳固定于骨皮质而不穿过髓腔。优点是组织创伤小，感染率低，操作迅速，但其固定强度只有传统外固定架的30%，主要应用于严重开放骨折和现场急救，在肢体伤口污染严重而无法行任何内固定时将骨折临时固定，以维持长度和轴线。

4. 可能引起固定导针松动的因素　固定针松动是外固定架应用中最为常见的合并症。固定针与骨界面上所受到的应力有两种：静力应力和动力应力。静力应力发生在骨折固定后骨折端获得加压力的情况下，静力应力是单向而且持续存在，不随时间而改变。动力应力发生在骨折不稳定的情况下，当肢体负重时负荷由外固定架传导到骨折端，此时应力在固定针与骨界面上不断交替集中，当超过一定范围时会引起界面骨细胞坏死，从而造成固定针的松动。一般情况下针道松动引起感染比软组织感染造成针道松动更为常见，但如果软组织污染伤口处理不当，针道护理不佳则会造成严重感染甚至骨髓炎，进而引起固定针松动。所以，正确的创面处理和针道护理极为重要。

七、外固定架针道护理

外固定架针道感染的严重程度通常采用 Melendez，Colon 提出的 6 级分型方法：

1 级：针道周围皮肤轻度发红，没有或仅有少量渗出。此时主要是软组织反应而非真正感染，但也可能是感染前期。一定要保持针道清洁，以免进一步发生感染。

2 级：单个针道周围明显皮肤发红，明显渗出，明显压痛和病人自觉疼痛。此时应予口服抗生素治疗，并行渗出液细菌培养。

3 级：症状，体征 2 级，但口服抗生素无效。必要时酌情考虑更换固定针的位置，但外固定架可以保留。

4 级：多个针道出现 3 级症状，体征。此时应全部去除外固定架。

5 级：感染波及骨组织，X 线表现骨骼感染征象。

6 级：去除外固定架后针道愈合，但周围软组织破溃，渗出。X 线表现明显的骨髓炎征象。

外固定架固定针的针道正确处理对于防止针道感染尤为重要。由于应用外固定架治疗的病人需较长时间佩带支架，因此术前应向病人详细教授正确的针道护理知识。

术中需要注意的事项：

（1）皮肤切口要足够大，以利于引流。一般为 1cm 左右。

（2）钻孔和拧如固定针时一定要用软组织保护套筒，以免软组织损伤。

（3）术后活动肢体，检查针道周围皮肤是否存在张力。必要时扩大切口减张。术后 24～48 小时内一般会有出血渗出，要保持针道清洁，用干净敷料保证 1～2 次/天的换药。干燥的血痂必须去除。应使用生理盐水而不是碘酒、酒精。后者会造成细胞坏死继而引起感染。病人出院后可以用上述方法自行换药。如针道干燥无渗出则无需任何处理。病人可以淋浴，但不可盆浴和游泳。

八、骨外固定器治疗骨折的适应证

骨外固定器治疗骨折的随机性较大，下述内容有些是公认的适应证，有些是相对适应证。适应证也可因技术熟练程度、设备条件、病人对治疗方法的观念等因素影响而有很大差别。因此，在临床实践中要因地制宜，灵活掌握。

1. 四肢开放性骨折特别是有广泛软组织伤、伤口污染严重及难以彻底清创的开放性骨折。

2. 感染性骨折，远离病灶处穿针固定，提供稳定固定，利于创口换药。

3. 多发伤骨折，骨外固定器能为骨折伤肢迅速提供保护，既防止因延期骨折治疗造成的并发症，又便于威胁生命脏器伤的处理。

4. 某些闭合性骨折：因骨折粉碎严重难以用其他方法稳定骨折端骨干的骨折。

5. 近关节端粉碎性骨折，某些关节骨折与脱位。

6. 需多次搬动（运送）和分期处理的战伤和某种批量伤员的骨折。

7. 烧伤合并骨折，用骨外固定器固定骨折，不但便于创面处理，将伤肢架空还可防止植皮区受压。

8. 开放性骨盆骨折，骨外固定器可给予较好的固定，并能控制失血与疼痛。

9. 断肢再植术及骨折伴有血管神经损伤需修复或重建，以及需用交腿皮瓣、肌皮瓣、游离带血管蒂肌皮瓣移植等修复性手术。

10. 关节松解术，特别是肘关节松解术。

11. 因种种原因不能手术治疗的不稳定骨折。

12. 作为非坚强内固定的补充。

九、微创技术

微创骨科是与传统骨科手术标准相比较而言的，它要求用最小的侵袭和最小的生理干扰达到最佳手术疗效。微创技术是一个广义的概念，它有着比单用内镜、腔镜、介入、小切口、显微外科、定向引导等更为广泛的内涵。近年来，随着医学高新技术的飞速发展，特别是内镜、腔镜、介入技术的问世，以及医生经验的成熟和配套器械的完善，使以人为本的微创手术方兴未艾。

近年来，采用微创技术治疗四肢骨折已渐成为一种趋势。进行骨折治疗从原来强调坚强内固定达到一期愈合，逐步转变为保护骨折局部血运的生物学固定以达到二期骨愈合的观点，即生物的、合理的接骨术的观点。对长管状骨骨折的治疗，也由传统的解剖复位坚强固定转变为以维持长骨正常长度、不出现成角及旋转畸形、注意保护骨折局部血供的间接复位相对稳定的微创固定。为进一步提高肢体创伤治疗的临床疗效，促进骨折愈合，加速关节功能的恢复，微创技术与理论得到推广与普及，更多的骨科医师在治疗长管状骨骨折时倾向于采用闭合复位、交锁髓内钉和经皮钢板等微创技术，以达到生物学固定的要求，不再主张直接复位和坚强内固定。由于经皮微创接骨术的手术切口较小，以恢复肢体长度、纠正轴线角度及旋转畸形为目的，在不直接暴露骨折端的情况下进行间接复位，然后进行髓内固定或通过两侧有限皮肤切口间的皮下隧道，在肌肉下方放置钢板进行桥接固定。与传统的开放手术相比，可减少对骨折局部软组织和骨膜血供的破坏，也不干扰髓腔内的血液循环，提供了较理想的骨折修复的生物学环境，缩短了手术时间，降低了骨不连和感染的发生率，有利于患者术后的功能康复。在内固定物的设计上，使其弹性模量接近骨骼，并采用生物降解材料或应力松弛钢板，以减少应力遮挡效应。在内固定物的选择上，注意生物固定与机械固定、髓内固定与髓外固定的结合，除关节附近骨折外，更多地采用对骨膜血运破坏较少的髓内钉，特别是带锁髓内钉固定；与此同时，不断改进钢板的结构，减少钢板与骨骼的接触面积，以降低或防止局部形成的骨质疏松。

参考文献

[1] 王爱民，孙红振，杜全印等. 38例脊柱脊髓型严重多发伤的救治. 重庆医学，2007，36（11）：1013-1015.

[2] 张呈祥，王映珍，吴爱军等. 262例严重多发性创伤患者救治的临床效果研究. 中国急救复苏与灾害医学杂志，2008，3（9）：541-543.

[3] 朱东波，龚辉，王建等，濒死及危重创伤437例的早期急诊救治. 中国交通医学杂志，2005，19（6）：658-660.

[4] 胡海波，禹宝庆，刘辉. 不稳定型骨盆骨折治疗中损伤控制骨科的应用. 实用骨科杂志，2008，14（10），584-586.

[5] 王声湧. 第三届全国伤害预防控制学术会议纪要. 疾病控制杂志，2005，9（1）：95-96.

[6] 施忠民，陈宇杰，张长青等. 股骨干骨折合并颅脑外伤患者骨折固定的手术时机选择. 上海交通大学学报（医学版），2007，27（3）：339-341.

[7] 兰秀夫，王爱民，孙红振等. 骨科损伤控制技术在儿童多发伤骨折救治中的应用. 中国骨与关节损伤杂志，2008，23（10）：831-833.

[8] 胡波，涂洪波，吴思宇. 骨盆骨折为主严重多发伤的救治. 实用骨科杂志，2009，15（9），692-693.

[9] 孙志扬，刘中民. 国内外创伤急救的进展. 世界急危重病医学杂志，2007，4（4）：1958-1960.

[10] 刘思海，王爱民，李主军等. 脊柱脊髓损伤为主严重多发伤的救治探讨. 重庆医学，2006，35（14）：1269-1270.

[11] 王爱民，兰秀夫. 进一步提高严重多发性骨折的救治水平. 创伤外科杂志，2009，11（6）：481-483.
[12] 刘思海，王爱民，杜全印. 颈脊髓损伤为主严重多发伤的伤害控制（附 32 例报告）. 中国矫形外科杂志，2006，14（18）：1363-1365.
[13] 王云飞，高明达. 抢救治疗重症骨折复合伤 19 例体会. 中国急救医学，2001，3，21（3）：173.
[14] 王晓伟，孙天胜，陈晓斌. 伤害控制骨科学的研究进展. 华北国防医药，2008，20（4）：28-29.
[15] 王北岳，赵建宁，郭亭. 四肢严重损伤的控制性处理. 中国骨与关节损伤杂志，2009，24（4）：361-363.
[16] 熊雁，杜全印，孙红振. 损害控制救治平时和地震时严重多发伤的比较研究. 中国骨伤，2008，21（10）：726-728.
[17] 杨帆，白祥军，刘开俊. 损害控制理论在严重多发伤合并休克救治中的应用. 创伤外科杂志，2009，11（1）：4-7.
[18] 周健，蒋耀光. 损害控制外科. 创伤外科杂志，2004，6（1）：72-74.
[19] 王北岳，赵建宁. 损伤控制策略在危重骨折救治中的应用. 人民军医，2008，51（8）：544-545.
[20] 巴军，王晋，马长福. 损伤控制骨科策略救治西宁地区严重多发伤 45 例体会. 青海医药杂志，2009，39（4）：11-12.
[21] 王雷，蒋电明. 损伤控制骨科的理论与实践. 创伤外科杂志，2006，8（6）：561-563.
[22] 杨友刚，蒋电明，倪卫东. 损伤控制骨科理论在地震致骨盆骨折救治中的应用. 临床合理用药，2009，2（5）：30-32.
[23] 金浩. 损伤控制骨科在合并骨折的多发伤中的应用. 实用骨科杂志，2008，14（6）：334-335.
[24] 欧阳运隆. 损伤控制骨科在严重多发伤时的应用（附 39 例报告）. 四川医学，2008，29（9）：1211-1212.
[25] 王敬博，金鸿宾. 损伤控制理论在创伤骨科救治领域的应用. 中国骨伤，2009，22（7）：563-566.
[26] 杨华. 损伤控制手术救治严重多 92 例临床分析. 第四军医大学学报，2009，30（15）：1409.
[27] 陈国庭，刘中民. 损伤控制外科的理论与实践. 外科理论与实践，2005，10（2）：197-198.
[28] 林世水，白祥军. 损伤控制外科理论在不稳定骨盆骨折中的应用. 临床外科杂志，2007，15（1）：61-62.
[29] 田浩，郭雄波，吴良平. 损伤控制外科新理念在严重创伤中的应用. 临床军医杂志，2009，37（2）：331-334.
[30] 刘为裹，胡嫣芳，王霞. 胸外伤并双侧股骨干骨折重症复合伤 1 例. 中国当代医药，2009，16（20）：103.
[31] 王一镗. 严重创伤救治的策略-损伤控制性手术. 东南国防医药，2005，7（3）：161-163.
[32] 姚元章，孙士锦，谭浩. 严重创伤院内早期救治策略探讨（附 284 例报告）. 解放军医学杂志，2008，33（12）：1404-1406.
[33] 姚元章，张连阳，黄显凯. 严重创伤院内早期救治中的损害控制外科. 创伤外科杂志，2009，11（2）：107-109.
[34] 薛绪潮，申晓军，王尧. 影响腹部创伤患者损害控制手术后生存率的相关因素分析. 创伤外科杂志，2009，11（1）：12-14.
[35] Taeger G，Ruchholtz S，Waydhas C，et al. Damage control orthopedics in patients with Multiple injuries is effective, time saving，and safe. J Trauma，2005，59（2）：409-416.
[36] Sagraves SG，Toschlog EA，Rotondo MF. Damage control surgery-the intensivist's role. J Intensive Care Med，2006，21（1）：5-16.
[37] De Waele JJ，Vermassen FE. Coagulopathy，hypothermia and acidosis in trauma patients：the rationale for damage control surgery. Acta Chir Belg，2002，102（5）：313-316.
[38] Ishihara S. Damage control surgery and perioperative management. Nippon Geka Gakkai Zasshi，2002，103（7）：524-528.
[39] Scalea TM，Boswell SA，Scott JD，et al. External fixation as a bridge to intramedullary nailing for patients with multiple injuries and with femur fractures：damage control orthopedics . J Trauma，2000，48（4）：613 - 621.
[40] Pape HC，Giannoudis P，Krettek C. The timing of fracture treatment in polytrauma patients：relevance of damage control orthopedic surgery. Am J Surg，2002，183（6）：622-629.
[41] Pape HC，Hildebrand F，Pertschy S，et al. Changes in the management of femoral shaft fracturees in poly-trauma patients：from early total care to damage control orthopedics surgery. J Trauma；53（3）：452-461.
[42] Giannoudis P V. Current concepts of the inflammatory response after major trauma：an update . Injury，2003，34

(6): 397-404.
[43] Giannoudis P V, Hildebrand F, Pape H C. Inflammatory serum markers in patients with multiple trauma. Can they predict outcome? . Bone Joint Surg Br, 2004, 86 (3): 313-323.
[44] Giannoudis PV, Pape HC. Damage control orthopaedics in unstable pelvic ring injuries. Injury, 2004, 35 (8): 671-677.
[45] Giannoudis PV. Surgical pnorities is damage control in polytrauma. J Bone Joint Surg (Br), 2003, 85 (4): 478 -483.
[46] Kossmann T, Trease L, Freedman I, et al. Damage control surgery for spine trauma. Injury, 2004, 35 (7): 661 -670.
[47] Roberts CS, Pape HC, Jones AL, et al. Damage control orthopaedics: evolving concepts in the treatment of patients who have sustained orthopaedic trauma . Instr Course Lect, 2005, 54: 447-462.
[48] Taeger G, Ruchholtz S, Waydhas C, et al. Damage control orthopedics in patients with Multiple injuries is effective, time saving, and safe. J Trauma, 2005, 59 (2): 409-416.

(田书文　王小铁)

第十三章　瓦斯爆炸伤害合并颅脑外伤的救治

颅脑外伤在煤矿瓦斯爆炸中是常见的外伤，而且死亡率也很高，因此在瓦斯爆炸伤害中应该高度关注。

颅脑外伤是一种严重而又复杂的创伤，有其解剖生理的特殊性，它不单是中枢神经系统的原发损伤，同时有一系列继发性损伤接踵而至，促使病情加重；由于颅脑外伤是外界暴力作用于头部而引起，其发生与发展主要取决于两个基本条件，即致伤的因素和损伤的性质。瓦斯爆炸伤害性颅脑外伤，是由瓦斯爆炸产生的多种致伤因素，如瓦斯爆炸时产生的强大冲击波、大量有毒有害气体和严重缺氧以及致伤外力如冒顶、塌方等。同时或先后作用于人体，造成颅脑的病理损害及病理生理改变更为复杂；再加上瓦斯爆炸伤害大多数是复合伤和（或）多发伤，其合并损伤和并发症的发生，则更使颅脑外伤的诊断和治疗复杂化。

一、瓦斯爆炸伤害性颅脑外伤的特点

在瓦斯爆炸伤害性颅脑外伤的早期临床实践中，有的患者病情复杂，发展速度快，极度烦躁不安，以颅脑损伤伤情判断的原则，从意识障碍、生命体征、眼部征象、运动障碍、感觉障碍、小脑体征、头部检查、脑脊液漏、眼底情况及合并损伤等方面进行判断，往往很难准确判定，尤其是受到当时条件限制，只好积极支持，对症治疗，严密观察，短期内即因颅内压增高，病情迅速恶化。分析可能是多个致伤因素，造成脑组织严重损害所致。使我们认识到瓦斯爆炸伤害性颅脑外伤，与单纯创伤性颅脑外伤有些不同。

（一）瓦斯爆炸造成颅脑爆震伤（冲击伤）

大脑皮质和脑干网状结构是维持醒觉的重要结构。当外力作用在头部，引起广泛的皮质功能障碍或脑干网状结构的机能紊乱时，病人发生长短不一的昏迷。意识障碍是颅脑外伤的重要临床表现，也是判断患者有无颅脑损伤的重要依据，昏迷时间的长短与损伤程度有密切关系，通常是诊断单纯创伤性颅脑外伤的重要前提。但是，瓦斯爆炸伤害性颅脑外伤，不能完全按照单纯创伤性颅脑外伤来对待，需要认真分析。有时并无有颅脑外伤却酷似颅脑外伤，实际上可能是冲击波造成的脑爆震伤。瓦斯爆炸释放巨大能量，造成强大的冲击波向四周播散，其速度可达2000m/s，它像声波一样，能绕过障碍物，对人体形成冲击伤。冲击波在致密组织和疏松组织结合的界面上，对含气、含液脏器造成的损伤最为严重。临床和动物试验均表明神经系统的损伤亦较为常见。冲击波可经颅骨而无明显削弱，传导至颅内引起脑组织损伤，冲击伤往往是内外兼有，外轻内重，伤情复杂，发展迅速。因此在处理颅脑外伤时，明确主要的病因非常重要。

（二）严重缺氧和有害气体中毒造成的脑损害

瓦斯爆炸产生大量CO及有毒有害气体，同时因井下氧气消耗殆尽，形成严重缺氧环境，引起人体严重缺氧和中毒，造成脑组织损害，此时颅脑外伤的有无及程度，对判断增加了困难。赵瑞峰等将MRI作为一种无创性的检查手段早期应用在瓦斯爆炸伤害中，并运用磁共振扩散加权成像（DWI）及表观扩散系数（ADC）值的动态变化，发现了很有价值的脑组织MRI改变：苍白球及海马是瓦斯爆炸伤害最易受累的脑区，海马损伤更为普遍；DWI及ADC值测量是方便有效的诊断及评价手段，DWI及ADC值可以较准确地判定脑损伤的时期，有助于评价脑损伤的程度，为诊断提供了帮助。由于瓦斯爆炸伤害的特殊性，对颅脑外伤患者仍应结合临床严密观察。

（三）在瓦斯爆炸伤害中呼吸系统损伤也很常见，如肺爆震伤、吸入损伤、吸入中毒等，直接造成肺损伤、引起肺水肿，严重损害呼吸功能，对颅脑外伤的影响也是很大的。

（四）瓦斯爆炸产生巨大热量造成人体烧伤，特别是大面积严重烧伤，短时间内创面大量渗出，会引起循环动力学改变，以致发生休克，对颅脑外伤也会造成严重影响。

以上多种致伤因素直接或间接损害脑组织，往往致使脑组织原发伤病和继发的病理生理及生化改变比较严重，临床表现复杂，治疗难度大，并发症多而预后差，因此必须更加关注。

二、瓦斯爆炸伤害性颅脑外伤的处理原则

瓦斯爆炸伤害性颅脑外伤与单纯创伤性颅脑外伤的不同，就在于病情更为复杂。因此，对伤情的估计、复苏、决定处理优先次序及避免容易犯的错误是对患者生死攸关而又复杂的问题，从而决定了如下处理原则。

（一）院前急救

颅脑外伤患者的急救是否及时正确，殊为重要。对于瓦斯爆炸伤害性颅脑外伤更加需要，因此不能只在医院等待病人，一定要重视院前急救，院前急救的成效有时可能改变重型颅脑外伤患者的预后。

1. 采用先进的院前急救模式进行急救

《颅脑创伤临床救治指南》强调，所有地区均应建立规范的创伤救治体系和实施颅脑创伤早期专科救治，煤矿创伤院前急救独立模式完全符合要求（见急救体系与规范），院前急救小分队就配有经验丰富的神经外科医师，熟悉院前处置措施，进行心肺复苏，高级生命支持，又具有专科机能，对改善患者生存率提供了保证。

2. 正确实施院前急救

（1）首先要快速拣伤，将颅脑外伤特别是重型伤员拣出来。

瓦斯爆炸往往造成群体伤害，如何从众多伤病员中，将颅脑外伤特别是重型伤员拣出来，采用科学的创伤评分最为适宜，煤矿瓦斯爆炸伤院前评分（RPMB）方法，可快速判断伤情，评分指标在现场均易获得，便于量化，计算简单，对成批伤员更能体现其优越性（参见第六章中的表 6－2）。

（2）现场（多是在井口）对危重患者进行心肺复苏，常规使用基本急救技术即 CPR，必要时采用高级生命支持技术。

首先要解除呼吸道阻塞，保持气道通畅。立即清除口鼻分泌物、呕吐物，放入喉罩通气；对出现明显低氧血症表现者，如现场呼吸暂停或发绀，快速气管插管（双腔组合管）；如开口困难者可迅速气管切开，应先行环甲膜穿刺通气，即行经皮气管切开并给氧。有条件时与呼吸机连接；对心搏骤停者立即胸外按压，必要时可行电除颤，同时用液体复苏；对有颅内高压征者应积极救治，出现脑疝者可迅速地进行过度换气，使用甘露醇脱水降颅压，极度烦躁者可给镇静剂和肌松剂等。

（3）尽快转送。在努力进行不间断的生命支持下边救边送。并做到与院内紧密衔接，形成院内外急救一体化，争取时间就是争取生命。

（二）治疗原则

1. 伤情评估与治疗决策

由于情况紧急，病史不详，神经系统检查来不及，特殊检查不允许，只能根据院前急救情况，入院时的伤情及症状、体征，应考虑到与单纯创伤性颅脑外伤的不同，神经外科医师在第一时间内准确评估，迅速做出判断，并决定是否紧急手术。

（1）紧急抢救：伤情急重的闭合性头外伤，持续昏迷或再昏迷，GCS 3～5 分，颅内压增高，一侧瞳孔散大或对侧瞳孔也开始扩大，生命体征改变明显，情况危急来不及做进一步检查，可直接送手术

室，然后根据生命征和临床特点定位，进行钻孔探查和开颅手术抢救；若属脑干原发损伤、去脑强直、瞳孔时大时小、生命体征紊乱，但无颅内高压时，直接送 ICU，如院前未开放气道，应行气管插管或气管切开、过度换气、脱水、激素及颅压监护等非手术处理。

(2) 准备手术：伤情严重，昏迷超过 6 小时或再昏迷，GCS6～8 分，生命体征提示有颅内压增高改变，只要病情允许，应立即完成必要的检查，如 CT 扫描，明确定位，安排急症手术；若经 CT 检查未发现颅内血肿，则选用非手术治疗，并进行 ICP 监测，12～24 小时再复查 CT 及 MRI。若属开放性颅脑外伤则应在纠正血容量不足的同时准备手术清创。

(3) 住院观察：病情较重，昏迷 20 分钟至 6 小时，GCS9～12 分，有阳性或可疑神经系统体征，生命体征轻度改变，CT 有局限性脑挫伤但未见血肿者，应收住院观察。

(4) 急诊科观察：伤情较轻，昏迷时间在 20 分钟以内，GCS13～15 分，神经系统检查阴性，生命体征基本稳定，CT 无明显阳性发现者，应急诊科观察。

2. 手术治疗

手术治疗的目的是抢救生命，纠正或恢复神经系统功能，降低死亡率和伤残率。因此，手术是整个救治的重要组成部分和关键环节，某些病例手术是决定性的救治措施，如急性颅内血肿引起的急性脑受压、脑疝，只有迅速解除脑受压，患者才有获救希望。

原则上，凡颅脑外伤发生颅内血肿或开放性损伤、颅骨凹陷性骨折引起急性脑受压或脑疝者均需紧急手术，有合并伤发生内脏出血、开放性骨折和休克者应同时紧急处理。

临床上，闭合性颅脑外伤中的轻型与中型伤，很少需要开颅手术，重型伤者约 1/3 以上需要手术；开放性颅脑损伤，尤其是穿透性脑损伤时，需要认真细致地彻底清创，才能为早期愈合创造有利条件；对颅内血肿或脑挫裂伤所致脑水肿引起的占位效应，以及经复苏后 GCS 3 分的患者也应进行急诊手术；颅脑外伤合并其他脏器严重创伤时，应优先处理危及生命的损伤，以纠正和维持患者基本的生理功能，为下一步救治赢得时间。

基本手术方式：

(1) 钻孔探查：适用于伤情严重、迅速恶化者，需要紧急钻孔，目的是探查清除颅内血肿，解除颅内高压引起的急性脑受压。通常根据临床征象初步判定钻孔部位：首选在骨折线通过血管压迹附近，其次在颞部，尤其是瞳孔散大侧，其后则可按额颞部、顶颞部、额前及枕后的次序钻孔探查。

(2) 骨窗开颅：经术前定位或钻孔探查，明确颅内血肿后延长切口，将钻孔按手术要求扩大成 6～8cm 大小的骨窗，清除硬膜外或脑内血肿。必要时可做颞肌下减压和额颞部脑挫裂伤减压术，近年来，主张行标准的大骨瓣减压术。

(3) 骨瓣开颅：常用于诊断和定位明确的病人。开颅时，对颅内血肿压力较高的病人，要小心谨慎减压。对开放伤，清创应在全麻下施行，以利充分和彻底及异物摘除。硬膜必须修复，头皮全层缝合。

3. 非手术治疗

颅脑外伤的非手术治疗也非常重要，在整个治疗过程中所占的比重在 80%以上，即使手术，患者也需要较手术更为复杂的非手术治疗，才能使整个治疗得以成功，因此绝不可忽略非手术治疗及护理。其非手术治疗是多方面的，基本的原则是对患者全身状况（原发病和继发的病理生理及生化改变）和颅内高压治疗，包括高渗性脱水剂、补充高能量药物、激素、钙离子拮抗剂、右旋糖酐 40、维持出入量平衡、应用冬眠及亚低温等。

4. 结合瓦斯爆炸伤害性颅脑外伤的特殊性，着重强调以下几个方面：

(1) 术前准备：手术前的准备既是围手术期的组成部分，也是非手术治疗的重要内容之一。但是，颅脑外伤手术常属急症，往往时间仓促易忽略，以致对病人全身情况和重要器官功能了解不够全面而直接影响手术成效。因此，必须设法完成必需的术前检查，如由医生陪同在不间断吸氧、输液等救治中进行CT快速扫描，明确诊断和手术指征，以正确地选择手术入路和方法；要千方百计争取时间，如在抽取配血标本的同时送检血糖，肝、肾功能及有关化验；在剃头的同时给脱水剂，放置胃管、尿管，并给抗生素、破伤风抗毒素等。麻醉的选择，要求快速、平稳，较少影响颅内压，一般多用气管内吸入及静脉复合麻醉。

（2）呼吸问题：瓦斯爆炸伤害性颅脑外伤的患者，由于吸入损伤及早期的周围性气道梗阻，吸入中毒致中枢性呼吸障碍等，致使呼吸系统原发和继发损害比较严重，所以保持呼吸道通畅、充分给氧、气道保护与局部及全身治疗同步进行是非常重要的。通常要在ICU严密监测下，施行全面支持治疗，如水与电解质平衡、抗生素、激素、降低颅内压脱水剂应用等，并根据病情变化随时调整。

（3）营养支持：病人因不能主动进食，外源性营养及能量又欠缺，病人处于应激状态，对能量的需求增加，分解代谢加速，机体进入负氮平衡状态。创伤后糖原异生作用增强，血糖升高加重脑组织病理损害。因此，早期积极合理的营养支持，不仅能够增加颅脑外伤患者的能量和氮摄入量，促进蛋白质合成，恢复氮平衡，而且可以提高免疫功能，降低感染率和伤残率，促进神经功能恢复。营养支持有经胃肠外营养、胃肠内营养和经口三种方法。颅脑外伤急性期主要依靠静脉输液，为了对抗脑水肿反应，每日摄入量一般控制在2500ml，其中含盐液体不超过500ml。伤后1～2天，由于儿茶酚胺诱导糖原异生和肝糖原释放及下丘脑受创伤影响，此时机体不能吸收外界营养物质，因此把营养支持安排在48小时进行。

胃肠外营养可选用周围静脉置管或中心静脉置管，其热能与氮需要量可根据公式计算，按比例调配；但由于胃肠道营养有利于维持肠黏膜细胞和功能的完整性，可减少肠源性感染的发生，可以避免长期胃肠外营养的危重患者有可能出现肠源性饥饿综合征，因此在情况允许时，应及早从胃肠外营养过渡到胃肠内营养。胃肠内营养应根据患者代谢和营养状况、胃肠道功能及对水摄入的限制来选择，如胃肠功能完全的患者可用聚合物膳食，一般由牛奶、鸡蛋、豆浆等配制，还可加入食盐和水，或按混合奶配方来配制。目前市售胃肠内营养制品，科学配方，营养成分较高，热量高，使用方便。如肠的同化作用不全，则采用要素饮食，即每100g粉剂中含葡萄糖71.8g、氨基酸18.8g，脂肪4.4g及各种维生素、微量元素。

（4）应激性溃疡的防治：据相关资料报道，颅脑外伤后应激性上消化道病变的发生率高达91%，出血发生率为16%～47%，出血后病死率可高达50%。所以主张早期进行应激性溃疡的预防性治疗，如雷咪替丁，大剂量西咪替丁（甲氰咪胍）[20～30mg/(kg·d)，分6次静滴]、奥美拉唑等。对于药物治疗无效、严重大出血的患者，可采用胃镜下止血或外科手术止血。

参考文献

[1] 王忠诚．神经外科学．武汉：湖北科学技术出版社，1998．297-302．
[2] 蒋基尧，朱诚，罗其中．颅脑创伤临床救治指南．2版．上海：第二军医大学出版社，2003．
[3] 程爱国，王翔州，李世波等．煤矿创伤学．北京：中国科学技术出版社，2002．278-288．
[4] 费舟，章翔，高大宽等．重型颅脑损伤4462例诊治分析．中华创伤杂志，2009，25（7）：585－586．

（李世波　郭宁原）

第十四章　瓦斯爆炸伤害合并胸部外伤的救治

瓦斯爆炸造成胸部损伤的主要原因是冲击波所致的胸部损伤，钝性暴力伤和挤压伤，高温气体及有毒气体吸入所致吸入性肺损伤和气体中毒，短期内可以引起严重的急性呼吸循环功能障碍，伤情凶险，致死率和致残率高，也是瓦斯爆炸所致最严重的症候群之一。

一、瓦斯爆炸胸部创伤的特点

1. 爆炸冲击所致胸部损伤的特点（图 14－1）

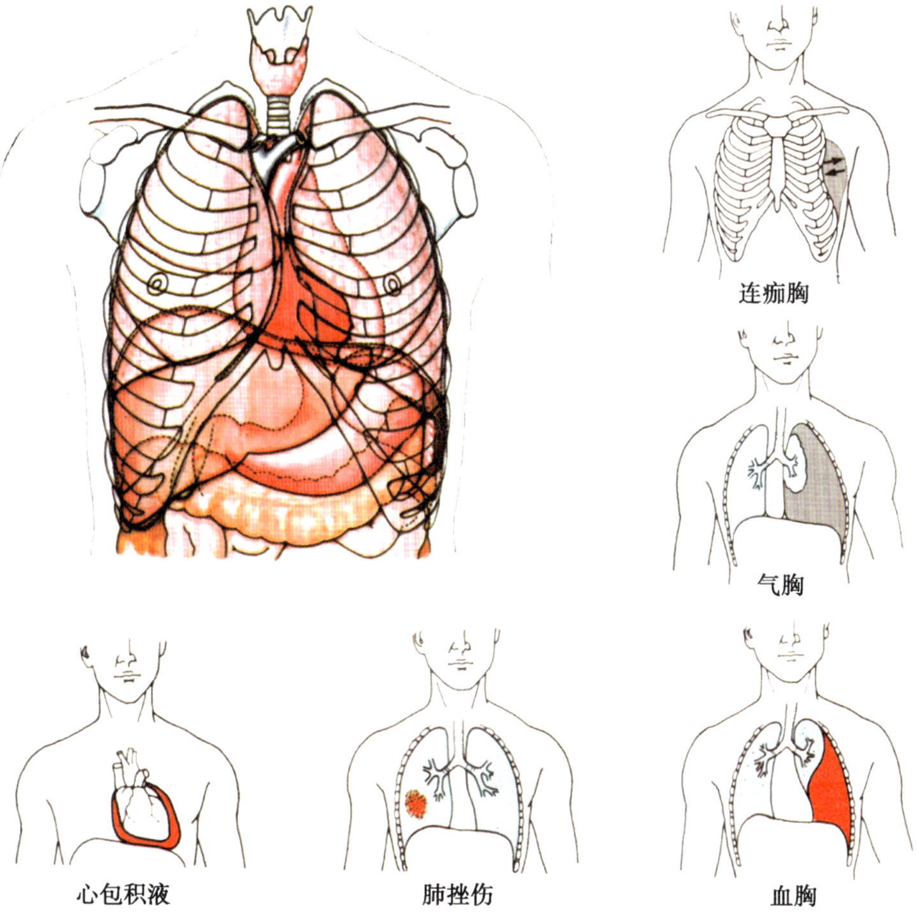

图 14－1　胸部外伤的类型

（1）伤情较重且多为胸壁软组织、肋骨、肺及纵隔组织的复合损伤，以及胸腹联合伤，且可能同时合并烧伤。

（2）肺损伤出现率极高。孙立英、王正国通过动物实验的研究认为，冲击波致伤条件下，压力差效应具有选择性，肺是靶器官。

(3) 出现肺部感染、呼吸衰竭和急性呼吸窘迫综合征的几率较高。复合伤时肺微血管内皮细胞受损较单纯烧伤或冲击伤均明显加重。冲击波和高温有毒气体的双重作用，对肺泡及微血管损伤较重。

(4) 多数合并创伤性湿肺。

(5) 肺爆震伤病理改变的特点是肺出血、肺水肿和肺气肿，有时也可发生肺破裂。主要致死原因为急性缺氧和肺水肿。

(6) 多为闭合性胸部损伤。

(7) 伤后多数留有外伤性纹身。

2. 呼吸道灼伤及有毒气体吸入致肺部损伤的特点

煤矿瓦斯爆炸产生巨大热量，温度高达2650℃，对人体造成烧伤，同时由于吸入高热空气和烟雾，造成吸入损伤。瓦斯爆炸后可产生CO、CO_2、NO、NO_2等，可导致机体中毒。有害气体中毒为首先吸入过量的CO_2，发生缺氧窒息中毒。因为CO_2比重高（1.52），常积蓄在巷道底部。而CO比重低（0.97），常积蓄在巷道上部，但其浓度可高达0.6%左右，比允许浓度大400倍。故伤员可有CO中毒表现。CO与Hb的亲和力比氧与Hb的亲和力大240倍，解离速度是氧合血红蛋白的1/3600，同时影响氧合血红蛋白的解离使氧不易释放。CO与肌球蛋白结合，抑制细胞色素氧化酶，造成组织细胞缺氧。脑对缺氧最敏感，可诱发脑水肿及脑血循环障碍，从而引起一系列中枢神经症状，如定向障碍、智力减退、精神异常等。

二、瓦斯爆炸胸部创伤的院前急救

胸部创伤初期处理的首要目的是保证重要器官的供氧，因此保持气道通畅、维持通气给氧是第一位的。伤员烦躁不安、谵妄、焦虑是低氧血症的早期症状，呼吸时出现三凹征常说明有气道梗阻。在现场要迅速清除口腔分泌物，必要时迅速做气管插管或气管切开辅助呼吸。胸部创伤中短期容易致命的主要是肺爆震伤、窒息、大量气胸和张力性气胸、大量血胸、连枷胸、心脏破裂。

1. 气胸的现场判断和院前急救

气胸分为闭合性气胸、开放性气胸和张力性气胸三类。瓦斯爆炸伤害造成的气胸多为闭合性气胸，少数为张力性气胸，开放性气胸少见也较易诊断，少量气胸患者症状不明显，中量及大量气胸主要症状为胸闷、胸痛及气短，严重时出现呼吸困难、发绀、休克等，中等及大量气胸患者可见伤侧饱满、肋间隙增宽、呼吸活动受限，叩诊呈鼓音，听诊呼吸音消失，在胸骨上窝可扪及气管向健侧移位，并常可看到或可触及皮下气肿。

少量及中量气胸对呼吸循环的影响相对有限，可以将患者进行转运到医疗机构再进行救治，而大量气胸造成严重缺氧，而且可以压迫心脏及大血管造成循环功能障碍，应在现场及时进行排气减压，争取救治时间和机会。

张力性气胸是由于胸壁或肺、支气管损伤后的通道组织出现活瓣作用，吸气时气体经伤口进入胸膜腔，但呼气时活瓣口又自动闭合，胸膜腔气体不能排出，反复呼吸使胸腔内空气压力逐渐上升，致使伤侧肺萎缩胸膜腔成正压后，将首先压迫腔静脉和左右心房，使回心血量减少，同时纵隔移位，引起心脏摆动及大血管扭曲，减少心脏排血量，导致组织缺氧和代谢性酸中毒；另外由于健侧肺亦受压将影响其通气功能，发生严重缺氧，如不及时处理，其预后较差。

由于张力性气胸严重而凶险，伤员很难坚持到医疗机构进行救治，院前判断和急救极为重要，首先要防止漏判，症状为严重呼吸困难、发绀、严重的皮下气肿，有时甚至扩展至全身，颈胸腹部气肿甚至阴囊气肿、下肢气肿，血压下降甚至测不到。如果症状典型，切勿进行过多体检和转运，应在现场或井口进行快速减压，可用大号针头，沿胸前锁骨中线第二或第三肋上缘刺入胸腔，进行紧急排气减压，并将针头固定于胸壁，用乳胶管连接于水封瓶，做胸腔闭式引流，亦可于穿刺针尾端接一橡皮指套，顶端切一小口使其成为活瓣排气针。如有条件最好于急救现场准备简易的胸腔闭式引流器材，在现场简易消毒后进行粗管引流更为有效和安全。如果现场极度缺乏条件，也应暂时人为造成开放性气胸，以减轻对心脏及大血管的压迫。需要注意的是对于已经出现休克的张力性气胸患者，需要气管插管的应先紧急排气减压再进行加压给氧，防止张力性气胸加重致呼吸心搏骤停及气栓形成致死。

2. 血胸的现场判断和院前急救（图 14－2）

胸内大出血是胸部外伤早期死亡的重要原因。其来源有：①心脏和大血管出血，包括主动脉及其分支，上下腔静脉和肺动静脉出血，因出血量多而迅猛，绝大多数患者死于现场，仅有少数患者可以送到医院救治；②胸壁血管出血，多来自肋间内动静脉和胸廓内动静脉。因为出血来源于体循环，压力较高，常持续出血且不易自然停止，往往需要剖胸止血；③肺组织破裂出血，肺动脉平均压力较低，约为主动脉平均压力的 1/8，肺实质多为段支气管远侧组织，故血管较细，受压萎缩的肺血管通过循环血量比正常时明显减少。故可在短期内自然停止，一般不需开胸止血。

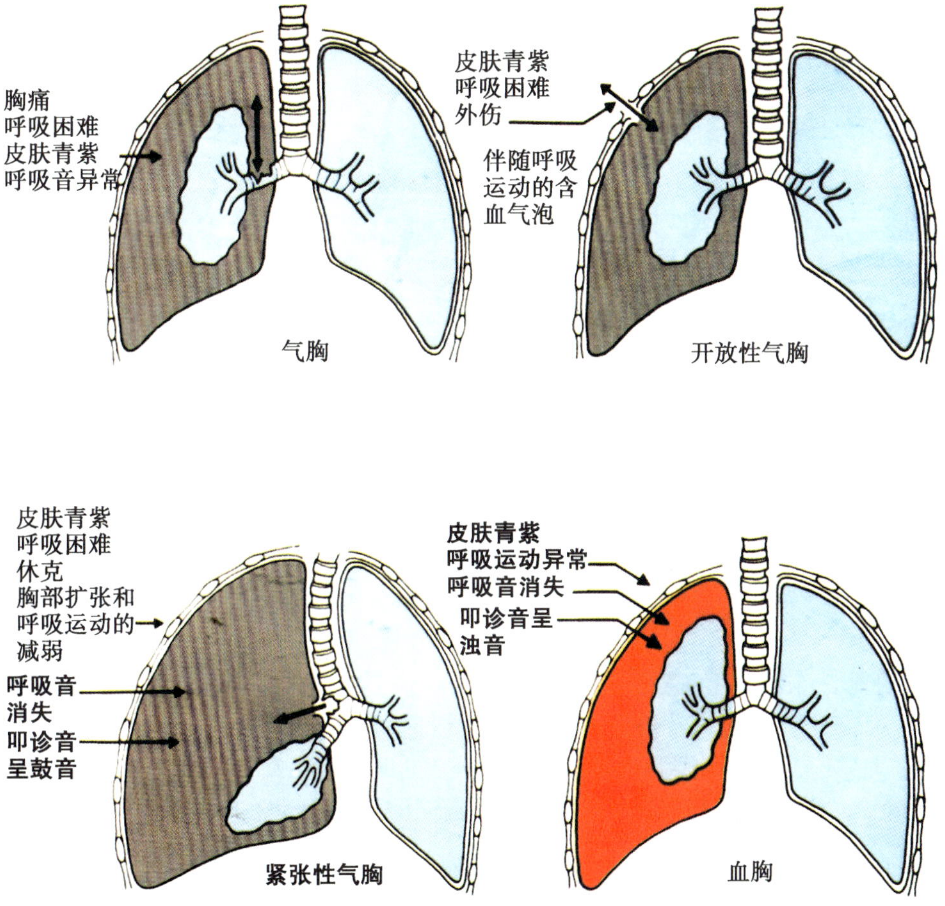

图 14－2　血气胸类型示意图

少量血胸患者常无明显症状，中量及大量血胸可出现面色苍白、躁动不安、呼吸困难、脉搏细数、血压下降等。

对于怀疑有血胸的伤员，可用 10 毫升注射器经消毒后于第六或第七肋间腋中线处进行诊断性穿刺判断，如果为中到大量血胸，极易抽出不凝血，诊断可以确立，根据伤情状况，迅速建立静脉通道，及时补充胶体液和平衡液，在现场进行胸腔粗管引流，排出积血，并观察出血速度，对稳定者可按程序转运，对于出血迅速，难以停止或引流后仍有严重呼吸困难，经大量补液血压不能纠正的考虑存在大血管损伤或凝固性血胸，应予以优先转运至符合抢救条件的最近医疗机构，组织专业医师进行抢救性手术准备。

3. 连枷胸的现场判断与现场急救

连枷胸诊断不难，胸廓严重畸形、浮动胸壁、反常呼吸、呼吸困难，短时间可引起严重缺氧及呼吸衰竭，危及生命，对于现场发现的严重连枷胸伤员，应迅速清除口腔及呼吸道分泌物，行简易胸廓固定，用胸带、胶布或绷带适当加压包扎，以减少反常呼吸运动，对于症状严重合并休克或濒死伤员，应及时行气管插管辅助呼吸，争取抢救机会（图 14－3）。

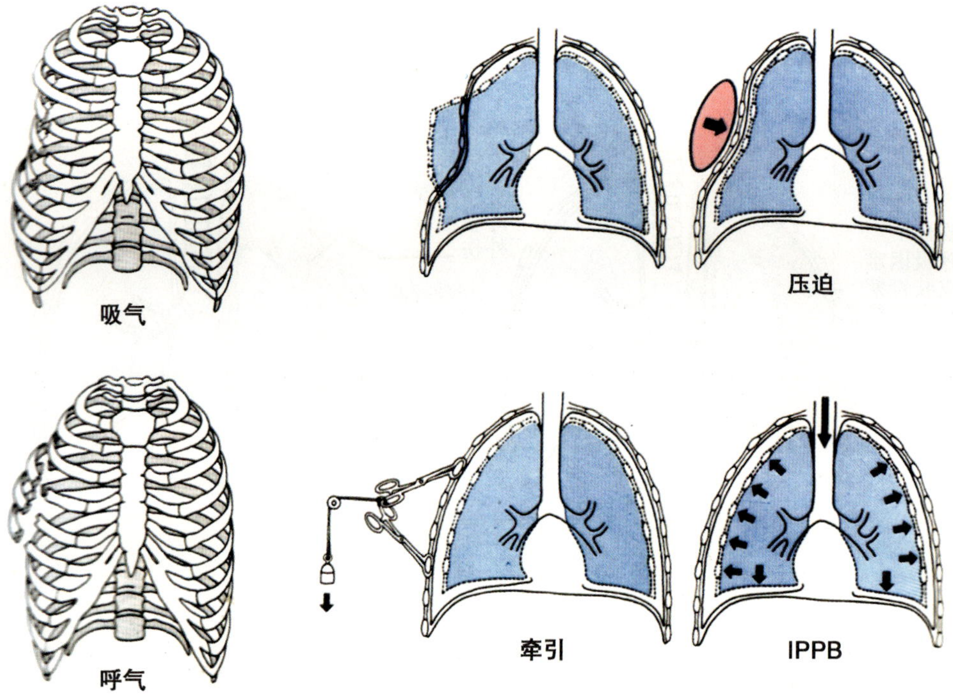

图 14－3 连枷胸的急救方法

4. 心脏破裂的现场判断与现场急救

大多数爆炸心脏破裂伤多无抢救机会，在闭合性胸部损伤伤员，凡出现 Bec 三联征：①静脉压升高；②心搏微弱，心音遥远；③动脉压降低。疑为心脏压塞时，可在剑突下左肋弓旁行心包腔穿刺，如抽出血液，即可确诊。应在现场先行心包腔穿刺减压，同时输入大量液体，急速转运，争取剖胸抢救时间。

三、瓦斯爆炸胸部损伤的诊断与治疗

（一）瓦斯爆炸导致胸部外伤的诊断

随着科技的进步及新的仪器在临床工作中的应用，胸外伤的诊断理念、诊断方法也得到了更新。过去，在胸外伤诊断方面主要是体格检查、化验检查和胸部 X 线检查，但这些检查手段存在很多不足，譬如在胸部外伤早期，当肺部、胸腔渗出不多时，仅凭传统的 X 线检查，容易漏诊、误诊或者对疾病的评估不确切。CT 的普及与应用使得胸外伤可以得到更早、更准确、更及时的诊断，以便进行后续的针对性治疗。另外，纤维支气管镜和胸腔镜在诊断及治疗胸部外伤方面也有突出的优势。

（二）瓦斯爆炸导致胸外伤的治疗

新的外科技术（例如腔镜外科）的发展降低了胸外伤的死亡率。生命体征平稳，仅需要观察或放置胸腔闭式引流进行治疗的病人，约占所有胸部外伤总数的 80%～90%，大部分的胸外伤患者可以通过非手术治疗或胸腔闭式引流手术治愈，但也有一部分患者需要急诊开胸手术，此类病人常常是由于大血管或肺实质的损伤引起血流动力学不稳定，或有食管、大的支气管损伤、创伤性膈疝等。

损伤控制性手术的提出挽救了许多患者的生命，如对于血流动力学不稳定的胸部穿通伤患者需要控制出血，可以通过动脉钳夹、心包切开、胸内按压、肺门钳夹等方法。对于进行性出血、持续性气胸、凝固性血胸、脓胸及其他合并损伤常常需要进行二次手术治疗。

1. 肋骨骨折的治疗

肋骨骨折是最常见的胸部损伤，约占胸外伤总数的 40%～60%，可分为单根单处和多根多处肋骨骨折。肋骨骨折合并肺炎、肺挫伤、肺功能不全使病情复杂化，肋骨骨折患者应用有效的镇痛可以减少肺不张、改善功能残气量及清除呼吸道分泌物的能力。对于肋骨骨折治疗可以采用外固定，包括胸部护板固定、胸带加压包扎等方法。

2. 连枷胸的治疗（图 14－3）

连枷胸是指 3 根及以上肋骨出现 2 处以上骨折，导致胸壁完整性缺失。连枷胸是一种高死亡率的严重创伤，单纯连枷胸或单纯肺挫伤死亡率为 16%，而两者合并损伤，则高达 42%。连枷胸的治疗包括外固定（胸壁加压包扎、巾钳重力牵引、胸壁外固定架等）、手术内固定。肋骨骨折内固定手术的适应证包括：连枷胸不合并肺挫伤；合并有胸内脏器损伤，有绝对的开胸指征，肋骨内固定作为附加手术；胸壁明显塌陷、软化，患者有进行性加重的呼吸困难；肋骨骨折造成的顽固性胸壁疼痛；合并有胸外脏器损伤，需早期稳定胸部情况，以便二期行其他手术；肋骨断端错位明显，胸廓畸形严重。

3. 紧急剖胸手术

有少数病人送达医院时，已处于严重甚至濒死状态，需要紧急甚至在急诊室剖胸（emergency room thoracotomy，ERT）。ERT 的手术指征包括：①心搏骤停，需开胸心脏按压；②大量血胸＞1500ml，引流量＞200ml/h 的连续 3 小时，呈进行性出血；③心脏压塞；经纵隔的胸壁穿透伤；④连枷胸或大的胸廓开放伤；⑤胸部创伤伴血流动力学不稳定，大血管损伤；大量气体从引流管漏出；⑥食管损伤；胸壁穿透伤。对于其他的情况可以经过一定的准备后再进行手术，包括胸腔积脓闭式引流无效、凝固性血胸、肺脓肿、胸导管损伤、气管食管瘘、气管断裂、血管损伤导致动静脉瘘、假性动脉瘤、肋骨骨折等。

4. 电视胸腔镜的应用

电视胸腔镜手术（video-assisted thoracic surgery，VATS）在胸部创伤中的应用本身是安全的，其并发症发生率低，大样本资料提示其死亡率＜1%。早期使用 VATS 治疗（清除积血、镜下止血）优点为：①VATS 可以减少胸腔闭式引流管的放置时间，减少术后镇痛药物的使用和住院时间，加速患者的康复进程；②对于创伤性膈肌损伤，VATS 的准确性达 94%～100%。通过第 4、5 肋间置入胸腔镜，发现膈肌损伤后采用开腹、开胸手术修复，较小破损也可采用镜下修复；③VATS 可作为预防、治疗脓胸的有效安全的方法，特别是对于早期或脓性纤维蛋白期脓胸的有效率为 60%～100%；④对于进行性胸腔内出血，可以通过胸腔镜进行探查止血，常用的止血方法有电凝、钛夹钳夹、直线切割器切除伤肺或镜下缝合修补等。VATS 对于治疗持续性胸腔出血的指征较为严格，要求患者的生命体征平稳，24 小时胸腔闭式引流量不多于 1500ml，或每小时低于 200ml，如引流量过大，或患者出现血流动力学不稳定的表现，应开胸止血；⑤VATS 可应用于清除胸腔内的乳糜液，发现损伤位置并进行结扎，其成功率约为 80%～90%；⑥VATS 还可用于取出胸腔内异物。

5. 胸部创伤并发急性呼吸窘迫综合征的治疗

急性呼吸窘迫综合征（acute respiratory distress syndrome，ARDS）是一种常见危重症，在各种胸外伤后发生的几率很高，包括瓦斯爆炸造成的重症病例者，病死率极高，严重威胁重症患者的生命并影响其生存质量。在创伤休克、严重骨折、脂肪栓塞或合并严重感染时，由于体内释放大量血管活性物质，使小血管收缩，毛细血管通透性增加，引起肺间质水肿、出血及肺泡内形成透明膜，肺内表面张力活性物质减少，使肺泡容易萎陷；肺内血管栓塞如DIC及脂肪栓塞，妨碍了肺组织血液灌流；小支气管被分泌物堵塞或发生支气管痉挛，以致通气不足、肺泡不张等。这些变化使患者衰竭、乏力，中枢神经受抑制，咳嗽反射减退，因而出现严重呼吸障碍。但概括起来有以下两种情况：其一是一部分肺泡有通气而无血液灌注，相当于死腔通气；其二是肺泡有血液灌注而通气功能障碍，血液注入充满水肿液及分泌物或萎缩的肺泡内，相当于肺内动静脉分流增加，事实上，这两种情况均同时存在，相互作用而致严重缺氧并形成恶性循环，使病情复杂而难治。

（1）ARDS的诊断

1）病史：患者有严重外伤史，伤前无心肺疾患。

2）临床表现：伤后出现显著呼吸困难，呼吸频率在35次/分以上，并出现发绀、烦躁、心动过速或心律失常，吸入高浓度氧以后症状不见改善。肺部听诊早期无明显异常，继之可听到支气管呼吸音、干性及湿性啰音。

3）X线检查：早期X线摄片可无变化，随病情发展呈现双侧性小“雪片”状渗出性阴影，多靠近肺野的边缘，随病情的发展，小片状阴影可增大、融合成大片状阴影，此时可闻及啰音，病情已经恶化且属晚期，由于肺内出现间质性及肺泡性液体潴留，X线检查所见与严重支气管肺炎、多发性肺栓塞难于区别。

（2）ARDS临床分期

创伤后呼吸窘迫综合征病情严重而复杂，故临床上将其分为四期。

一期（休克、外伤抢救期）：此期为伤员受伤后即刻或经过紧急抢救后的阶段，患者出现高排低阻现象，即心输出量增加，外周阻力降低，常伴有低氧血症（动脉血氧分压为9.33～10.67kPa），由于过度通气，因而出现低碳酸氧血症及呼吸性碱中毒，血氧饱和度正常。此期如治疗及时，这些改变可全部消失，患者即可恢复正常。

二期（呼吸困难期）：此期呼吸用力，呼吸浅而快，脉率速，心输出量高，因周围血管扩张，故皮肤温暖，皮色潮红，发绀虽不严重，但动脉血氧继续下降（动脉血氧分压为8kPa），并持续低碳酸血症（动脉二氧化碳分压为3.2～4kPa），此时为代谢性及呼吸性碱中毒。患者不易从空气中摄取氧，肺功能检查表明静脉样混合血增加，肺内静脉分流达10%～20%。因碱中毒加剧在微循环中氧合血红蛋白不易解离氧，此期患者急需要给氧及进行辅助呼吸。如抢救及时，措施得当，病情可向好的方向转归。

三期（进行性肺功能衰竭期）：因进行性肺功能衰竭，故呼吸困难特别明显，即使辅助通气，动脉血氧分压仍不能恢复正常，且肺泡动脉血氧分压差明显上升，二氧化碳不能排出，乳酸血症明显。此期患者死亡率很高。

四期（终末期）：血中乳酸急剧增多，pH下降，进行性低氧血症为其特征。死亡率极高，死亡发生于缺氧引起的心跳缓慢及心搏骤停。

（3）治疗方法创伤后呼吸窘迫综合征的治疗，在于增加有功能的肺泡，主要手段是恢复气和血流灌注之间的平衡，达到气体和血液在肺内正常交换的目的。

1）呼吸维护

维护呼吸道通畅；是供氧和排出二氧化碳的前提。急救时宜首先考虑选用气管插管，清除呼吸道之血液、痰液及分泌物、以保证呼吸道通畅，同时可用人工呼吸器进行辅助呼吸，如机械辅助呼吸需超过24～48小时以上者，最好行气管切开。

2）给氧

鼻管或面罩给氧：适用于患者有部分通气功能伴有轻度缺氧时，采用5～8L/min的氧流量，吸入浓度达35％～40％，使氧分压维持在8～10.67kPa。

呼吸器治疗：要求维持良好的血氧饱和、正常的动脉血氧分压和血流的pH，而不引起电解质紊乱及影响心排出量和血压，并对肺实质无损害。

适应证：有严重低氧血症；有大量动静脉分流，心输出量增多。表现为呼吸衰竭和严重肺充血或肺水肿呼吸困难。但使用时要考虑患者的年龄和全身情况、患者意识状态、呼吸情况和对治疗的反应等因素，具体指征可参照以下几点：

a. 呼吸频率超过35次/分；

b. 潮气量小于10～15ml/kg体重；

c. 吸气力小于2.45kPa；

d. 肺泡-动脉血氧分压差大于6.67kPa。

具体实施步骤：

a. 测定动脉血气分析，并拍X线胸片以了解肺部情况是否有不宜立即应用呼吸器的合并症，如气胸及胸腔积液。

b. 根据动脉血二氧化碳分压和pH计划开始的潮气量和分钟容量，可参考Radford的计算图解，从而推断维持二氧化碳分压所需的潮气量，以及补偿温度升高和机械死腔变化应做出的改变。但在人工换气期间，生理死腔常增大，如按图解的潮气量给予，就不能满足患者的需要，因此开始时应比所查表的潮气量多给30％～50％。如无条件做血气分析和查阅图解，则开始时可用潮气量10～15ml/kg体重，当呼吸次数为12～18次/分以后，视患者情况做必要的调整。

c. 根据血气分析来决定通气量和吸入氧气浓度，一般二氧化碳分压应维持4～6.67kPa。

d. 确定吸-呼比率的时间关系，一般1∶2。

e. 注意吸入湿化，预防痰变干稠。雾化液的配制：α-凝乳蛋白酶5mg，异丙肾上腺素1mg，庆大霉素4万单位，地塞米松2mg，加蒸馏水250ml。

f. 撤换呼吸器和拔管，首先观察造成呼吸衰竭的因素是否改善，然后检查通气压力和通气量是否已恢复正常，如果条件许可，吸入氧气含量应逐渐减低，直到使用空气，然后检查动脉血氧分压、二氧化碳分压和pH。对于病程长的患者，如果使用定压型有同步装置的呼吸器，可先调节同步敏感度，让患者做较大的吸气努力才能带动呼吸器，以使患者的呼吸肌在停止使用呼吸器前，得到初步锻炼。

开始停用呼吸器时，应密切观察病情，通气量应符合以下指标：肺活量应恢复到1L以上；血气分析、动脉血二氧化碳和血液pH应该正常；对青壮年，氧分压在不吸氧的情况下应在10.67kPa以上，老年人一般应在9.33kPa以上。对呼吸循环双重衰竭的患者，在呼吸好转的同时，血压满意，尿量充分，周围循环好转，手脚皮肤温暖干燥，才能停用呼吸器。如果仍有呼吸困难表现，中心静脉压高，心排出量低，仍有发绀，则需继续使用呼吸器。停用呼吸器后仍需要雾化吸氧。

呼吸恢复满意，呼吸道感染得到控制，可堵住气管切开套管外口，使患者通过正常呼吸道呼吸，并锻炼咳嗽，待患者呼吸恢复，血气分析正常，咳嗽有力后即可拔出套管。用无菌蝶形胶布将皮肤伤口拉紧。根据病情需要，在拔出气管套之后，可经原切口插入一细塑料管，以便定期向气管内滴入药液，或必要时快速注入液体以诱发咳嗽之用。拔管后如在2～5天内病情又变严重，需再用机械呼吸时，可将原切口剥离开，再插入气管套管。情况紧急，应立即行气管内插管。

3）控制液体输入与利尿剂的应用

对创伤、休克病人要及时补充血容量，通过中心静脉压、红细胞压积、血容量、尿量、血压等动态观察，可获得比较精确的补充血容量的依据。注意中心静脉压测定不能作为补充液体的唯一依据，如输入晶体液其中80%～90%容易迅速离开血管腔，所以有时出现肺水肿时，中心静脉压有可能尚未升高。若加用漂浮导管测量肺动脉压和肺毛细血管楔压则有更大的价值。重症者多处于分解代谢状态，每日约失去300～500g体重，若体重不减少反而增加，则表明有明显的体液潴留，尤其是肺毛细血管楔压增高时，除应控制液体摄入外，还应用利尿剂如速尿，而不能输注甘露醇，可间接减少肺间质水分。

4）肾上腺皮质激素

早期短期应用，可能是有用的。主要效果在于刺激Ⅱ型细胞产生肺表面活性物质，稳定肺泡功能，防止肺泡萎缩，改善生理分流，纠正低氧血症，还可减轻肺泡水肿，增加心脏收缩力，稳定溶酶体膜，并有阻断受体的作用，减轻血管收缩，从而改善微循环作用。

5）莨菪类药物的应用

莨菪类药物能解除肺的微循环障碍，减除肺间质水肿，促进肺泡积液的再吸收，使肺泡功能再次恢复。肺本身除具有一般组织或器官的微循环外，还具有低压、低阻、高流量的特点。创伤休克时，肺毛细血管前后括约肌较体循环大，可达正常5倍。肺静脉有丰富的神经支配，当动脉丧失收缩能力而扩张时，而肺静脉处于收缩状态，体液继续外渗至间质及肺泡。此时即使周身微循环改善，仍发生或不能纠正呼吸窘迫综合征的诱因。莨菪类药物是强有力的受体阻滞剂，对休克发生的微循环障碍有特别效果，对肺微循环改善也是有力的。且明显改善毛细支气管痉挛而增加通气，明显减少分泌量，从而使肺啰音明显减少或消失。另外，东莨菪碱有抑制大脑皮质、从而有镇静的作用，减少病人烦躁，降低氧耗，无降低血压的危险，改善了微循环，增加了有效循环量，并具有保护脑细胞的作用。其用量应根据病情不同而异，有休克状态时，用量偏大，而在已用呼吸机时可稍小，在脱机前后及呼吸明显好转时，可6～8小时给予0.3mg，不应过早停药。

6）此外还有肝素、抑肽酶、洋地黄类、呼吸兴奋剂、抗生素等的应用。

参考文献

［1］Hamit HF. Primary blast injury. Indu Med. 1983，42（3）：14-21.

［2］Marcus BC，Wyble CW，Hynes KL，et al. Cytokine- induced increases in endothelial permeability occur after adhesion molecule expression. Surgery，1996，120：411-413.

［3］程爱国，张柳，白俊清. 实用矿山医疗救护. 北京：北京大学医学出版社，2007. 66.

［4］程爱国，王翔洲，李世波等. 煤矿创伤学. 北京：中国科学技术出版社，2002，20-55.

［5］李辉. 现代胸外科急症学. 北京：人民军医出版社，2006，520-531.

［6］崔乃杰，刘兵. 实用危重病急救医学. 天津：天津科技翻译出版社，1993. 107-109.

［7］万向荣．19例瓦斯爆炸的肺部表现．实用放射学杂志，1997，4（13）：233-244.

［8］陈新晖，张廷，葛昊等. 瓦斯爆炸吸入性损伤的影像随访研究. 中华劳动卫生职业病杂志，2006，24（11），690-692.

［9］孙立英，王正国，杨志焕等. 冲击波对大鼠胸或腹部局部作用的致伤效应. 第三军医大学学报，1991，13（2）：115-117.

［10］白俊清，刘卓，闫金银等. 我国瓦斯爆炸伤害医疗救治的现状与思考（一）. 中国煤炭工业医学杂志，2008，11（8），1248-1249.

［11］白俊清，刘卓，闫金银等. 我国瓦斯爆炸伤害医疗救治的现状与思考（二）. 中国煤炭工业医学杂志，2008，11（9），1436-1438.

[12] 白俊清，刘卓，闫金银等. 我国瓦斯爆炸伤害医疗救治的现状与思考（三）. 中国煤炭工业医学杂志，2008 ，11（10），1581-1582.
[13] 陈新晖，张廷，葛昊等. 瓦斯爆炸吸入性损伤的影像随访研究. 中国劳动卫生职业病杂志，2006，24（11），690-692.
[14] 游贵芳，阳纯兵，莫伟等. 瓦斯爆炸致吸入性损伤 106 例分析. 中华烧伤杂志，2000，16（3），170-172.
[15] 陈蕾，王建民，李兵仓等. 爆炸冲击波对单层肺微血管内皮细胞通透性的影响. 医用生物力学，2002，17（1），13-15.

（李树峰　薛伟民　王国臣　李建文）

第十五章　瓦斯爆炸伤害合并腹部外伤的救治

煤矿瓦斯爆炸伤害是一种典型的复合伤，表现最突出的是烧伤，呼吸道吸入性烧伤、肺和鼓膜爆震性损伤等，腹部损伤常常因为比较隐蔽而容易被忽视，但腹部损伤却往往是严重而致命的，是非现场死亡的重要原因之一。

腹部损伤院前容易漏诊、误诊的原因有：①病史收集困难，大多数伤者病情危重或受惊吓，无法主诉，或不能清楚表达，以致不易得到完整的病史资料，一些深在的隐蔽的症状和体征被忽略，甚至严重脏器损伤的诊断被遗漏；②有部分腹内脏器损伤早期缺乏典型的临床症状，难以早期诊断；③受胸、脑、呼吸道等重要脏器损伤或烧伤的影响，腹部症状易被掩盖。这些都是不容忽视的。

第一节　肝损伤

一、损伤特点

瓦斯爆炸伤害会因致伤力学因素的不同而产生撕裂伤、碎裂伤和肝内血肿。井下瓦斯爆炸后的冲击波可将伤者推出不等的距离，遇障碍物即减速，但由于肝继续惯性运动而将造成相对薄弱的被膜和附着于膈上部位的肝实质撕裂伤，常发生在肝Ⅲ、Ⅳ、Ⅴ、Ⅵ段。瓦斯爆炸造成的塌方向下飞溅物如果直接撞击在肝区常可导致直接暴力性肝碎裂伤，多位于肝的中央部分（Ⅴ、Ⅵ、Ⅶ段）。钝性损伤则会引起肝实质破裂而被膜完整，导致包膜下或实质内血肿。

二、肝外伤分级

肝外伤可包括从小的包膜撕裂，伴或不伴肝实质损伤，到广泛的破裂伤，涉及肝两叶的肝静脉或腔静脉的损伤。目前肝外伤分级多参照美国创伤外科协会器官外伤评级要点中的肝外伤评级标准（1994年修订），Ⅰ级和Ⅱ级损伤属轻伤，通常只需要做非手术治疗；Ⅲ～Ⅴ级损伤属严重肝外伤，常需要外科治疗；而Ⅵ级损伤则被认为几乎难以存活（表15－1）。

三、临床诊断

闭合性损伤的早期诊断有时是比较困难的，存在着许多不确定的干扰因素：①成批伤员到来时，场面混乱，伤员叫喊不止，极易分散医生的注意力；②由于患者经历爆炸场面而精神受到很大刺激，常不能主诉或不能准确主诉，使医生采集伤史受到限制；③肝损伤以内出血为主，腹膜刺激征不明显，患者可能没有明显腹痛，而更多述说的是合并伤的症状。以下措施有助于诊断：

1. 监测患者生命体征变化　注意伤者血压、脉搏是否与伤情相符，如遇不能解释的血压下降时，应考虑有内出血的可能。

2. 腹腔穿刺　腹腔穿刺是诊断腹腔内脏器损伤及出血的灵敏而可靠、简便易行的方法，当抽出不凝血时诊断便可确定，肝外伤时，阳性率可达95％左右。值得注意的是，单次穿刺假阳性率较高，需要多次多部位穿刺。

3. CT检查　对送入医院生命体征尚平稳的伤者用多层螺旋CT快速扫描探测腹腔内实质脏器损伤

已成为标准的检查方法。CT 探测肝外伤有较高的敏感性及特异性。

4. 超声检查　作为一种简单无创的检查手段可作为入院后病人的床旁动态性观察指标。B 超可提供有关肝表面完整性的破坏、膈下及腹腔内积液、肝内血肿等情况的资料。

表 15-1　肝外伤评级标准

分级	伤情	
Ⅰ	血肿	包膜下血肿，表面积<10%
	裂伤	包膜裂伤，实质深度<1cm
Ⅱ	血肿	包膜下血肿，表面积<10%～50% 实质内血肿直径<10cm
	裂伤	实质裂伤深度 1～3cm，长度<10cm
Ⅲ	血肿	包膜下血肿，表面积大于 50%或正在扩张 包膜下或实质内血肿破裂 实质内血肿>10cm 或正在扩展
	裂伤	实质深度>3cm
Ⅳ	裂伤	实质破裂累及肝叶 25%～75%或在肝内累及 1～3 个肝段
Ⅴ	裂伤	实质破裂累及肝叶>75%或在一肝叶内累及 3 个肝段以上
	血管伤	肝旁静脉损伤 如肝后腔静脉/中央主要肝静脉
Ⅵ	血管伤	肝脏撕脱

四、治疗

1. 非手术治疗　大多数学者认为非手术治疗的适应证应当是不合并其他腹内伤的，病人临床表现或复苏后血流动力学稳定，无继续出血的征象。

2. 手术治疗

（1）手术指征：有明确腹部外伤史，循环状况不稳定，腹部影像检查如超声、CT 检查发现有多量积血或积液，疑有腹内脏器合并伤，均应剖腹探查手术处理。严重的外伤一般均有失血性休克，应予积极地复苏处理，循环状况稳定后，即手术处理。然而尚有部分极重型的病人，腹腔内仍继续出血，经快速输血、输液，循环仍不能稳定，也应积极手术。只有确切地止血，患者的循环才可能稳定。

（2）手术方式

1）肝缝合术是最早也是最常用的方法，适用于Ⅰ级和Ⅱ级肝损伤。

2）肝清创切除术

此方法系指去除所有失活组织直到正常肝实质，以损伤处为界限，而不是以解剖平面作为切除的界限。与规则性肝切除术相比，清创性切除术更快捷，损伤正常组织更少，减少了术后败血症、再出血和胆瘘的危险。

3）规则性肝切除术

按肝解剖行肝切除术顾名思义此手术是按解剖平面进行的，常常需要鉴别肝门部结构。本法用于治疗肝外伤时的死亡率及并发症发生率均较高，一般不宜采用，除非其他方法不足以止血的情况下。但在严重肝外伤涉及大血管或胆管的深度裂伤、广泛的缺血和大的肝静脉出血，所有其他较少侵入性方法均无效时，规则性肝切除仍不失为一种外科处理手段。

4）肝周填塞

当其他外科止血方法无效，病人血流动力学不稳定，应考虑用肝周填塞的方法。不能控制凝血障碍的出血是肝周填塞的绝对指征，其他指征包括双肝叶损伤、大而无扩展的血肿和包膜撕脱。肝周填塞也被用于可疑腔静脉或肝静脉损伤。

3. 肝外伤处理的原则，始终应围绕止血、清创、引流三种措施进行。

（1）止血：不能控制出血是肝外伤病人早期死亡的主要原因，伤后短期死亡病人多数也是不能控制的出血造成的，因此肝损伤处理的根本问题是如何控制出血。

位于肝周围的Ⅰ、Ⅱ级裂伤，缝合术即能得到良好的止血，对处于右肝顶部的较重的裂伤，应注意伤及肝静脉的可能，在阻断入肝血流下，小心移开填塞纱垫，如出血停止说明主要是肝实质损伤，可按一般方法缝合止血、网膜填塞。如果在阻断入肝血流下移开纱垫发现仍从深部出血说明有肝静脉或下腔静脉伤，应立即恢复填塞，改行右胸腹联合切口，修复损伤部位，切忌在条件不具备手术野显露不良的情况下移除纱垫，翻转肝造成肝旁静脉裂口张开而引起突然大出血，心脏骤停，甚至空气栓塞。

（2）清创：肝外伤清创只限于清除一些失去活力、坏死的肝组织或肝组织碎块及血凝块，一般不做创缘切除、扩创或探查创伤的深处，以免增加出血。肝门处的Ⅲ级裂伤有可能使一肝叶或一部分肝组织失去活力，随后发生坏死及感染，应该做坏死组织切除甚至肝切除术。清创过程中遇有活动出血、血管或胆管断裂时，应予结扎，对主要肝管断裂宜修复。

（3）引流：所有肝外伤手术后均应放置引流，尤其是在有合并伤的时候。引流管一般放置于膈下、肝下或伤处。对于在肝门部合并有肝外胆道或肝内主要胆管伤、创面胆汁渗漏时，不仅要修复胆管还要放置胆管引流。

第二节　脾损伤

脾位于左上腹深处，受胸廓、腹肌及背部保护。但脾毕竟是一较脆器官，在腹部钝性损伤中，有20%～40%的病人并发脾损伤破裂。

一、脾损伤分类

1. 开放性脾损伤　凡因瓦斯爆炸、井下矿石、设备碎片等飞溅招致左侧第六肋以下的创口都应考虑到有脾损伤和腹内其他脏器损伤的可能。

2. 闭合性损伤　左上腹钝性损伤，外力撞击左肋弓，使脾受挤压而破裂，外力也可直接作用于脾某一部位。使该部位发生急骤的应力变化，超过脾组织弹性限度发生脾破裂。脾由周围韧带固定于脾窝，若外力以切线方向经过脾窝，脾的移动受到限制，可导致间接性脾损伤。

二、脾破裂分级

Schackford（1981）将脾破裂分为5级，F Eliciano（1985）加以改良，并提出各种分级手术适应证。

1级　包膜撕裂或轻度的脾实质裂伤——缝合修补。

2级　包膜撕脱——缝合修补和局部应用止血剂。

3级　严重脾实质破裂或穿透性损伤——缝合修补或脾切除。

4级　严重的实质星状破裂或横断或脾门损伤——部分脾切除或全脾切除。

5级　脾粉碎性或多发性损伤——脾切除。

夏穗生（1996，脾脏外科新进展）认为脾外伤分级的关键在于断裂血管的识别，夏氏分级为：

Ⅰ级：损伤仅有脾包膜撕裂，可用各种凝固法或粘合法。

Ⅱ级：实质撕裂，脾段或其下属分支离断，可用单纯缝合或粘合法。

Ⅲ级：实质撕裂，脾叶血管离断，则施行部分脾切除。

Ⅳ级：脾动脉主干或全分叶动脉离断，施行脾切除。

三、临床表现

1. 症状　症状的轻重取决于脾损伤的程度、就诊的早晚、出血量的多少以及合并伤的类型。脾包膜下破裂的病人主要是左上腹疼痛，呼吸时加剧。经一中间缓解期后再度发生腹痛的多提示脾由不完全破裂发展到完全破裂，疼痛可放射至左腹部或左肩，病情严重者出现休克，且有烦躁、口渴、心慌、心悸、呼吸急促等症状，值得注意的是合并有严重昏迷或脊椎损伤时，以上症状极为模糊。

2. 体征　体格检查可发现病人脉搏细速，血压下降。血压的下降与出血速度有关，如果出血较缓慢，虽然腹腔内已有多量积血（甚至1000ml以上）收缩压仍可维持在正常范围；出血快者短期收缩压可降至80mmHg以下。全腹有明显压痛，以左上腹最为显著。腹部叩诊有移动性浊音，左上腹有血凝块，叩诊可呈固定浊音，肠鸣音减弱。

四、诊断

单纯脾破裂大出血的病人根据有无出血性休克、腹痛、左上腹压痛及腹膜刺激征能很快做出诊断。但在复合伤甚至昏迷或截瘫情况下，做出脾破裂的诊断需要辅以以下检查：

1. 诊断性腹腔穿刺　这是简单易行、安全的方法，阳性率的高低和腹腔内液体多少有关，如果穿刺阴性，常需多部位、多点、多时间段反复穿刺以提高阳性率。

2. B超检查　B超可以观察脾包膜完整性、脾实质的裂隙暗带、脾周围及腹腔液性暗区情况进而诊断脾破裂，B超探查方便，无创、移动性好，可随时到床旁检查，有利于动态观察。

3. CT检查　CT能清晰地显示脾外形和解剖结构，确定有无腹内脏器合并伤，诊断脾破裂阳性率可达90%以上。主要缺点是对血肿异常密度与脾实质缺乏明确的对比。

五、治疗

1. 非手术治疗

近年来，基于脾解剖学及微循环的进展及人们对脾免疫功能认识的逐步深入，非手术治疗有增多趋势。综合文献认为非手术治疗的适应证为：①年龄<50岁；②非开放性钝性挫伤；③仅脾外伤而无其他腹内脏器损伤；④血流动力学稳定，检查指标稳定，B超观察血肿不扩大；⑤临床症状逐渐好转。接受非手术治疗者最好放置入ICU严密监护，绝对卧床休息，禁食至少24小时，运用止血药物，输液维持水电解质平衡，保护心血管功能稳定，使脉率每分钟不超过100次，收缩压维持于90mmHg，输血量超过40ml/(kg·24h）时要评估是否终止非手术治疗。非手术治疗的主要危险在于内出血未能控制或再度出血。在瓦斯爆炸时伤员多，危重者多，非手术治疗肯定过多地占用医疗资源，从总的方向衡量非手术疗法治疗脾破裂应慎重。

2. 手术治疗

在瓦斯爆炸伤害的群体中，对临床诊断为脾破裂、生命体征又不平稳者，应在积极扩容抗休克治疗的同时果断而迅速地施行手术探查。但对危及生命的合并伤应优先予以处理，如张力性气胸、心包填塞等。其他不威胁生命的损伤则在脾损伤处理之后再进行。

手术的目的是及时止血，进入腹腔吸出部分积血后应迅速探查脾，控制出血，确定脾损伤的程度，排除腹内脏器合并伤。控制出血时，不要盲目钳夹，以免损伤胰尾、胃、结肠等器官。脾蒂结扎后应彻底检查腹膜后创面、胃短血管结扎处、膈肌创面，确保术野无出血。

近年来，各种保脾手术层出不穷，保留性脾手术成功率也在提高，但保留性手术除了胃止血不彻底的风险外，和脾破裂非手术治疗一样都有继发或延迟出血的可能，术后仍然需要严密监测。在瓦斯爆炸成批伤员出现的现状面前，除非伤情简单而轻，宁愿切除脾而不愿出现出血不彻底的严重后果。

脾损伤是井下瓦斯爆炸伤害腹部损伤中比较常见的损伤，对脾损伤的治疗普外科应及早介入果断手术，手术方式宜简单有效，以利于合并损伤的治疗，从而降低死亡率、致残率。

第三节　胰腺损伤

胰腺是位于上腹部腹膜后的器官，因受到良好的保护，故损伤机会较少，仅占腹部损伤的2%～5%，但并发症却为19%～55%，死亡率约为20%～35%。

一、损伤机制

胰腺损伤可分开放性和闭合性两种。胰腺钝性伤的发生机制是：①当暴力来自椎体右方时，挤压胰头部引起胰头挫伤，常合并肝、胆总管和十二指肠的损伤；②上腹正中的暴力作用于横跨椎体的胰腺，常引起胰体部横断伤；③来自左方的暴力常易引起胰尾部损伤，可合并脾破裂。

二、临床表现

胰腺损伤的主要临床表现是内出血及胰液性腹膜炎，尤在严重胰腺损伤或主胰管破裂时，可出现上腹剧烈疼痛，放射至肩背部，伴恶心、呕吐和腹胀，肠鸣音减弱或消失，且因内出血和体液大量丢失而出现休克、脐周皮肤变色（cullen）征等。

三、诊断

开放性胰腺损伤的诊断并不难，当受到瓦斯爆炸伤害者的上腹部或靠近脐部的有开放伤时，则应考虑到有胰腺损伤的可能性。闭合性胰腺损伤的诊断甚难，术前获得正确诊断者不足半数，其主要原因是：①胰腺部位较深，给人以虚假的安全感，以致很少考虑到胰腺损伤；②胰腺损伤常同时合并腹内脏器及大血管损伤，其表现易被掩盖；③在胰腺损伤的早期，出血和胰液外渗常局限于腹膜后，症状和体征较轻微，且缺乏特异性，少数待假性囊肿形成才被确诊。因此，遇有任何上腹部损伤，即使是轻微的损伤，也应严密观察，以排除胰腺损伤的可能。

腹腔穿刺：一般在损伤后短期内，腹腔液体较少，穿刺往往阴性，待主胰管断裂时，可得到阳性结果。腹腔液测淀粉酶对诊断有一定的价值。

胰淀粉酶测定：在胰腺损伤病人中，约半数有血清淀粉酶水平升高，但其升高程度与胰腺损伤的严重性并不一致，20%胰腺横断伤病人的血清淀粉酶值会表现正常，可见血清淀粉酶测定的敏感性并不高。

特殊检查：腹部X线平片可显示腹膜后肿块，十二指肠襻增宽以及胃和横结肠异常移位。其他检查如B超和CT检查、选择性腹腔动脉造影、逆行胰胆管造影，胰腺放射性核素扫描，虽可确定胰实质损伤、腹内血管破裂、胰管损伤和假性囊肿形成等，但在紧急情况下难以做到，且无必要。

剖腹探查是最简单的早期诊断方法。凡有腹腔内出血或腹膜炎者，就有剖腹探查的指征。术中探查确定胰腺损伤至关重要，遗漏诊断则引起严重后果。术中如发现腹膜有皂化斑、上腹区腹膜后血肿、横结肠系膜根部血肿，均应切开胃结肠韧带探查胰腺，并用Kocher切口显露胰头和十二指肠第1、2部，然后显露胰体、尾部。脾损伤时，不可忽略胰尾的检查；十二指肠损伤时，不要忽略同时存在的胰头损伤。

术中确定胰腺损伤的部位和程度后，还需正确判断胰管是否损伤。胰腺中央穿透伤、严重碾碎和深部裂伤常并发胰管损伤。不能明确胰头损伤时有无胰管损伤，可切开十二指肠经乳头注入造影剂或染料，这是发现胰管损伤一个简单而又实用的方法。

四、治疗

胰腺损伤的治疗方法主要取决于胰腺损伤的部位和程度，特别是主胰管的完整性以及有无十二指肠及其他脏器合并伤。

彻底止血，处理合并的脏器伤，切除失活的胰腺组织和充分引流，是治疗胰腺损伤的主要原则。具体的方法如下：

对浅表胰组织挫伤、裂伤以及不伴有胰管损伤者，可单纯修补和充分引流，最好的引流物是硅胶双套管。

胰体、尾部横断伤以及伴胰管损伤的严重撕裂伤，可切除远段胰腺，其中胰管予以结扎，断面双层缝合，然后外用大网膜包绕，胰床用双套管引流。术后并发症的发生率为7%，死亡率为14%。切除胰腺组织80%以下者并不会引起胰内、外分泌功能不足。如胰腺中段严重损伤，需切除胰腺组织90%以上时，术后则有发生胰腺功能不足之虞。可于清创后，取胰腺两断端各做空肠吻合术，但操作稍复杂。至于胰管修补术，操作不易，术后胰管狭窄的发生率高，不宜采用。

胰尾严重损伤的最简单方法是胰尾切除，如合并脾破裂，可同时切除脾。

伴主胰管损伤的胰头部撕裂伤或胰、十二指肠严重合并伤的处理最为棘手，通常需施行胰、十二指肠切除术，死亡率高达45%。胰头合并十二指肠损伤时，倘若十二指肠仍有生机，可考虑十二指肠憩室化手术。此手术为Berne等（1968）所提出，包括十二指肠损伤壁修补、胃窦切除和结肠前胃空肠吻合、迷走神经切断、十二指肠造口、胆总管T管引流，最后以双套管引流损伤区。近年来Jordan改进了操作，仅切开胃窦，用可吸收缝线做腔内缝合以闭幽门，胃窦切口与空肠侧侧吻合，可明显缩短手术时间。术后数周幽门处缝线吸收后，胃十二指肠腔可再通。凡胰头和十二指肠广泛损伤或合并胆总管损伤或胆总管或壶腹部出血无法控制，则需行胰十二指肠切除术，但死亡率可高达60%。

值得指出，对合并多脏器损伤的手术步骤，胰腺损伤应放在最后处理。胰床引流乃是最重要的措施。

胰腺损伤术后并发症的发生率甚高，最常见的是胰瘘，一般在6～8周后可自行愈合，少数则延至几个月，但仍有10%的胰瘘需再次手术。其他常见的并发症是胰腺脓肿、胰腺炎和假性胰腺囊肿。

第四节　胃损伤

由于胃活动度大，且受肋弓保护，单纯胃损伤的发生率在腹部钝性伤中仅占腹内脏器伤的1%～5%；也由于解剖的关系，胃损伤常合并其他内脏损伤。

一、临床表现

胃损伤的临床表现取决于损伤的范围、程度以及有无其他脏器损伤。胃壁部分损伤可无明显症状。胃壁全层破裂，胃内容物具有很强的化学性刺激，进入腹腔后引起剧烈腹痛和腹膜刺激征象，可呕吐血性物，肝浊音界消失，膈下有游离气体。

二、诊断

胃后壁或不全性胃壁破裂，症状和体征可不典型，早期不易诊断。可放置胃管吸引，以了解胃内有无血液，还可注入适量气体或水溶性造影剂进行摄片，以协助诊断。

三、治疗

一旦确诊应及时手术，手术时应注意有无其他脏器合并伤，防止漏诊以免贻误治疗。胃前壁伤容易发现，但胃后壁、胃底及贲门部不完全性胃壁损伤可能被遗漏，故探查应详尽。1/3 病例的胃前、后壁都有穿孔，应切开胃结肠韧带，显露胃后壁，特别注意大小网膜附着处，谨防遗漏小的穿孔。虽经胃管注入气体或亚甲蓝溶液，有助于术中定位诊断，但有加重腹腔污染之虞，需慎用。

胃损伤按其损伤部位、程度和性质分别加以处理。

胃损伤仅涉及黏膜层，并于术前获得确诊，出血量小，又无其他脏器合并伤，可经非手术治疗。如发生失血性休克，以手术治疗为宜。单纯胃黏膜撕裂伤，出血量也可多达 2L，需手术切开胃壁在直视下寻找撕裂部位的出血点，缝扎胃黏膜血管或加用鱼肝油酸钠、明胶海绵压迫止血，然后缝合撕裂的胃黏膜。

胃壁血肿可能伴有“透壁性穿孔”，应切开血肿边缘浆膜层，清除血肿、止血，并根据胃壁损伤的深浅，采用胃壁全层或浆肌层缝合修补。

整齐的裂口，止血后可直接缝合，边缘组织有挫伤或已失去生机者，宜修整后缝合。除非胃壁毁损广泛、严重，一般不采用胃切除术。

对其他合并伤应根据其损伤情况给予相应的处理。

关腹前，应彻底吸净腹腔内的胃内容物，并用大量盐水冲洗。单纯胃损伤毋需置引流。

术后继续应用抗生素，维持营养和水、电解质平衡。

第五节　十二指肠损伤

井下瓦斯爆炸时偶尔可出现十二指肠损伤。由于十二指肠特殊的解剖位置，处理十分困难。到目前为止，仍然是死亡率较多的一种腹部损伤。

一、十二指肠损伤发生机制

井下瓦斯爆炸是一种复合伤，其致伤因素不仅有冲击伤，还有继发的机械损伤。其发生机制如下：①十二指肠活动度小，当暴力突然从前腹壁挤向坚硬的脊柱时，可直接造成撕裂伤；②暴力通过前腹壁传至脊柱形成一种剪切力，使十二指肠第二、三段及胰头部向脊柱右侧移位，而第一、四段及胰头部向脊柱左侧移位，造成十二指肠活动部位与胆总管进入十二指肠部位和十二指肠 Treitz 韧带处的损伤；③受暴力时，幽门及十二指肠-空肠曲暂时收缩关闭，形成十二指肠闭袢，腔内压力突然增高，使十二指肠前外、前下缘薄弱部分破裂穿孔。爆炸时飞溅的钝性物体也可造成十二指肠损伤。

二、十二指肠的损伤特点

十二指肠具有独特的解剖结构和生理功能，日通过消化液多达 7000ml，一旦发生损伤，伤情多严重复杂，具有以下特点：

1. 脏器合并伤　十二指肠位置深在，一旦受伤多为暴力致伤，十二指肠与胰腺、胆道、肝、胃、右肾、门静脉、下腔静脉相邻，暴力常招致合并伤的出现。

2. 严重腹膜炎　十二指肠日通过消化液量较多，十二指肠破裂后含有多种消化酶的消化液溢出，引起腹膜炎。由于腹膜腔严重炎症的广泛渗出，再加上本身消化液的直接丢失，可造成大量液体丢失，水、电解质紊乱和酸碱平衡失调，血容量不足。

3. 诊断困难　误、漏诊率高

其原因有：①发生率低，医生缺乏诊断经验；②十二指肠位置深在，往往合并有腹腔其他脏器损伤，常被其他损伤所掩盖；③十二指肠损伤无明显特异性体征，尤其在十二指肠腹膜后损伤的早期，腹膜炎表现较轻，腹膜腔积液少容易忽视；④并发症多，死亡率高。早期死亡原因主要为合并伤所致休克死亡，而后期死亡的主要原因为感染、消化道瘘和多器官衰竭。死亡率的高低可能与下列因素有关：①是否合并多脏器损伤，合并其他脏器严重损伤者死亡率增高；②十二指肠损伤本身的损伤程度与部位，损伤越重死亡率越高，越靠近十二指肠乳头的损伤其死亡率越高；③与受伤至确定有效治疗的时间长短有关；④与治疗中是否出现并发症有关。

三、诊断

开放性十二指肠破裂，伤口内常伴有胆汁样内容物流出，剖腹探查时沿伤道方向对十二指肠进行检查，一般诊断并不困难。闭合性十二指肠损伤腹膜后肠段型者，症状体征不典型，诊断困难，但有下列情况时应想到有十二指肠损伤的可能：①有上腹部外伤史，伤后几小时内出现高热；②右上腹或右腰部疼痛，疼痛向肩胛、会阴部、大腿内侧或右侧睾丸放射及阴茎异常勃起者；③伤后背部、肾区渐出现压痛水肿者；④上腹部受伤而直肠指诊于骶前可触及捻发音；⑤伴有休克表现。对怀疑十二指肠损伤者应行腹部 X 线检查：右肾上方或腰大肌周围有气泡影时，更支持十二指肠破裂的诊断。CT 检查更可以在十二指肠损伤者发现气泡，甚至可以见到气液平。超声检查、腹腔穿刺淀粉酶测定对诊断价值不大。

四、治疗

十二指肠损伤一般均需要手术治疗，使用何种方式，应根据损伤的部位、程度、范围、有无其他脏器损伤及患者情况而定。由于十二指肠破裂术前很难诊断，剖腹探查时发现十二指肠附近腹膜后及横结肠系膜有血肿、气肿、胆汁样液时，应切开后腹膜，探查十二指肠。常采用 Kocher 法将十二指肠侧腹膜切开，充分暴露十二指肠第一、二段，也可用 Cattell 法，将横结肠肝曲周围游离，显露十二指肠第三，四段，同时可探查胰腺、胆总管及腹膜后大血管。手术方法常采用以下几种：

1. 缝合修补术　适用于十二指肠小的破裂伤，对于伤后时间短（小于 10 小时）、破口不大（小于 1/3 周径）的第一、四段破裂、创缘整齐、局部污染轻、血运良好、缝合无张力者，可行缝合修补术。

2. 肠吻合术　适用于十二指肠第二、三段大部断裂或横断伤，撕裂伤者。十二指肠肠壁薄，没有系膜，游离后直接吻合，常有张力；为了减少张力，保证愈合，常需将十二指肠断裂伤口远端肠腔关闭，近端与空肠作 ROUX-EN-Y 式吻合。若损伤严重，也可将远端十二指肠切除，做近端与空肠吻合，吻合更推荐端侧方式，因不破坏血运，有利于吻合口愈合。

3. 补片术　这是过去常用的方法。十二指肠破口较大，破裂处组织挫伤严重，清创后组织缺损较大，不能直接缝合或缝合后肠腔狭窄，利用带血管蒂的胃浆肌瓣、胃壁瓣或血管蒂的小肠浆肌瓣、小肠壁瓣修补缺损，是一种可以选择的方法。由于术后出现并发症的机会仍较多，目前已较少采用

4. 十二指肠憩室化术　此手术运用于十二指肠较严重损伤或合并胰头严重损伤而无主胰管损伤、受伤时间较长者。手术方法：修补十二指肠损伤，切除胃窦行胃空肠吻合，行十二指肠残端造口、胆总管造口及充分腹腔引流。此术式目的是将消化液从损伤区转流，有利于损伤愈合。改良术式如：将十二指肠损伤修补后，在胃窦大弯侧前壁纵行切开约 7 厘米，经胃切口用可吸收缝线将幽门前后壁缝合关闭，然后利用胃壁切口与空肠做结肠前胃-空肠吻合。

5. 胰头十二指肠切除术　在十二指肠胰头部粉碎性破裂无法保留者，可行胰头-十二指肠切除，然后重建消化道。手术适应证为：①十二指肠广泛撕裂，无法修复者；②胰头碎裂，主胰管损伤，难以控制的大出血；③累及近端胰管和（或）胆总管十二指肠的联合伤；④胰头十二指肠严重损伤影响到血液供应，组织失去活力者。该手术时间长、损伤大、操作复杂、死亡率高，有合并损伤者更是难以保证成功；遇此情况，宁愿运用损伤控制理念，先止血，充分引流消化液，腹腔渗液，待病人情况好转后再行确定性手术。

十二指肠损伤的死亡率及并发症发生率都高。为了提高治愈率，除了及时正确的诊断，合理适中的手术方式外，还应建立有效的十二指肠减压，运用抑酸、抑酶制剂，促进胃肠功能恢复，加强营养，适时运用肠道外或内高营养，保证十二指肠无张力或低张力愈合。

第六节　小肠损伤

小肠在腹腔内占据的位置最大、分布最广，相对表浅，缺少骨骼的保护，所以容易受到损伤。腹部的任何损伤需要检查时，均要认真、细致、规律地进行小肠损伤的检查。

一、伤因

小肠损伤是由直接暴力和间接暴力所致。井下瓦斯爆炸时，强大的冲击力可以使工人直接受伤，也可因爆炸产生时的物体飞溅将工人直接击伤，也可因冲击波作用将工人击倒时摔伤。总之，井下瓦斯爆炸时小肠损伤的机制是复杂的，可以分为几种情况：

1. 闭合性损伤

（1）直接暴力致伤：腰骶椎生理前曲较其他脊椎更接近腹壁，直接暴力作用于腹壁，并向腰骶椎方向传导，会造成小肠或包括系膜受到伤害。在强大的外力作用下，肠管被挤压于腹壁与脊柱或骶骨岬之间造成小肠的挫裂伤，严重的可直接切断小肠。来自于脐周围正中部位的损伤多伤及空回肠，有时伴有肠系膜的断裂、挫伤、出血。腹部受到大面积暴力作用时，能因十二指肠空肠曲和回肠下段同时关闭，使空肠上段形成闭袢，肠腔内的压力骤增而破裂。这种破裂穿孔多发生在远离受暴力挤压部位肠内容充盈段的小肠侧壁。

（2）侧方暴力致伤：冲击力或二次伤害外力也可沿体轴斜切的方向作用于腹部，使肠管连同系膜向一侧方迅速移动，当移动的范围超过固定肠管系膜或韧带的承受能力时，就可能造成肠管自附着处的撕裂，好发部位常见于空肠起始部靠近 Treitz 韧带附着或被腹膜返折固定的回肠末端，同样各种原因造成的腹腔病理性粘连，来自于侧方暴力也可造成一段局部肠管内的压力骤增，原已充盈胀气的肠管来不及疏散外力或在曲折充盈的肠袢间一时没有回旋余地，当肠腔内流体压力急剧增高时则可在远离外力作用处的肠管发生爆裂或发生小的穿孔，这种损伤容易在排查时遗漏。

（3）间接暴力致伤：多发生在对抗肠管惯性运动的受力机制下，强大的冲击力可让伤者高速摔倒，甚至坠落、骤停时肠管或系膜抗御不了这种位置突然改变所施予的压力，通过传导造成小肠断裂或撕裂。这种伤害多发生在小肠两端固定处，如附着于后壁的空回肠两端附近和游离度最大的空回肠交接部位，多见于含大量食糜、处于充溢状态的小肠。

2. 开放性损伤

主要由瓦斯爆炸时矿石或机器设备碎片击伤所致。开放性损伤必须有异物进入或经过腹腔，有可能是单次单创口受伤，也可能是多次多创口受伤，受损害的肠管可以远离创口部位，常可造成多发的肠破裂或复合性损伤。

二、病理与病理生理改变

小肠损伤的病理改变决定于小肠的受力程度和部位以及有无合并损伤等。

1. 闭合性肠损伤　闭合性肠损伤的病理表现为肠壁的挫伤、血肿和破裂。轻微的肠壁挫伤时，受伤的肠管仅有局部充血、水肿，肠壁的组织连续性没有受到破坏，血液供应良好，多能自行愈合，不发生明显的临床症状，也无后遗症；严重的挫伤，局部缺血的范围超过侧支循环代偿的程度，最终发展为溃疡，肠壁坏死，出现穿孔，引起腹膜炎。因此对较重的肠壁挫伤，尽管早期没有出现严重的并发症，为防止其隐患的存在，还必须强调治疗上的主动性。

小肠在腹腔内较其他器官游离，发生血管损伤造成血肿的机会相对较少，但空肠上段及回肠末段的肠管较为固定，系膜短，缺乏缓冲能力，受到外力直接作用后可损伤肠系膜上动静脉或肠系膜下动静脉及其分支血管，形成血肿威胁肠管血运，继发肠溃疡、穿孔、腹腔脓肿、腹膜炎，发展到一定程度，血肿可突破浆膜或黏膜，严重的可出现失血性休克或死亡。

2. 开放性小肠损伤　开放性小肠损伤的特点是腹壁和肠管同时受伤，有时可见肠内容物经由腹壁伤口流出，严重的损伤可能经由腹壁创口流出血液或受损的肠管、网膜等组织，开放性小肠损伤的病理改变主要为腹膜炎。

三、临床表现

小肠损伤的临床表现决定于损伤的程度、受伤的时间及是否伴有其他脏器损伤。

肠壁挫伤或血肿一般在受伤初期可有轻度或局限性腹膜炎症状，随着血肿的吸收或挫伤的修复，腹部体征可以消失，另一种情况是病理变化加重造成肠壁坏死、穿孔出现腹膜炎。

肠破裂穿孔时，患者表现为剧烈的腹痛，伴有恶心、呕吐，查体可见患者皮肤厥冷、脉搏微弱、呼吸急促、血压下降，可有全腹压痛、反跳痛、腹肌紧张、移动性浊音阳性及肠鸣音消失，随着受伤时间的推移，感染中毒症状加重。

小肠破裂后只有部分病人出现气腹，这是因为小肠损伤后裂口不大或受食物残渣、纤维蛋白素或突出的黏膜堵塞，肠内气、液不能溢出，患者可能几小时或十几小时内不出现腹膜炎表现。

四、诊断

具有上述典型症状、体征者小肠穿孔破裂诊断并不困难，小肠闭合性损伤的早期诊断较困难，至晚期诊断容易但预后相对不好。对怀疑有小肠穿孔的病例，应根据受伤部位和伤情，反复检查腹部体征，应注意有无剧烈腹痛，疼痛范围是否逐渐扩大和呈持续性，腹胀进行性加重和肠鸣音减弱或消失，是否有腹膜炎症状，腹穿可否抽出不凝血或混有肠内容物的血性液，同时借助合理的辅助检查。

常用的辅助检查措施有以下几项：

(1) 腹腔穿刺：对疑有小肠破裂者可先行腹腔穿刺，腹腔穿刺对小肠破裂的确诊率达70%～90%，穿刺部位只要不损伤胆囊、膀胱、粘连在腹壁上的肠管，原则上可以在腹部任何部位，穿刺时应选择有足够长度和口径的注射针头，若抽出混浊、脓性液体，肉眼可见的肠内容物或镜检白细胞计数超过$5\times10^8/L$，即可作出诊断。

(2) X线检查：立位或侧卧位进行腹部X线透视或摄片，出现膈下游离气体或侧腹部游离气体是诊断小肠闭合性损伤合并穿孔的最有力证据。

(3) CT检查：CT对早期发现腹腔游离气体的检出率可高达48%～70%，同时对腹腔内液体诊断高于超声，目前多层螺旋CT扫描速度快、诊断率高，尤其适合大批伤员的快速检查。

(4) 超声检查：超声对人体没有损害，设备简单，费用低廉，可以反复在床旁进行，也可指导具体的穿刺部位，对腹部损伤的诊断有重要作用。

五、治疗原则

一旦腹膜炎或腹腔内出血诊断确立，应立即选择开腹探查手术。

术前应注意的事项：①进行有效的液体复苏；②放置胃、尿管并保持通畅引流；③尽早使用抗生素，针对肠道细菌选用广谱抗生素；④选择适当的麻醉。

1. 手术指征

（1）有腹膜炎体征，或开始不明显但随着时间的进展腹膜炎症加重，肠鸣音逐渐减弱或消失。

（2）腹腔穿刺阳性。

（3）X线腹平片或CT发现有气腹者。

（4）有典型受伤史，呈现腹胀、休克者，应积极创造条件进行手术探查。

2. 手术探查

开腹探查一般取右旁正中切口或经右腹直肌的切口，切口的中点平脐，必要时可向上、向下延伸。

进腹后若发现大量积血，应注意合并实质脏器或系膜血管损伤，大量积血块常提示出血部位，只有在出血得到控制后，才能重点寻找并处理肠道损伤，探查时不能忽视和遗漏肠系膜内或隐蔽在血肿中的穿孔。

肠系膜撕裂可造成大出血，控制住出血后应仔细观察肠袢色泽的变化和血液供应情况，若肠壁呈紫色，经热盐水包敷不能恢复则反映肠管血运障碍已不可逆，须按坏死肠袢予以切除。对系膜内的血肿有进行性增大者均需纵行切开，消除血凝块，结扎出血点，观察肠管血运。在有较大的血管损伤时应予修复缝合，必须防止大块结扎系膜根部血管造成肠管广泛坏死。

对小肠的探查应有序，可以从Treitz韧带开始也可以从回盲部开始，在直视下认真、仔细，逐段地进行探查，注意细小的破裂和隐蔽的小穿孔。

3. 手术原则与方法

（1）肠修补术：适用于创缘新鲜的小穿孔或线状裂口，缝合前应进行彻底的清创术，剪除破裂口周围已失活的组织，整理出血运良好的肠壁，防止术后肠破裂或肠瘘的发生。

（2）肠切除术：适合于：①肠壁破裂口的缺损大，创面不整齐，污染严重以及缝合后可能发生肠腔狭窄的纵行裂伤；②在小段肠管内有多处不规则穿孔；③肠管严重挫裂伤；④肠管系膜缘血肿挫伤、撕裂，肠壁血肿致肠壁血运障碍；⑤肠管严重挤压伤，不能排除肠管会继发坏死者，手术中注意断端血液循环，防止局部供血障碍，认真处理肠壁和肠系膜的出血点。

（3）空肠造瘘术：在穿孔或破裂时间过长、腹腔污染特别严重、生命体征极不平稳等情况时可考虑行肠外造瘘术，待术后机体完全恢复，腹腔条件好转再行造瘘还纳术。

无论何种术式，除彻底消除污染物和液体外，还应使用至少5～8升的温生理盐水反复冲洗腹腔。

六、需要强调的问题

1. 空回肠损伤是腹部损伤中常见的疾病，发生率高。尽量争取早诊断，早治疗，以下几项有助于诊断：①腹部有明确外伤史；②自发腹痛持续存在；③腹痛位置固定或范围扩大；④有腹膜刺激征；⑤腹部症状加重但无内出血征；⑥局限性小肠气液平；⑦腹平片或CT发现膈下游离气体；⑧腹腔穿刺有肠内容物或混浊血性液。

2. 对于瓦斯爆炸伤害腹部损伤：①重视询问受伤机制，注意局部体征；②专人负责动态观察，及时发现病情变化；③合理应用腹腔穿刺技术；④选择有效的影像学检查。

3. 手术时应注意：①处理小肠损伤前进行活动性出血的处理，抢救休克，纠正水和电解质平衡紊乱；②探查肠管有序进行避免遗漏和重复，已发现的损伤进行标记并制止肠内容物继续外渗；③记录肠管切除长度，避免切除范围过大；④手术方式以穿孔修复及破裂肠段切除为原则；⑤注意对合并损伤的处理。

第七节　结肠损伤

结肠损伤是较常见的腹内脏器损伤，其发生率占腹部外伤的10%～20%。结肠损伤有以下的特点：①结肠壁薄血液循环差，愈合能力弱；②结肠内充满大便，含有大量细菌，一旦肠管破裂腹腔污染严重，易造成感染；③结肠腔内压力高，术后常发生肠胀气而至缝合处或吻合口破裂；④升降结肠较固定，后壁位于腹膜外，伤后易漏诊而造成严重的腹膜后感染；⑤结肠损伤的合并伤和穿透伤多。结肠损伤多不立即危及生命，但由于感染而至的后期死亡率较高，单纯结肠损伤的死亡率大约为4%～10%，但在煤矿瓦斯爆炸时常合并其他部位损伤，其并发症和死亡率均显著增加。

一、伤因

（1）开放性损伤：煤矿井下瓦斯爆炸时主要为飞溅的矿石、设备碎片、螺钉等刺伤。

（2）闭合性损伤：剧烈的气浪可直接造成结肠的损伤，也可继发了爆炸伤后的摔伤、坠落伤、腹部挤压伤等。

（3）继发于血管损伤的结肠延期穿孔：极少数腹部轻微顿挫伤者，在结肠系膜血管损伤的同时常合并有其他脏器的损伤和休克等，而且腹部症状和体征又不明显，在专注救治并发伤或休克后，结肠的血运可发生障碍，从而引起结肠坏死、穿孔。

二、损伤严重度分级

根据结肠的损伤程度及病人有无休克分为三级（Flint分级法）

Ⅰ级：损伤局限于结肠，破口较小，腹腔污染较轻，无休克。

Ⅱ级：结肠破口较大，中度腹腔污染，轻度休克。

Ⅲ级：结肠破口较大，有严重的组织缺损或血运障碍，重度污染腹腔，重度休克。

三、病理与病理生理变化

结肠损伤分为肠壁挫伤、系膜损伤性血肿、肠壁不全破裂及全层破裂等。

结肠壁挫伤表现为肠壁肿胀、淤血，但肠壁完整。结肠壁的轻微挫伤通常可自行愈合，但严重的挫伤可继发坏死而引起穿孔，导致腹膜炎。

系膜损伤常合并系膜血管损伤，使系膜形成血肿，受累肠管发生血运障碍，造成迟发性结肠穿孔。

结肠壁不全破裂通常指浆膜层或浆肌层的破裂，而黏膜及黏膜下层仍保留其完整性。不全破裂多数形成粘连而愈合。肠壁完全破裂后，小的破口可见黏膜外翻呈唇状可以由肌肉收缩黏膜外膨，破口暂时被封而无临床症状。较大的破裂或完全断裂者，有大量粪便进入腹腔而引起弥漫性腹膜炎。

四、临床表现

结肠破裂的内容物溢出刺激腹膜引起腹膜炎，这与其他空腔脏器破裂的临床表现一致，只是结肠内容物不同于胃、小肠内容物对腹膜刺激较轻，症状体征发展缓慢，往往得不到及时诊治，这在井下瓦斯爆炸后成批伤员出现时更应警惕。

闭合性结肠损伤临床表现复杂，腹痛是常见症状，但少数可没有腹痛，多见于左侧结肠损伤，因左侧结肠内容物为固体肠内容物不易进入腹腔，对腹膜刺激小。迟发性结肠破裂后常表现为腹痛一度好转又再出现。腹膜外结肠损伤早期，腹痛和腹膜炎症状均不明显。腹膜后间隙感染明显时，侧腹壁或后腰部有压痛，有时可触及皮下气肿。恶心、呕吐也是常见的症状。低位结肠损伤可便血或有果酱样便。体温升高是腹膜炎的晚期表现。

五、诊断

1. 病史及临床表现

开放性损伤根据伤口部位、方向及腹膜炎表现可以做出诊断。闭合性结肠损伤诊断困难，如伤后出现进展迅速的弥漫性腹膜炎伴有中毒性休克或下腹部疼痛进展为腹膜炎并有膈下游离气体应考虑有结肠损伤。

2. 诊断性腹膜穿刺

简单易行，根据穿刺物的性质进一步判断，但对结肠损伤的诊断无特异性。诊断性腹腔灌洗也不能增加结肠损伤的判定。

3. 腹部X线检查

部分患者发现膈下游离气体，对诊断结肠损伤有帮助。

结肠闭合性损伤术前诊断困难有以下指征应积极手术：①有腹膜炎体征；②腹腔穿刺液成脓性或浑浊血性，镜检可见脓细胞或大量白细胞者；③腹平片有膈下游离气体；④腹胀进行性加重，排除腹膜后血肿、电解质紊乱等内科疾患，术中结肠损伤的判定容易。

六、治疗

结肠损伤的处理原则为做好术前准备，早期手术清除坏死肠段，彻底冲洗腹腔，充分引流。手术方法的选择应根据受伤部位、性质、就诊时间、腹腔污染程度、病人一般状况及有无合并伤而定。

1. 一期缝合修补　①适合于单纯结肠小穿孔；②术前无严重休克；③腹腔污染轻；④无广泛的腹壁缺损；⑤无严重合并伤。具体方法为清除破口边缘坏死组织，常采用间断全层缝合再间断浆肌层加强。

2. 一期切除吻合　适应证为：①单纯结肠损伤，伤口较大；②相继很近的结段有多个裂伤；③腹腔污染轻；④无严重休克；⑤无严重合并伤。

3. 损伤肠管修补后外置术　损伤结肠一起修补后将该肠袢外置于腹壁外、手术后6～14天修补处愈合将其还纳腹腔，本法适用于修补不可靠或患者一般状况差不能确保修补能一期愈合者；若不能愈合，即时改为造瘘。

4. 肠段切除两断端造瘘或近端造瘘远端封闭，适用于肠段损伤严重、腹腔污染严重、合并严重休克或合并伤多、重患者。在煤矿瓦斯爆炸往往为复合伤的情况下，本法是很好的办法，对降低死亡率大有益处。

第八节　直肠肛管损伤

直肠肛管为消化道的终末部分，受伤机会较少，然而其合并伤多，临床处理困难，后期并发症多。直肠肛管损伤有如下特点：①直肠内容物为粪便，细菌含量多，易感染；②直肠周围组织疏松感染易扩散；③常伴有其他损伤，如骨盆骨折、尿道断裂大出血等；④后期并发症多如畸形、各种瘘、肛门狭窄及大便失禁等。

一、伤因

1. 穿透性损伤　井下木桩、铁条、矿石突出，瓦斯爆炸冲击力让矿工高速蹲伤或由高处坠下，特殊情况可造成肛门插入伤伴有肛门括约肌损伤。

2. 钝性暴力伤　可引起骨盆骨折，骶骨、髋臼的骨折碎片，可刺破直肠，也可以矿石瞬间挤压腹部，乙状结肠的气体冲入直肠，由于肛门处于闭锁状态，使直肠成为闭袢，而造成腹膜外直肠破裂，此种损伤破口大、污染重。

二、病理与病理生理变化

肛门插入伤范围广泛且性质严重，不但造成肠壁的完全性破裂，广泛的括约肌损伤，常伴有膀胱、尿道、骨盆的损伤。若伴有大血管和骶前静脉损伤，可引起大出血而发生休克。腹膜返折以上的直肠损伤常引起化脓性腹膜炎，腹膜返折以下的直肠损伤可引起周围间隙感染，直肠外瘘，直肠膀胱瘘，常为直肠损伤的并发症，肛管损伤可造成肛管狭窄和肛门失禁。

三、临床表现

因损伤部位、范围，有否合并伤及致伤原因不同而有不同的临床表现。

1. 休克　比较常见，合并骨盆骨折时，休克发生率高，且严重。

2. 腹膜炎　腹膜返折以上的直肠损伤可出现腹膜炎。严重程度和损伤范围，肠腔内容物溢出多少及合并伤有明显关系。

3. 肛门区疼痛　损伤累及肛提肌以下的肛管出现肛门区剧烈疼痛。

4. 肛门流血　直肠肛管损伤常伴有肛门流血，有时出血量很大。

5. 伤口流粪，内脏脱出，开放性损伤，伤口有粪样的流出。某些严重的直肠损伤，在会阴部或肛管内有大网膜或小肠脱出。

6. 直肠周围感染　位于腹膜返折以下肛提肌以上的损伤，因支配直肠的自主神经元痛觉，且定位不准确，故只出现坠胀感，炎症刺激可有里急后重，最后局部严重感染，脓肿形成。

四、诊断

腹膜返折下方直肠肛管开放性损伤，诊断不难，闭合性损伤腹膜返折以上直肠损伤诊断类似于结肠损伤诊断腹膜返折以下者，则易延误诊断：

1. 病史及临床表现　根据下腹部外伤史，肛门插入伤及直肠后，病人出现腹痛、腹膜炎、肛门流血、伤口有粪便流出或直肠周围感染等应考虑直肠、肛管外伤。

2. 伤道　凡伤口在下腹骶尾部、会阴部或臀部等处的外伤均可伤及直肠。横跨骨盆的闭合伤，或有膀胱、尿道损伤时，尽管无伤道，也应考虑有直肠损伤的可能性。

3. 直肠指诊　这是最有价值的检查方法，指诊可发现伤口部位，伤口大小。损伤部位较高时，指套染血常提示直肠损伤。指诊尚可判断肛门括约肌的损伤情况。

4. 肛门直肠镜检查　此检查不应作为常规，病情允许时可检查，可发现损伤部位范围及严重程度。

5. 腹腔穿刺　抽出粪水样液体应想到结直肠损伤的可能。

6. X线检查　腹膜返折以上直肠损伤有时出现膈下游离气体，CT发现盆壁软组织中气体影，腹膜外直肠破裂的诊断可确定。

五、治疗

直肠肛管损伤的治疗包括直肠、肛管伤及合并伤的处理两方面。原则上手术越早越好，按损伤部位和范围，选用不同方案。

1. 腹膜内直肠损伤　可参照结肠损伤的治疗。损伤范围不大，腹腔污染轻，可缝合修补。损伤范围大，污染严重者必须加近端结肠造瘘。

2. 腹膜返折以下的直肠、肛管损伤

（1）对高位轻度直肠损伤，如经腹手术，可切开盆底腹膜，缝合损伤部位，但手术较困难。更为实用的是近端结肠造瘘及直肠周围间隙引流，破损多可自行愈合。

（2）离肛门较近的直肠损伤：可麻醉后扩肛，经直肠腔内止血、修补裂口，直肠周围间隙充分引流。

（3）严重的会阴损伤：直肠及肛门括约肌几乎全部破坏者，可行经腹会阴联合切除广泛损伤的直肠、肛门后，做乙状结肠永久性造瘘。

（4）肛提肌以下损伤：单纯括约肌断裂，可按层次一期修补，并放置引流。如损伤及污染严重，应清创引流，近端结肠造瘘，为二期修补创造条件。

3. 手术中需注意的问题

（1）粪便转流：乙状结肠造瘘是直肠肛管严重损伤最常用的治疗措施。下列情况应行乙状结肠造瘘：①直肠、肛管损伤严重；②合并腹内脏器损伤；③伴骨盆骨折、膀胱破裂等有可能造成严重污染者；④受伤时直肠内充盈饱满者；⑤伤后延误治疗者。

（2）骶前引流：直肠损伤后粪便污染直肠周围间隙，可迅速发展为难以控制的感染。骶前引流可预防或降低感染的发生。方法为在肛门与尾骨之间弧形切开皮肤，用血管钳钝戳穿盆腔进入骶前间隙，放置引流，引流管必须达到破裂处。

（3）直肠冲洗：直肠冲洗时腹膜外直肠损伤的主要措施，尤其是直肠充盈状态下的破裂，直肠冲洗可减少污染机会，降低感染等并发症。

参考文献

[1] Filnt LM，vitale GC，kichardson JD，et al. The injured Colon：relationships of management to complications. Ann Surg，1981，133：619-624.

[2] 刘绍彬，结肠损伤. 见：夏稳生 主编. 现代腹部外科学. 武汉：湖北科学技术出版社，1996. 270-274.

[3] 黎沾良，盛先勇. 小肠与肠系膜损伤. 见 ：吴阶平，裘法祖主编 . 黄家驷外科学. 5 版. 北京：人民卫生出版社，1992. 1028-1028.

[4] 宋建章，储洪博. 小肠损伤. 见：吴戚中，黄耀权主编. 腹部外科实践. 2 版. 北京：中国医药科技出版社，1993. 403-405.

（李树峰　徐　峰　张国志）

第十六章　瓦斯爆炸伤害性泌尿系损伤

煤矿瓦斯爆炸除热力损伤外，产生冲击波的原发性冲击效应常致伤员内脏损伤，继发性冲击效应引起塌方、冒顶常致伤员机械损伤。瓦斯爆炸的特点决定了瓦斯爆炸伤是一种复合伤，伤情复杂而严重。由于解剖原因，肾、输尿管、膀胱及后尿道受到周围组织和器官的保护，一般不易受伤，泌尿系统损伤大多是胸、腹、腰部或骨盆严重损伤的合并伤。当有上述部位严重损伤时，应注意有无泌尿系统损伤；确诊泌尿系统损伤时一定注意有无其他脏器损伤。

泌尿系统损伤以男性尿道损伤最为多见，肾、膀胱次之，输尿管损伤最少见。主要临床表现为出血和尿外渗。大出血可引起休克、血肿和尿外渗可继发感染，脓毒血症，形成脓肿，晚期可形成尿瘘或尿道狭窄。及早诊断，正确处理，对泌尿系统损伤预后极为重要。

一、肾损伤

肾位于腹膜后脊柱两侧，位置较深，周围受到骨骼及较厚肌肉组织的保护，但在遭受直接或间接暴力打击下，脆弱的肾可发生程度不同的损伤（图 16－1）。肾外伤在泌尿生殖器损伤中较为常见，轻者仅表现为镜下血尿，重者大出血并发休克，危及生命。当合并其他脏器损伤时容易误诊。据报道，在各类损伤病例中，泌尿生殖系损伤占 2%～3%，其中肾损伤占 1%～2%；在腹部损伤的病例中，有近 10%病例合并肾损伤。国内报道，腹部损伤病例中肾损伤占 14.1%，且大多数是闭合伤，约占60%～70%。

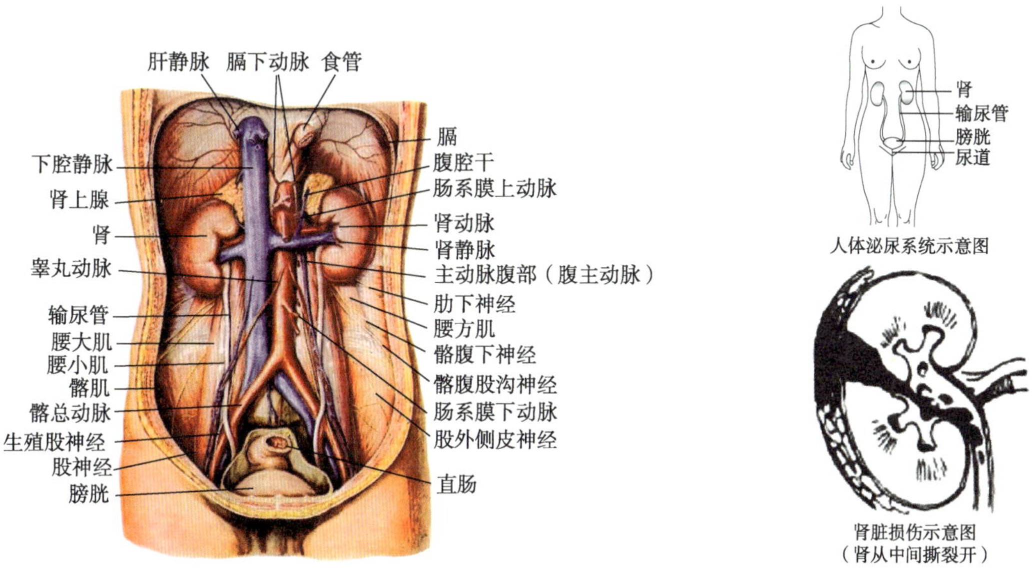

图 16－1　泌尿系解剖与肾破裂

（一）肾损伤的分类

根据损伤的肾是否通过皮肤与外界相通可分为开放伤和闭合伤两大类。开放伤常为锐器刺戳伤。闭合伤最常见于煤层崩裂、巷道坍塌、装备毁损，致使煤块等作用于人体。有病变的肾更易遭受外伤。肾损伤常合并其他脏器损伤，应注意合并伤的诊治。肾损伤的分类尚无统一意见，但大多倾向于按损伤病理分为挫伤、裂伤、碎裂伤、肾蒂伤。目前国内多主张分轻（挫伤、小裂伤）、中（裂伤）、重度（破裂伤和肾蒂伤），以指导临床的诊断和治疗。而美国创伤外科协会标准将肾外伤分5级：Ⅰ级，肾挫伤或包膜下血肿；Ⅱ级，肾周围血肿局限在腹膜后或肾皮质裂伤小于1.0cm，无尿外渗；Ⅲ级，肾皮质裂伤大于1.0cm，无尿外渗；Ⅳ级，肾实质裂伤超过皮髓交界处，并进入集合系统，肾段动静脉损伤；Ⅴ级，肾碎裂伤，肾蒂撕裂，肾动脉血栓形成。

（二）临床表现

患者的临床表现和损伤的病理类型密切相关。其主要症状有休克、血尿、疼痛、腰腹部肿块、发热等。

1. 休克　严重肾裂伤、肾蒂裂伤或合并其他脏器损伤时，因损伤和出血常发生休克，可危及生命。出现休克要极为重视，在抗休克的同时做相应的检查。

2. 血尿　血尿为肾损伤最常见的症状，多为肉眼血尿，为昏迷休克者导尿，无血尿或为镜下血尿者，要想到输尿管断裂、血块堵塞等情况，密切注意病情变化。

3. 疼痛　腰痛及肾区叩痛，常伴侧腹痛，多为钝痛，或因血块刺激输尿管而出现绞痛。

4. 腰腹部肿块　血液、尿液渗入肾周围组织可使局部肿胀，形成肿块，有明显触痛和肌强直。

5. 发热　由于血肿、尿外渗易继发感染，甚至导致肾周脓肿或化脓性腹膜炎，伴有全身中毒症状。

（三）诊断

1. 病史与体检　任何腹部、背部、下胸部外伤的病人，无论是否有典型的腰腹部疼痛、肿块、血尿等，均要注意肾损伤的可能。有时症状与肾损伤的严重程度并不平行。

2. 化验　尿中含多量红细胞。血红蛋白与红细胞比容持续降低提示有活动性出血。血白细胞增多应注意是否存在感染灶。

3. X线平片　可见肾影增大，边缘模糊，腰大肌阴影消失，脊柱弯向伤侧等表现。

4. B超　B超可对肾损伤的形态改变和后腹膜有无积液做出准确的诊断，而且快捷方便，可反复检查，适合急诊肾外伤的筛选。

5. CT　CT对肾损伤程度的判断准确，可确定血肿、尿外渗的范围、肾组织损伤的程度，并可以了解对侧肾、肝、脾及大血管的情况，所以是诊断肾损伤的重要手段，是选择治疗方案的重要依据。有资料报道对肾损伤定性诊断达100%，优于IVU和B超。

6. 静脉尿路造影（IVU）　能同时了解双肾功能及有无尿外渗，主要缺点是假阴性率高，且因检查较繁琐，对于重危患者不宜选用，现已较少采用。

7. 动脉造影　选择性肾动脉造影术及超选择性肾动脉栓塞术近年在闭合性肾损伤的诊断和治疗上使用率越来越高。其主要作用在于可明确诊断出血原因和部位，在尽可能减少手术损伤的情况下有效控制出血及最大限度保留肾组织保存肾功能，适用于无腹腔其他脏器合并伤、外伤后继发出血、孤立肾损伤、先天性畸形等患者，同时也适用于肾破裂行开放肾切除手术患者的术前止血。

（四）治疗

肾外伤的类型、程度不同，故治疗方法也不相同，但总的治疗原则是：首先保全患者的生命，其次是最大限度地保留肾组织。

1. 紧急治疗　肾损伤紧急处理是尽早预防及治疗休克，病情稳定时在密切观察血压、脉搏变化的同时，尽快明确损伤程度及有无合并其他器官损伤。失血严重时，应先输血、输液，维持血压，再做进一步检查及治疗。

2. 保守治疗　确诊为肾挫伤、轻度肾裂伤，无其他脏器合并伤的，可行非手术治疗，包括绝对卧床休息，密切观察病情，持续监护生命体征，血红蛋白含量及红细胞比积变化，血尿程度的变化。镇静止痛，给予止血剂和抗生素，鼓励多饮水。若病情好转，应继续绝对卧床两周以上，3个月内不参加重体力劳动和激烈运动，以防肾裂口再次破裂及继发性出血。

3. 手术治疗　具有以下情况时，应及时行手术治疗：①静脉尿路造影或增强 CT 扫描有造影剂明显外溢或肾不显影者；②并发腹腔脏器损伤者；③非手术治疗过程中肾区肿块不断增大，疼痛加剧，肉眼血尿持续不止，短期内出现严重贫血者；④经抗休克治疗后血压不能回升或升而复降，特别是输血 1000ml 以上血压仍不能稳定者，提示有活动性大出血，需紧急手术；⑤肾周感染、积脓，有高热、败血症表现者；⑥开放性损伤。

手术方法：

（1）肾裂伤修补术：肾裂伤较局限，伤口整齐，伤后时间不长，开放伤无明显污染，整个肾血液循环良好者适用于本术式。

（2）肾动脉栓塞术：适用于重度挫伤或裂伤伴有严重血尿。检查发现血管段损伤（segmental arterial injury）者或肾裂伤迟发性大出血已难以手术处理者，先行肾动脉造影，确定出血血管后，用暂时性血管栓塞剂做选择性肾动脉栓塞。

（3）肾周围引流术：主要是清除肾周围血肿、外渗的尿液及污染坏死组织。

（4）肾部分切除术：肾一极严重碎裂伤无法修补可行肾部分切除术。

（5）肾切除术：肾严重碎裂伤，尤其是贯通火器伤、大出血无法控制危及生命者，严重肾蒂伤如破裂、血栓形成，肾缺血时间过长，功能无法恢复或血管无法重建者，在确定对侧肾功能正常的情况下，可行肾切除术。

（6）肾血管重建术：肾蒂损伤明确诊断较早、伤肾缺血时间在 12 小时以内、对侧肾功能情况不明确时，可考虑伤肾肾血管重建术。

（7）自体肾移植：对于孤立肾或对侧肾功能不明的情况下，要尽全力保留伤肾，甚至可将伤肾切除于低温下工作台手术修补完成后于髂窝内行自体肾移植。

二、膀胱损伤

膀胱损伤是泌尿外科的常见病，常伴有骨盆骨折，可同时合并腹内脏器损伤。膀胱在有腹膜遮盖区发生破裂，称为腹膜内破裂，尿液可流入腹腔，引起腹膜炎，量大时，可有移动性浊音；在没有腹膜遮盖区破裂，叫做腹膜外膀胱破裂，尿液外渗到膀胱周围组织和膀胱前间隙。瓦斯爆炸致膀胱损伤，常并发其他脏器损伤，大多伤势重，处理应先抢救生命，对休克患者应积极抗休克治疗，同时做手术准备。有下列情况者宜采用手术治疗：①腹膜内型及混合型膀胱破裂；②严重的腹膜外膀胱破裂，如膀胱裂口大、有广泛的尿外渗或感染、膀胱出血量大；③腹膜外膀胱破裂合并有后尿道断裂、骨盆粉碎性骨折、直肠损伤或既往有尿道狭窄。手术中应先处理腹腔实质性脏器破裂出血，如脾破裂、肝破裂等，再处理膀胱等空腔脏器损伤。而根据膀胱逆行造影及 CT 检查结果确认膀胱裂口较小、尿液外渗量不多，无尿液感染、无其他严重合并伤，能在 12 小时内确诊者可采用保守治疗。保守治疗时须密切观察患者病情变化，保持导尿管引流通畅，加强抗感染治疗，如患者病情加重，则转为手术治疗。

三、尿道损伤

瓦斯爆炸致男性尿道损伤，致伤机制复杂，损伤程度较重，常合并其他脏器损伤，病情较重，危及伤者生命。尿道损伤的主要症状是尿道出血、不能排尿（或排尿困难）、尿外渗和血肿。由于尿道裂伤的部位不同，尿外渗的部位范围也有所不同。后尿道破裂和膀胱前壁或颈部破裂相似，因受三角区筋膜的限制，尿外渗（或血肿）多限制于耻骨后和膀胱周围间隙及膀胱直肠之间。前尿道破裂时，如布克（Buck）筋膜完整，则尿外渗（或血肿）限于会阴部和阴茎部分；如布克筋膜破裂，则尿液与血液可沿克莱（Colle）筋膜往下向会阴、阴囊、阴茎蔓延，严重的可以进一步扩展到施卡巴（Scarpa）筋膜下，向上蔓延到腹前壁。

对于尿道损伤的处理，应根据损伤的部位、程度、全身状况及医疗许可条件做相应处理，首先要保障生命安全。对尿道损伤的病人，首先应行无菌导尿，如能插入膀胱，一般示损伤并不严重，可留置导尿管2周左右，其损伤可望自行愈合。如导尿管不能插入膀胱，多示尿道损伤严重，不能反复插管或暴力插入，以免加重尿道损伤，而应行手术治疗。合并症多、生命体征不稳定者，如骨盆骨折合并后尿道损伤患者多数伴有休克，必须在积极抗休克处理后再做其他处理；或合并有其他器官较重损伤，不宜做过多搬动，这时选择简单的处理，行单纯膀胱造瘘或膀胱穿刺造瘘术，解决排尿问题，日后再二期手术恢复尿道连续性。若合并有腹部闭合性损伤，必须剖腹探查者，在剖腹探查时一并行尿道会师术，可以减少手术创伤，缩短手术时间。对于一般情况较好的患者，在医疗条件许可的情况下，应力争早期行尿道修补端-端吻合术，尽可能从解剖上恢复尿道的连续性，这样可以减少术后并发症，术后效果比较好，远期效果较其他方法满意。对有尿外渗的组织，必须及早切开引流，以免发生严重的尿性蜂窝织炎和组织坏死。

四、会阴部损伤

瓦斯爆炸致会阴部组织损伤，一般多合并其他多处脏器损伤。会阴部损伤包括阴茎、阴囊和它的内容物（精索和睾丸）的损伤。在处理完危及患者生命的受损脏器后，应同期处理会阴部损伤。阴茎裂伤，由于其组织血运丰富，愈合能力强，因此初期外科处理时，尽可能保留一切有生机的组织，尽量保留海绵体。断裂的海绵体可以缝合其白膜。若伴有尿道伤，须先插入尿管作为内支架。如果阴茎皮肤缺失多，清创后可将阴茎埋藏于阴囊中，露出阴茎头，3～4周后行整形手术减少畸形。阴囊伤可在初期处理后即时缝合，留置低位引流。睾丸伤只有在精索动脉断阻、睾丸有可能坏死，或受到严重损伤、破裂到无法保留时才考虑切除。部分裂伤时，可切除破碎部分，彻底止血后放入阴囊。如阴囊破损到不能包容睾丸时，可将残存睾丸埋藏于会阴部或大腿内侧皮下，留待日后处理。

【典型病例1】

男性，27岁，因井下外伤后意识障碍1小时，尿道滴血2小时入院。患者入院2小时前在煤矿井下工作时突遇瓦斯爆炸，被气流冲倒，会阴部恰骑跨在炭块上，且出现意识障碍。被救起、升井送医院途中患者清醒，诉头痛与会阴部疼痛，继而发现尿道外口不断有鲜血滴出。查体：P 80次/分，BP 16/9kPa。神志清楚，应答切题。心、肺（-）。下腹部膨隆。阴囊会阴部青紫，阴囊明显肿大，球尿道部触痛，试行导尿失败。颅脑MR考虑轻微脑挫伤，骨盆平片未见异常。入院诊断：①外伤性尿道球部断裂；②脑挫裂伤。在连硬膜外麻醉下紧急手术。术中见尿道球部完全断裂，行尿道端端吻合，耻骨上膀胱穿刺造瘘。术后3周去尿管，去尿管后2天夹闭膀胱造瘘管自行排尿通畅，治愈出院。

【典型病例2】

男性，35岁，因井下瓦斯爆炸致伤2小时急诊入院。入院2小时前在井下劳作时瓦斯爆炸致伤，伤后感头颈部疼痛，呼吸困难伴刺激性咳嗽、声音嘶哑，排肉眼血尿1次，急被送往医院治疗。查体：P 100次/分，R20次/分，BP 12/8 kPa。神情烦躁不安，头颈部浅二度烧伤面积约5%。肺部听诊两肺呼吸音弱，可闻及哮鸣音。腹部平坦，腹肌稍紧，全腹部有压痛，肠鸣音弱。两侧肾区有叩击痛。腹部CT示腹膜后血肿，两肾挫裂伤，右肾包膜下血肿。入院诊断：①头颈部烧伤；②吸入性损伤：③闭合性肾损伤。住院后立即建立静脉通道补液抗休克、留置尿管、气管切开、吸氧、对烧伤部位采用暴露疗法等治疗，患者病情逐渐平稳。留置尿管1周肉眼血尿消失给以去除。气管套管留置2周给以拔除。入院3周头颈部烧伤基本愈合。入院1个月复查CT示腹膜后血肿完全吸收，两肾未见异常。

参考文献

[1] 徐长广，王树广，李风权等. 煤矿瓦斯爆炸伤的临床特点. 黑龙江医学，2005，29（6）：430-431.
[2] 李伟. 93 例身外伤的诊治体会. 中国医药导报，2008，5（26）：183-184.
[3] 沈平，刘文胜，于泉波等. 闭合性肾外伤 50 例诊治体会. 实用医药杂志，2007，24（10）：1194-1195.
[4] 陈英，石利国，李霆. 重视闭合性腹外伤中泌尿系损伤的早期诊断. 包头医学，2008 年，32（2）：78.
[5] 吴阶平. 吴阶平泌尿外科学. 济南：山东科学技术出版社，2004. 833-858.
[6] 徐荣祥. 当代外科新进展. 北京：中国医药出版社，1998. 942-943.
[7] 王风，石峻，张全等. 膀胱破裂 47 例报告. 临床泌尿外科杂志，1995，10：33-34.
[8] 曹运红. 男性尿道损伤的早期治疗 106 例体会. 中国实用医药，2009，4（24）：97-98.

（郭进喜　冯中文）

第十七章　瓦斯爆炸伤害后挤压综合征与急性肾损伤

第一节　挤压综合征与急性肾损伤

一、挤压综合征的定义

挤压综合征（extrusion syndrome，ES）也叫创伤性横纹肌溶解症（traumatic rhabdomyolysis），于1910年由德国作者首先报道，他们发现埋在建筑废墟下的士兵被救出后通常出现以下症状：肌肉疼痛、四肢无力以及棕色尿。直到20世纪40年代，针对在伦敦遭受空袭后四肢被压的伤员所表现出的症状，肾病学家Bywaters和Beal才提出了挤压综合征的明确定义：休克、肢体肿胀、茶色尿以及伴随出现的肾衰竭。现在比较公认的定义为：四肢或躯干遭受重物长时间挤压，在挤压解除后出现的一系列与骨骼肌坏死相关的损害效应，包括肢体肿胀、肌红蛋白尿、高血钾和急性肾损伤（acute kidney injury，AKI）等。

挤压综合征发生的常见原因多为创伤性横纹肌溶解，挤压伤可能导致终生残疾或死亡。据国家卫生统计中心统计，外伤性横纹肌溶解症的总发病率为0.1/10万，是最少见的外伤型损伤之一。瓦斯爆炸伤害后挤压综合征常见，其发病机制与创伤后发生的挤压综合征有所不同，其损害发生包括创伤性与非创伤性横纹肌溶解症两种病理过程，由于瓦斯爆炸后出现的挤压综合征的临床流行病学、致病原因、发病机制、诊疗过程及预后与常见的压榨掩埋伤后出现的挤压综合征有许多不同，且文献中少见相关报道，尤其是在面临大批瓦斯爆炸伤员入院时，容易出现漏诊和误诊，导致严重后果，应引起特殊关注。

二、瓦斯爆炸伤害后挤压综合征的流行病学特征

据统计，煤矿事故中挤压伤的发生率可高达20%（图17-1）。特别是在煤矿瓦斯爆炸后，部分病例出现了挤压综合征，且常被漏诊，如果处理不当，将会导致一系列严重后果甚至死亡。因此，对于提高治疗效果来说，早期识别和积极治疗是很有必要的。所以参与煤矿瓦斯爆炸抢救的临床医生必须对以下人群中可能出现挤压综合征的伤员提高警觉。其流行病学特征如下：有瓦斯爆炸现场中毒昏迷史，长时间肢体自压后被人救出，入院后逐渐出现肢体肿胀、茶色尿以及伴随出现肾衰竭的患者；而实际情况是常被漏诊，直到伤员尿量减少、出现茶色肌红蛋白尿甚或无尿等症状出现后，才引起医务人员的注意，影响了早期的诊断和治疗，也增加了后期治疗的难度以及导致残疾和死亡的危险性。

临床抢救中导致诊断困难、漏诊、误诊和延误治疗的原因可能有：①缺乏对瓦斯爆炸复合伤的知识，煤矿瓦斯爆炸伤害发生后，大量伤情不同的伤员涌入医院并被收入不同科室住院，因瓦斯爆炸伤为典型的复合伤，其他科室医师对此可能没有经验和认识。②急救医师人手不足，多被安排去处理那些有明显损伤或危重的患者，而有一部分早期挤压综合征伤员在事故发生时，远离爆炸现场，甚至不知道井下发生瓦斯爆炸，除在井下有CO中毒昏迷史外，可能没有烧伤、骨折，在救出后不久即可以行走及正常饮食，甚至脱离现场自行去洗澡后才来住院，常被误认为是“健康的患者”，易被忽视。③在早期缺乏典型的临床症状，难以诊断，有些深在的、隐蔽的症状和体征易被忽视。④伤员入院后常有精神损害表现、恍惚、狂躁、不愿说话或喋喋不休，无法正确主诉，不易得到完整的病史资料。

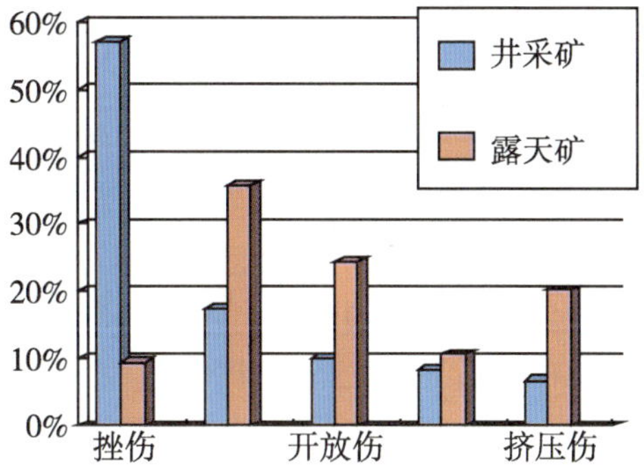

图 17-1 煤矿井下引发挤压伤的发生率

三、挤压综合征的形成机制

挤压综合征以肌红蛋白尿和急性肾衰竭为主要特征，且急性肾衰竭多为少尿型，其形成机制可有以下方面：

（一）创伤性横纹肌溶解

这是在肌肉组织受压迫导致肌肉纤维受到直接损伤时产生的。当肌肉组织受压迫时，血流循环停止造成局部缺血，细胞受损和死亡的时间与挤压力有关，骨骼肌通常能够忍受局部缺血达 2 小时而不会造成永久性损伤。在受压后 1.5 小时，骨骼肌尚可耐受，肾功能不会出现明显的改变；超过 2 小时，就会出现超微结构的损伤，细胞会产生一些可逆性的损伤，肾功能损害有可能恢复；一旦超过 7 小时，肌肉细胞就会发生溶解，组织通常发生不可逆性坏死。除了局部缺血造成的细胞损伤外，挤压力给细胞带来的直接损伤导致细胞膜破坏和胞内钠、钙离子通道开放。这些通道开放的结果使钠离子和钙离子向缺氧细胞转移并破坏肌原纤维蛋白，最终导致细胞膜功能障碍加剧，局部压力升高引起需氧新陈代谢的降低，进一步加剧了血流减少和局部缺血，最终导致细胞死亡并释放肌红蛋白。肌红蛋白是一种氧结合分子，属于血红素蛋白家族，分子量为 176000，包括 154 个氨基酸残基，它由一个血红素辅基和一个珠蛋白组成，当其被释放到血液循环尤其是酸性环境如血流灌注不足的环境中时，会分裂形成珠蛋白和高铁血红素。当肌肉损伤超过 100 克时，由于肌细胞的破坏导致肌红蛋白释放进入循环。游离的肌红蛋白经肾小球滤过后造成肾小管阻塞引发急性肾衰竭。特别是在酸性尿（pH $<$5.4）存在的前提下，大量肌红蛋白入血自肾小球滤出后，流经肾小管时，在酸性尿液中形成不溶性的酸性正铁血红蛋白管型，肌红蛋白及其分裂物会对肾小管有毒性作用并 Tamm-Horsfall 蛋白结合形成管型，沉积在肾小管中发生阻塞，使肾小管上皮发生变性、坏死，造成肾衰竭。最近有文献提示自由基的形成能加剧管型诱导的肾毒性。

总之，肌红蛋白引发急性肾衰竭的病理生理机制包括：肾血管收缩、小管腔内管型形成和肌红蛋白的直接毒性作用。而自由基产生和脂质过氧化则是肌红蛋白导致急性肾衰竭（acute renal failure，ARF）的主要原因。

（二）血管痉挛作用

创伤时机体释放大量肾上腺、去甲肾上腺素、加压素、血管紧张素Ⅱ、内皮素等血管活性物质，使肾内小血管收缩，导致肾血流量下降、肾小球滤过率下降、肾小管上皮细胞缺血、坏死。

（三）低血容量休克

挤压伤会通过失血和损伤组织中细胞外容积的快速变化引起血容量减少。当损伤发生低血容量休克时，肾血流灌注不足（通常情况应获得心输出量的 25%灌注 ）时将会使肾小管缺血、缺氧，肾小管上皮变性、坏死，导致急性肾衰竭。肌红蛋白在肾小管内沉积形成管型结构，造成机械阻塞和毒性作用，血流灌注不足能使这种作用加剧。

（四）缺血再灌注损伤

在救援后对受伤和缺血部位进行快速循环恢复也会造成伤害，这是因为机体组织的缺血缺氧可产生大量氧自由基，其氧化作用极强，再灌注能引起中性粒细胞活性的增强和自由基的释放。超氧化物（氧的阴离子形态）与过氧化氢反应生成羟基，大量羟基的聚集能造成细胞内分子的破坏以及脂质的过氧化反应。脂质的过氧化反应会导致细胞膜的破坏以及细胞的溶解。这种破坏能加剧已损伤细胞对液体、钙离子和钠离子的吸收。液体可能大量迅速地在损伤肌肉累积并造成血容量不足。胞内压力与缺血再灌注的第二个不利影响是使已破坏细胞的碎片进入血液循环。这些细胞碎片包括钾离子、磷以及肌红蛋白，而后者则是引起与挤压综合征同时发生的急性肾衰竭的主要因素。

（五）细胞因子作用

严重挤压时，机体内可产生大量的细胞因子，产生高 K^+ 血症，血清 BUN、Cr、K^+ 明显升高，引起全身过度炎症反应，导致毛细血管渗出，内皮细胞损害，微血管血栓形成，最终导致微循环障碍、组织灌流不足，加重肾损害。

四、瓦斯爆炸伤害后挤压综合征的病理生理学特征

瓦斯爆炸后挤压综合征的发病机制虽然目前没有明确的结论，但一般认为与 CO 及其他有毒混合气体吸入性中毒、昏迷后自体挤压、寒冷等因素有关。Sefer 等指出急性 CO 中毒可引起非创伤性横纹肌溶解，同时还可导致急性肾衰竭，所以 CO 中毒对瓦斯爆炸伤害后挤压综合征的发病起着极为重要的作用。瓦斯爆炸第二致伤因素为有害气体，井下瓦斯爆炸是以沼气（CH_4）为主的多种易燃气体爆炸，爆炸后产生多种有毒气体：CO、CO_2、NO_2、NO、乙烯、乙烷、H_2S 等，其主要成分是 CO，但也可能有其他有毒气体如窒息性气体 H_2S；据有关部门测定现场 CO 浓度较正常高 400 倍，实测某矿瓦斯爆炸后 CO 浓度为 2%～4%，一般情况下很少低于 0.4%，而 CO 浓度达到 0.4%时短时间即可致命，含量达到 1%时吸入后将迅速死亡，CO 吸入呼吸道后，立即与血红蛋白结合形成 HbCO，Hb 与 CO 的亲和力比 O_2 与 Hb 的亲和力大 200～300 倍，而 HbCO 不能携带氧，且不易分解，比 HbO_2 离解慢 3600 倍，同时 HbCO 影响氧合血红蛋白的解离使氧不易释放，严重阻碍氧的摄入、释放与传递，降低组织 O_2 浓度，加重组织缺氧。

CO 也与肌球蛋白结合，影响细胞的氧弥散，而损害线粒体中的细胞色素 a_3（cytochrome a_3），延缓还原型辅酶I的氧化，抑制组织呼吸，加重 ATP 损耗，随着 ATP 的缺乏，钠泵不能转运，钠离子积累导致组织细胞水肿，加重缺血缺氧。同时由于酸性代谢产物增多，组织通透性增高，加重组织水肿。

瓦斯爆炸后挤压伤综合征涉及的部位常为一侧的躯干或下肢，这种不对称损伤的症状提示，发病原因除外 CO 中毒等非创伤因素外，也有创伤性因素的存在，如自体挤压和寒冷等因素作用于损伤肢体，与机体 CO 中毒产生协同作用。与一般挤压伤综合征相比，虽然其自体压伤力量不大，受压时间也短，但可涉及多处肢体，主要发生在与地面有接触受压的躯干肌肉丰富部位，病情严重，治疗难度大，死亡率高。而且在 CO 中毒及挤压伤综合征并存时，挤压伤综合征症状可被 CO 中毒所掩盖，容易被漏诊而延误治疗，应引起煤矿卫生系统医师的高度关注。

五、瓦斯爆炸伤害后挤压综合征的诊断

（一）挤压综合征急性肾损伤（AKI）危险因素

1. 被挤压的肢体的范围

1 个肢体遭受挤压后，AKI 的发生率为 50%，2 个肢体挤压后，AKI 的发生率为 75%，3 个及以上肢体挤压后的发生率为 100%。

2. 挤压时间。

3. 年龄。

4. 血清肌酐、尿酸、肌红蛋白、LDH 和肌酸激酶水平。

5. 是否合并慢性疾病。

（二）临床表现

常分为局部表现和全身表现。

1. 挤压综合征局部表现——骨筋膜室综合征，主要表现为：

（1）挤压解除后受伤肢体远端肿胀迅速加重，逐渐出现缺血、坏死（图 17－2）。

（2）肢体表面逐渐出现坏死、破溃（图 17－3）。

（3）深层肌肉坏死重于浅层肌肉（图 17－4）。

（4）肌肉坏死区分布不规则。

（5）伤道出血变化多端（图 17－5）。

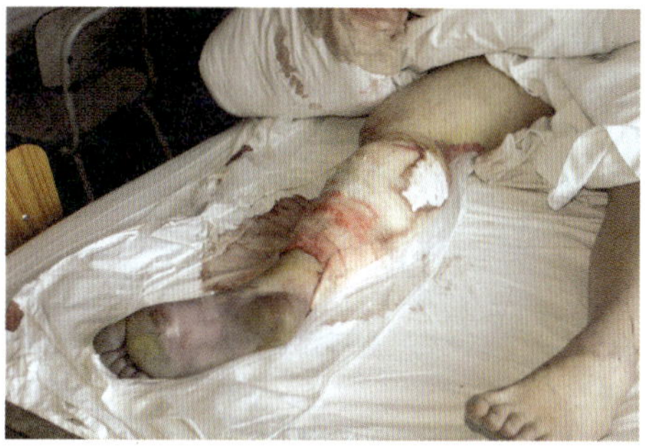

图 17－2 肢体缺血坏死

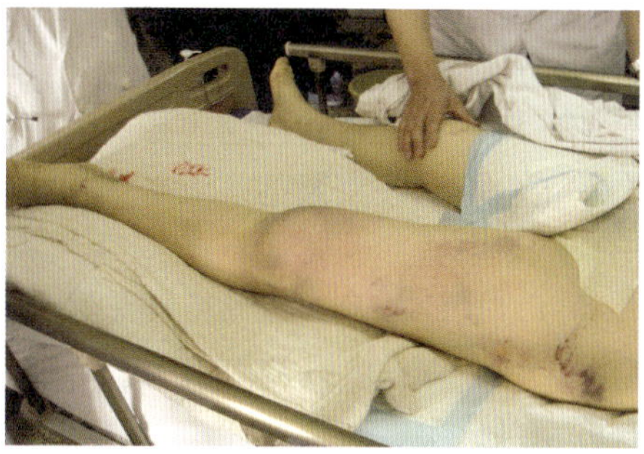

图 17－3 肢体表面坏死、破溃

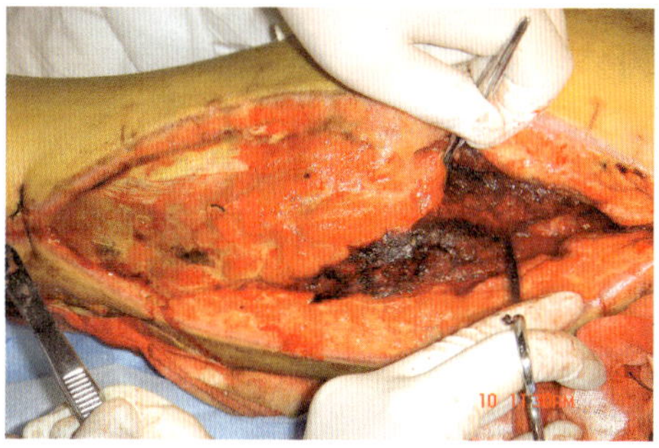

图 17－4 深层肌肉坏死重于浅层肌肉

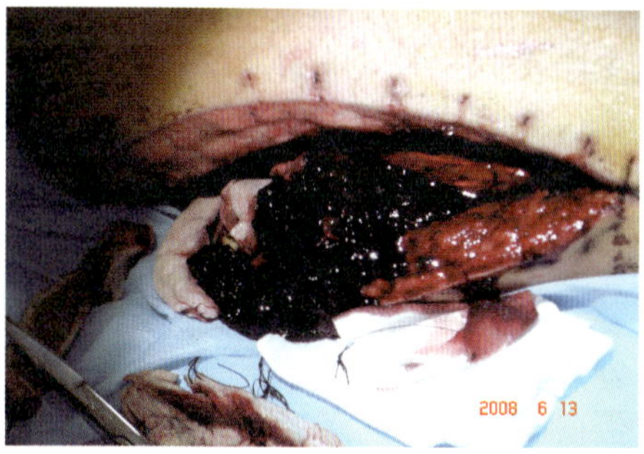

图 17－5 伤道出血凝固

2. 全身表现

挤压综合征的临床表现的严重程度与受压时间、挤压物体重量、受压部位和范围有关。有些挤压时间不长、肢体损伤表现不重的伤员依然可以出现挤压综合征，应予以高度重视。

（1）急性肾损伤

近年来确认，急性肾损伤与肾功能不全是两个不同的概念，AKI 诊断标准为：肾功能急剧下降，48 小时内 Scr 增加到损伤前 1.5 倍或增加 6.4μmol/L，和（或）尿量少于 0.5ml/(kg・h)，且持续 6 小时以上。

（2）易发生致死性高钾血症

挤压部位因有大量肌肉坏死而释放大量钾离子，再加上肾衰竭排钾困难，故在少尿期血钾可迅速上升，甚至达致命水平。日本的岛崎修次指出，高钾血症是引起被救出时“健康的患者”在获救后猝死的主要原因。

需要倍加注意的是：在紧急生化检测困难的情况下，心电图是发现高钾血症最佳的手段，但心电图未发现上述征象并不能排除高钾血症（表 17－1）。

（3）易合并低血容量和中毒性休克：早期因大量体液进入组织间隙致有效循环不足，可出现低血压甚至休克，在发生急性肾衰竭的少尿期，血容量增多，血压可升高。

表 17－1　血钾水平与心电图表现

血钾水平	心电图表现
6～7 mEq/L	T 波尖陡
8 mEq/L	P 波消失或 P 波与 QRS 波群关系消失
10 mEq/L	增宽、异常的 QRS 波群
11 mEq/L	双相变异（QRS-ST-T 波融合）
12 mEq/L	室颤或心脏停搏

（4）严重水电质失衡，代谢性酸中毒。

肌肉缺血坏死后，有大量酸性物质释出，使体液 pH 降低。创伤后组织分解代谢加速，大量中间代谢产物积聚，非蛋白氮、尿素氮迅速增高。临床上常有头痛、恶心、烦躁等酸中毒、尿毒症表现。

（5）易出现低蛋白血症、营养不良。

（6）易合并凝血功能紊乱。

（7）易合并 DIC、ARDS 以及 MODS。

（8）易合并重症感染、脓毒血症。

（三）诊断依据

1. 井下瓦斯爆炸伤害后 CO 中毒昏迷外伤史；

2. 持续少尿或无尿 48 小时以上，尿色在 24 小时内呈红棕色、深褐色，于 12 小时达到高峰，1～2 天后自行转清；

3. 尿中出现蛋白质、红细胞、白细胞及管型；

4. 经补液及利尿剂激发试验排除肾前性少尿；

5. 血肌酐和尿素氮每日递增 44.2μmol/L 和 3.57mmol/L，血钾每日以 1mmol/L 上升；

6. 血气分析显示代谢性酸中毒；

7. 肌红蛋白血清值正常低于 85 ng/ml，由于瓦斯爆炸伤害后挤压综合征肌肉损伤常常比较隐匿，可未被发现，但化验结果可超过 150000 ng/ml。血清肌红蛋白的水平在起初可高于尿肌红蛋白指标，随着肌红蛋白在体内被清除，尿中的肌红蛋白量将会高于血清。同时追踪观察血清和尿肌红蛋白值是分析挤压伤进展与情况的最好方法。

8. 肌酸磷酸激酶（CPK）是肌肉损伤的另一个标记物，CPK 可随着肌肉的破坏而释放。横纹肌溶解症患者的 CPK 水平异常增高，通常超过 30000 U/L，与受损肌肉量有关。当 CPK 值达到 5000 U/L 时，肾衰竭发生率会显著增加。此时应当对患者采取积极的评估与干预治疗。

CPK 和肌红蛋白的半衰期大约分别是 115 天和 3 小时，在制订治疗方案时，应同时追踪 CPK 和肌红蛋白的水平变化，并区别分析。

六、挤压综合征急性肾损伤的预防与治疗

（一）防治原则

1. 严密观察

（1）对伤员的病情进行综合评估和必要的检查。

（2）准确记录尿量，尿常规检查。

（3）挤压伤严重的患者，首先查心电图，确定有无高血钾表现。

（4）抽血查血常规和血生化，包括尿素氮、肌酐、尿酸、肌酸激酶、转氨酶、白蛋白、总蛋白以及电解质、血和尿肌红蛋白。

（5）在入院的第1周，血生化和酸碱状态应每天多次检查。

2. 分级预防

挤压综合征后的AKI及高钾血症是可预防、可治愈的，早期给予水化和碱化治疗是关键。

一级预防：在开始接诊后6小时之内早期实施水化（液体复苏）和碱化治疗，是防止挤压综合征急性肾损伤的关键。对心脏病或者老年患者，应避免补液过量引起容量负荷过重。

多学科协作，妥善处理受伤肢体是防治急性肾损伤和其他严重并发症的关键。切忌等到病人已少尿、无尿或心律失常，甚至心脏停跳才被动抢救病人。

二级预防：早期发现轻、中度血钾异常（<7 mmol/L）、血肌酐水平升高（<8 mg/dl）的病人，及时给予综合治疗，以防止发展至肾衰竭。

得到医疗救治的3～4天以后，是急性肾损伤、脓毒血症和多脏器衰竭等严重并发症的高发时段，可以间断进行血液透析，特殊血液净化技术如连续性血液滤过/滤过透析（连续性肾替代治疗continuous renal replacement therapy，CRRT）应作为挤压综合征的救命措施。腹膜透析疗法不作为首选。对无尿和少尿的患者，水、电解质酸碱平衡以及能量等应给予精细管理。

3. 救治步骤

矿难发生后挤压综合征急性肾损伤救治的主要步骤应参考1989年成立的“肾脏灾难援救特遣队”（Renal Disaster Relief Task Force，RDRTF）所制定的《重大灾害后挤压伤者处理指南》进行。

4. 液体复苏

（1）现场可以先用等渗盐水，补液速度是每小时1L［10～15 ml/(kg·h)］。

（2）救出后立刻输注低渗盐水，在每次第2或第3L低渗盐水中，加入50 mEq碳酸氢钠溶液（通常第一天给予总量为200～300 mEq的碳酸氢钠溶液），保持尿液的pH>6.5。

（3）每天补液约6～12 L，理想尿量应当超过300 ml/h。

（4）为降低室腔压力，如果尿量超过20 ml/h，在每升液体中再输入50 ml的20%甘露醇［1～2 g/kg（总量120 g)］，输液速度为5 g/h。

（5）密切监测救治后病人的液体摄取量和尿量。

（6）根据临床病程或中心静脉压测定值确定补液量。

由于液体在受损伤肌肉中的蓄积所致（可能超过4 L），对于腔室综合征和其他原因引起体液丢失的病人，尿量可能显著低于补液量。

5. 纠正电解质紊乱

（1）高钾血症是常见的致死原因，避免经验性给予含钾液体，在转运前给予病人钾结合剂，比如聚苯乙烯磺酸钠。

（2）低钙血症应仅在引起症状时再纠正。

（3）任何其他电解质紊乱（高磷血症、高钙血症、高钠血症、低钠血症甚至是低钾血症）均可出现，且应给予治疗。

（二）挤压综合征的治疗

瓦斯爆炸伤害后挤压综合征的治疗涉及多个学科，其中主要涉及ICU、心内科、肾内科、骨科、整形外科等专业，需要所有以上科室的协同工作，才能保证伤员获得及时有效的治疗和良好的预后。

1. 内科治疗

（1）水、电解质紊乱的治疗

通过补液及血管扩张来防止肾衰竭，血管扩张有助于改善由于血流灌注不足引发的酸中毒。可选择大孔径外周血管穿刺置管、中心静脉留置导管或者锁骨下静脉留置插管来建立血管通路，同时要监测血压、中心静脉压。在使用快速血管扩张法来纠正心动过速或低血压时应当以初期输液疗法为指导，输液应采用等渗氯化钠溶液或乳酸林格液并控制输液速度在 1～1.5L/h 来进行连续输注，并密切观察小时尿量的变化，争取达到尿量 300～400 ml/h，扩充血容量过程中防止肺充血。根据具体情况，可补充部分血液或血液制品。在给患者输入新鲜冷冻血浆或血小板时注意可能出现凝血功能障碍。如果扩充血容量在超过损伤后 6 小时才开始，可以通过在每升补液中加入 50 mmol 当量的碳酸氢钠来使尿碱化，尿碱化将有助于防止肾衰竭。在碱性尿环境中，肌红蛋白产生的毒性作用会更小。维持尿 pH 为 6～7 为止；尿的正常 pH 范围是 4.6～8。当尿 pH ＞7.5 时会造成患者碱中毒。可以用注射 20%甘露醇溶液的方法进行强迫利尿，初始注射剂量为 25 g/h，以后逐渐减到 5 g/h，一旦患者有了足够的尿液排出量，由此形成的“拉力”就能增强血管扩张所形成的“推力”。甘露醇的渗透压性利尿作用能增加尿量并促进消除肌红蛋白。甘露醇还能通过使液体由血管外向血管内流动来降低筋膜间区压力，这样既可以促进组织灌注，还可以像自由基清除剂一样保护肾免受氧化剂的损伤。注射甘露醇时应当化验监测电解质紊乱的情况，当低血钾和渗透压升高时提示脱水。受损的肌肉组织会释放大量的钾形成高血钾，使用利尿剂后，可有效降低钾的浓度。应当避免使用可导致尿酸性化的髓袢利尿剂如呋塞米。但是，当创伤性横纹肌溶解症患者 CPK＞5000 U/L 或更高时，碳酸氢钠或是甘露醇等治疗手段对肾衰竭、血液透析或死亡等的总体发生率无明显影响。

（2）肾功能不全

初始血清肌酐值超过 17 mg/L，对输液无反应以及通过利尿每天不超过 400 ml 尿量的患者，必须采用血液透析治疗。血浆的 CO_2浓度、血尿素氮含量、钙离子浓度、血肌酐含量以及血尿是诊断急性肾衰竭进展或是否需要进行血透治疗的重要辅助检查。对于血容量依赖型患者，连续性静脉-静脉血液滤过治疗可能是最佳血透方案。肾损伤会加剧血钾显著增高的风险，应对挤压伤患者进行连续心脏监测并将心电图作为评估高钾血症的指标，高钾血症患者的心电图中出现高尖状 T 波，PR 间隔期延长，P 波减少，QRS 波增宽并复合形成一个正弦波是心脏停搏的前兆。高钾血症的标准治疗方法中，血液透析应作为首选确定性治疗方案，其他方案如静脉注射钙剂胰岛素、葡萄糖以及口服离子交换树脂亦可延缓症状的发生。

（3）高血钾的治疗

常用的治疗药物及方法包括氯化钙、胰岛素、聚苯乙烯磺酸钠、沙丁胺醇及血液透析，其作用机制见表 17－2。

表 17－2　高钾血症的治疗

钾的拮抗药物	钙与钾有对抗作用。当患者出现循环衰竭的症状时，氯化钙作为首选药物，每 10 ml 10%的氯化钙溶液中所含的钙离子是相同体积的葡萄糖酸钙溶液中所含钙离子的 3 倍
细胞转运	静脉滴注 1 mmol/L 胰岛素和葡萄糖能使钾离子移入细胞内。用药量：静脉注射 10 U 正规胰岛素和 25 g 葡萄糖
离子交换树脂	作为一种离子交换树脂——聚苯乙烯磺酸钠能跨越消化道黏膜增强钾的消除。用药量：口服 30 g
沙丁胺醇	在低血浆水平可以连续雾化吸入沙丁胺醇来刺激胞内钾的摄取，不过目前不再广泛使用
血液透析	将钾离子从血液中透析出来

(4) 将肾替代疗法作为一种救命程序对待，临床治疗 AKI——早期应用 CRRT 可以维持血流动力学稳定、提高溶质清除率、进行营养支持、清除炎性介质及提供多器官支持。其原则为：

1) 充分透析是抢救成功的关键所在；

2) 当出现下列任何指征时即开始透析：

①肾衰竭症状，少尿或无尿，容量超负荷，持续恶心、呕吐，意识丧失等；

②生化指标异常，如高钾血症和严重代谢性酸中毒；

③可考虑对高钾血症高危的病人开始行预防性透析。

3) 透析模式：应采用分子截留量 20000～40000D 的高通量透析器实施透析或透析滤过对肌红蛋白（肌红蛋白分子量 17500D）清除更有效；

4) 透析剂量：视病情而定，3 次/周，甚至每天透析，避免血钾突然升高；

5) 连续性肾替代治疗（CVVH、CVVHD、CVVHDF）适应证：

①合并多器官功能衰竭；

②全身炎症反应重；

③严重酸中毒；

④高容量负荷、血流动力学不稳定；

⑤不宜搬动的危重患者。

(5) CO 中毒的治疗：瓦斯爆炸伤害后挤压综合征伤员由于同时合并 CO 中毒，需要通过面罩给氧或高压氧治疗，尽快纠正 COHb 血症，并在后期的治疗中同时严密观察神志意识的变化，避免出现 CO 中毒后迟发型昏迷，一旦出现应及时抢救治疗。

2. 外科治疗

(1) 骨折治疗

肢体处理是治疗挤压综合征的另一个重要内容，对合并骨折的肢体的治疗不同于单纯肢体骨折的治疗，肢体肌肉和组织由于长期受压和循环障碍已经有部分的坏死和严重的炎症和水肿，进行深部手术操作极易引起感染、坏死、水肿加重甚至骨髓炎等灾难性后果，加重全身症状，有时为保证生命必须进行截肢。由于必须保证后期治疗的需要如减张创面的换药、护理以及人工肾治疗，使用石膏或小夹板固定肢体均不能提供足够的稳定性，故必须对骨折肢体进行相对坚固的固定手术。解决这个矛盾的关键在于兼顾固定强度和减少手术创伤，利用微创技术完成内固定手术，临床可采用外固定架和髓内钉固定，缩短手术时间，减少手术创伤和出血，并获得骨折的稳定。

(2) 肢体减压与创面治疗

1) 受压严重肿胀的肢体，筋膜间区综合征可以通过在筋膜间区插入传导针直接测量筋膜内的压力来诊断。通常筋膜压力范围在 0～15 mmHg，当筋膜压力超过 30 mmHg 时就应当采取外科手术将筋膜切开来减压。

2) 肿胀肢体在切开减压引流后，需要较长时间的暴露和换药处理，创面巨大，渗出多，水肿和坏死组织往往导致创面严重的感染，感染严重可导致菌血症、败血症，更加重肾衰引起的一系列症状，而创面的早期闭合负压封闭引流技术作为一种简单、有效的治疗方法，自 20 世纪 90 年代以来，已广泛应用于创伤后急性和慢性软组织无损修复，创面彻底清创后，将医用泡沫材料按创面大小或略小于创面修剪后覆盖创面，距创面约 2～3cm 正常皮肤处戳孔，将泡沫材料上的引流管引出，创缘周围与泡沫材料边缘间断缝合，将生物透性薄膜粘贴密闭整个创面，皮肤引流口确保不漏气。术后引流管 24 小时不间断接 50～60kPa 负压。5～7 天后拆除医用泡沫，观察创面肉芽组织生长情况，并取肉芽组织送病检及细菌培养。创面不新鲜可更换新的泡沫覆盖并继续同前持续灌洗引流，肉芽生长良好后行二期减张缝合、手术植皮或皮瓣转移覆盖创面。

医用泡沫材料可在泡沫与创面间形成一个良好的接触面，持续负压吸引能彻底清除创面及腔隙内的渗液，保证创面洁净，避免局部渗液积聚，加速组织消肿，改善局部循环，在维持创面清洁的同时刺激局部肉芽组织增殖，加快创面的愈合，有利于感染创面早期植皮闭合创面，同时大大减轻了医护人员的工作量，改善了患者的生活质量，更为简单、经济。由于创面用生物透性薄膜覆盖，更便于观察创面的愈合情况。

使用医用泡沫应注意：①早期合理应用：对有明显适应证的患者早期使用可起到事半功倍的疗效，而对创面小、无明显感染或无严重感染威胁的损伤，则要权衡利弊，不应盲目滥用；②强调彻底清创的重要性，负压封闭引流不能代替清创手术，清除污染坏死组织，必要时反复清创仍然是必须遵循的原则；③术后管理不可忽视，生物透性薄膜的透氧及透湿性能有限，而且毛囊、皮脂腺的细菌会逐渐移至皮肤表面，故需定期更换和消毒。同时生物透性薄膜可被渗液浸湿而失去封闭作用，使得负压隔离作用减弱，要注意检查和更换。注意保持负压引流通畅，可持续冲洗泡沫材料，必要时及时更换；④预防性的抗生素应用必不可少，由于创口内为相对厌氧环境，抗厌氧菌治疗不应忽视。手术前后的反复多次细菌培养和药敏试验是必须的；⑤加强营养，同时注意监测患者水、电解质的变化。每天吸出的渗出物中含大量蛋白质，应注意监测、计算并及时补充营养需要。

七、在挤压综合征急性肾损伤救治中值得注意的问题

1. 在灾害救援中，前期外科处理的效果对后期治疗影响较大。肾科医生与外科、ICU 科、感染科等密切合作十分重要。

2. 对于挤压伤患者筋膜和肌膜切开减压一定要彻底，必要时应进行截肢以保全生命。

3. 在后续治疗过程中，继发复杂感染、严重出血，或者由于创伤过重引发心、肺、胃肠道等多器官功能障碍等是导致院内死亡的主要原因。

4. 加强营养治疗，促进伤口的修复。

5. 合理应用抗生素控制感染。

6. 密切监测、充分评估并维护和支持重要器官的功能。

7. 对于两周内肾功能未恢复者进行精细的液体管理。

8. 应注意血液净化治疗的时机、剂量，防止治疗不足或者治疗过度。

第二节　自体挤压伤与自体挤压综合征

一、概念

自体挤压伤是指肢体及躯干肌肉丰富的部位受压后，处于缺血缺氧状态，当压迫解除后出现所谓的“再灌注损伤（reperfusion injury）”。由于血流障碍后再灌注而发生横纹肌溶解，肌肉内贮留的钾、乳酸、肌红蛋白或氧自由基等有毒物质就进入血循环，引起高钾血症、代谢性酸中毒、急性肾损伤或肾衰竭等全身性的损害。特别是高钾血症，它是引起被救出时“健康的患者”在获救后猝死的原因。

Sefer 等曾指出，急性 CO 中毒可导致非创伤性横纹肌溶解及急性肾衰竭。病理基础为造成组织细胞缺氧。自体挤压综合征则是在多种有毒气体中毒与昏迷后自身体重受压两种因素共同参与下导致的综合征，与一般挤压伤综合征相比，虽然其自体压伤力量并不大，受压时间也短，可涉及多处肢体，甚至与地面有接触受压的躯干肌肉丰富部位，病情严重，进展迅速，治疗难度大，死亡率极高。尤其值得指出的是，在 CO 中毒及挤压伤综合征并存时，挤压伤综合征症状可被 CO 中毒所掩盖，容易被漏诊而延误治疗。

二、诊断方法

（1）具备致伤条件：①煤矿事故发生后，伤员意识出现障碍（意识蒙胧、模糊、昏迷）；②伤员所处的环境缺氧；③伤员有 CO 等有害气体中毒；④伤后至现场急救的时间长。

（2）自体挤压侧局部肿胀、淤血与溃破不明显，但 MRI 呈现肌肉组织弥漫性肿胀、出血（图 17－6）。

（3）少尿，尿呈酱油色，出现肌红蛋白尿。

（4）肾功能改变（血钾、尿素氮、肌酐）。

（5）影像学诊断（参考第二十章第五节）。

三、治疗原则

早期发现、早期手术减压、早期治疗急性肾功能损伤，尽可能地使之不陷入到肾衰竭的地步。

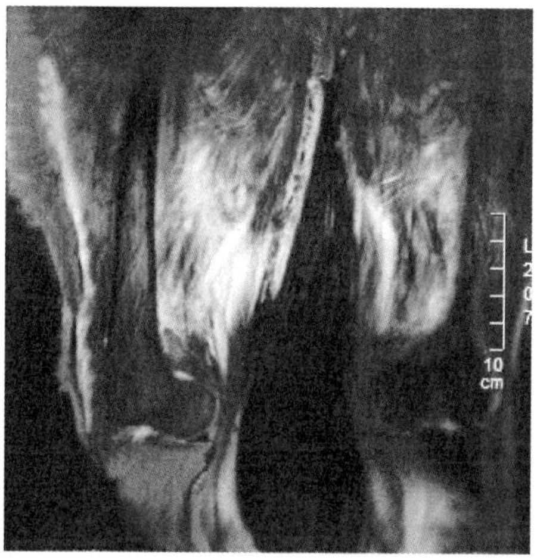

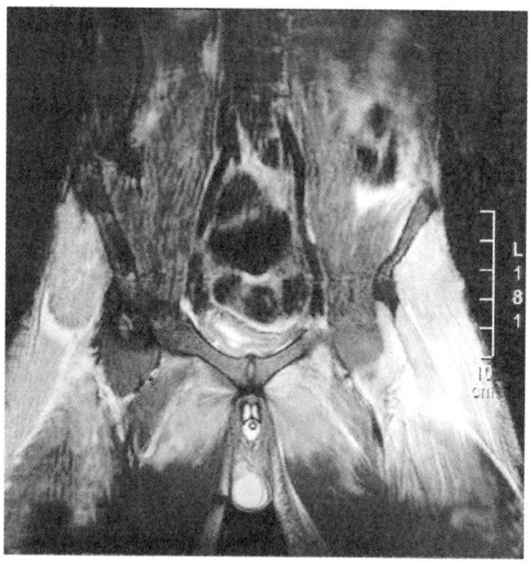

图 17－6　肿胀肢体 MRI 检查受压部位，肌肉组织广泛弥漫性水肿

【典型病例介绍】

例 1，男，32 岁。右侧腰背部、髋部及大腿疼痛，无明显肿胀，少尿，尿呈酱油色，出现肌红蛋白尿，血钾 6.09mmol/L，尿素氮 16.6mmol/L，肌酐 337μmol/L。临床诊断：（1）挤压伤综合征，急性肾衰竭，少尿期，高钾血症，代谢性酸中毒；（2）一氧化碳中毒。给予利尿、纠正水电解质酸碱平衡紊乱、抗感染、营养支持等综合治疗，同时行血液透析治疗，反复血透，症状无改善，顽固性高钾血症，1 周后在血透室出现心跳停止，抢救无效死亡。

例 2，男，36 岁。左侧上下肢体及臀部肿胀明显，皮肤可见淤血斑痕，皮温低，末梢动脉搏动差，少尿，呈酱油色，出现肌红蛋白尿，血钾 7.25mmol/L，尿素氮 16.3mmol/L，肌酐 325μmol/L。临床诊断：（1）挤压伤综合征，急性肾衰竭，少尿期，高钾血症，代谢性酸中毒；（2）一氧化碳中毒。先后两次行左前臂、左大腿、左小腿筋膜切开减压术，术中可见肌肉迅速自切口膨出，部分变性坏死，颜色苍白。给予利尿、纠正水电解质酸碱平衡紊乱、抗感染、营养支持等治疗，并行血液透析治疗，反复血透 12 天，症状不能改善，抢救无效，终因呼吸循环衰竭而死亡。

例 3，刘某，男，35 岁。2006 年 2 月 1 日，下午 7 时许瓦斯爆炸受到伤害，2 月 2 日早晨 4 时急诊住院。当时还能下地活动，认为他伤情较轻，被划入“轻型”的患者行列，故安排在一般病房。对患者的全身酸痛，认为可能与井下受凉有关，轻度嗜睡被认为昨夜未睡好所致。下午发现精神较差，进食后出现呕吐，但是喝酸奶后没再呕吐，仍诉四肢疼痛，未引起重视。2月3日，上午9时，患者双肘关节疼痛缓解，双髋、双大腿仍疼痛。下午4时，进一步了解病情，患者自觉下腹胀，经追问患者约35小时未排尿。检查腹部软，无压痛，膀胱空虚，双侧肾区叩痛，双下肢及眼睑均无肿胀和水肿，即导尿100ml为“酱油样尿”（肌红蛋白尿），立即静脉给速尿40mg后无尿，再给80mg后仍无尿。2月3日下午5时，血肌酐434μmol/L，尿素21.6mmol/L，MRI排除原发性肾损伤，诊断为挤压综合征，急性肾衰竭。下午7点30分，转入ICU病房。仔细检查发现下腰背部、臀部及股部肿胀，以右侧为重，非指凹性水肿。当晚急诊进行切开减压术。于右股后外侧及臀大肌中下部肿胀处纵行切开约40cm，做筋膜间隔区充分减压，术中发现股部肌肉、臀肌高度水肿，并有局灶性缺血改变。为避免血透肝素化引起创面出血，于术后8小时开始血液透析，并配合及时纠正水、电解质紊乱、酸碱失衡，给营养支持，加强大量渗出的创面处理等综合治疗。术后26天肾功能逐渐恢复，其减压创口5个月完全愈合（图17-7a，b，c，d）。

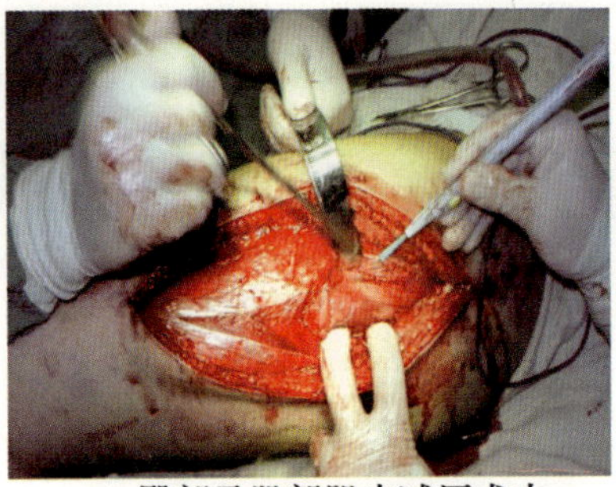

a.臀部及股部肌肉减压术中，可见股外侧肌水肿缺血

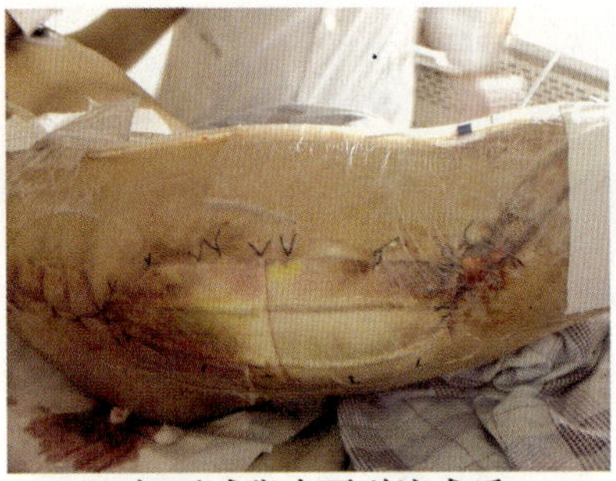

b.切开减张皮下引流术后

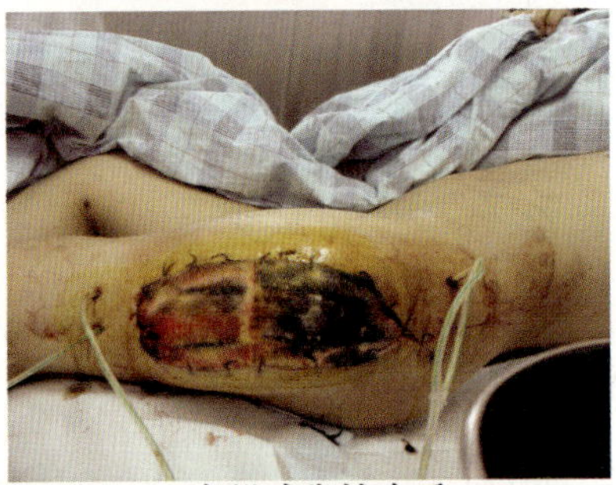

c.大腿减张植皮后

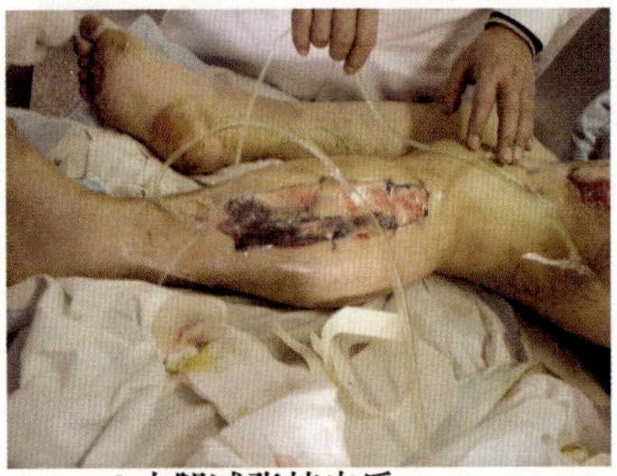

d.小腿减张植皮后

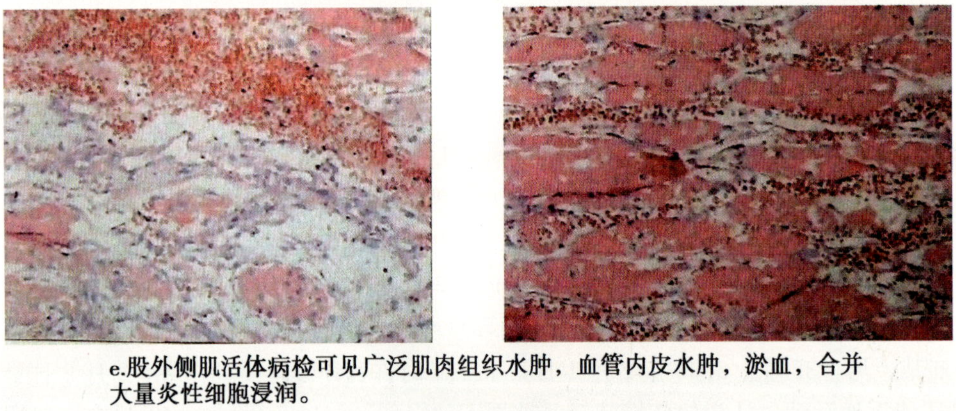

e.股外侧肌活体病检可见广泛肌肉组织水肿，血管内皮水肿，淤血，合并大量炎性细胞浸润。

图17-7　病例3自体挤压伤的手术与病理所见

参考文献

[1] 尼占洪，侯国保. 自体挤压综合征误诊 15 例分析. 中国误诊学杂志，2001，1 (4)：508.

[2] 王一江，许其昌，王季湘. 挤压综合征的血液净化治疗. 江苏医学，1995，21 (7)：457-458.

[3] 赵梅芬. 挤压综合征的早期治疗. 日本医学介绍，1997，18 (3)：130.

[4] 刘虎森. 早期局部多处小切口防治挤压综合征临床观察. 实用医技杂志，2004，11 (11)：2439.

[5] 伍明俊，郑忠伟. 挤压伤的病理生理学特征及目前的治疗手段，中国输血杂志 2008，21 (8)：638-640.

[6] 刘呈祥. 挤压综合征的防治. 中华创伤杂志，1995，11 (2)：91.

[7] 王瑞海，纪平. 瓦斯爆炸伤 7 例分析. 中国煤炭工业医学杂志，2000，3 (3)：251.

[8] 戴海华，李克荣，李华涛等. 瓦斯爆炸伤 8 例救治体会. 人民军医，1996，10：24-25.

[9] 黄强，陈自力，张昕. 煤矿瓦斯爆炸气体中毒合并自体挤压伤 3 例救治体会. 江西医药，2005，40 (8)：473-474.

[10] Ahsan SK，Washington RJ，AhsanN. Myoglobinuria：evaluation of methods in the clinical diagnosis acute renal failure. India J Med Sci，2001，8：443-452.

[11] 赵晓明，谢育民，段风阁. 瓦斯爆炸伤的救治. 中国煤炭工业医学杂志，2005，8 (11)：1218-1219. [12] 叶松. 瓦斯爆炸伤特点与救治研究，锦州医学院学报，1999，20 (5)：22-23.

[13] Rupert SA. Pathogenesis and treatment of rhabdomyolysis • J Am Acad Nurse Pract，2002，2：82.

[14] Oda Y，Shindoh M，Yukioka H，et al. Crash syndrome sustained in the 1995 Kobe，Japan，earthquake; treatment and outcome . Ann Emerg Med，1997，10：507-512.

[15] Bywaters EGL. Crush injuries with impairment of renal function • Br Med J，1941，1：427.

[16] Haimovicih • Metabolic complications of acute arterial occlusions. J Cardiovac Surg (Torino)，1979，20：349～57.

[17] Saukko-p，Lignitz-E，Sarkioja-T，et al. Traumatic，ischemic and toxic rhabdomyolysis. Z-Rechts-med，1989，102 (2～3)：117～126.

[18] Cronin RE. Norepinephrine-induced acute renal failure • Kidney Int，1987，14：1546.

[19] Tu WH. Plasma renal activity in acute tubular necrosis and other disease associated with hypertension. Circulation，1965，254.

[20] Kurtz TW. Blood viscocity in experimental acute renal failure. Nephron，1982：30 (40)：348.

[21] Muckart DJ，Moodley M，Naidu AG，et al. Prediction of acute renal failure following soft tissue injury using the venous bicarbonate concentration. J Trauma，1992，33 (6)：813-817.

[22] Li B，Egorov IA，Bronskaia LK，et al. Myoglobin concentration in blood：a criterion in the evaluation of muscular tissue injury in patients with prolonged crush syndrome • Anesteziol-Reani-matol，1995，(4)：47-49.

[23] Feinfeld DA，Briscoe AM，NurseHM，et al. Myoglobinuria in chronic renal failure • Am J Kid Dis，1986，8：111.

[24] Hallgren R，Karlsson FA，Roxin LE，et al. Myoglobin turnover-in-fluence of renal and extranenal factors，J Lab Clin Med，1978，91：246.

[25] Hart DM，Feinfeld DA，Briscoe AM，et al. The effect of renal failure and hemo dialysis on serum and urine myoglobin. Clin Nephrol，1982，18：141.

[26] Walker PM，Lindsay TF，Labbe R，et al. Salvage of skeletalmuscle with free radical scavengers • J Vasc Surg，1987，5：68-75.

[27] Sefer，Degoricia V，Blilic B，et al. Acute carbon monoxiec poisoning a the cause of rhabdomyolysis andacute renal failure. Acta Me Croutiea，1999，53：199.

（王小铁　田书文）

第十八章　高压氧在瓦斯爆炸伤害救治中的应用

一、概述

高压氧（Hyperbaric Oxygen，HBO）疗法是一种物理疗法，即将病人放置在加压舱内，在比大气压高的气压环境下吸入高浓度的氧，利用增加血液中的溶解氧量来达到改善症状和治疗疾病的目的。

正常情况下，人把氧气吸入肺中，再由血中的红细胞将氧气运至全身各部。通常一个人每100ml动脉血有15g血红蛋白，实验发现每1g血红蛋白可以携带1.34ml的氧，这时每100ml动脉血就可以携氧20.1ml（15×1.34）。当所有血红蛋白都携带氧后，再吸入更多的氧，因为饱和的关系，也无济于事。这时如果病人仍然缺氧怎么办呢？可以用增加血中物理溶解氧的方法解决病人缺氧问题。怎样才能增加血中的溶解氧呢？已知，气体在液体中的溶解度随着压力的升高而增加。在高压下（高压氧舱中）吸氧，就可以使病人血中氧的溶解含量明显增加。这就是开发利用高压氧治疗疾病的理论基础。

自从1662年文献记载高气压治疗疾病以来，现如今已经发展成了一门有独特医疗效果和发展前途的学科——高压氧医学，是临床医学的一门新学科。近十年来进展很快，国内外已广泛用于临床，取得了显著疗效。高压氧防治疾病，临床上广泛应用尤其在急救治疗中为不可缺少的治疗手段。特别是高压氧在一氧化碳中毒、脑外科手术后及气性坏疽中的医疗作用，目前还没有其他方法可以代替。适应于采用高压氧医疗的疾病和损伤有60种以上，如急性中毒所致的缺氧性损害、急性缺血性疾病（包括出血性休克）、脑梗死、脑水肿、眼底动脉栓塞、脑血栓形成、急性颅脑损伤、脑外伤综合征、过敏性脊髓炎、多发性硬化、帕金森病、脑炎及脑炎后遗症、电击伤、窒息、麻醉意外、挤压伤、过敏性休克、心脏病、猝死心肺复苏后所引起的急性脑缺氧、血栓性闭塞性脉管炎、冠心病、股骨头无菌性坏死、突发性耳聋、烧伤、断肢再植、植皮、创伤愈合、蝮蛇咬伤、感染性疾病（顽固性脊髓炎、气性坏疽、破伤风、颌面部蜂窝组织炎）、先兆流产和妊娠中毒症等疾病，特别是用于急救医学的脑复苏取得了明显疗效。

煤矿瓦斯爆炸伤是一种典型的复合伤，因为它的致伤因素包括：爆震伤（冲击伤）、烧伤、机械性损伤和CO等有害气体中毒等。特别是瓦斯爆炸后可产生10多种有害化学物质，主要有一氧化碳（CO）、二氧化碳（CO_2）、一氧化氮（NO）、二氧化氮（NO_2）、一氧化二氮（N_2O）、硫化氢（H_2S）和乙稀、乙烷、烟尘等，严重地危害着伤者的救治与康复。

鉴于煤矿作业条件的特殊性和事故的频发性，全国任何一个煤业集团医院都建立有高压氧舱，高压氧治疗已成为矿山医疗救治中的一种重要的方法之一。

二、高压氧的治疗原理

总的来说，高压氧对机体的作用广泛而独特，它能促进细胞有氧代谢的作用；可抗厌氧菌，也可以抗需氧菌；可以减轻水肿；也促进白细胞的杀菌作用，促进某些抗生素的抗菌作用；增加血-脑屏障的通透性；促进有害气体的排出，如煤气、二氯甲烷等；调节免疫功能及保健作用。

1. 增加血氧含量，提高血氧分压和血氧弥散能力

人体各种细胞的活动皆要消耗能量，能量的生成赖以氧将细胞内的各种供能物质氧化。在安静状态下呼吸正常空气（含氧20%、氮约80%），成年人每分钟需氧量为250ml；在体力负荷或病理状态下，通过肺通气量和每分钟心搏量及血流速度增加来维持需氧量，使动脉氧分压（PaO_2）波动于10.6～

13.3kPa。血液里的氧主要是与 Hb 结合，形成 HbO_2，少量溶解在血浆里呈溶解状态氧。人的平均 Hb 为 14.5g/dl，每克 Hb 携带 1.34ml 氧，因此，正常人 Hb 的携氧量为 19.4ml/dl（14.5×1.34=19.4）。当 PaO_2 在 13.3kPa 时，97%的 Hb 与氧结合为 HbO_2，当肺泡氧分压和 PaO_2 为 13.3～26.6kPa 时，Hb 完全与氧结合而达到饱和，当肺泡氧分压和 PaO_2 再增加时，Hb 的携氧量不会再提高。正常情况下血浆里物理溶解状态的氧仅 0.3ml/dl，血液从肺携氧到组织绝大部分是以 HbO_2 方式进行，仅很少量由物理溶解方式来完成，当动脉血流灌注组织时，由于组织和细胞的氧分压分别为 5.3 和 4.6kPa，远远低于 PaO_2，血浆内溶解氧向组织弥散，HbO_2 离解转为溶解状态氧向组织弥散，直到血氧张力和组织氧张力平衡。血液中的物理溶解氧量决定于其分压。高压下吸氧，肺泡内氧分压大大提高，PaO_2 也随着提高（PaO_2 接近肺泡分压的平均值），血液中的物理溶解状态氧量呈线性增加。在 2ATA 下吸纯氧，人体血浆氧溶量升至 4.4ml/dl，而在 3ATA 氧压下血浆中的物理溶解氧量达到 6.8ml/dl，较正常情况下的溶解氧量 0.3ml/dl 增加 21 倍。在常压下呼吸空气时，人体的动、静脉氧差（即组织耗氧量）为 5.6ml/dl 左右。因此，在 3ATA 下吸纯氧，即使 Hb 不提供氧，血浆中的物理溶解氧量完全能满足组织对氧的需要，很少需要结合氧离解，完全改变了氧离供氧方式。

人适应于在 1ATA 下吸入含氧 20%和含氮约 80%组成的空气。在高压氧舱内，2ATA 下吸入纯氧时，肺可达到的氧量比常压下呼吸空气达到的氧量增加 10 倍，在组织增加 15 倍。这种压力增加下吸氧建立的氧分子弥散梯度能通过如脑、脊髓、瘢痕组织、感染部位等相应的屏障。在高压氧下血氧分压升高，氧从毛细血管向远处细胞的弥散能力（有效弥散距离）大为增加，从而改善了机体和组织的氧化，消除缺氧状态，并能建立一种促使氧与其他毒性气体如一氧化碳更迅速进行交换的梯度。另外，实验证明，1.5ATA 和 2ATA 的高压氧可使红细胞的变形性增加，从而提高红细胞通过毛细血管的能力和促进组织的氧合作用。

2. 血管收缩作用和增强微循环的功能

加压下的氧有类似于 α-肾上腺素能的作用，是强有力的血管收缩剂。在脑水肿病例，血管收缩作用对减少脑血流和降低颅内压是重要的。在 2ATA 高压氧下，虽然脑血流约减少 30%，但受损缺血组织的血流并不减少，这是由于局部缺血时酸中毒会使得缺血灶的血管自动调节发生障碍、血管扩张的缘故。

高压氧通过提高血氧分压，使血管收缩，减少脑血流量从而减轻脑水肿，降低颅内压。血氧含量的增加，改善了脑缺氧状态，从而打破了脑缺氧和脑水肿之间的恶性循环，对脑缺氧、脑水肿患者的抢救十分有效。实验证明，HBO 具有增强微循环的功能。在 2ATA 氧压下 10～15 分钟，缺血四肢的供血可增加到功能活动的需要值，在 3ATA 氧压下，Wistar 大鼠皮肤微循环血流速度加快，红细胞聚集减轻，开放的微动脉数增加，并有较早的侧支循环建立。这是由于细胞的分裂活动与氧分压有一定关系。当细胞外液的氧分压低于 1.3kPa 时，细胞不再分裂，不再合成胶原纤维。高压氧下，血氧分压和细胞外液的氧分压增高，组织新陈代谢旺盛，ATP 生成增多，血管成纤维细胞的活动和分裂增强，胶原纤维形成，从而促进新生血管的生成，加速侧支循环的建立。这有利于烧伤的皮瓣移植，断肢再植，脑血栓、心肌梗死等疾病的治疗。

3. 对脑干网状上行激活系统的兴奋作用

实验证明，在高压氧下颈动脉系统的血流量减少，而椎动脉的血流量反而增加。Huyakawa 等测出在 2ATA 氧压下椎动脉血流量增加 18%，使脑干部位和网状系统的氧分压相对增高，高氧分压对网状系统的刺激较其他苏醒剂强烈，可强烈兴奋网状上行激活系统，有利于加速昏迷患者的苏醒和生命机能活动的维持。

4. 细菌学作用

HBO 对革兰阳性和阴性细菌均有抑制作用，尤其对厌氧菌的杀菌作用早已得到确认。在 2～3ATA 氧压下，对黏膜双球菌和脑膜炎双球菌的生长有明显抑制作用；在超过 0.13MPa（1.28ATA）氧压下，白喉杆菌、大肠杆菌、绿脓杆菌和金黄色葡萄球菌的生长也受到抑制；在3ATA氧压下革兰阳性细菌和白喉杆菌的生长可完全抑制；HBO下结核杆菌的生长同样受到抑制。HBO对厌氧菌的杀菌作用是特异的。一般的厌氧菌必须在无氧或氧分压较低的环境下才能生长，当氧分压升高时，它们的生长受到抑制，这是由于厌氧菌缺乏过氧化物歧化酶（SOD）和过氧化氢酶，不能将在有氧环境下代谢活动产生的过氧化氢清除，而过氧化氢是一种强氧化剂，可抑制乙酰辅酶A的分解，阻碍脂肪代谢，起到杀菌作用。另外，厌氧菌缺乏细胞色素和细胞色素氧化酶，不能进行有氧代谢获得能量，于是其生长受到抑制。在0.25～0.3MPa（约2.5～3ATA）氧压下，人体组织的氧分压可使体内所有的厌氧菌不能生长繁殖和产生外毒素，这是HBO治疗如气性坏疽、破伤风这些厌氧菌感染疾病取得显著疗效的原因。HBO抑菌的非特异性作用是由于在高压氧下巯基（-SH）可以被氧化成二巯基，而巯基是许多酶类，如谷胱甘肽、琥珀酸脱氢酶等的组成部分，巯基被氧化后，酶的活性降低，细菌的代谢发生障碍，导致生长和繁殖受到抑制。HBO还增强受氧影响的白细胞的杀伤作用，这是因为白细胞吞噬细菌后的杀伤作用依赖于氧以生成过氧化氢、过氧化物和由分子氧衍生的其他还原氧，而受损的组织通常处于低氧状态而降低了病灶处白细胞的杀伤作用。

5. 缩小气泡作用

HBO治疗减压病和空气栓塞症有显著疗效是众所公认的。在HBO下，压力作用使体内已形成的气泡体积缩小和气泡内压强升高，可以加速其溶于体液的过程；另一方面，由于血氧分压升高，气泡内外氧分压差增大，氧气可把气泡内的氮气置换出来，气泡内的氧可供组织利用，加快气泡的消失。在2ATA氧压下，气泡缩小到原体积的1/2，当压力增加到3ATA时，气泡缩小到原体积的1/3。随着压力的增大，气泡逐渐缩小，被气泡堵塞的血管逐渐恢复正常的血液流通，临床症状即可逐渐消失。

三、高压氧舱

在常压下呼吸空气，其中含氧浓度为21%称为常氧，氧浓度超过21%，即便达到100%称为高浓度氧或称富氧，但不能称高压氧，在特殊设备（高压舱）加高压下吸氧称为高压氧，进行高压氧治疗的高压舱总称为高压氧舱（图18-1）。

人体在正常体温（37℃）时，肺内水蒸气压为6.11kPa，二氧化碳分压为5.2kPa，常压下呼吸空气时肺泡内氧浓度为14.3%，因此肺泡中的氧分压=（大气氧压—水蒸气氧压）×14.3% =(100～6.11)×14.3.%，约等于13.6kPa。若在200kPa氧压下吸入纯氧，则肺泡氧分压=100× 2 —（6.11+5.2）=188kPa，较常压下吸入空气氧时增至14倍。根据Herry定律：血浆内物理性氧溶量则与高压氧成正比地增加。高压氧舱内压力升高，肺泡内氧分压也随着增加，溶解于血浆内的氧量相应也增加。如在300kPa氧压下，血浆中单纯物理溶氧量，便可满足组织细胞对氧的需要量，勿需氧含血红蛋白的氧离。

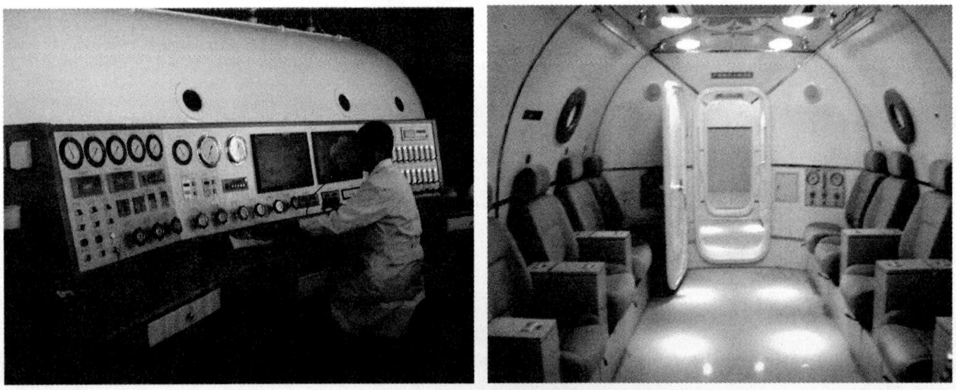

图18-1 高压氧舱

四、高压氧外科治疗

1. 高压氧的外科治疗机制

在外科范围内，利用高压氧治疗疗效显著的疾病包括：窒息（溺水、自缢、麻醉意外）气性坏疽、颅脑外伤及其后遗症、急性脑水肿、急性肢端创伤、离断肢体（包括指、趾）再植术后、皮肤（包括皮瓣）移植术后，无菌性骨坏死、脊髓炎、骨折愈合不良、糖尿病性肢体溃疡、周围血管性病（脉管炎、雷诺病）等。它的作用机制为：

（1）高氧治疗不但可提高血液、体液和组织中的含氧量及氧分压，还可改善病变组织的缺氧状态，减少坏死组织的增加，促进伤口生长，加速创面愈合。

（2）高压氧治疗下可使血管收缩，毛细血管通透性降低，减少了创面体液的渗出，使组织水肿减轻，静脉回流改善，有效循环血容量维持，防止低血容量性休克的发生。

（3）高压氧下，由于渗出减少，创面干燥，水肿与充血减轻，会减少发生细菌感染的机会，加之高压氧能抑制多数致病菌的生长繁殖，增加机体白细胞对微生物的吞噬能力，有利于控制感染。

（4）高压氧下，细胞分裂活跃，促进新生毛细血管活跃，促使毛细血管形成，加速侧支循环的建立。

（5）有氧代谢顺利进行，产生更多的 ATP，有利于蛋白质合成；细胞的分裂增殖能力与组织内的氧分压有密切关系，当细胞外液的氧分压低于 1.3kPa（10 mmHg）时，细胞不再分裂，不再合成胶原纤维。高压氧下细胞周围氧分压增高，加速细胞增生和胶原纤维形成，促进血液循环，促进肉芽组织的生长、上皮组织形成及移行，有助于加速创面愈合。

（6）高压氧在对需氧菌与厌氧菌的治疗中，均有良好的疗效，前者有协同作用，而后者更有独特疗效。在治疗全身与局部的感染中高压氧具有重要作用，特别是对肢体外伤，如创伤性肢体不愈、闭塞性脉管炎、冻伤、烧伤、挤压伤、挤压综合征、骨折愈合不良等治疗，不仅具有抗感染作用，还可提高某些抗生素的疗效。

（7）高压氧可以通过提供足够的氧而增加白细胞的杀菌能力，因为白细胞杀菌是通过提供足够的氧化氢和过氧化物的生成，而它们的生成依赖于氧，因此高压氧治疗可增强机体免疫功能。

2. 治疗时应注意事项

（1）较大或较深的患者可暴露创面，注意保持创面合适的温湿度，使创面干燥，防止细菌感染，加速愈合。

（2）进舱前要了解患者的病情（轻、中、重度烧伤）、烧伤面积以及渗出情况，有无感染、有无低血容量性休克的发生。进舱后要严密观察病人的病情，及时发现、及时处理。

（3）每次治疗前后，必须对氧舱进行消毒，防止交叉感染。

（4）高压氧治疗烧伤，一定要配合常规治疗，注意补液及抗生素的合理应用。

（5）烧伤创面在入舱治疗时不能盖凡士林纱布或油性软膏暴露，仅用盐水纱布覆盖。

在高压氧下，由于机体血浆内的物理性溶解血氧含量增加，血氧分压提高，氧的弥散距离增大，透过能力加强，微循环功能也可增强。因此，高压氧治疗的临床适应证极为广泛，业已公认。

五、高压氧对瓦斯爆炸伤害治疗的基础与临床研究

大量基础研究为高压氧治疗瓦斯爆炸伤提供了理论依据。肺组织缺氧诱导因子-1α（HIF-1α）是由 HIF-1α 亚基与 HIF-1β 亚基组成的异二聚体，HIF-1α 与缺氧关系密切。在常氧环境中，HIF-1α 的含量很少，很难被检测到，而在低氧环境中，HIF-1α 亚基被降解，随着氧浓度降低，脯氨酸羟化酶活性受到抑制，脯氨酸羟化酶（PVHL）与 HIF-1α 亚基解离，蛋白质的降解途径中断，HIF-1α

亚基大量积累，从而导致组织的一系列损伤。王桂芝等对瓦斯爆炸伤致大鼠肺缺氧进行的研究发现，HIF－1α 在瓦斯爆炸伤致肺缺氧的继发性损害发病机制中起重要作用，且与损伤程度密切相关。减少 HIF－1α 及 Caspase－3 的过量表达，可减轻瓦斯爆炸所致的肺损伤，减轻肺的继发性损害及炎症反应。

廖福龙等通过大量临床研究证明，高压氧对瓦斯爆炸伤患者具有明显改善病情的作用。由于机体缺氧使红细胞内的 Na^{+} 潴留，导致红细胞肿胀，血液黏滞性增加，同时机体严重缺氧而诱发微血管病变，激活凝血系统，使血小板的聚集率增高。高压氧改善血液流变学的机制有以下几点：①高压氧可通过减少因缺氧导致的过高的红细胞压积，从而使过高红细胞压积得以下降，继之全血黏度下降；②高压氧可通过提高组织氧分压，以提高有氧代谢率，使脑内 ATP 含量增加，细胞膜的功能恢复，使红细胞变形力增加，血液黏滞度降低；③高压氧可减少血小板的聚集，从而降低血液黏度。段云亭等研究了高压氧对急性一氧化碳中毒患者血液流变学的影响，发现高压氧治疗急性一氧化碳中毒（ACOP）可影响机体血流的变化，经 1 个疗程的高压氧治疗后，全血黏度及血小板聚集现象即有显著改善，说明 HBO 对重度 ACOP 有良好的治疗作用，应早期使用，多次 HBO 治疗更有利于减少和预防并发症，提高生存率。因此认为，高压氧是抢救重度 ACOP 患者必不可少的治疗措施。

瓦斯爆炸后可造成严重的急性 CO 中毒，急性 CO 中毒迟发性脑病是急性 CO 中毒后经抢救意识障碍恢复，在 2～60 天 基本正常的假愈期后，再次出现以急性痴呆为主要表现的一组神经、精神症状。刘青红等应用高压氧对 63 例急性一氧化碳中毒迟发性脑病的患者治疗后发现，及时和适量的高压氧治疗对 CO 中毒迟发性脑病有显著的预防和治疗作用。杨思军等也报道说，CO 中毒未行高压氧治疗的患者，其迟发性脑病的发病率是行高压氧治疗者的 2 倍。一旦发生迟发性脑病后，高压氧仍然有显著的治疗作用。

高压氧治疗迟发性脑病的理论依据是：①在高压氧下，随着氧分压的提高，脑组织也随之得到充分的氧供而纠正了缺氧状态，有利于脑神经细胞结构与功能恢复；②促进脑血管缺氧性损害的恢复，遏制其病理过程的发展；③使机体体液免疫机能减退，减轻自身免疫反应；④促进脑组织侧支循环的建立和毛细血管新生，有利于减轻脑组织的缺氧性损害，加强受损脑组织结构与功能的修复；⑤加强神经纤维髓鞘的生成。

六、有关高压氧疗法的不良反应或副作用

HBO 是一种相对安全的无创治疗，然而与其他疗法、药物一样，使用必须得当，如果 HBO 治疗时，高气压、高浓度氧及操作不当或根本错误，非但疗效不佳，反而会适得其反，都有可能使人体遭受损伤，使患者出现病情加重甚至死亡。如若超过剂量，则会引起氧中毒。治疗过程的各个环节如果操作发生差错、措施安排欠妥，会引起特异的事故，将导致诸多的副作用，如减压病、气压伤等。

1. 氧中毒

机体对氧毒副作用的易感部位为肺、脑及眼等。因此氧中毒分为肺型、脑型及眼型。氧中毒的根本原因是高压氧条件下“超氧化自由基”增多造成的损害。氧过多的毒副作用之所以表现，是因活性氧的产生速度超过了细胞对这些毒性产物灭活的防御能力以及细胞被这些毒性产物损伤后的修复速度。

氧中毒性抽搐（发生率每 1 万次治疗中 1.3 次），特别是压力＞2.4 个绝对大气压时。有些病人属特异体质，对氧分压升高敏感。撤走氧气，抽搐即停，未发现有后遗症。肺部氧中毒（胸骨后疼痛、咳嗽、片状肺不张）可在 2 个绝对大气压下持续治疗＞4 小时后发生。如果按治疗方案进行，不会发生此情况。

2. 尺神经支配区麻木

通常经过高压氧 20～30 次治疗后，有些病人主诉第 4 第 5 指（尺神经分布区）麻木。这种感觉在治疗结束后 4～6 周内会消失，原因不明。

3. 浆液性中耳炎

每天进行 HBO 治疗者有可能发生，通常都很轻，停止高压氧治疗则可自愈。

4. 眼部副作用

晶状体屈光改变是最常见的副作用之一。近视，特别是在老年人中会加重。但有老视者则报告视力有改进，特别是阅读时。通常停止治疗后 4～6 周内，屈光能力就可恢复到原来状态。然而在治疗前就有白内障的病人中，视力可能不会恢复到治疗前的水平。

总之，通过临床反复实践和研究，高压氧的应用范围日益扩大，但它毕竟属于年轻学科，其作用机制、适用范围以及各种疾病的治疗方案、毒副作用的预防等都有待于进一步研究讨论和完善，使高压氧医学在医学领域中发挥其越来越大的作用。同时，也应该清醒地认识到，高压氧治疗并不是什么病都有效的，有的疾病，如脑萎缩是不能被治愈的，只能延缓其进一步发展。高压氧不是一个固定的模式，通过选择不同的压力、时间和氧浓度可以组成无数种治疗方案。

参考文献

[1] 程爱国. 煤矿创伤学. 北京：中国科学技术出版社，2002.

[2] 王桂芝，任文杰，王正国等. 瓦斯爆炸伤致大鼠肺脏缺氧的研究. 中国公共卫生，2004，20 (12)：1461-1463.

[3] 廖福龙主编. 临床血液流变学. 天津：天津科技翻译出版公司，1987.

[4] 于金萍，于晓华，李长春等. 高压氧对脑梗塞患者红细胞膜流动性及变形性影响. 中华航海医学杂志，1998，5 (1)：50-51.

[5] 吴永家等. 高气压医学高压氧对机体的生理影响. 北京：人民卫生出版社，1992.

[6] Mares M，Bertolo C，Terribile V，et al . Hemorthological study in patients with coronary artery disease. Cardiology，1991，78 ：111-116.

[7] 腾燕生，杨安全. 高压氧对家兔急性脑缺血再灌注损伤作用的研究. 中华神经外科杂志，1992，25 (1)：31.

[8] 段云亭，张金忠，郭秀娟等. 高压氧对急性一氧化碳中毒患者血液流变学的影响. 现代中西医结合杂志，2001，10 (18)：1718-1719.

[9] 刘青红，郭华，肖平田. 高压氧治疗急性一氧化碳中毒迟发性脑病 63 例. 医学临床研究，2004，21 (6)：593-597.

[10] 杨思军，谷德祥，曹中柱等. 高压氧对急性脑梗塞患者血中 ACTH 及 SOD 的影响. 中华航海医学杂志，1997，4 (4)：240-241.

[11] 姜秀芹，赵春红，潘飒. 当代医学，2010，16 (1).

[12] 高压氧的临床应用编写组. 高压氧的临床应用. 北京：人民卫生出版社，1995.

[13] 李温仁，倪国坛. 临床高压氧医学. 上海：上海科学技术出版社，1998.

[14] 吴钟琪. 高压氧临床手册. 长沙：湖南科学技术出版社，1997. 9.

[15] 周思伯. 高压氧在外科疾病治疗中的应用. 中华医学会上海分会高压氧学会，1997. 209.

[16] 尚继越，腾杰，李合新等. 高压氧在急救中的地位. 新疆医学，2000，30 (3)：204-205.

[17] 吴淑琴，周慧明. 高压氧对人体白细胞吞噬功能的影响. 浙江医学，1999，12：52.

[18] Seger D，Welch L. Carbon monoxide controversies：Neuropychotesting mechanism of toxicity，and hyperbaric oxygen. Anna Emergency Medicine，1994，24 (2)：242-247.

[19] Tibbles P M，Perrotta P L. Treatment of carbon monoxide poisoning critical review of human outcome studies comparing normobaric oxygen hyperbaric oxygen. Annals of Emergency Medicine，1994，24：269-275.

[20] Catron P W，Dutka A J，Biondi D M. Cerebral air embolism treatepressure and hyperbaric oxygen. Neurology，1991，41：314-315.

[21] Mathieu D，Nolf M，Durocher A，et al. Acute carbon mon poisoning：Risk of late sequelae and treatment by HBO. Toxicol，1985，23：315-324.

[22] Nighoghssian N，TrouillasP，Adeleine P，et al. HBO in the treatme acute ischemic stroke. A double-blind pilot study.

Stroke，126（8）：1369-1372.
[23] Anthony D C，Graham D G. Toxic respons of the central nervous sysin：Casarett and Doull s Toxicology. Fourth edition. New York：yMacmillan Publishing Company，1991，407-429.
[24] Carlson S，Jones J，Brown M，et al. Prevention of hyperbaric-assocmiddle ear barotrauma. Annals of Emergency Medicine，1992，（2）：70-73.
[25] Kindwall E P，McQuillen M P，Khatri O，et al. Treatment of mulsclerosis with HBO. Arch Neurol，1991，48：195-199.
[26] Scolnick B，Hamel D，Woolf A D. Successful treatment of life-threpropionitrile exposure with sodium nitrite/sodium thiosulfate followe hyperbaric oxygen. J OM，1993，36（6）：577-580.
[27] Truss C D. Treatment of carbon tetrachloride poisoning with HBO. Gastroenterology，1982，82（4）：67-69.
[28] 高敬译. 高压氧疗法. 国外医学护理学分册，1985，5：246-249.
[29] 刘子藩，易治. 实用高压氧医学. 广州：广东科技出版社，1990. 29-35，182-189，467-493.
[30] 周树荣. 高压氧综合疗法抢救休克 18 例. 中华航海医学杂志，1997，4（3）：186-187.
[31] 冯真贵. 高压氧治疗自缢脑缺氧 7 例. 中华航海医学杂志，1997，4（1）：53.
[32] 王政. 高压氧在急救医学中的作用. 中国急救医学杂志，1987，7（4）：55-57.
[33] 苏海涛，徐政，赵立智. 高压氧治疗外伤性颅内血肿临床疗效观察. 中华航海医学杂志，1997，4（1）：45-46.
[34] 李如一. 对有高压氧治疗适应症，但并有禁忌证患者的处理与体会. 中华航海医学杂志，1997，4（1）：48-50.
[35] 袁绍礼，崔勤莉，王有存等，高压氧对脑干伤后颅内压和低氧症的治疗作用. 中华航海医学杂志，1997，4（1）：40-42.
[36] 汤中泉，张万光，王一芬. 高压氧对脑外伤综合征的治疗作用-150SPECT 观察分析. 中华航海医学杂志，1997，4（1）：42-43.
[37] 张雷杰. 高压氧综合治疗流行性乙型脑炎及后遗症 48 例. 中华航海医学杂志，1997，4（1）：51.
[38] 范中萍，卜国强. 高压氧辅助治疗蝮蛇咬伤疗效观察. 中华航海医学杂志，1997，4（1）：50-51.

（张　柳　程　光）

第十九章　创伤免疫与感染

随着煤矿创伤救治体系的不断完善以及对症新药的不断问世，瓦斯爆炸伤害者在木因快速致死而得到了有效控制后，仍有半数以上死因为临床后期的并发症，而免疫功能过度异常变化是其关键环节。创伤免疫反应的初衷是保护机体抵御损伤，但反应过头或反应不足，就出现相应病症。创伤免疫反应在伤后往往表现为过强或过弱，一方面，机体表现为以促炎症介质过度释放为特点的炎症反应状态；另一方面，机体同时表现出以吞噬、杀菌活性减弱，抗原递呈功能受抑的抗感染免疫防御功能降低，由此导致的内环境的稳态失衡。正因如此，瓦斯爆炸伤害后极容易发生严重的并发症如感染、脓毒症、全身炎症反应综合征（systemic inflammatory response syndrome，SIRS）甚至多器官功能障碍综合征（multiple organ dysfunction syndrome，MODS），使伤者的救治变得异常困难，其死亡率一直居高不下。因此，在对瓦萨爆炸伤害早期救治中，加强对免疫功能的调控对于改善伤者预后尤为关键。（参见第三章近10年的第八大进展）

全面了解抗感染免疫学基础的理论和创伤后感染与免疫的相关因素，对于早期注重全身免疫调节的干预和治疗，对于提高瓦斯爆伤害救治的成功大有补益。

第一节　抗感染免疫基础

免疫是机体识别和排除抗原性异物的过程，以维持机体的生理平衡。在多数情况下对机体是保护性的生理反应，但是一定条件下可以导致免疫性病理损伤，引起超敏反应和自身免疫病等（图 19－1）。

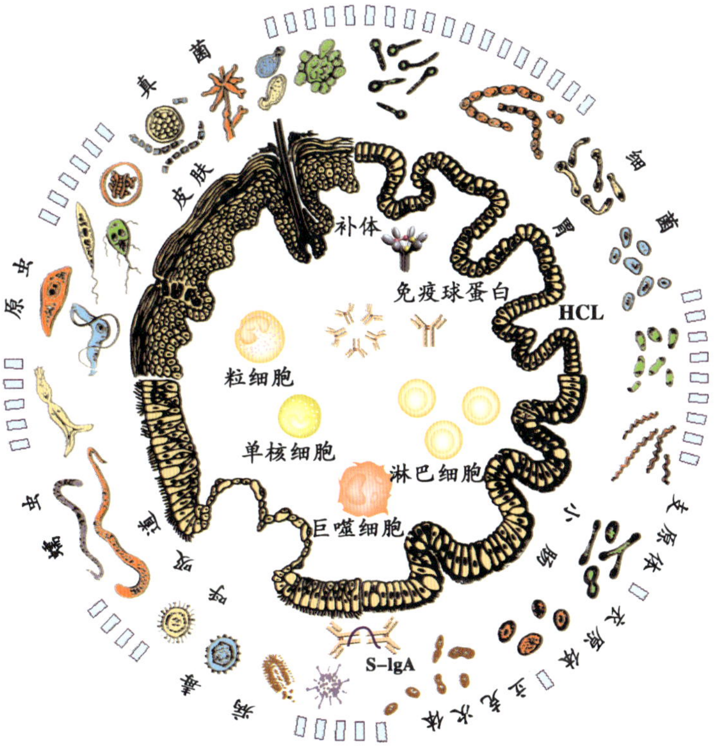

图 19－1　抗感染免疫示意图

一、免疫系统（immune system，IS）的组成与功能

IS是由由免疫器官、免疫细胞、免疫分子三部分组成的（表19－1）。

表19－1　免疫系统的组成

免疫器官		免疫细胞	免疫分子	
中枢免疫器官	外周免疫器官			
骨髓 胸腺 法氏囊（禽类）	淋巴结、 脾和黏膜、 皮肤相关淋巴组织	干细胞系 淋巴细胞 单核吞噬细胞 其他APC （树突状细胞、淋巴细胞等） 其他免疫细胞 （粒细胞、肥大细胞、血小板、红细胞等）	TCR BCR CD分子 黏附分子 MHC 其他	免疫球蛋白 补体分子 细胞因子

（一）免疫器官

包括中枢免疫器官和外周免疫器官（图19－2）；

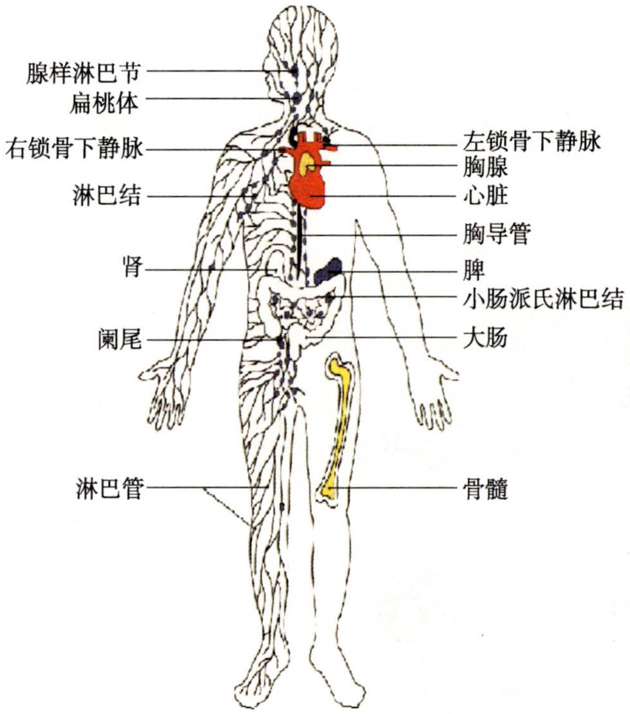

图19－2　免疫器官的组成

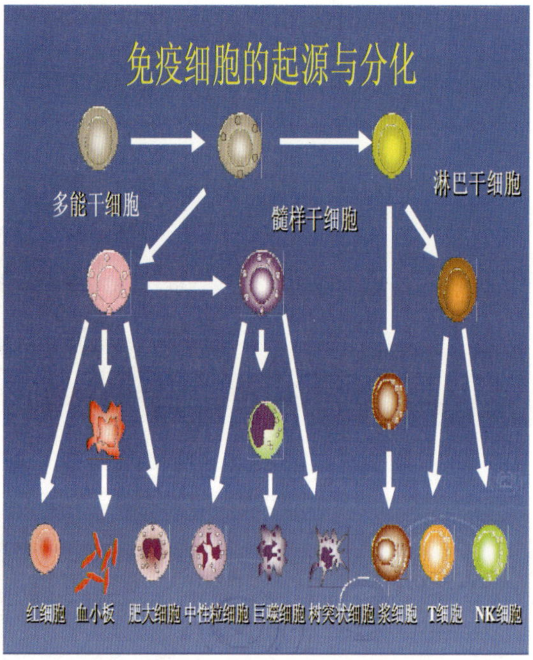

图19－3　免疫细胞的起源与分化

1. 中枢免疫器官，包括2个器官：骨髓和胸腺。

（1）骨髓：骨髓由红骨髓和黄骨髓组成。由结缔组织、血管、神经和造血实质细胞组成微环境。既是具有造血功能的器官，又是各种免疫细胞的发源地和B细胞发育、分化、成熟的场所，也是再次免

疫应答产生抗体的场所之一（图 19－3）。

（2）胸腺：胸腺的结构如图 19－4，5 所示，其功能有：①T 细胞分化发育的场所；②分泌胸腺激素和细胞因子，促进 T 细胞发育成熟，并分化为亚群；③免疫调节功能，通过 TH 与 TS 亚群进行免疫应答正负调节，通过分泌细胞因子和基质细胞表达 MHC 分子，促进 T-C 分化成熟；④建立自身耐受（中枢耐受）和维持免疫自稳功能；⑤屏障作用。

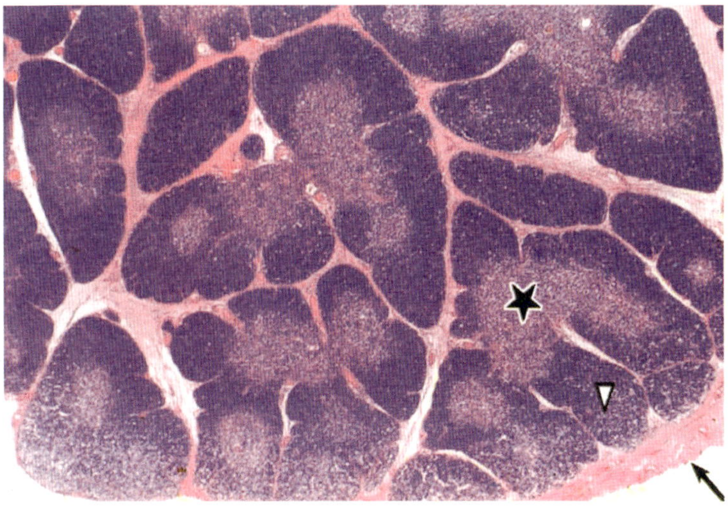

图 19－4　胸腺光镜像（↑被膜　△皮质　★髓质）

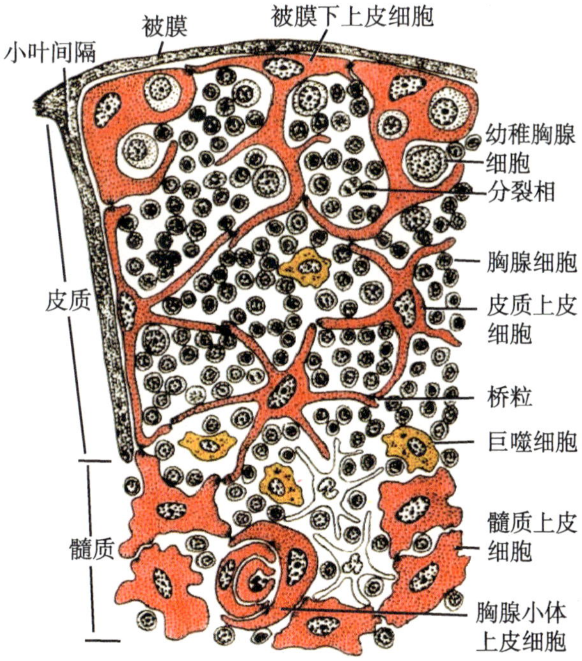

图 19－5　胸腺的结构

2. 外周免疫器官（淋巴结、脾、黏膜和皮肤相关淋巴组织）

（1）淋巴结

淋巴结的结构如图 19－6，7 所示，其功能为过滤作用，LC 居留增殖场所，产生特异性免疫应答、

T 细胞介导细胞免疫应答、B 细胞介导体液免疫应答，参与 LC 再循环，LC 再循环是 LC 在血液和淋巴组织间反复的循环，主要是 T-C。深皮质区中的内皮静脉（HEV）在淋巴细胞再循环中起重要作用。

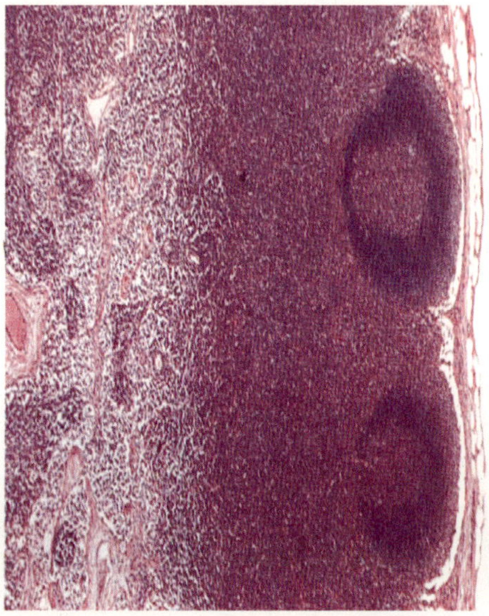

图 19-6　淋巴结光镜像

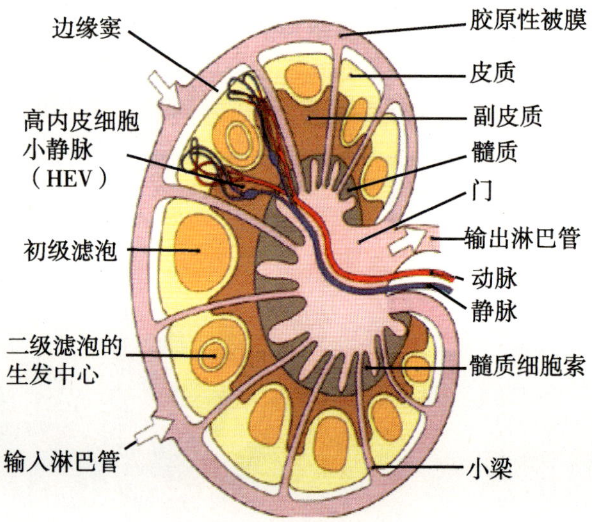

图 19-7　淋巴结的结构

（2）脾

脾的结构如图 19-8，9 所示，其功能为过滤作用，LC 居留增殖场所，产生特异性免疫应答，合成分泌作用：如补体、抗体、细胞因子。

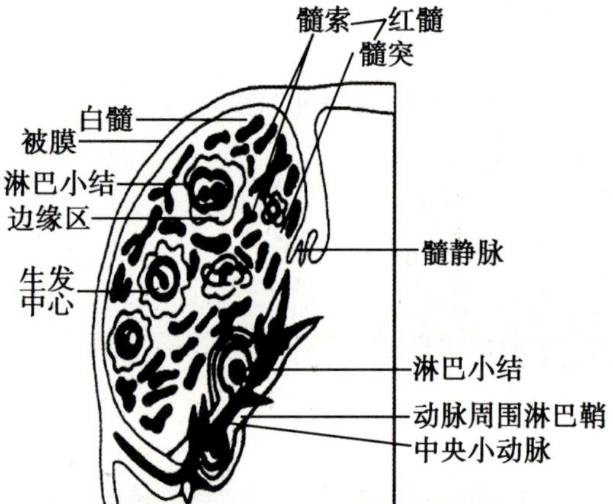

图 19-8　脾的结构

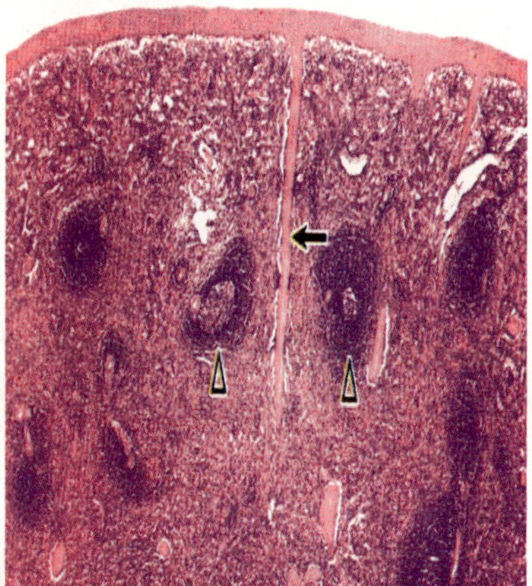

图 19-9　脾光镜像（↑小梁　△白髓）

（3）黏膜相关淋巴组织（mucosa-associated lymphoid tissue，MALT）

结构：机体 50%以上的淋巴组织位于黏膜，MALT 在免疫防御中发挥重要的作用，是执行局部特异性免疫功能的主要场所。黏膜相关淋巴组织的组成有黏膜淋巴滤泡、T 细胞、B 细胞、抗原提呈细胞（树突状细胞、巨噬细胞）弥散淋巴组织、上皮内淋巴细胞、固有层淋巴细胞、固有层其他细胞（巨噬细胞、NK 细胞、肥大细胞、嗜酸性粒细胞、上皮细胞等）（图 19-10）。

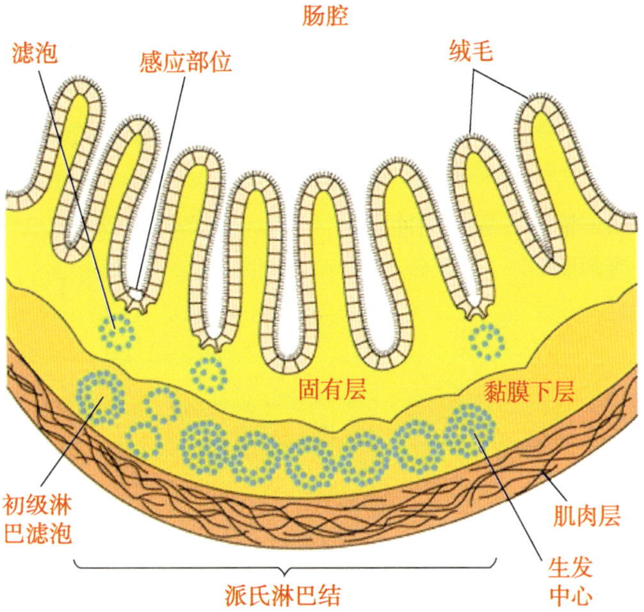

图 19-10　黏膜相关淋巴组织结构

黏膜相关淋巴组织的功能：产生免疫球蛋白（主要为 sIgA），调节免疫应答（通过效应 T 细胞），黏膜淋巴细胞定向迁移，参与局部免疫耐受（产生免疫抑制细胞因子）。

（二）免疫细胞　包括淋巴细胞、单核巨噬细胞、粒细胞、树突状细胞、红细胞、血小板等。

（三）免疫分子　包括膜结合型（MHC 分子、TCR、BCR、CD 分子、黏附分子等）和分泌型（抗体、补体、细胞因子等）。

二、免疫系统的功能

免疫功能是免疫系统在识别和清除“非己”抗原的过程中所产生的各种生物学作用的总称。主要包括：

①免疫防御（immune defense）——指机体抵抗和清除病原微生物或其他异物的功能。正常时可防御病原体的感染；防御功能过强可产生超敏反应，过弱则表现为免疫缺陷。

②免疫自稳（immune homeostasis）——指机体清除损伤或衰老的细胞，维持其生理平衡的功能。

正常：可及时清除体内损伤、衰老、变性的血细胞和抗原-抗体复合物，而对自身成份保持免疫耐受；

异常：可发生生理功能紊乱、自身免疫病等。

③免疫监视（immune surveillance）——指免疫系统识别畸变和突变细胞并将其清除的功能，免疫监视功能异常时则可以发生肿瘤。

④免疫耐受（immunological tolerance）——是机体免疫系统识别、清除体内突变、畸变细胞以及被病毒感染细胞的生理性保护作用。其丧失乃机体突变细胞失控，可能导致肿瘤发生或出现病毒的持续感染。

⑤免疫调节功能——指免疫系统参与机体整体功能的调节。

三、免疫的类型及其特征

（一）固有免疫（innate immunity）

1. 概念　是生物体在长期种系发育和进化过程中逐渐形成的一种天然免疫防御功能，构成机体抵御病原微生物入侵的第一道防线。即，出生时即有的天然免疫（natural immunity），经遗传获得，非特异性，故也称非特异性（nonspecific immunity ）或后天性免疫。

2. 组成　屏障结构、固有免疫细胞、某些体液因子。

（1）屏障结构

1）皮肤黏膜屏障

①机械排出：纤毛摆动，泪液、尿液的冲洗；

②化学杀菌：胃酸、溶菌酶；

③生物拮抗：正常菌群。

2）血脑屏障

3）胎盘屏障

（2）固有免疫细胞：吞噬细胞、NK 细胞、树状突细胞。

1）吞噬细胞

A. 吞噬细胞的种类

a. 小吞噬细胞：中性粒细胞（图 19－11）

中性粒细胞寿命短、体小圆形、量大、更新迅速，胞质富含嗜天青颗粒和中性颗粒、MHC－I 和黏附分子受体。

其核形态多样，主要呈分叶状；胞浆内含有初级和次级两种颗粒。初级颗粒较大，即溶酶体颗粒，内含髓过氧化物酶、酸性磷酸酶和溶酶体；次级颗粒较小，内含碱性磷酸酶、溶菌酶、防御素、杀菌渗透增强蛋白和乳铁蛋白等。主要参与抗感染和炎症反应。

中性粒细胞的生物学功能包括：非特异性吞噬和杀伤（主要吞噬胞外寄生菌等）作用、ADCC 作用、杀伤肿瘤作用。

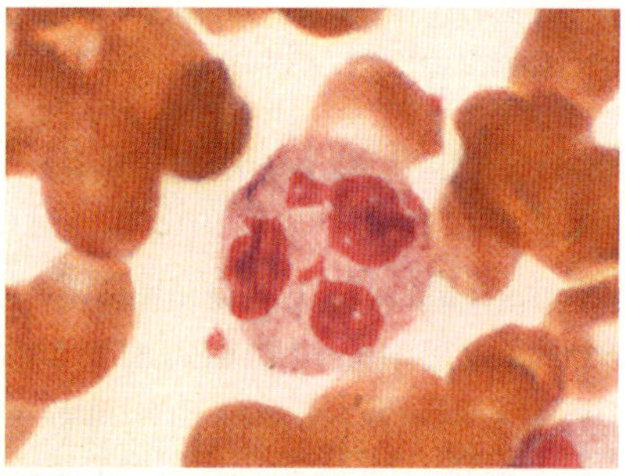

图 19－11　光镜下的中性粒细胞（PMN）

b. 大吞噬细胞：单核细胞、巨噬细胞

• 单核细胞：巨噬细胞系统包括骨髓中的前体细胞、体循环中的单核细胞和巨噬细胞。一般情况下，单核细胞 24 小时内从骨髓释放，在血液中循环 1～3 天才进入组织。单核细胞在骨髓中的生长和成熟受到 CSF 的调节。单核细胞进入组织后，分化成巨噬细胞，不再入血循环，巨噬细胞在组织中的生存时间为 4～12 周。

单核细胞分化为巨噬细胞有一些共同的变化过程，在不同的组织中还有独特的变化。当分化为各种组织中的巨噬细胞后，都失去了颗粒髓过氧化物酶。单核细胞和腹腔巨噬细胞主要依靠无氧糖酵解供能，而肺泡巨噬细胞依靠有氧细胞色素氧化功能。巨噬细胞的功能受淋巴因子调节，并能融合成多核巨细胞，单核-巨噬细胞存活时间较粒细胞长，且具有一定的自我修复功能以及形态、功能调节作用。

• 巨噬细胞：寿命长，达数月，体大多形性，胞浆富含溶酶体、MHC－Ⅰ/Ⅱ和多种黏附分子、多种受体（图 19－12，13）。

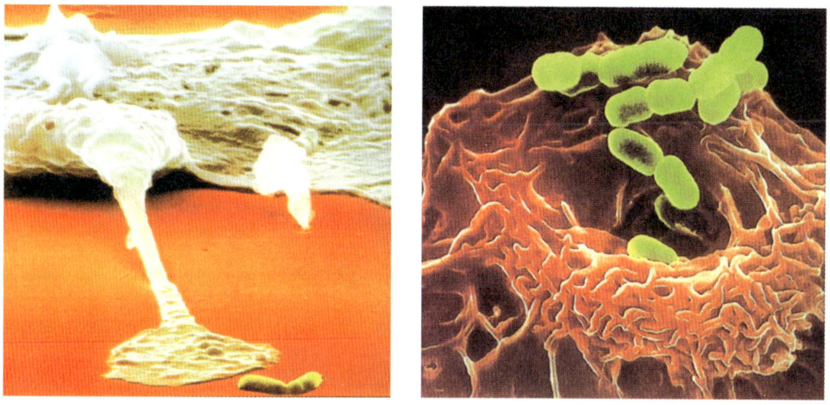

图 19－12　单核吞噬细胞

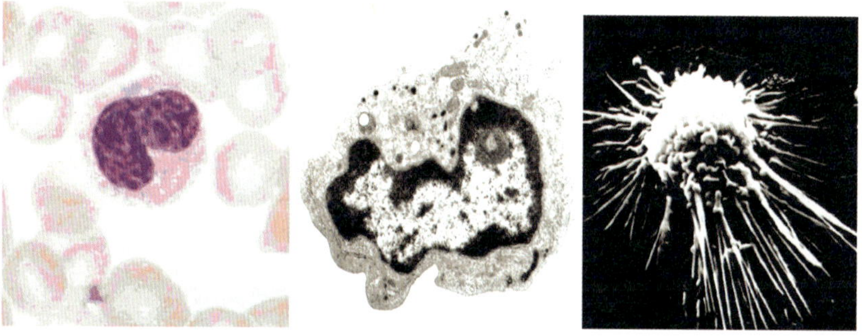

图 19－13　单核巨噬细胞

单核细胞体积较大，蹄状核（左，普通光镜）。透射电镜显示其高尔基体发达、线粒体丰富、胞浆颗粒明显（中）。扫描电镜显示腹腔巨噬细胞黏附于玻璃表面（右）。

B. 吞噬过程（图 19－14）

• 接触病原体：随机相遇或趋化因子。

• 吞入病原体：吞饮或吞入。

• 杀死破坏病原体：形成吞噬溶酶体。

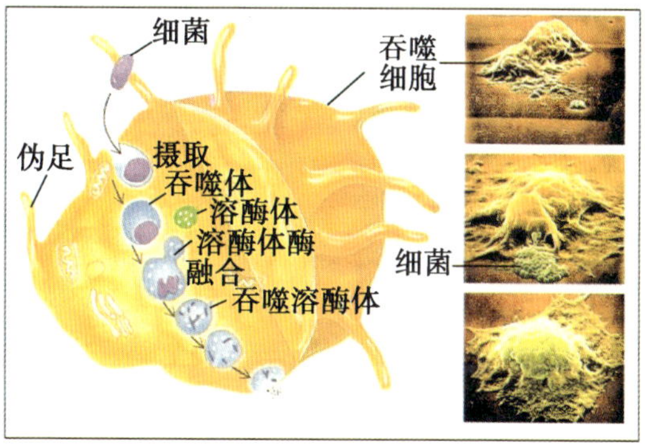

图 19－14　吞噬细胞的吞噬杀伤过程

C. 吞噬后果

• 完全吞噬：杀死消化病原体。

• 不完全吞噬：某些细菌虽然被吞噬但不能被杀死，反而受到保护，在细胞内繁殖并随着吞噬细胞的游走造成感染的扩散。

• 过度吞噬：吞噬细胞在杀死、消化病原菌的过程中释放多种溶酶体酶造成邻近组织的损伤。

2）NK 细胞

具有抗感染、抗肿瘤、直接接触膜融合、免疫调节等生物学功能（图 19－15）。

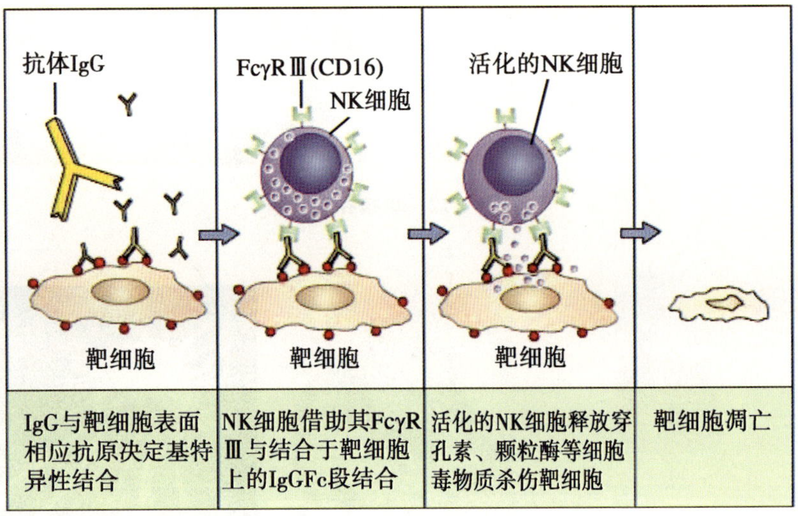

图 19－15　NK 细胞介导的 ADCC 作用

3）树突细胞（dendritic cell，DC）

A. DC 来源：树突细胞同样来自骨髓前体细胞，只占血液中单核细胞的很少一部分（<1%），表达Ⅱ类 MHC 抗原，是有效的抗原提呈细胞（图 19－16）。

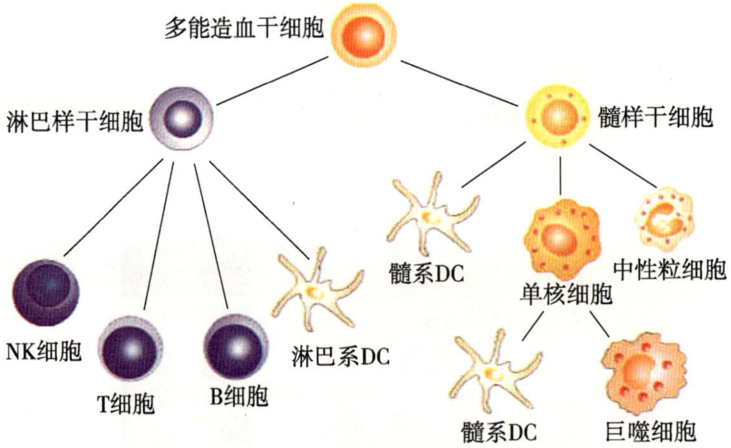

图 19－16　树突细胞来源

B. DC 形态（图 19－17）

DC形态特别，表面没有IgG分子和C_3补体的受体，主要存在于T细胞聚集的淋巴组织内。

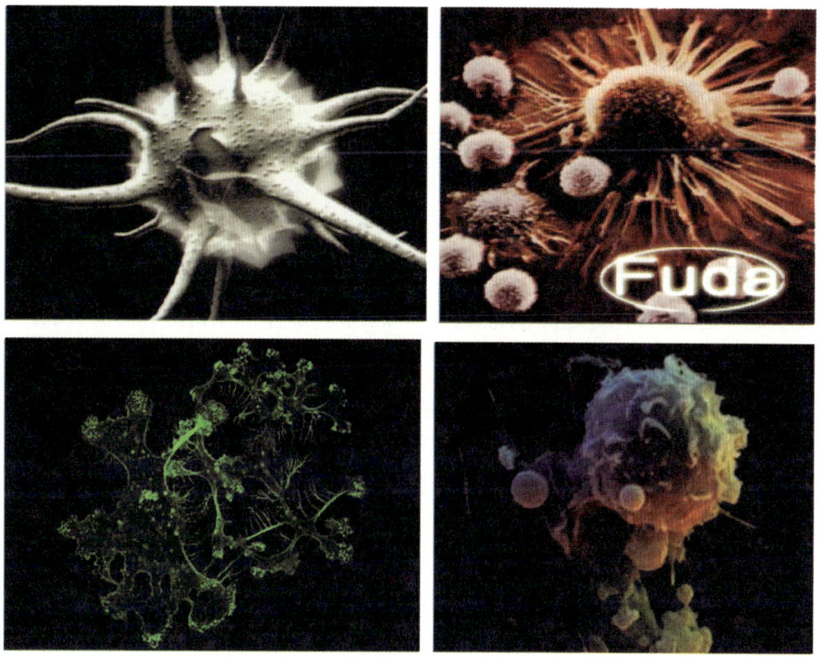

图19-17　DC形态

C. DC功能

a. 摄取、加工处理和提呈抗原，启动特异性免疫应答，是专职抗原提呈细胞。摄取抗原的方式如下：

- 吞饮作用（pinocytosis）：细胞吞入液态物质或极微小颗粒的过程称为吞饮或胞饮。
- 受体介导的内吞作用（receptor-mediated endocytosis）：大分子物质首先被细胞膜表面特异性受体识别并与之结合，经过内化并通过膜囊泡系统完成物质的转运。
- 吞噬作用（phagocytosis）：吞噬作用乃指细胞非特异性吞入较大颗粒或分子复合物（如细菌、细胞碎片等）的过程。

b. DC是体内重要的免疫调节细胞，可通过分泌不同的细胞因子参与天然和适应性免疫应答。

- 分泌IL-12诱导T细胞分化为Th_1细胞，增强细胞免疫应答。
- 分泌Ⅰ型IFN，发挥抗感染及免疫调节作用。
- 分泌IL-10，TGF-β，诱导B细胞发生Ig类别转换，产生IgA类抗体。
- 分泌IL-1β，促进T、B细胞活化。

（3）体液因子：如补体、细胞因子、溶菌酶、乙型溶素等是体液中的杀菌物质。

溶菌酶（lysozyme）：一种小分子碱性蛋白，广泛分布于人体的组织及体液当中，主要由巨噬细胞产生，杀死G^+菌。

- 乙型溶素（β-lysin）：血液中，pt。
- 防御素（defensin）：嗜天青颗粒中。
- 补体（complement）。

（二）适应性免疫

适应性免疫是出生后接触特定抗原获得的针对该物质的免疫，即，体内抗原特异性T/B淋巴细胞接受抗原刺激后，自身活化、增殖、分化为效应细胞，产生一系列生物学效应的全过程，故也称获得性或特异性免疫。

1. 特点

(1) 出生后受抗原刺激产生。

(2) 具有特异性（针对性）。

(3) 一般不能遗传。

(4) 个体差异大。

(5) 具有记忆性组成与功能。

2. 适应性免疫应答过程中的三阶段

适应性免疫应答过程中可人为地分为以下三个阶段：

(1) 识别活化阶段：是指抗原提呈抗原细胞加工处理、提呈抗原和抗原特异性 T/B 细胞识别抗原后在细胞间黏附分子协同作用下，启动活化的阶段，又称抗原识别阶段。

(2) 增殖分化阶段：是指抗原特异性 T/B 淋巴细胞接受相应抗原刺激后，在细胞间共刺激分子和细胞因子协同作用下，活化、增殖，分化为免疫效应细胞的阶段。

(3) 效应阶段：是浆细胞分泌抗体和效应 T 细胞释放细胞因子和细胞毒性介质，并在固有免疫细胞和分子参与下产生免疫效应的阶段。

3. 主要特性

适应性免疫应答的主要特性如下：

(1) 多样性：识别“自身”和“非己”的特性即抗原特异性 T 淋巴细胞、B 淋巴细胞通常对自身正常组织细胞产生天然免疫耐受，对非己抗原性异物产生免疫排斥反应。

(2) 特异性：机体接受某种抗原刺激后，只能产生对该种抗原特异性的免疫应答，相应的免疫应答产物（抗体和效应 T 细胞）只能对该种抗原和表达此种抗原的靶细胞产生作用，而不能对其他抗原产生反应。

(3) 记忆性：在抗原特异性 T/B 淋巴细胞的增殖分化阶段，有部分 T/B 淋巴细胞中途停止分化，成为静息状态的免疫记忆细胞。当机体再次接触相同抗原时，这些长命免疫记忆细胞可迅速增殖分化为免疫效应细胞，产生相应体液和（或）细胞免疫效应。

4. 类型

(1) 体液免疫和细胞免疫

体液免疫是指 B 细胞在 T 细胞辅助下，接受抗原刺激后形成效应 B 细胞和记忆细胞，由效应 B 细胞产生的具有专一性的抗体与相应抗原特异性结合后完成的免疫反应。

细胞免疫是指 T 细胞在接受抗原刺激后形成效应 T 细胞和记忆细胞，效应 T 细胞与靶细胞特异性结合，导致靶细胞破裂死亡的免疫反应。

如果通俗而形象地讲，体液免疫和细胞免疫二者的关系就如同以下所述：

当病毒等抗原侵入生物体以后，

第一步：由吞噬细胞抓住它，侦查他的弱点并将此信息告诉 T 细胞；

第二步：T 细胞产生淋巴因子再告诉 B 细胞；

第三步：由 B 细胞变成浆细胞（效应 B）产生抗体攻击它，同时也产生记忆细胞记住它，下次它来就能直接攻击它了（此所谓的体液免疫）；

第四步：如果它已经进入细胞内部捣乱，抗体不能进入细胞内部，所以 T 细胞变成效应 T 接触被它攻击的受到侵犯的细胞，使得已经病变的细胞裂解死亡（此所谓的细胞免疫）。

(2) 初次应答和二次应答

初次应答潜伏期长，应答强度低；二次应答潜伏期短，应答强度大。这一特点对体液免疫（如抗体产生）和细胞免疫（如移植物排斥反应）都是适用的。如果第二次用抗原进行攻击时．同时包含初次致敏的抗原和另一个新的抗原。可以看出，二次增强应答仅针对初次致敏过的抗原，对另一个抗原仍显示初次应答的特点。这说明，抗原特异性只有在二次应答中才能显示。

（3）固有免疫与适应性免疫的不同点见表 19－2。

表 19－2　固有免疫与适应性免疫的不同点

	固有性免疫	适应性免疫
细胞组成	黏膜和上皮细胞、吞噬细胞、NK 细胞、NK1.1＋T 细胞、γδT 细胞、B－1B 细胞	T 细胞、B 细胞、APC
作用时相	即刻～96 小时内	96 小时后
作用特点	非特异作用，抗原识别谱广，不经克隆扩增和分化，即可发挥免疫效应	特异性作用，抗原识别专一经克隆扩增和分化成为效应细胞，发挥免疫效应
作用时间	无免疫记忆，作用时间短	有免疫记忆，作用时间长

四、免疫应答（immune response）

免疫应答是机体免疫系统对抗原刺激所产生的以排除抗原为目的的生理过程。这个过程是免疫系统各部分生理功能的综合体现，包括了抗原提呈、淋巴细胞活化、免疫分子形成及免疫效应发生等一系列的生理反应。通过有效的免疫应答，机体得以维护内环境的稳定。常被用作免疫反应的同义词。所以，免疫应答的定义为免疫活性细胞（T 淋巴细胞、B 淋巴细胞）识别抗原，产生应答（活化、增殖、分化等）并将抗原破坏和（或）清除的全过程。

免疫应答有特异性和记忆性，单核-吞噬细胞系统和淋巴细胞系统的协同作用是特异性免疫应答的物质基础。外周免疫器，尤其是淋巴结和脾则是免疫应答的主要场所。

免疫应答的功能可表现为正常生理性反应（抗病原体侵袭，清除损伤和衰老细胞，免疫调控，清除癌变细胞或病毒感染的细胞）和异常的病理性反应（变态反应、免疫缺陷、自身免疫病、肿瘤发生、病毒持续性感染）；在感染到的微生物或寄生生物（细菌、酵母、真菌、原生动物等）、移植物、接种的疫苗、精子，甚至宿主自身组织的刺激下，也可能会产生这种反应。

（一）免疫应答的基本过程

免疫应答的发生、发展和最终效应是一个相当复杂、但又规律有序的生理过程，这个过程可以人为地分成三个阶段。

1. 抗原识别阶段（antigen-recogniting phase）　是抗原通过某一途径进入机体，并被免疫细胞识别、递呈和诱导细胞活化的开始时期，又称感应阶段。一般抗原进入机体后，首先被局部的单核-巨噬细胞或其他辅佐细胞吞噬和处理，然后以有效的方式（与 MHCⅡ类分子结合）递呈给 TH 细胞；B 细胞可以利用其表面的免疫球蛋白分子直接与抗原结合，并且可将抗原递呈给 TH 细胞。T 细胞与 B 细胞可以识别不同种类的抗原，所以不同的抗原可以选择性地诱导细胞免疫应答或抗体免疫应答，或者同时诱导两种类型的免疫应答。另一方面，一种抗原颗粒或分子片段可能含有多种抗原表位，因此可被不同克隆的细胞所识别，诱导特异性的免疫应答。

2. 淋巴细胞活化阶段（lymphocyte-activating phase）　是接受抗原刺激的淋巴细胞活化和增殖的时期，又可称为活化阶段。仅仅抗原刺激不足以使淋巴细胞活化，还需要另外的信号；TH 细胞接受协同刺激后，B 细胞接受辅助因子后才能活化；活化后的淋巴细胞迅速分化增殖，变成较大的细胞克隆。

分化增殖后的 TH 细胞可产生 IL－2、IL－4、IL－5 和 IFN 等细胞因子，促进自身和其他免疫细胞的分化增殖，生成大量的免疫效应细胞。B 细胞分化增殖变为可产生抗体的浆细胞，浆细胞分泌大量的抗体分子进入血循环。这时机体已进入免疫应激状态，又称为致敏状态。

3. 抗原清除阶段（antigen-eliminating phase） 是免疫效应细胞和抗体发挥作用将抗原灭活并从体内清除的时期，也称效应阶段。这时如果诱导免疫应答的抗原还没有消失，或者再次进入致敏的机体，效应细胞和抗体就会与抗原发生一系列反应。

抗体与抗原结合形成抗原复合物，将抗原灭活及清除；T 效应细胞与抗原接触释放多种细胞因子，诱发免疫炎症；CTL 直接杀伤靶细胞。通过以上机制，达到清除抗原的目的。

（二）免疫应答的定位

抗原经皮肤或黏膜进入机体以后，一般在进入部位即被辅佐细胞捕获处理，并递呈给附近的淋巴细胞；如果附近没有相应特异性的淋巴细胞，辅佐细胞会沿着淋巴细胞再循环的途径去寻找。抗原在入侵部位如未得到处理，至迟不越过附近的淋巴结，在那里会被辅佐细胞捕获，递呈给淋巴细胞。无论在何处得到抗原刺激，淋巴细胞都会迁移到附近淋巴组织，并通过归巢受体定居于各自相应的区域，在那里分裂增殖、产生抗体或细胞因子。所以外周免疫器官是免疫应答发生的部位。

淋巴细胞的大量增殖导致外周淋巴组织发生形态学改变：T 细胞增殖使其胸腺依赖区变厚、细胞密度增大；B 细胞增殖使非胸腺依赖区增大，在滤泡区形成生发中心。所以在发生感染等抗原入侵时，可见附近的淋巴结肿大等现象，便是免疫应答发生的证明。

在局部发生的免疫应答，可循一定的途径扩展到身体的其他部位甚至全身各处。抗体可直接进入血循环，很容易地遍布全身；T 细胞则从增殖区进入淋巴细胞再循环，也可以很快遍及全身。在黏膜诱导的局部免疫应答，分泌型 IgA 不能通过血循环向全身扩散，但淋巴细胞可经由再循环的途径，通过特殊的归巢受体选择性地定居于其他部位的黏膜组织，定向地转移局部免疫性。

（三）免疫应答的类型

根据抗原刺激、参与细胞或应答效果等各方面的差异，免疫应答可以分成不同的类型。

1. 按参与细胞分类 根据主导免疫应答的活性细胞类型，可分为细胞介导免疫（cell mediated immunity，CMI）和体液免疫（humoral immunity）两大类。CMI 是 T 细胞介导的免疫应答，简称为细胞免疫，但与 E. Metchnikoff 描述的细胞免疫（吞噬细胞免疫）已有本质的区别。体液免疫是 B 细胞介导的免疫应答，也可称抗体应答，以血清中出现循环抗体为特征。

2. 按抗原刺激顺序分类 某抗原初次刺激机体与一定时期内再次或多次刺激机体可产生不同的应答效果，据此可分为初次应答（primary response）和再次应答（secondary response）两类。一般地说，不论是细胞免疫还是体液免疫，初次应答比较缓慢柔和，再次应答则较快速激烈。

3. 按应答效果分类 一般情况下，免疫应答的结果是产生免疫分子或效应细胞，具有抗感染、抗肿瘤等对机体有利的效果，称为免疫保护（immunoprotection）；但在另一些条件下，过度或不适宜的免疫应答也可导致病理损伤，称为超敏反应（hypersensitivity），包括对自身抗原应答产生的自身免疫病。与此相反，特定条件下的免疫应答可不表现出任何明显效应，称为免疫耐受（immunotolerance）。

另外，在免疫系统发育不全时，可表现出某一方面或全面的免疫缺陷（immunodeficiency）；而免疫系统的病理性增生而称为免疫增殖病（immunoproliferation）。

第二节　创伤后感染与免疫的相关性

感染是严重创伤、烧伤最常见的并发症（发生率为 35%～70%），而且也是导致伤员死亡的主要诱因之一。尽管早期液体复苏、新颖抗生素治疗、代谢支持及重要器官支持性治疗已取得显著进展，但严重感染并发症［主要包括脓毒症（sepsis）、脓毒性休克（septic shock）和感染所致多器官功能障碍综合征（MODS）］的病死率仍居高不下（30%～80%），成为进一步提高急危重症救治成功率的最大障碍。随着科学的发展，特别是分子生物学等医学科学的发展，人们对感染的认识也在不断深化。现如今的观点认为，创伤后病菌侵入的主要门户是创伤部位，其次是严重创伤对人体的应激性损害，即，肠黏膜屏障的损害和肠黏膜通透性的增加，使细菌得以通过这些薄弱环节进入组织，再者内毒素作为 G^- 杆菌细胞壁的成分，往往比细菌更容易穿过黏膜屏障，更容易和细菌一道成为潜在的感染源。这样在细菌和内毒素的作用下，刺激细胞产生多种炎症介质，形成所谓的瀑布反应（cascade reaction）或级联反应。但是，有人用致炎细胞因子拮抗剂进行临床干预却均未奏效，由此充分暴露了人们对机体复杂反应实质了解的局限性和片面性。自从国内外将单核细胞的免疫功能分析作为常用的检测指标之后，$CD14^+$ 单核细胞 HLA-DR 定量表达水平则可作为评价患者免疫功能障碍程度的指标之一（＞30000 AB/C 提示免疫功能正常，20000～30000 AB/C 为轻度免疫功能异常，10000～20000 AB/C 为中度免疫功能障碍，5000～10000 AB/C 为重度免疫功能障碍，＜5000 AB/C 为免疫麻痹）。通过对创伤伴发感染患者 $CD14^+$ 单核细胞 HLA-DR 定量表达水平的检测，发现创伤后始终存在着炎症反应亢进和免疫功能抑制的双重机制。由此说明，针对感染并发症这一复杂的病理生理反应，仅仅抗感染治疗是难以奏效的，如果兼顾同时并存的免疫功能障碍等重要环节才是防治脓毒症和改善患者预后的发展方向。

一、机体对肠源性细菌移位的免疫策略

20 世纪 80 年代，Border 等发现在败血症和多器官功能障碍综合征（MODS）的死亡病人中，至少有 30％没有明确的原发感染灶，而其外周血液却可检测到肠道细菌或内毒素。Carrico 和 Mar－shall 等又进一步指出，肠源性感染可能是 MODS 的启动器，甚至认为“在病理状态下，肠道就像是个未被引流的脓肿”。Wilmore 等则宣称，肠道是外科应激反应的中心器官。因此，肠腔内细菌和毒素逸出肠壁，引发肠源性的全身感染以及全身炎症反应综合征（SIRS）甚至 MODS 的医学研究，一直成为近 20 年来众人关注的热门话题。

（一）对肠道细菌移位的认识

肠道作为人体内最大的贮菌所和内毒素库，正常情况下由于肠道黏膜强大的屏障功能在防御感染中起到重要作用，能够抵御肠道致病细菌的毒害作用，其屏障作用包括天然屏障和免疫屏障两方面。但当机体应激反应过度或失调，如创伤、烧伤和感染后，可首先破坏肠屏障功能，使原先寄生于肠道内的微生物及其毒素大量侵入正常情况下是无菌状态的肠道以外的组织，如黏膜组织、肠壁、肠系膜淋巴结、门静脉及其他远隔脏器或系统。这一过程称为细菌移位（bacterial translocation，BT）。

1. 肠源性细菌移位的方式

从微生物学角度看，BT 是指细菌离开原来特定的生存空间，包括纵向移位和横向移位。

（1）横向移位：肠道菌群由原定位向周围转移，如结肠细菌向小肠转移。由于十二指肠和空肠上段的结合胆酸杀灭了大量的细菌，加上空肠的快速蠕动使细菌被推送到下段回肠。正常情况下，小肠上端只有很少的细菌，在胃大部切除术小肠动力减弱等影响下，空肠内细菌就会增多，从而产生菌群失调样腹泻。

（2）纵向移位：正常菌群从原定植位向黏膜深处转移，即菌群或穿过肠黏膜上皮经淋巴管到达肠系膜淋巴结，再进入脏器和血液循环；或通过肠道血管进入全身组织器官，形成菌血症、脓毒血症，感染组织器官。通常发生于烧伤、创伤和大出血等应急情况下，另外缺血恢复后继发的再灌注性损伤，也可以进一步加重肠道机械屏障的损害。

2. 肠道细菌移位的菌属

肠道细菌的总数有细菌 1×10^{14} 个之多，菌属主要是厌氧菌，如革兰阴性厌氧类杆菌、梭形杆菌、乳酸杆菌，双歧杆菌等，革兰阳性厌氧芽孢杆菌等，以及多种厌氧肠球菌，占所有细菌的 85％～90％，其中又以类杆菌占优势。条件厌氧菌如大肠埃希菌、变形杆菌和克雷伯杆菌、产气杆菌等，只占细菌总

数的5%～10%。当发生BT时，一般是革兰阴性杆菌便有可能突破黏膜屏障而发生移位。最常发生移位的是条件致病菌是需氧肠道杆菌，如大肠埃希菌、克雷伯菌属、变形杆菌等；其次是革兰阳性球菌（如肠球菌），间或也有真菌，如白念珠菌。专性厌氧菌，如双歧杆菌、类杆菌则很少发生移位。

3. 肠道细菌移位的类型

根据细菌在细胞内的寄生与否，可将细菌分为胞内感染菌和胞外感染菌两类。胞内菌具有在宿主胞内寄生繁殖的特性，通常表现为低毒性，病程迁延慢性化，易引起肉芽肿，如结核病等。胞外菌系指感染机体后寄生于宿主细胞外的血液、淋巴液和体液中的细胞，对机体的感染首先依赖于细菌对细胞的黏附，在细胞外环境中竞争夺取营养以生存繁殖；随后释放内、外毒素，直接或间接损害宿主组织细胞。常见有致病性大肠埃希菌、链球菌、葡萄球菌等。人类多数致病菌（如葡萄球菌、链球菌等）属胞外菌。

（二）机体对肠道致病细菌移位的免疫策略

针对肠道致病菌多属于胞外菌，抗胞外菌感染免疫分为早期天然免疫与后期获得性免疫。天然免疫在致病胞外菌的起始感染阶段及胞外存活时期发挥较大作用；然而胞外菌的清除仍依赖于特异性免疫应答的诱生，其中抗体的中和作用和调理作用、补体的溶菌和调理作用以及吞噬细胞的杀菌作用占主导地位，细胞免疫居于其次。

1. 天然免疫

由于胞外菌在细胞外寄生，天然免疫的皮肤、黏膜屏障功能在抗菌免疫中发挥了重要作用。皮肤完整连续构成第一道防线，面积广大的呼吸道、消化道、生殖道黏膜屏障是抗胞外菌感染的第二道防线。黏膜细胞的蠕动、纤毛的摆动、层流作用均阻止胞外菌的黏附。消化道胃酸的低pH环境以及胃蛋白酶可杀死侵入病菌；肠道黏膜分泌的IgA，通过中和毒素作用、阻断黏附、激活补体等机制有效杀灭黏膜侵入菌。

2. 抗胞外菌获得性免疫

（1）抗体的杀菌作用

抗体作为特异性体液免疫的效应分子，在抗感染免疫中可结合特异胞外菌抗原，阻断其黏附，中和毒素，激活补体，杀伤胞外菌，结合FC受体，介导抗体依赖的细胞介导的细胞毒作用（ADCC）和调理作用。

（2）补体的作用

补体系统在抗胞外菌感染免疫中同样发挥多方面的重要作用。虽然其终末效应是非特异性的，但补体的作用大多是由获得性体液免疫产物抗体介导。首先，补体与抗体配合，可形成膜攻击复合物，介导杀菌溶菌效应。其次，细菌某些成分可单独结合补体。如革兰阴性菌LPS可不依赖抗体，直接激活补体的旁路途径，产生溶菌效应。细菌表面结构还可稳定C3b，增强补体激活功能。第三，补体还可增强V区亲和力较低的IgM的中和活性，其机制可能与补体破坏或诱变细菌表面结构，或增加抗体分子的空间阻碍范围有关。第四，补体也具有良好的调理吞噬作用。细菌-抗体-补体复合物更有利于吞噬细胞的识别及吞噬。此外，C3b易沉积于细菌表面，而许多吞噬细胞具有C3b受体，借配-受体结合可有效吞噬细菌。

二、机体对肠源性内毒素血症的免疫策略

G^-杆菌是当前临床感染中最突出的病菌。内毒素是G^-杆菌外膜中的成分，它能介导多种炎症介质的释放。动物单独输注内毒素就可导致脓毒性休克的发生。研究发现，抗生素虽能杀菌，但杀菌后还有内毒素的成分存在；游离的内毒素与附在菌体的内毒素比较，其生物活性增加了数十倍。因此临床上虽然应用了有效的抗生素，血培养细菌也已转阴，但病人仍然死亡。检测发现，血液中的内毒素含量很

高，其死亡原因应与内毒素与其所介导的过度炎症反应有关。抗生素可以杀菌，但并未解决内毒素问题。所以，不断深入研究对抗肠源性内毒素血症的免疫策略同样是非常重要的。

（一）对内毒素血症的认识

内毒素是G^-杆菌生长时释放或死亡时裂解出来的细胞壁脂多糖成分。体内外实验早已证明，内毒素具有耐热、耐酸碱等特性。内毒素进入机体后可直接对细胞的生物膜产生毒性，但更为重要的是通过单核-巨噬细胞介导的细胞毒性作用使机体产生多种炎症介质，间接影响细胞的代谢，引起发热、血管扩张、血管通透性增加、中性粒细胞增多、补体激活、机体血压下降等病理生理反应，严重时可导致弥散性血管内凝血及多器官功能衰竭，最后导致细胞死亡，影响脏器功能和屏障功能的完整性。

在创伤、休克应激时，肠黏膜上皮因缺血-再灌注损伤等而遭到不同程度的破坏，包括微结构改变和细胞间紧密连接受损，使细菌通过这些薄弱环节进入组织，成为潜在的感染源。由于内毒素比细菌更容易穿过黏膜屏障，所以应激后大量细菌移位同时往往伴有内毒素血症，后者又反过来造成黏膜屏障的进一步损害，增加黏膜通透性，使内毒素血症变本加厉不断恶化。

（二）机体对肠源性内毒素血症的免疫策略

针对内毒素血症，机体并不依赖抗体，主要是通过单核-吞噬细胞系统起到清除和解毒功能；另外，通过血液中存在的能中和LPS的成分来辅助起到解毒功能，如高密度脂蛋白（HDL）、磷脂转移蛋白（PLTP）、分泌性白细胞蛋白酶抑制物、阳离子多肽和LPS中和抗体等。

1. 内毒素分子从革兰阴性菌的外膜上脱落后，可以转递给单核细胞、巨噬细胞、中性粒细胞等免疫细胞膜上的膜结合型CD14（mCD14）以及脏器实质细胞如肝细胞上的mCD14受体；也可以结合血液中的可溶性CD14（sCD14），直接以LPS-LBP-sCD14复合物的形式转递给mCD14阴性细胞，如内皮细胞、上皮细胞等。通过CD14和LBP（脂多糖结合蛋白）传递给TLR4受体，进而激活TLR4受体传导通路，从而上调各种炎症介质的表达。换言之，单核-吞噬细胞系统在结合内毒素后，通过多种受体（如mCD14、CD11/CD18、清道夫受体、TLR4等）发生内化活动，进入细胞膜内，在激活信号转导途径的同时，借助溶酶体将LPS进行修饰解毒。

2. 血液中存在具有各种中和内毒素的成分，基本都是通过促进LPS形成聚合体，阻止单体的形成；通过促进吞噬细胞（包括中性粒细胞和吞噬细胞）对LPS的识别及结合，进而加速内化作用和溶酶体对它的修饰解毒过程。

三、创伤后炎性反应及其介质

现在人们已普遍认识到，所有的损伤达到一定严重程度（如严重创伤、严重代谢障碍、大手术后、重症感染、中毒等），都可触发大量炎性介质和细胞因子产生和释放，通常由一个介质介导另一种介质的释放，形成一个连锁反应，构成炎性介质网络，从而产生全身炎症瀑布反应（cascade reaction）或级联反应，无论有无细菌感染，临床表现和演变都惊人地一致，均可出现全身性炎症反应综合征。SIRS既可一开始就是全身性的，也可先是局限性的，而后发展为全身性的。

炎症介质不是外来的，而是来自机体本身，适量时，有防御作用。如果细菌、内毒素等得不到控制，持续的刺激，可因炎症介质的过度反应而失控，如TNF-α、IL-1β、IL-6、IL-8等。其中TNF-α、IL-6和IL-1β具有协同作用，则可以放大炎性介质的级联效应，引起器官损害。因此重视对细胞因子及其受体的检测，同时研究细胞因子在创伤伤后炎症反应中的平衡非常重要。

SIRS中炎性介质种类繁多，相互之间作用复杂，具有“网络性”特点。但总的分为促炎介质和抗炎介质，主要促炎介质包括：TNF-α、IL-1、IL-2、IL-6、IL-8、IL-12、OFR、NO、IFN-γ、PAF、LTB4等，晚期促炎介质主要有HMGB-1，由TH_1细胞产生，增强炎症细胞的细胞毒性作用，介导细胞免疫应答；抗炎介质主要有IL-4、IL-5、IL-10、IL-13、CSF、PGE_2、TGF-β等，由

TH_2细胞产生，以拮抗炎性反应，促进抗体产生，介导体液免疫应答。两种作用相反的炎性介质在体内形成错综复杂、相互影响的作用网络，从而形成多种不同炎性介质之间的“交叉对话”。促炎与抗炎反应作为对立双方，正常时两者保持平衡，内环境保持稳定不发病。当促炎反应占优势，则出现 SIRS，表现为全身炎性瀑布、细胞凋亡；而抗炎反应占优势则表现为代偿性抗炎反应综合征（CARS），其诊断标准是外周血单核细胞 HLA-DR 的表达低于 30%，则可发生免疫系统抑制。为了更好地反映 SIRS 与 CARS 失衡，目前已应用测量外周血单核细胞 HLA-DR 的表达及测量 TH_1 向 TH_2 漂移方向来反映 SIRS 与 CARS 失衡，但仍有一定局限性。

（1）SIRS 中的促炎性介质

1）肿瘤坏死因子-α（TNF-α）

TNF-α 是由活化的巨噬细胞、单核细胞和 T 淋巴细胞产生，在 SIRS 中具有核心作用，是导致炎性介质级联反应的始发因子。TNF-α 还是具有多种生物学效应的促炎因子之一。严重创伤后组织和血浆中 TNF-α 增加的机制可能是：①缺血缺氧引起炎性细胞尤其是中性粒细胞（PMN）的激活，活化后的 PMN 可促使 TNF-α 及氧自由基的生成；②在严重创伤应激情况下可激活 NF-κB，活化的 NF-κB 参与多种基因表达调控，特别是对调节炎性反应基因表达起至关重要的作用。NF-κB 可高效诱导 IL-1、IL-8 和 TNF-α 等细胞因子的表达．而 TNF-α 又可促进 NF-κB 激活；③内毒素是诱导 TNF-α 的主要物质之一，内毒素或缺血-再灌注可以激活心肌丝裂素活化蛋白激酶（MAPK）和核因子 NF-κB。这两者可导致 TNF-α 的产生，从而引起心肌功能下降和心肌细胞死亡。

2）白细胞介素-1（IL-1）

IL-1 是一种能激活多种免疫和炎症细胞的前炎性细胞因子，主要由单核-巨噬细胞、中性粒细胞和内皮细胞分泌。IL-1 包括 IL-1α 和 IL-1β，前者为分泌型，后者则多与细胞结合。IL-1β 能通过自分泌或旁分泌刺激其他细胞因子和炎症递质的产生，诱发抗原递呈细胞表面免疫分子的表达，为 T 淋巴细胞的活化提供第 2 信号，促进 B 细胞的增生、分化，介导免疫球蛋白的分泌，由此激活补体，增强细胞免疫和体液免疫介导的组织损伤过程。此外，IL-1β 还能促进血管内皮-白细胞黏附分子的表达，趋化中性粒细胞等炎性细胞进入肠道病变部位，从而引起一系列炎症反应和组织破坏，其细胞因子 mRNA 的表达与炎症程度呈正相关，可作为临床上判断疾病严重程度和疗效的指标。

3）白细胞介素-6（IL-6）

IL-6 升高较 TNF-α 延迟，约 8 小时达高峰，两者呈平行升高，被认为与 SIRS 的严重程度和致死率有着密切的相关，因此动态监测 TNF-α、IL-6 水平对 SIRS 的发生发展有积极意义。IL-6 是当炎症刺激时，由单核细胞、巨噬细胞和内皮细胞所释放，也是急性期反应的主要细胞因子。IL-6 在急性炎症反应中的作用主要表现为对多种细胞的促炎作用和诱导肝组织产生急性反应蛋白。目前，外周血 IL-6 的水平已是用于一些脓毒血症诊断和治疗的一个相关指标。陈晓东等研究发现严重烫伤后一周内 IL-6 水平随着烧伤总面积增大而升高。它除对血管内皮细胞及炎性细胞具有直接的激活和毒性作用外，更主要的是诱导急性期蛋白的合成、催化和放大炎性反应和毒性作用，造成组织细胞的损害。

4）白细胞介素-8（IL-8）

IL-8 是一强有力的中性粒细胞趋化和活化因子，由单核细胞、上皮细胞、表皮细胞、纤维母细胞及 T 淋巴细胞在 IL-1、TNF-α 和外源性因子细菌内毒素的刺激下合成和分泌，主要生物学作用是趋化并激活中性粒细胞可使中性粒细胞外型改变，促使其脱颗粒；激活中性粒细胞并使其产生呼吸爆炸，促进中性粒细胞的溶酶体酶活性和吞噬作用；对嗜碱性粒细胞和 T 细胞也有一定的趋化作用。目前认为，TNF-α、IL-1、IL-6 诱发的炎症反应在很大程度上是通过诱导产生以 IL-8 为代表的趋化因子所介导而产生的，且与病灶的大体炎症程度呈正相关。

（2）SIRS 中的抗炎性介质

1）白细胞介素-4（IL-4）

IL-4 是一种抗炎细胞因子，作为 TH_1 向 TH_2 漂移的标记物，其血浆水平升高反应了机体免疫功能降低。此时应促进 TH_2 向 TH_1 细胞转化，并抑制 PGE_2-TH_2 通道，重建免疫功能。IL-4 是重要的抑炎因子之一，主要生物学特性是刺激 B 细胞生长，增强 B 细胞 MHC 类抗原的表达，调节造血功能，增强正常休止期 T 细胞的活性和生长能力。当用于干预 LPS 的刺激作用时，可促进 IgG_1 和 IgE 的生成，能下调 CD14 的表达，并抑制 TNF-α、IL-1β、IL-6 mRNA 的表达，还能降低 LPS 诱导 AP-1 的结合活性和 NF-κB 的转录活性等。

2）白细胞介素-10（IL-10）

IL-10 作为一种抗炎因子，是一种多功能的细胞因子，能抑制肾小球系膜细胞及其炎症因子的分泌。作为辅助 T 细胞及单核-巨噬细胞所产生的重要因子，能抑制多种免疫活性细胞因子 mRNA 的转录，能抑制激活的单核细胞-巨噬细胞产生其他的细胞因子如 TNF-α、IFN-γ、IL-1β。

3）白细胞介素-13（IL-13）

IL-13 在调节巨噬细胞功能和减少炎症因子产生方面与 IL-4 相似，下调炎症性细胞因子和趋化因子的合成，还可提高活性氧介导损伤小鼠的生存率，对缺血-再灌注损伤（IRI）有保护作用。IL-13 也有一些 IL-4 不具备的功能，如上调 MHCⅡ类分子表达，促进 IgE 类型转变等。同时，IL-13 可趋化单核细胞，延长单核细胞在体外存活时间，抑制 LPS 诱导单核细胞、巨噬细胞、IL-1、IL-6、IL-8 和 TNF-α 等炎症因子产生；协同抗 IgM 活化 B 细胞的增殖，诱导和上调 B 细胞 MHCⅡ类抗原、CD23 和 CD72 的表达，诱导 B 细胞产生 IgM、IgG 和 IgE；诱导大颗粒淋巴细胞产生 IFN-γ，并可与 IL-2 协同刺激大颗粒淋巴细胞产 IFN-γ，因而在诱导 LAK 活性以及 Th_1 型细胞免疫中可能有重要作用。

（3）其他相关 SIRS 的检测指标

1）核因子-κB 与 SIRS

细胞核因子-κB（NF-κB）是复杂炎性反应放大环路的重要转录因子，存在于所有细胞中，在免疫应答、应激反应、细胞凋亡及病毒复制的调节中起主导作用。在 SIRS 中，NF-κB 是一个快速反应的转录因子，SIRS 外周血单核细胞和 PMN 的 NF-κB 活性高于健康人。正常情况下，NF-κB 作为一种三聚体复合物存在于细胞质中，由 P65 和 P50 两个属于 Re1 家族的亚基与抑制分子 IκB 连接而成，无法进入细胞核发挥作用。应激状态下，IκB 被激酶复合体（IKK）磷酸化后，IκB 可以从三聚体复合物中离解，NF-κB 即可由胞浆进入细胞核，再与 DNA 链上的特异点结合，引起促炎介质 mRNA 表达，启动多种细胞因子基因（如 TNF-α、IL-1、IL-6、ICAM-1）的转录和翻译，从而诱导炎性细胞激活。

2）血小板与 SIRS

近年来，观察到血小板在 SIRS 中监测具有重要价值，可为 SIRS 提供敏感而简易的临床监测指标。血小板进行性下降较能正确、敏感地反映 SIRS 的强弱，血小板下降程度与 SIRS 反应程度呈正相关。血小板下降原因是在 SIRS 时，全身微血管内皮系统处于激活状态，使血小板消耗增加。因此，SIRS 反映越重，血小板下降越显著。临床上持续的血小板计数下降，提示预后较差。

3）C-反应蛋白与 SIRS

C-反应蛋白（CRP）是一种非常敏感的炎症反应标志物，CRP>8 mg/L 认为存在细菌感染，CRP 升高越明显，全身炎症反应就越重，但特异性不高，不能区别细菌与其他类型的炎症。当炎症已减轻、临床症状改善后，CRP 仍可维持数天。

4）前降钙素与 SIRS

前降钙素（PCT）与不同原因引起的 SIRS 有良好的相关性，特异性也较高，在早期预测 SIRS 及其预后判断上有较大潜力，健康人的血浆 PCT 浓度为 0.1～0.5μg/L，高于 0.5μg/L 即认为存在炎性反应，严重感染引起 SIRS 时 PCT 浓度可高达 1000μg/L，而非感染的 SIRS 中 PCT 浓度<0.6μg/L。

由于上述认识，近十几年来，不少学者致力于炎症介质拮抗剂的研制，但至今收效甚微。因为炎症介质有其两面性，过之或不及都有坏处。应用某些介质的拮抗剂时，可能其活性已过，已引发下一个介质的释放，要阻断这种“瀑布反应”是困难的，在可预见的近期内，很难用以防治。当前仍应着力于处理引起“瀑布反应”的前端因素，即杀菌与拮抗内毒素。

参考文献

[1] 姚咏明，盛志勇. 脓毒症防治学. 北京：科学技术文献出版社，2008. 13-25.

[2] 朱迅. 免疫学进展. 北京：人民卫生出版社，2002. 251-295.

[3] 周庚寅. 组织病理学技术. 北京：北京大学医学出版社，2006.

[4] 金伯泉. 细胞和分子免疫学. 2 版. 北京：科学出版社，2001. 133-161.

[5] 张锦堃. 树突状细胞的细胞学基础. 汕头：汕头大学出版社，2000. 1-10.

（程　光　张　柳）

第二十章　创伤后肠道黏膜损伤的发生机制及其保护

肠道作为机体对缺血反映最敏感的器官，和所有的严重创伤一样，也是瓦斯爆炸伤害后受到休克影响最早、恢复最晚的。即使当休克得到复苏的情况下，肠道的功能仍远未恢复，肠黏膜屏障损伤导致肠道的通透性增高，造成细菌及内毒素移位，肠道内细菌和内毒素逸出肠腔，进入肠淋巴管和肠系膜淋巴结，继而进入门静脉和体循环，引起全身感染和内毒素血症、脓毒症（Sepsis）、并最终演变为多器官功能衰竭（MOSF）。

目前，临床上对于创伤-失血性休克的复苏已具有一整套理论基础和经验，使其早期死亡率明显下降，但治疗后期感染而致败血症及多器官功能衰竭导致的死亡已逐渐成为影响创伤救治的重要原因，对于创伤后免疫功能的早期干预和治疗还没特殊有效的方法和措施，因此而造成治疗滞后，延长了患者的康复期。

如何保护严重创伤后肠道功能不受损伤，提高严重创伤后机体的免疫功能，减轻免疫损害一直是创伤医学领域最为活跃的前沿学科或课题。因此，深刻认识肠道组织结构的特点与屏障功能、肠黏膜损伤的原因与内毒素、细菌移位机制、肠黏膜的保护方法是十分重要的。

第一节　肠道组织结构的特点与屏障功能

肠道的屏障功能障碍（barrier function dysfunction）参与某些疾病的病理过程，尤其对危重疾病的发生、发展和转归起着极为重要的作用。其组成包括肠黏膜机械屏障、化学屏障、生物屏障和免疫屏障。这一完整的屏障系统有效地将种群达500种、浓度达1×10^{12}/g内容物、占全身携带细菌的80%、总重量达1000g的细菌限制于肠腔内而不使其入侵人体组织，构成了机体防御体系中极为重要的一环。

一、肠黏膜机械屏障

（一）一般结构

肠黏膜机械屏障由黏膜上皮、固有层和黏膜肌层构成（图20－1）。

1. 黏膜上皮为黏膜最表层，由一连续的单层柱状上皮细胞构成。上皮连同固有层向肠腔呈指状突起称为肠绒毛（intestinal villus），长0.5～1.5mm，形状不一，以十二指肠和空肠头段最发达。绒毛于十二指肠呈叶状，于空肠如指状，于回肠则细而短。环行皱襞则为黏膜和黏膜下层向腔面隆起。环行皱襞和绒毛使小肠表面积扩大20～30倍，总面积达$20m^2$左右。绒毛根部的上皮下陷至固有层，形成管状的小肠腺（small intestinal gland），又称肠隐窝（intestinal crypt），故小肠腺与绒毛的上皮是连续的，小肠腺直接开口于肠腔。

2. 固有层为细密的结缔组织，内含大量小肠腺，还有丰富的游走细胞，如淋巴细胞、浆细胞、巨噬细胞、嗜酸性粒细胞等。绒毛中轴的固有层内有1～2条纵行毛细淋巴管，称为中央乳糜管（central lacteal），其管腔较大，内皮细胞间隙宽，无基膜，故通透性大。它的起始部为盲端，向下穿过黏膜肌进入黏膜下层形成淋巴管丛。中央乳糜管周围有丰富的孔毛细血管网，肠上皮吸收的氨基酸、单糖等水溶性物质主要经此入血。吸收细胞释出的乳糜微粒进入中央乳糜管输出。绒毛内还有少量来自黏膜肌的纵行平滑肌纤维，可使绒毛收缩，促进物质吸收及淋巴、血液运行。固有层中除有大量分散的淋巴细胞

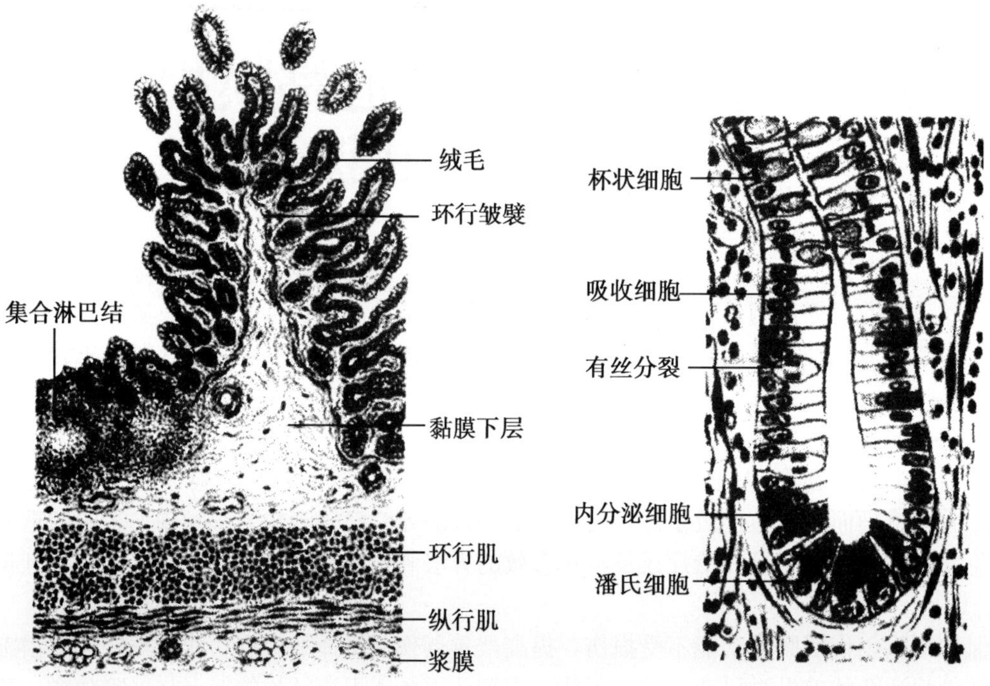

图 20－1　小肠黏膜结构

外，在十二指肠和空肠中尚有孤立淋巴小结，它们在回肠多聚集形成集合淋巴小结，可穿过黏膜肌抵达黏膜下层。

3. 黏膜肌层　由内环行与外纵行两层平滑肌组成，收缩时可改变黏膜形态，借以帮助食物的吸收、血液的流动和腺体的分泌。

（二）肠黏膜上皮细胞

肠黏膜上皮细胞有 5 种，即吸收细胞、杯状细胞、潘氏（Paneth）细胞、未分化上皮细胞和内分泌细胞（APUD 细胞）。绒毛表面的上皮细胞主要由吸收细胞构成，也杂有一些杯状细胞。后 4 种细胞主要在肠腺的隐窝内（图 20－1）。

1. 吸收细胞呈高柱状，胞核卵圆形，位于细胞的基部，胞质为颗粒状，面向肠腔的细胞游离缘，呈明显的细条状，称为刷状缘。在电镜下见刷状缘系由密集柱状排列的微绒毛和终网及其表面紧附的一层黏多糖的盏形糖被（glycocalyx）所组成。微绒毛是吸收细胞膜向肠腔内突出的细小指状微突，每个吸收细胞含 3000～6500 个微绒毛，每个微绒毛平均长 0.75～1.5μm，宽 0.1～0.2μm，2 个微绒毛之间相隔 0.01～0.05μm。肠黏膜表面经过环状皱襞-绒毛-微绒毛，反复地扩大，使小肠黏膜的吸收面积成千倍地增加。有人估计整个小肠吸收面积达 200～400m^2。刷状缘是具有特殊功能的细胞膜，含有多种酶类，具有高度的代谢活力。刷状缘的酶类有双糖酶（麦芽糖酶、蔗糖酶、乳糖酶）、海藻糖酶、低聚糖酶、肽酶（低聚氨基肽酶、γ-谷氨酰转肽酶、肠激酶），磷酸酶（碱性磷酸酶，Ca^{2+}、Mg^{2+}、ATP 酶）、叶酸结合酶等，以及非酶的蛋白质受体（如内因子-维生素 B_{12}受体）和葡萄糖、半乳糖、氨基酸的载体等。微绒毛与其他的生物膜一样，是由内外层蛋白质和中间一层两排分子以流动镶嵌的模式所组成。双糖酶、肽酶等排列在外层，双糖或低聚肽先经过这些酶水解为单糖或氨基酸，再与特异的载体相结合进入细胞内。刷状缘上酶或蛋白质的缺陷，可以造成各种病变。

在吸收过程中，物质可能首先与微绒毛表层结合并开始部分地消化。其产物通过微绒毛膜、终网区和胞质，以后或穿过侧细胞膜进入细胞间隙，或进入内质网进行生化反应，到高尔基体再转化分泌或储存，经侧细胞膜或底部细胞膜，最后均须通过基膜进入固有膜的淋巴管或血管中被运送出去。

2. 杯状细胞主要位于肠腺隐窝的侧壁，也散见于绒毛表面。为高柱状，形如酒杯，核位于基部。可能由原始型的柱状吸收细胞转变而成，但无吸收作用。在游离端胞质内含有黏液原颗粒，能不断地分泌黏液，其分泌液内富含黏多糖和糖蛋白等，具有润滑和保护上皮的作用。

3. 潘氏（Paneth）细胞呈锥体形，常三五集群位于隐窝基底，是小肠腺的特征性细胞。胞质嗜碱性，胞质顶部充满粗大嗜酸颗粒，内含溶菌酶等，具有一定的灭菌作用。

4. 未分化上皮细胞位于隐窝，具有高度的有丝分裂能力。胞膜的微绒毛很少，终网未发育，胞质内有很多核糖体和多粒体（polysomes），几乎没有内质网，不能产生和分泌消化酶类。未分化细胞在隐窝基底分裂增殖，以排挤方式向上移行，逐步成为成熟的吸收细胞和杯状细胞，替代肠绒毛顶部脱落的衰老上皮细胞。

5. 内分泌细胞　即胺前质吸收与脱羧（APUD）细胞或肠嗜银细胞，在胚胎期从神经嵴的外胚层移行而来，有嗜银、铬染色的特点。这种细胞分散在其他上皮细胞之间，核位于肠腔侧，而细小的分泌颗粒却在基底部胞质内。细胞顶端暴露于肠腔，有许多微纤毛接受理化刺激调节分泌，分泌时颗粒从细胞基底部释出，通过固有膜进入贴邻的毛细血管。这些细胞又可分成多种，分泌各种特点的多肽激素（消化道激素）和活性胺（如5-羟色胺）。

6. 肠上皮细胞的更新　肠上皮细胞能迅速分化和增生，不断更新。在绒毛顶端的老年上皮不断脱落到肠腔，由隐窝处的细胞增生逐步向上移行来补充。在隐窝基底部的未分化细胞，在生理上是不成熟的，其刷状缘缺乏各种消化和水解酶类，当增殖以排挤方式向上移行时，生理功能迅速成熟，抵达绒毛的中部即具有完好的功能。上皮细胞迅速增生，主要是未分化细胞转化为吸收细胞和杯状细胞，而潘氏细胞和内分泌细胞不参与迅速更新。小肠上皮的周转率很快，经3～6d整个黏膜更新一次，估计每分钟小肠上皮丧失（20～50）$\times 10^6$个细胞。正常人从隐窝新生移到顶端脱落的更新速度在十二指肠和空肠为5～6d，回肠为3～5d。年龄、饥饿、小肠疾病、放射线、化疗药物、肠内菌群状态和内分泌变化均可影响更新和脱落的速度。此种更新过程，可以不断保持黏膜的完整，并提供细胞内的酶参与肠腔内的消化过程。

（三）肠上皮细胞紧密连接蛋白

肠黏膜屏障是由完整的肠上皮细胞和相邻肠上皮细胞之间的连接构成的。相邻上皮细胞间的连接方式有多种，如紧密连接（tight junction，TJ）、缝隙连接（gap junction，GJ）、黏附连接（adherence junction，AJ）以及桥粒（desmosome）等。而TJ是细胞间最重要的连接方式，为一狭窄的带状结构，位于上皮细胞膜外侧的顶部，相邻细胞互相包裹，形成融合点或吻合点，将这些吻合点连接起来就形成一个连续的鱼网状结构。多种蛋白质参与紧密连接的形成，主要包括结构蛋白（闭锁蛋白、claudin、JAM等）和调节蛋白（如E钙黏素、肌动蛋白、肌球蛋白、cingulin等）。TJ不仅维持细胞极性，并且作为物理通透性屏障，调节着离子和大分子物质的跨细胞旁路的被动转运，从而在肠黏膜屏障中发挥着重要作用。

二、肠道化学屏障

肠道化学屏障是指肠上皮细胞分泌的黏液及肠内存在的消化液和消化酶等物质及其发挥相应的化学作用。黏液可润滑肠黏膜，保护肠黏膜免受机械和化学损伤；胰蛋白酶能水解细菌；肠黏膜杯状细胞分泌的糖蛋白和糖脂可结合细菌，使之在肠道液体动力系统作用下随粪便排出；溶菌酶可作用于革兰阴性菌的细胞壁上的肽聚糖，切断聚糖链，使细胞在低渗状态下发生裂解；胆盐可与内毒素结合，胆酸可降解内毒素分子，胆汁中的分泌型免疫球蛋白A（sIgA）可包绕细菌，阻断其黏附。化学屏障的上述诸多作用使其成为肠屏障功能的重要组成部分。

（一）肠液

肠液由肠上皮细胞分泌，但明显有别于其他消化液如唾液、胃液及胰液等，并不是一种均一性的液体。肠腺不单分泌液体，而分泌从细胞成分来的不溶于水的小块，称为黏膜团或称为“固体”部分。这种成分基本上是从绒毛纹状缘的上皮细胞脱落的。在没有机械刺激的周期性分泌情况下，液体与固体部分比例约为 2∶1。肠液中“固体”部分含酶量很高，肠液中肠致活酶几乎 90%在“固体”中，其含量比在液体大 100～200 倍。碱性磷酸酶、蔗糖酶：肠肽酶和肠脂酶在“固体”中浓度较在液体中高4～9倍。而肠液液体部分的酶是从细胞部分转移来的。肠液呈弱碱性反应，pH 为 7.6。

肠液中的黏液是构成肠道化学屏障的基础组分，由肠上皮的杯状细胞所分泌，化学结构复杂，主要成分是大分子糖蛋白。黏液糖蛋白的末端糖链结构与红细胞表面的 ABO 抗原相同，其结构具有黏滞性、黏附性及凝聚性，从而牢固附着于肠道上皮细胞的表面。同时，黏液还具有润滑作用，在消化运动中，可使肠黏膜免受机械损伤。黏液与碳酸氢盐、免疫球蛋白、表面活性磷脂（surface active phospholipid，SAPL）、三叶肽等构成一层疏水性的黏液凝胶层，黏附于肠道上皮细胞的表面，是肠道化学屏障的主要结构，可防止上皮细胞绒毛的物理性摩擦、化学性消化和阻止致病菌与肠黏膜黏附、定植。此外，黏液凝胶层还含有专供厌氧菌结合的受体，使专性厌氧菌栖息，发挥其定植抵抗力。由此可见，肠道化学屏障在发挥自身屏障功能的同时，肠道的免疫屏障、生物屏障功能与肠黏膜机械屏障也依靠化学屏障有机结合在一起，形成一个功能更为强大的肠屏障体系。

（二）肠酶

1. 酶的种类　肠液中含有种类众多的酶类，主要有：肠肽酶类（氨基肽酶、二肽酶）、淀粉酶、蔗糖酶、脂肪酶、果糖酶、海藻糖酶、乳糖酶、麦芽糖酶、异麦芽糖酶、核苷酸酶、肠致活酶、碱性磷酸酶和酸性磷酸酶等。这些酶的作用不一。一些酶（如精氨酸酶）大量存在于机体组织中，与上皮细胞一起进到肠液中，它们在上皮细胞内只起到物质分解的作用，而不具有消化的功能。另一些酶类虽然参与对食物的消化（例如，肠淀粉酶和脂肪酶），但它们在肠液中的浓度比胰液少得多。有些酶为小肠所特有，并在消化活动中有着重要的意义。这些酶是肠致活酶、蔗糖酶和乳糖酶，或在其他组织中浓度很低的碱性磷酸酶。在哺乳动物黏膜中有高活性的双糖酶和乳糖酶，主要适应于母乳碳水化合物（乳糖）水解的需要。

2. 酶制造的局限部位　肠道的不同部位，酶的分布也不同。从十二指肠与空肠上部收集来的肠液中其含酶量比小肠下部要丰富得多。肠致活酶几乎只存在于十二指肠和空肠上部的分泌物中。显然，这种酶与胰蛋白酶原起作用的解剖部位有关。仅在个别情况下从回肠下部所获得的肠液中发现有极少量的肠致活酶存在。在大肠的分泌液中除了肠致活酶完全缺乏之外，其他小肠酶的含量也大大减少。有资料报道，在空肠中的蔗糖酶和乳糖酶含量比回肠高。小肠上部碱性磷酸酶浓度比小肠下部高 3～4 倍，而碱性磷酸酶在盲肠中的含量比十二指肠的少 15～25 倍，蔗糖酶在盲肠中的含量也极少。

从肠黏膜深度来看，各种酶的分布也不一样。在黏膜层最表面酶的浓度最高，离黏膜表面越深，酶的含量越少，尤以肠致活酶的浓度下降最为显著，在绒毛下部和小窝上部的上皮中这种酶的含量就减少到 1/4 或更少，而在小窝深部的上皮内肠致活酶只有极少量。然而，在肠黏膜中层的蔗糖酶和碱性磷酸酶含量与黏膜最表面相比较，仅略为减少一些，只有在黏膜最深层中这些酶的含量才显著减少。

（三）碳酸氢盐

十二指肠和小肠有主动分泌氯离子和碳酸氢盐的能力。实验表明，当给人的十二指肠灌流 pH 为 2.0 的溶液时，此溶液可被十二指肠头端所中和，随后一些氢离子进入远端的十二指肠形成 CO_2。当除去胆汁和胰液时，酸是使碳酸氢盐分泌的直接刺激物。

在猫、大鼠和犬所作的实验中证明前列腺素、胰高血糖素和抑胃肽可刺激碳酸氢盐分泌入肠腔。这种分泌作用可被吲哚美辛（indomethacin，前列腺素合成的抑制剂）和乙酰唑胺（acetazolamide，碳酸酐酶抑制剂）所消除。促胰液素对碳酸氢盐分泌不起作用。给豚鼠和猫体内灌流实验表明，酸化十二指肠可刺激碳酸氢盐分泌，可能是由于借助于生物电机制并通过前列腺素和 cAMP 中介。胰高血糖素和抑胃肽可刺激碳酸氢盐分泌，其中还包括 Cl^- 与 HCO^- 的交换。

（四）小肠三叶肽

小肠三叶肽（intestinal trefoil factor，ITF）是一种分布于肠道黏膜表面的小分子多肽，具有特定的三叶结构域，主要由肠上皮中的杯状细胞分泌。由于其结构稳定，能够抵御多种消化酶的分解、破坏，故在肠道内仍能保持结构及功能的完整。三叶肽通过与黏液糖蛋白的相互作用或交联（cross-linking）形成黏液凝胶层，从而增强肠道黏膜防御屏障的保护能力；通过诱导肠上皮细胞迁移，促使损伤后黏膜的快速修复，具有维护肠道黏膜屏障的完整性、促进肠黏膜损伤修复的功能。目前，三叶肽的研究主要是在通过酪氨酸或双重特殊性磷酸酶活性的激活调节细胞内信息通道、抑制细胞外信息相关蛋白激酶和有丝分裂原激活的蛋白激酶（MAPK）的活性等方面。MAPK 是在细胞增殖、分化和生存有关的细胞外刺激转导到细胞内过程中的重要信息分子。

三、肠道免疫屏障

肠道免疫屏障可防御外来病原体的入侵，并阻挡外来大分子抗原物质的通过，不仅能防止有害的微生物入侵，而且能防止异源性抗原引起的变态反应，保持肠道的完整性，以正常地进行消化吸收，保障机体对营养物质的吸收和转运；同时肠道免疫屏障也参与全身性免疫调节。肠道免疫功能失调可造成消化道甚至全身性疾病。

（一）肠道淋巴样组织与免疫功能

1. 肠黏膜相关淋巴组织（gut-mucosa-associated lymphoid tissue，GMALT）

指肠道黏膜层的淋巴组织（不包括肠系膜淋巴组织和肝），尤其是小肠段，总面积占肠道黏膜面积的 25%，可分为集合淋巴小结、黏膜固有层淋巴细胞和上皮细胞间淋巴细胞。

(1) 集合淋巴结又名派伊尔淋巴结（Peyer patches，PP），主要位于远端小肠，分布在黏膜固有层并深入到黏膜下层。出生时小肠约有 100 个淋巴集结，每个集结含 5 个或 5 个以上的淋巴滤泡，青春期淋巴集结增至 225～300 个，以后随年龄增长而渐减少，到 90 岁时数量与出生时相等。每个派伊尔淋巴结包括：滤泡、顶部、滤泡间胸腺依赖区及 T 细胞和 B 细胞分区。淋巴滤泡表面覆盖着一层含有 M 细胞的上皮，称为滤泡相关上皮细胞（follicle associated epithelium，FAE），系从隐窝的柱状上皮细胞分化而来，呈立方状，很少有杯状细胞。其中 M 细胞呈扁平状，表明无微绒毛可将颗粒性抗原、细菌和病毒等通过入胞作用转运入细胞内。淋巴滤泡中心区主要是 B 细胞，包括前 B 细胞、早期和成熟的 B 细胞。出生后经抗原刺激后，淋巴滤泡演变为生发中心。在滤泡周围及两个滤泡之间有丰富的 T 细胞，为淋巴集结的 T 细胞区。在其周围有很多高度内皮化的小静脉。

在成熟的派伊尔淋巴结内 11%～40%的淋巴细胞为 T 细胞，B 细胞占 40%～70%。约 44%的 B 细胞有补体的受体，80%的 B 细胞表面有 IgD 的受体。B 细胞可增殖较多的产生 IgA 的细胞克隆。B 细胞可自派伊尔淋巴结移至黏膜固有层的疏松结缔组织内定居，这些 B 细胞可以产生 IgA。在滤泡的顶部含有丰富的表达Ⅱ类主要组织相容性复合物（MHC）抗原的细胞，为树突细胞。

树突细胞是机体内功能最强的专职性抗原递呈细胞，与肠道免疫屏障功能密切相关。其特点是能够显著刺激初始型 T 细胞增殖，而巨噬细胞、B 细胞仅能刺激已活化的或记忆性 T 细胞。因此树突细胞是机体免疫反应的始动者，在免疫应答的诱导中具有独特的地位。在肠腔内，由于食物的摄取，混杂在其内的细菌、病毒、寄生虫等致病微生物可诱导肠道产生免疫应答以消除病原菌，维持肠道的稳态；同时食物中的大量蛋白本身也是外来抗原，肠道必须产生免疫耐受。另外，正常情况下肠腔内大量定植菌群，对维持肠道健康至关重要，也需要产生免疫耐受。树突细胞作为主要的抗原递呈细胞，既鉴别致病微生物，又对来自食物蛋白的外来抗原产生免疫耐受，故对肠道免疫屏障的构成起到关键作用。

(2) 黏膜固有层淋巴细胞：肠道黏膜固有层内含有 B 细胞、浆细胞、T 细胞、巨噬细胞、嗜伊红细胞和肥大细胞，分布于含有丰富的血管和淋巴管的结缔组织内。其中 70%～90%的 B 细胞、浆细胞分泌 IgA，15%～20%的 B 细胞分泌 IgM，2%的 B 细胞分泌 IgE，分泌 IgG 的 B 细胞极少。T 细胞中 $CD4^+$ 细胞多于 $CD8^+$ 细胞。巨噬细胞可吞噬外来异物（如细菌），是一种非特异性的免疫防御反应。

(3) 上皮细胞间淋巴细胞（intraepithelial lymphocyte，IEL）

位于小肠黏膜上皮细胞之间。正常人的小肠每 5～8 个上皮细胞间有 1 个这样的淋巴细胞，大肠内约每 20 个上皮细胞间有 1 个淋巴细胞，它位于上皮细胞底部近基膜的部位，不与肠腔内物质直接接触，大多为 $CD8^+$ T 细胞，B 细胞极少。在肠腔抗原的不断刺激下，这种上皮细胞间淋巴细胞可以增多。

2. 肠道淋巴细胞的移动和循环　肠道淋巴细胞不断地移动和循环，不仅是为了保持肠道的免疫功能，也是实施其他组织的黏膜免疫的重要组分。GMALT 中的 T 细胞、B 细胞被抗原激活后自派伊尔淋巴结出发经肠系膜淋巴结、肠系膜上淋巴管和胸导管入上腔静脉，进入全身循环，然后通过毛细血管后小静脉的高内皮静脉（HEV），重新分布到黏膜固有层和上皮细胞内，执行体液免疫和细胞免疫的功能。这种从派伊尔淋巴结出发的淋巴细胞，经过血液循环后，又返回小肠的现象，称为淋巴细胞归巢（lymphocyte homing）。其机制是由于淋巴细胞表面的某些黏附分子与 HEV 内皮细胞配体的相互作用。其中最重要的是淋巴细胞表面的整合素 α4β7 与派伊尔淋巴结和 HEV 的黏附分子（MV-dCAMl）相互结合，从而将淋巴细胞吸引到肠黏膜及黏膜下层。

肠道的淋巴细胞进入血液循环后，不仅发生归巢现象，同时还可进入肺、乳腺和女性生殖系统黏膜的固有层和上皮细胞间。其中最重要的功能是这些器官的黏膜固有层的 B 淋巴细胞能制造和分泌具有局部免疫作用的分泌性 IgA（sIgA）。例如，产妇的初乳中含有丰富的 sIgA，有助于新生儿防止肠道细菌的感染。同样，肺和支气管、女性生殖系统黏膜分泌 sIgA 的 B 细胞，也来自肠道的派伊尔淋巴结。因此可见被抗原激活的肠道淋巴细胞可在多处黏膜发挥免疫效应，该现象被称为共同黏膜免疫系统（common mucosal system），这也是构成黏膜疫苗发挥作用的基本原理。

（二）肠道的免疫反应

肠淋巴组织接受肠道抗原刺激后可产生肠道局部的免疫反应。此种应答主要发生在肠道局部，一般不伴有或仅伴有较弱的全身性免疫反应，并且应答主要局限在抗原刺激部位。

1. 抗体介导的免疫反应　胃肠道局部免疫系统产生的免疫反应主要是由分泌型的 IgA（slgA）担任的。人体内约 60%的 IgA 是由肠道分泌的，slgA 是两个单体 IgA 分子由 J 链连接而成的双体 IgA，在浆细胞合成后，通过基膜的裂孔进入上皮细胞。IgA 在上皮细胞内与上皮细胞合成的分泌成分（secretory component，SC）相连成为 slgA，并被分泌入肠腔。J 链是由 B 细胞和浆细胞合成的多肽蛋白。分泌成分的主要功能是将 slgA 经过上皮细胞运输入肠腔，还能保护 sIgA 不受蛋白水解酶的破坏。slgA 对微生物抗原、食饵性抗原以及胃肠道自身组织抗原均有抗体活性，它能与肠道内抗原结合阻止这些抗原进入体内。因此，在抗感染免疫、调节消化道菌丛、阻止变态反应中有重要作用。sIgA 还能阻止细菌在黏膜上皮细胞表面附着，从而防止细菌穿透肠黏膜。肠道 slgA 对病毒也有作用。口服脊髓灰质炎疫苗后在肠道分泌物中可见抗脊髓灰质炎的 IgA 中和抗体。缺乏足够的肠道 sIgA 时，肠道抗原可被大量吸收，引起全身性免疫反应，导致自身免疫性疾病的发生。

胆汁内也有 slgA。一部分由胆道腺体上皮细胞产生，一部分由肝细胞形成。胆汁内 slgA 有对抗微生物的作用，也有助于清除循环内的免疫复合物。肠系膜淋巴结与肝在免疫反应中也有一定作用。肠黏膜如因感染受到损伤，抗原便可进入肠壁内毛细血管和淋巴，因此肠系膜淋巴结和肝成为肠道免疫系统的又一道防线。肠道的大分子抗原可经淋巴液至肠系膜淋巴结，小分子抗原主要经过门脉微血管至肝。抗原物质可刺激机体的免疫反应，健康的肝可以发挥其免疫调节作用。

2. 肠道细胞介导的免疫反应肠道淋巴系统也参与细胞免疫反应，对于造成肠道损伤的炎性反应和恶性肿瘤的发病有重要作用。有 3 类细胞毒性免疫反应：①由细胞毒 T 细胞介导。派伊尔淋巴结内有此细胞之前体，在带抗原的靶细胞刺激下，此前体细胞变为细胞毒 T 细胞，可将靶细胞溶解杀死。其反应具有抗原抗体特异性。因此这种细胞毒 T 淋巴细胞在宿主受病毒、真菌、细胞内细菌感染时起主要防御作用。②抗体依赖性细胞介导的细胞毒性反应，由杀伤细胞（K 细胞）介导。K 细胞表面有 Fc 受体，表面附有抗体的靶细胞与有 Fc 受体的 K 细胞直接作用，造成细胞和组织的损伤。所以这种细胞毒性反应是抗体依赖性的。③自发性细胞介导的细胞毒性反应。肠黏膜上皮内有天然杀伤细胞（NK 细胞），可以无选择地杀伤多种肿瘤细胞和病毒感染的靶细胞。

（四）肠道生物屏障

人类在胎儿期胃肠道处于无菌状态，出生后与外界环境接触，就开始污染细菌，首先是口咽部，接着细菌随饮食进入胃肠道，最后在小肠和结肠、特别是在结肠定居、繁殖，建立成一个人体重要和特定的环境，构成肠道生物屏障。婴儿在出生后几小时，先是大肠埃希菌、Welcbii 芽孢杆菌和链球菌进入肠道定居，以后几天内大肠埃希菌达到较高浓度。24h 后厌氧的乳酸杆菌和肠球菌开始出现，在 10～20d 内慢慢增多，特别是在小肠，与此同时大肠埃希菌却逐步减少。结肠的主要细菌，厌氧类杆菌大约在出生后 10d 出现，之后很快繁殖，而在 2～3 周内达到成人水平；与此同时，其他菌属则相应减少，最后达成有比例的杂居状态。生理情况下，肠道菌群保持相对稳定。以厌氧菌为主的肠道生理性细菌与肠黏膜紧密黏附，产生定植抵抗力，形成肠道生物屏障，并借助于固有的肠黏膜屏障（肠道机械屏障）和肠道菌群产生的抑菌物质及其肠道免疫系统（肠道免疫屏障），共同防止病原菌的黏附和定植，维持肠道内微生态环境的平衡。

1. 正常菌群（normal flora）

正常人的体表和同外界相通的口腔、鼻咽腔、肠道、泌尿生殖道等腔道中都寄居着不同种类和数量的微生物。当人体免疫功能正常时，这些微生物对宿主无害，有些对人还有利，是为正常微生物群，通称正常菌群（表 20-1）。这些正常菌群起着屏障、营养、免疫、除废物抗衰老的生理作用。

正常菌群中有些细菌在正常情况下并不致病，在某些条件改变的特殊情况下可以致病。致病条件：寄居部位的改变、免疫功能低下、菌群失调（dysbacteriosis）。故又可以分为条件致病菌（conditioned pathogen）和机会致病菌（opportunistic pathogen）。致病的机制决定于细菌的毒力强弱、侵入宿主机体的菌量、侵入部位是否合适。

表 20-1　人体常见的正长菌群

部位	主要菌类
皮肤	葡萄球菌、类喉杆菌、铜绿假单胞菌、非致病分歧性杆菌、酸杆菌、白假丝酵母菌
口腔	葡萄球菌、甲型和丙型链球菌、肺炎链球菌、奈瑟菌、乳杆菌、类白喉、棒状杆菌、梭菌、放线菌、螺旋体
鼻咽腔	葡萄球菌、甲型和丙型链球菌、肺炎链球菌、奈瑟菌、类杆菌
外耳道	葡萄球菌、类白喉杆菌、铜绿假单胞菌、非致病分歧性杆菌
胃	一般无菌
肠道	大肠杆菌、产气杆菌、变形杆菌、铜绿假单胞菌、葡萄球菌、类杆菌、产气夹膜梭菌、破伤风梭菌、双歧杆菌、真细菌、乳杆菌、白假丝酵母菌
尿道	葡萄球菌、类白喉杆菌、非致病性分枝杆菌
阴道	乳杆菌、大肠杆菌、类白喉杆菌、白假丝酵母菌

2. 肠道细菌的正常分布

正常人的胃及上段小肠一般无菌或很少有细菌，这是因为胃酸有灭菌作用，以及上段小肠运动较强而使细菌难以立足之故。胃次全切除术、胃癌或慢性萎缩性胃炎而有胃酸明显降低或缺乏时，则胃内细菌可以繁殖增多。小肠内菌群也远较结肠为少。这也主要是由于小肠强力蠕动的清扫作用。此外，还由于胆汁酸盐的灭菌作用，肠黏膜分泌的 IgA 以及黏液的杀菌作用，均可起一定的影响。小肠段有运动功能障碍而发生内容物积滞时，菌群数量就见增多。肠道细菌主要集中在结肠的原因，是因为结肠运动力低下，其内容物较壅滞而利于细菌繁殖之故。

空肠一般只有少量细菌。正常人空腹时空肠存在极少的需氧革兰阳性球菌（如链球菌、葡萄球菌）和条件厌氧菌如乳酸杆菌和肠球菌等，也有少量酵母菌及其他细菌。大肠埃希菌可一过性存在，厌氧类杆菌则无。肠吸取液内细菌浓度为（1～10）$\times 10^6$/ml。上段回肠与空肠相似，但下段回肠则细菌数明显增多，肠道细菌浓度可达 $1\times 10^5 \sim 1\times 10^8$/ml。菌种可与结肠内的菌群相似，有厌氧菌如类杆菌与条件厌氧菌如大肠埃希菌。这些细菌或由结肠从回盲瓣反流而来，但细菌量远比粪便中为少。大致在回盲瓣以前革兰阳性细菌占优势，在回盲瓣以后则以革兰阴性细菌占优势。

过了回盲瓣，肠道细菌改变就很显著，数量也显著增多，每克结肠内容物或粪便可含细菌 $1\times 10^9 \sim 1\times 10^{11}$ 个。细菌主要是厌氧菌，如革兰阴性厌氧类杆菌、梭形杆菌、乳酸杆菌等，革兰阳性厌氧芽孢杆菌等，以及多种厌氧肠球菌，占所有细菌的 85%～90%，其中又以类杆菌占优势。条件厌氧菌如大肠埃希菌、变形杆菌和克雷伯杆菌、产气杆菌等，只占细菌总数的 5%～10%。此外，还有极少量的酵母菌和抗酸杆菌。

3. 肠道细菌对肠道结构和功能的影响

（1）肠道细菌对肠道结构的影响

肠道细菌对肠黏膜的发育有一定的影响。很多动物在无菌环境中肠道完全无菌时，则肠黏膜变薄，绒毛纤细，黏膜隐窝浅，其上皮细胞有丝分裂少，黏膜再生显著减弱；黏膜固有膜基质疏松仅含少许淋巴细胞及单核细胞，而无浆细胞；肠淋巴滤泡丛形态小而量少，仅含少数生发中心。如给重建肠道细菌的环境，则此种黏膜萎缩情况可以很快恢复正常。

肠内在完全无菌时，盲肠似有显著扩张和积液趋势。有些啮齿类动物盲肠积液可达体重之半。此时如给肠道种以肠道细菌则盲肠很快缩小，其机制不明，可能是肠道在无菌状态时产生一种生物活性肽所引起。

（2）肠道细菌对肠道功能的影响

正常肠道细菌对肠黏膜形态学的影响很显著，但对其吸收功能的影响却不那么明显。肠道无菌时，营养物质的吸收并不因此而有显著的改变。但肠道细菌显然参与很多物质的代谢。其中特别重要的是对固醇类物质的代谢，包括胆汁酸盐的代谢。肝合成的基本胆汁酸是胆酸和鹅胆酸两种，分别与牛磺酸和甘氨酸结合形成 4 种结合胆汁酸盐，随胆汁排泌入肠腔，参与脂肪的消化和吸收（结合胆汁酸盐激活胰脂酶，胰脂酶将脂肪水解为脂酸和一酰甘油，后者与结合胆汁酸盐形成水溶性微胶粒，脂酸溶于其中，促进了它的吸收）。结合胆汁酸盐绝大部分在回肠末段再吸收，24h 内仅小部分（300～500mg）进入结肠。在结肠，结合胆汁酸盐先被细菌裂解为游离胆汁酸盐（去结合化），游离胆汁酸盐再经脱羟化反应变成其代谢的终末产物（胆酸-去氧胆酸；鹅胆酸-石胆酸），随粪便排出。去氧胆酸溶解度大，所以部分还能被结肠再吸收，并在肝内再形成两种结合胆汁酸盐后在胆汁中排出，石胆酸则溶解度很低，绝大部分被排出体外。参与这些反应的细菌主要是厌氧菌属，如类杆菌、芽孢产气杆菌和肠球菌，而条件厌氧杆菌（如大肠埃希菌）则作用很小。

肠道细菌对未经吸收而进入结肠的脂质代谢的作用，了解还很少。肠道细菌含有脂酶能使其水解成脂酸，并由羟化酶使之羟化。羟化脂酸具有蓖麻油作用，能刺激肠道引起腹泻。细菌本身也能利用乙酸盐合成脂肪，这是之所以绝对忌脂饮食后 24h 粪便内仍有少量脂肪可测得的原因。

肠道细菌对蛋白质代谢作用也很突出。未经吸收的蛋白质进入结肠后可被细菌分解为氨和胺（如酪胺、色胺等），从血中弥散入结肠的尿素也可被肠道细菌的尿素酶分解为氨，这些物质可被再吸收。但在严重肝病患者，肝不能很好地通过尿素合成循环或单胺氧化酶使之代谢转化。这些物质充斥于全身血液循环可影响脑功能。关于肠道细菌作用于蛋白质所产生的单胺，近年来开始引人注意，认为它们能进入交感神经末梢挤掉正常的传递神经信号的单胺（去甲肾上腺素）而影响交感神经功能，对肝性昏迷和肝病肾衰竭的发病起一定作用。

肠道细菌的脱羧酶能使色氨酸转变成色胺。色氨酸和色胺经肠道细菌进一步代谢可转化为多种吲哚化合物。这些吲哚化合物和硫酸吲哚酸（尿蓝母）可在含氯物质进入结肠过多或在小肠内细菌繁殖过多时排出增多。虽然这些物质的生物作用尚不明了，但可能的病理生理作用是值得进一步阐明的。

肠道细菌对糖代谢的作用无疑地也有重要意义。食物中的糖类如未被消化吸收（如双糖酶缺乏症、葡萄糖半乳糖吸收不良症），则进入结肠后可被酵解成乳酸、乙酸、酪氨酸和其他有机酸，以及一些气体如二氧化碳及甲烷。这些有机酸能提高结肠内容物的渗透度和降低 pH 引起腹泻。粪便 pH 的降低可使氨形成减少并使血中氨弥散入结肠。这是利用果糖-半乳糖苷（乳果糖，一种不能被吸收的双糖）来治疗肝性脑病的药理基础。蔬菜和豌豆内含大量不易消化的多糖，摄食过多可致腹胀、肠胀气。这是肠道细菌酵解产生过多的二氧化碳及甲烷之故。

第二节　肠黏膜损伤的原因与内毒素、细菌移位

一、肠黏膜损伤的原因与机制

（一）肠道对缺血敏感的特殊性

肠道微循环的结构具有特殊性。小肠绒毛的微动脉、微静脉和毛细血管在肠绒毛的顶端呈弓形的发夹状，在肠绒毛中央微动脉和微静脉及毛细血管之间存在氧的短路交换，因此导致绒毛顶部的 Po_2 大大低于动脉血中的水平。故其顶部供血供氧较差，在缺血缺氧时更易引起损伤。生理情况下，流经胃肠道的血量占全身循环血量的 30%左右，而流经胃肠黏膜和肠绒毛的血流量又分别占胃肠道的 80%和 60%。应激状态时，机体为了保证心、脑等重要器官的血液供应，会反射地引起皮肤、内脏细小动脉收缩、痉挛，全身血量重新分布，胃肠道的血流量明显减少。若全身血量减少 10%，胃肠道血流量可减少 40%。这一现象会在低灌流状态下得到放大，因为休克发生时绒毛的血流灌注时间明显延长，使动静脉短路交换增加，绒毛顶部的氧供更进一步减少。研究表明，在各种应激状态下，胃肠道最早发生缺血，又最后得到恢复，易较早受损或衰竭。在缺血缺氧时，肠黏膜上皮细胞有氧代谢障碍，ATP 生成减少，细胞膜上的钾-钠泵功能降低，不能有效地把细胞内的钠转运到细胞外，造成细胞内钠、水潴留，引起细胞水肿、坏死及细胞连接断裂。坏死的上皮细胞从绒毛顶端脱落，甚至黏膜全层脱落形成肠黏膜糜烂或溃疡，导致肠黏膜屏障损伤。另外，缺血缺氧还会导致肠黏膜上皮细胞无氧酵解增强，酸性代谢产物增多引起局部酸中毒。酸中毒不但直接引起肠黏膜上皮细胞损伤，而且还可增加细胞外 Ca^{2+} 内流，间接引起上皮细胞损伤加重。

（二）缺血-再灌注性损伤

对创伤性休克治疗最基本的方法是尽早恢复血供，改善组织和细胞的缺血缺氧状态。但是，通过临床观察和动物实验发现，恢复血液再灌注后，虽然局部组织缺血有所改善，但原来缺血缺氧部位的细胞遭受的损伤不但不减轻反而逐渐加重，这种损伤称缺血-再灌注损伤。特别是胃肠黏膜损伤不仅发生在缺血阶段，更主要在恢复灌注之后。其主要的发生机制是通过：①细胞内黄嘌呤氧化酶的底物浓度增

加；②中性粒细胞“呼吸爆发”；③交感-肾上腺髓质系统分泌大量儿茶酚胺的氧化引发中性粒细胞过度积聚并释放大量具有“毒性”的活性氧代谢产物（reactivated oxygen species，ROS）、蛋白酶和促炎因子，ROS包括超氧阴离子（·O_2^-）、过氧化氢（H_2O_2）、羟自由基（·OH）、等。

（三）细胞因子、炎性因子与炎性介质的作用

细胞因子是一个总的术语，系指介导细胞间信息的一些分子，包括淋巴因子、白介素等。它们存在于黏膜免疫系统中，此系统包括传入部分和传出部分，在黏膜内，最终产生IgA的B-细胞生长和分化也受细胞因子的调节，上皮内淋巴细胞也产生细胞因子，调节上皮层的功能，上皮细胞与淋巴细胞通过细胞因子的联络和“交谈”，对黏膜免疫功能起着重要作用。许多细胞因子是根据它们的功能命名的，如白细胞介素（IL）、干扰素（IFN）、集落刺激因子（CSF）、肿瘤坏死因子（TNF）、红细胞生成素（EPO）等。

炎性因子是指能引起组织和细胞损伤而导致炎症的因子，如趋化性因子、IL-1、IL-6、TNF-β，包括参与炎症免疫反应的细胞因子。

炎性介质（inflammatory mediator）是指实现炎症反应的一系列化学因子，可来自血浆和细胞。多数炎性介质通过与靶细胞表面的受体结合发挥生物活性作用。细胞释放的炎性介质：①血管活性胺，包括组胺和5-羟色胺；②花生四烯酸代谢产物，如前列腺素、白三烯等；③白细胞产物：氧自由基和溶酶体酶等；④细胞因子；⑤血小板激活因子；⑥一氧化氮（NO）；⑦神经肽：P物质等。引起肠黏膜屏障损伤的炎症介质有：血小板活化因子（platelet activating factor，PAF）、IFN、TNF、IL、NO等。在创伤后的应激状态下，上述的因子、介质都可以被激活并相互作用不断促进循环，形成“瀑布样”反应，在引起一系列炎症病理变化的同时，也可引起肠黏膜屏障的损伤。

二、细菌、内毒素移位

（一）移位的概念

肠屏障功能是针对细菌、内毒素移位而言的。肠道不仅作为人体的消化吸收器官在维持机体正常营养中起着极其重要的作用，同时还活跃地参与创伤、烧伤和感染后的各种应激反应，是细菌及毒素侵入人体的危险通道。当机体应激反应过度或失调，可首先破坏肠屏障功能，使原先寄生于肠道内的微生物及其毒素大量侵入正常情况下是无菌状态的肠道以外的组织，如黏膜组织、肠壁、肠系膜淋巴结、门静脉及其他远隔脏器或系统。这一过程称为细菌移位。其结果可形成内毒素血症、菌血症、败血症、脓毒血症，进而触发全身炎性反应和多系统器官功能衰竭。反过来MSOF又可加重肠黏膜损坏和细菌移位，造成恶性循环，故Wilmore将肠道称为外科应激反应的中心器官。

（二）肠屏障功能与细菌移位

肠道细菌移位并不都是病理状态。研究表明，在健康个体，肠系膜淋巴结中偶可发现细菌，但概率只有5%～10%。有限的细菌移位很可能是GMALT对来自肠腔的抗原进行加工的正常过程的一部分，以此来调节机体对肠道抗原的免疫应答。在病理条件下，大量细菌移位，则有可能引起一系列病理生理变化和脓毒症。

细菌移位最容易发生在哪一部分肠管，过去没有明确的结论，但推测是在细菌数量较多的回肠和结肠。最近一项研究将空肠、回肠、结肠分割成互相分离的肠段，对^{14}C标志的大肠埃希菌进行放射性核素示踪，证明几段肠管的细菌移位程度相等，而且从空肠移位出来的细菌存活的概率更高。

肠道生物屏障形成一个既相互依存又相互制约的微生态环境，具有相对的稳定性。肠道常驻菌群，特别是定植于上皮表面的黏膜菌群的排他性，使外籍菌难以在肠道定植并向肠外移位。一旦微生态平衡发生紊乱（如使用抗生素、肠梗阻等原因引起），优势繁殖的细菌（一般是革兰阴性杆菌）便有可能突破黏膜屏障而发生移位。最常发生移位的是需氧肠道杆菌，如大肠埃希菌、克雷伯菌属、变形杆菌等；其次是革兰阳性球菌（如肠球菌），间或也有真菌，如白念珠菌；专性厌氧菌，如双歧杆菌、类杆菌则

很少发生移位。

细菌突破黏膜机械屏障进入组织，必须先通过上皮表面的黏液屏障，黏附、定植于黏膜，最后穿越黏膜移出肠腔。在黏膜完整性未受破坏的情况下，细菌很可能是通过胞饮作用进入肠上皮细胞，再通过胞吐作用传递给上皮下的巨噬细胞，进一步被转运到肠系膜淋巴结，未被杀灭的活菌从巨噬细胞内释放出来。整个过程如同本身不具备内在动力的肠腔颗粒（如淀粉、铁蛋白、碳尘）所经历的那样。巨噬细胞作为细菌的载体，其功能状况在相当程度上对细菌移位施加影响。但在创伤、休克、应激时，情况有所不同。黏膜上皮因缺血-再灌注损伤等而遭到不同程度的破坏，包括微结构改变和细胞间紧密连接受损，使细菌得以通过这些薄弱环节进入组织，成为潜在的感染源。内毒素比细菌更容易穿过黏膜屏障。因此应激后大量细菌移位时往往伴有内毒素血症，后者又反过来造成黏膜屏障的进一步损害，增加黏膜通透性，使细菌移位更易发生。

细菌移位并不意味着内源性感染，肠道免疫屏障尚在发挥作用。其诱导部位包括肠集合淋巴结、孤立淋巴结和阑尾，效应部位则是肠黏膜固有层和上皮内淋巴细胞。在来自肠道的抗原诱导下，集合淋巴结中休止期 B 细胞经输出淋巴管、肠系膜淋巴结及胸导管到达全身循环，最后选择性定植于肠黏膜固有层，并在此过程中经由 IgA 阳性 B 细胞不断扩增、分化成熟为 IgA 阳性浆细胞。后者产生聚合型 IgA，与肠上皮细胞（主要在人类）或肝细胞（主要在啮齿类动物）表面的分泌小体共价结合，装配成分泌型 IgA（slgA）。sIgA 直接释入肠腔或经由胆汁进入肠腔，选择性包绕革兰阴性菌，形成抗原抗体复合物，阻止其黏附于肠上皮，使其无法穿越黏膜进入组织。T 细胞也经历了与 B 细胞一样的循环、分化和定位过程，成熟的 T 细胞在固有层淋巴细胞中占有相当份额，主要是 CD4；在肠上皮细胞中 T 细胞占 5%～15%，主要是 CD8。它们产生一系列细胞因子，包括白细胞介素 2 和 6、β 转移生长因子、a 肿瘤坏死因子和 γ-干扰素，从而在阻止细菌移位的进一步发展中发挥重要作用。但是当机体处于严重创伤应激、抗肿瘤化疗或放疗、使用免疫抑制剂等造成的全身或局部免疫功能低下时，大量细菌则会突破肠屏障发生移位，并在血液及远处器官继续繁殖，从而引起脓毒症即肠源性感染，最终导致 MSOF 的发生。

（三）肠源性内毒素血症

细菌产生的有毒物质叫毒素，它分为内毒素和外毒素。外毒素是微生物在生命活动中释放或分泌到周围环境中的毒素；内毒素虽然也是微生物的产物，但它与微生物的细胞有着紧密的结合，当微生物生存时，内毒素不会分泌到外界环境中，只有在微生物死亡和细胞自溶后，才能释放出来。

内毒素为分子量 700000 的具有多种生物活性的细胞溶解产物，存在于革兰阴性（G^-）细菌细胞壁外层，在细胞死亡细胞壁崩解时释放或由活菌以发泡形式将其释出。其化学成分为脂多糖（lipopolysaccharide，LPS），由三层组成，外层为 O-特异多糖，代表细菌特异抗原；中层为 R-核心多糖，为细菌类属的共同抗原；内层为类脂 A，有较恒定的分子结构。类脂 A 是内毒素分子中最稳定的部分，对人体健康的危害最大；O-特异链和核心多糖注入动物体内均不引起内毒素血症的病理反应，而类脂 A 可以启动与内毒素血症有关的宿主反应。由此可见它的生物学效应主要靠脂多糖的类脂 A。

正因为内毒素分子比细菌小，更容易通过受损黏膜，因此，内毒素移位更早于细菌移位，并通过门静脉系统进入血液循环，从而产生内毒素血症。经肠壁吸收的内毒素进入血液后称之为肠源性内毒素血症，症状有发热、白细胞变化、出血倾向、心力衰竭、肾功能减退、肝损伤、神经系统症状以及休克等。内毒素可引起组胺、5-羟色胺、前列腺素、激肽等的释放，导致微循环扩张，静脉回流血量减少，血压下降、组织灌流不足、缺氧及酸中毒等。内毒素血症可以出现在许多系统多种疾病中，通常导致致死感染性休克、多器官功能衰竭、弥散性血管内凝血等，病死率极高。

正常人肠腔内聚集着一定量的 G^- 细菌，主要栖居在胃肠道的下端，胃肠道细菌在代谢过程中，由于细菌繁殖期间常脱去外膜片段、死亡后细胞壁崩解，会不断有内毒素产生和释放。由于肠道的屏障功能，细菌和内毒素不容易通过肠壁而进入血液循环，即便经常有小量的内毒素从肠道吸收，经门静脉进入肝，也会被肝清除之。此时的“门脉内毒素血症”是一种“正常”的生理现象，并不会对机体造成不良影响。这是因为肝单核巨噬细胞系统主要是库否细胞以胞饮的形式摄取 LPS，通过浓缩 LPS 分子的类脂含量和缩短 O-抗原的长度而修饰 LPS. 然后交给肝细胞进一步解毒。肝是内毒素清除和解毒的主要部位。但是，如果因某种因素造成肝的单核吞噬细胞系统功能降低或吸收入门静脉的内毒素量超过了肝的解毒能力，则门静脉血中的内毒素便通过肝进入体循环而产生内毒素血症。一般认为肠源性内毒素可经过以下四条途径进入外周血中：①吸收入门静脉的内毒素在肝未能被单核吞噬细胞系统灭活时经肝脏静脉进入外周血中；②经门体静脉交通支进入外周血中；③经肠道淋巴管进入淋巴系统经胸导管而进入外周血中；④经肠黏膜进入腹腔继由腹膜吸收入血。

大量内毒素进入血液循环，可激活巨噬细胞、中性粒细胞、血管内皮细胞、补体和纤溶系统，先后诱导 TNF-α、IL-1、IL-2、IL-6、IL-8、IL-12 等细胞因子、黏附分子及 NO 等炎症介质和溶菌酶的释放及 ROS 的生成，引起淋巴细胞 cAMP 含量升高，导致细胞内一些信号通路的变化，同时淋巴细胞核因子 NFAT 的活性也明显低于正常，最终导致 T、B 淋巴细胞功能的全面抑制。由于内毒素具有广泛的生物学效应，MOFS 发病过程中出现的过度炎症、高代谢、免疫功能异常、血流动力学紊乱和器官功能损害均可由内毒素直接和/或间接引起。因此可以说，内毒素是联系休克、脓毒症和 MOFS 的重要纽带。

第三节　肠黏膜的保护

胃肠道黏膜缺血的特点是发生早，恢复慢，即使是短暂的氧供（DO_2）下降，也会引起表浅黏膜的损伤，但通常需要数天或数周的时间才能恢复。因此，对胃肠缺血的防治一定要尽早进行。目前对胃肠缺血的防治措施很多，但大致可分为以下两类：

一、修复、保护肠上皮细胞功能的措施

1. 改善胃肠道血流量，增加肠黏膜血流灌注　首先应迅速纠正低血容量，维持体循环稳定，以保证对内脏器官特别是胃肠道充足的 DO_2。在使 DO_2 与氧分压（VO_2）脱离依赖关系的同时，还可选择应用改善肠血液循环的药物，如小剂量多巴胺、山莨菪碱（654-2）与前列腺素等以解除肠系膜微小血管的痉挛，改善内脏组织灌流，维护肠黏膜的灌流和代谢，减轻肠黏膜的损害。但是，最近刘野报告又认为，小剂量多巴胺会降低重症患者的胃排空能力，加重肠道负担，因此从消化系统的角度考虑，不推荐应用小剂量多巴胺。

2. 减轻再灌注损伤　缺血后再灌注损伤的因素非常复杂，如氧自由基、PLA、内毒素、TXB、蛋白酶、溶酶体酶等都在再灌注时对胃肠道组织起损伤作用。针对性地应用拮抗剂对胃肠道有一定的保护作用，如自由基清除剂 SOD、黄嘌呤氧化酶抑制剂、PLA 抑制剂等。但不可能针对每一种损伤因素都采用抑制剂来治疗，因此从临床治疗的角度还是应该以防为主，从改善缺血状况入手。

3. 注重细胞保护　休克缺血对细胞及细胞膜功能会产生一系列渐进性的损害——膜转输和电位差减小，Na^+ 内流，K^+ 外流；Na^+-K^+ ATP 酶被激活，ATP 利用增加，乳酸堆积致细胞内酸中毒。能量产生减少，cAMP 水平下降，Ca^{2+} 调节障碍，胞核功能及蛋白合成受抑。细胞水肿，最终溶酶体破裂，线粒体破坏，细胞死亡。为了保护细胞功能，除了液体扩容和血管活性药物等常用的方法外，还可采取一些其他的细胞保护措施，如给予能量代谢底物（1，6-二磷酸果糖）、调节渗透压（高渗糖）、稳膜药物及能量合剂等。

三叶肽（trofoil peptide）是近年来发现的一组很稳定的小分子蛋白，能抗酸、抗蛋白酶和抗热分

解，对于保护黏膜上皮细胞屏障和促进损伤黏膜的修复具有重要的意义。

4. 补充肠黏膜上皮细胞能源——谷氨酰胺（Gln）　有研究证明，Gln 缺乏会引起肠黏膜免疫系统的细胞增生、分化、激活发生异常，表现为 GALT 萎缩，PP 中 T 淋巴细胞和 B 淋巴细胞数量减少，固有层中 $CD4^{+}$ T 淋巴细胞、$CD8^{+}$ T 淋巴细胞、浆细胞、APC 等数量减少、活性降低，肠黏膜免疫屏障功能的下降。肠外途径提供 Gln 可有效地防止肠黏膜萎缩，保持正常肠黏膜重量、结构及蛋白质含量，阻止肠黏膜 IgA 浆细胞和淋巴细胞的减少，增强 GALT 功能，改善肠道免疫功能，减少肠道细菌及内毒素的移位。

5. 尽早恢复经肠道营养　在肠道营养配方中补充燕麦、精氨酸、ω3 脂肪酸等免疫营养剂（TP 安泰），以保护肠黏膜屏障，增强肠道免疫功能，预防肠道细菌移位。此时，一般不以规范或比例来给予，往往以建立肠道内营养通路为准则。

6. 调节代谢反应有利于改善肠道的结构和功能　这些治疗措施包括使用生长因子如生长激素和胰岛素样肽-2（GLP2），抗内毒素制剂、抑制细胞因子及其他炎症反应活性成分的合成、清除氧自由基、保持内源性 NO 的水平、抑制交感神经过度兴奋等。

二、恢复、维持肠道微生态平衡有关的措施

1. 合理应用抗生素　肠道正常菌群中的专性厌氧菌如被杀灭，则肠道定植抗力消失，可促进肠道内兼性厌氧的革兰阴性杆菌耐药性的形成及外源性的耐药菌定植与优势生长。因此，早期经验性用药并及时根据细菌培养、药敏试验结果调整用药，目的在于尽可能保护肠黏膜屏障功能。

2. 选择性肠道脱污染　口服肠道不吸收的去除肠道革兰阴性杆菌及真菌，尽可能保护肠道专性厌氧菌，减少肠道革兰阴性杆菌过度繁殖，缩小肠道内毒素池水平，从而减少细菌移位，降低感染及内毒素血症的发生率。

3. 微生态调节剂的应用　正常生理情况下，人体肠道中寄生着种类繁多、数量庞大的益生菌，这些益生菌构成肠道生物屏障，参与物质代谢、营养转化和生物合成，维持肠道免疫屏障，促进宿主的生长发育。小肠内益生菌的浓度约为 $10^{6}\sim10^{10}$ cfu/L，随着肠道的下行，益生菌的浓度越来越高。空肠主要为革兰阳性需氧菌，回肠主要为革兰阴性厌氧菌。结肠细菌的浓度可增加到 $10^{14}\sim10^{15}$ cfu/L。在这些益生菌中主要是类杆菌、真杆菌、双歧杆菌和厌氧球菌等。他们对维护肠道菌群平衡起着非常关键的作用，他们的正常生长可有效地抑制其他致病菌在肠黏膜表面黏附、定植、生长、繁殖。机体自身也可通过肠黏膜上皮屏障、免疫屏障、微生物群屏障、化学屏障和黏液层与不移动水层等，来有效地阻止致病微生物和毒素越过肠黏膜屏障侵入肠道以外的组织、器官，以保证机体处于健康状态。

临床上常用的微生态调节剂包括医学益生菌、益生元及合生元。医学益生菌主要有双歧杆菌、乳杆菌两大类，补充的目的在于恢复肠道微生态平衡，修复肠道菌膜屏障，提高肠道定植抗力，以及抑制潜在致病菌过度生长，故具有一定的抗炎作用。

4. 中草药　有研究表明，单味大黄、四君子汤、大承气汤煎液、芪连液、参附注射液、川弓嗪等能减少内毒素引起的肠壁血管通透性，阻止肠腔中的细菌、毒素进入血循环，维持跨膜电位差，保持黏膜屏障。

胃肠道血流量恢复较慢，如果仅靠血管扩张剂来纠正细胞缺氧，则往往会使缺氧细胞产生不可逆的损伤，而在血流灌注恢复之前，直接纠正细胞缺氧不失为一条捷径。采用基因手段开发出高效且安全的疫苗及寻找合理的免疫途径（基因工程　重组疫苗的研制与使用）也是提高黏膜主动免疫水平的主要方向之一。随着基因工程技术的进展，选择适当的载体，将 IL－4、IL－6 等细胞因子基因插入载体中，通过载体将细胞因子的基因选送至黏膜局部，再通过载体对黏膜组织的感染从而将细胞因子基因植入局部免疫组织中表达。例如，用微包装技术——脂质体包装细胞因子并在黏膜局部应用，从而提高黏膜免

疫组织的合成 IgA 的能力。

参考文献

[1] Wazna E, Gorski A. Bacterial translocation and its clinical significance. *Postepy Hig Med Dosw (Online)*. 2005, 59: 267-275.

[2] 杨武，肖桦，黄勇坤. 肠屏障功能障碍发生机制与诊断治疗. 实用儿科临床杂志，2007，22 (19)：1514-1515.

[3] Deitch EA. Bacterial translocation or lymphatic drainage of toxic products from the gut: what is important in human beings. Surgery, 2002, 131 (3): 241-244.

[4] 黎介寿. 肠衰竭-概念：营养支持与肠黏膜屏障维护. 肠外与肠内营养，2004，11 (2)：65-67.

[5] Walser EM, Nealon WH, Marroquin S, et al. sterile fluid collections in acute pancreatitis: catheter drainage rersus simple aspiration. Cardiovasc In tervent Radiol, 2006, 29 (1): 102-107.

[6] Deitch EA, Xu D. Role of the gut in the development of injury and shock induced SIRS and MODS: the gut-lymph hypothesis, Front Biosci. 2006, 11: 520-8.

[7] Secchi A, Ortanderl JM, Schmidt W, et al. Effect of endotoxemia on hepatic portal and sinusoidal blood flow in rats. J Surg Res, 2000, 89 (1): 26-30.

[8] 杨武，肖桦，黄勇坤. 肠屏障功能障碍发生机制与诊断治疗. 实用儿科临床杂志，2007，22 (19)：1514-1515.

[9] 李洋，刘作金，龚建平. 缺血-再灌注损伤对大鼠肠黏膜屏障功能及肠道菌群易位的影响. 中华器官移植杂志，2007，28 (3)：152.

[10] 何维. 医学免疫学. 北京：人民卫生出版社，2005：149.

[11] 陈文发. 大鼠创伤失血性休克/复苏后肺、肠组织 iNOS、ICAM-1 的 mRNA 表达变化及 654-2 的调节作用. 临床麻醉学杂志，2007，23 (9)

[12] Valance BA, Dilkstra G. Relative contributions of NOS isoforms during experimental Colitis: Endothelial-derived NOS maintains mucosal intergrity. Am J physiol Gastrointest Liver physiol, 2004, 287 (4): 865-874.

[13] 张嘉，刘瑞林，刘牧林. 肠道屏障功能损伤机制的研究进展. 蚌埠医学院学报，2005，30 (3)：277-279.

[14] 王嘉川. 内毒素血症在重症肝炎发病中的作用. 寄生虫与感染性疾病，2006，4 (1)：40-41.

[15] 高金生，时志民，韩转叶等. 肝硬化肠黏膜屏障损伤患者血浆 D-乳酸、二胺氧化酶及内毒素的变化. 临床荟萃，2009，24 (3)：219-221.

[16] 王涛. 内大鼠毒素休克肠粘膜免疫功能的改变及意义. 西南国防医药，2005，15 (6).

[17] Magnotti LJ, Deitch EA. Burns, bacterial translocation, gut barrier function, and failure. Burn Care Rehabil. 2005, 26 (5): 383-391.

[18] De-Souaz DA, Greene LJ. Intestinal permeability and systemic infections in critically ill patients: effect of glutamine. Crit Care Med, 2005, 33 (5): 1125.

[19] 潘文东，杨正文，周明等. 小剂量多巴胺对烫伤大鼠休克期肠粘膜的保护作用. 中华烧伤杂志，2002，18 (4)：213-215.

[20] 刘野. 多巴胺临床应用的新认识. 2009 年中华医学会全国麻醉年会.

[21] 张小平，程爱国，陈玉红. 谷氨酰胺对饥饿大鼠内毒素移位和肠黏膜免疫功能的影响. 世界华人消化杂志，2006，14 (20)：1982-1986.

[22] 范建高. 调整肠道微生态平衡：脂肪型肝炎防治的新靶点. 现代医药卫生，2007，23 (3)：317-318.

[23] Liboni KC, Lin, Scumpia po, et al. Glutamine modulates LPS-induced L-8 production through I-κB/NF-κB in human fetal and adult intestinal epithelium. J Nutr, 2005, 135 (2): 245-250.

[24] 马涛，尤胜义. 淋巴细胞凋亡，免疫抑制和脓毒症. 国外医学（外科学分册），2005，32 (1)：35-38.

[25] 杨书良，李兰梅，陈育民. 肠黏膜屏障的构成与功能研究进展. 临床荟萃，2008，23 (24)：1809-1811.

[26] Chouraqui JP, Van Egroo LD, Fichot MC. Acidified milk formula supplemented with bifidobacterium lactis: impact on infant diarrhea in residential care settings. J Pediatr Gastroenterol Nutr, 2004, 38 (3): 288-292.

[27] 张仁岭，张胜华，冯寿全等. 四君子汤加味对胃肠道手术后肠粘膜屏障功能的作用. 中国中西医结合外科杂志，2006，12 (1)：6-9.
[28] 湛宝泉，刘洋，陈东来等. 大承气汤对烧伤大鼠休克期肠道细菌移位抑制的实验研究 . 中国中西医结合外科杂志，2000，6 (2)：86-87.
[29] 袁慧，徐华彪，史成和等. 参附注射液对失血性休克大鼠肠上皮细胞保护作用的实验观察. 中国医药，2007，2 (8)：460-462.

（程　光　张　柳）

第二十一章　煤矿瓦斯爆炸伤害的影像学诊断

第一节　肺部影像学诊断

煤矿瓦斯爆炸常发生在相对密闭的矿井下，由甲烷等气体和煤尘参与的瞬间燃烧和爆炸，以爆炸冲击伤、有害气体吸入、缺氧窒息等损害为主。瓦斯爆炸后肺部损伤常见，可引起肺纹理增多、肺挫伤出血、肺水肿、肺不张等改变，严重的肺损伤使肺的氧合通气功能下降，引起急性呼吸窘迫综合征（adult respiratory distress syndrome，ARDS），是一种特殊的复合性损伤。在临床进行抢救诊疗的过程中，常需要借助影像学检查手段来明确伤情及疗效判定，主要包括X线检查、CT、MRI检查等。瓦斯爆炸肺损伤影像学检查中应以X线检查为主，CT和MRI检查可作为重要的补充。原则上，对于伤情危重的伤员处于休克状态时，应进行必要的抢救后，在病情允许的情况下，才可做必要的影像学检查。

一、肺爆震伤

（一）概述

肺爆震伤系肺部受到强烈爆炸时产生的高压冲击波所致的损伤，在煤矿瓦斯爆炸矿难中常见，往往是导致伤员死亡的主要原因。常伴有鼓膜破裂、胸腹联合伤、肋骨骨折、血气胸等，主要临床症状有胸痛、咳嗽、气急、呼吸困难、发绀和粉红色泡沫痰等。

瓦斯爆炸肺爆震伤致伤因素主要是爆炸瞬间产生的高能冲击波，损伤机制有：原发性物理性损伤和继发性神经体液因子的介导损伤作用。多数学者研究发现，爆炸过程中产生的冲击波主要作用于肺、听器、胃肠道等含气的空腔脏器，其中肺是最易受累的靶器官。大量的临床资料及尸检报告都发现，瓦斯爆炸时胸廓和肺泡承载瞬息高压气浪冲击，致肺泡破裂和肺泡内出血，肺毛细血管通透性增强，血浆渗出增多，出现肺水肿、肺出血、肺破裂、肺大泡以及肺萎陷和肺气肿等改变，有时形成肺内血肿，破入支气管引起咯血，甚至形成血块堵塞气管而迅速致死。

瓦斯爆炸肺爆震伤除冲击波原发所造成的损伤外，还有冲击波驱动物体所造成的续发性损伤和人体抛离地面而引起坠跌伤等，往往是多部位、多系统损伤，常因伤情不同而不同程度地混合存在。

（二）影像方法的选择

1. X线检查

胸部正、侧位片是肺爆震伤的首选检查方法，因病情变化快，应密切观察和短期内进行复查。以往急、危、重伤员的胸部X线检查多采用床旁普通X线摄影，但其烦琐的工作流程在一定程度上可能影响伤员伤情的快速判断。近年来，随着医疗设备技术的飞速发展，床旁CR、DR的出现，尤其是DR简便的工作流程、快速的成像速度、高质量图像，在突发事件大批伤员急救现场快速检诊、分类中得到了广泛使用。

2. CT与MRI检查

CT在肺爆震伤的检查要优于X线胸片，但不适宜不能搬动的危重伤员。为及早发现肝、脾、胰等腹腔脏器的损伤，胸部的损伤扫描范围应尽量包括上腹部。MRI检查显示肺出血优于X线胸片和CT，但由于肺爆震伤害伤员病情多危重，急诊极少选用，只有在伤情允许的情况下才可以使用。

（三）影像学表现

1. X线表现

（1）肺纹理改变：早期不易发现，肺纹理正常或仅出血区肺纹理增粗、模糊，肺纹理末端夹杂斑点状模糊阴影（图 21－1A、B）。

（2）斑片状阴影：散在多发的斑片状阴影，常累及两肺大部，密度不均匀，边缘模糊（图 21－2A ）。

（3）条片状阴影：密度均匀、致密，可按或不按肺叶、肺段分布，病变范围根据损伤程度不同，多为双侧，也可一侧较重（图 21－1A、B）。如果支气管内血块堵塞，可能伴有肺不张。

（4）磨玻璃样变或面纱征：肺野透亮度减低，呈密度较淡、均匀一致性的云雾状阴影，可见肺实变（图 21－2A）。

（5）球形阴影：单发或多发，境界清晰或模糊的球形阴影，密度较高、均匀，有时可见小泡状透亮影（图 21－2A）。

（6）动态观察：一般 48 小时后开始吸收，1～2 周吸收消散（图 21－1 D）。48 小时后病变阴影如有扩大的征象，应考虑合并继发性感染。球形阴影吸收缓慢，多数在数周至数月逐渐缩小（图21－2 D）。

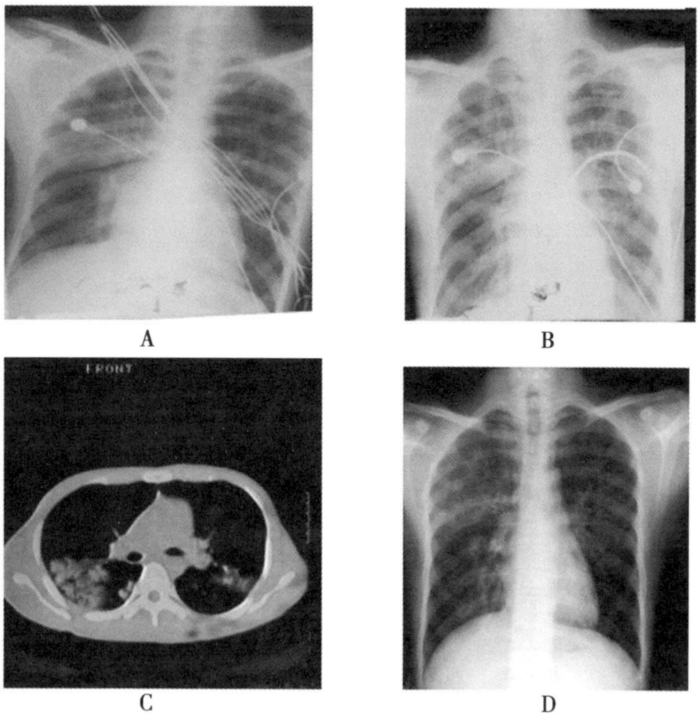

图 21－1　典型病例 1 之肺爆震伤

【典型病例 1】

男，21 岁，瓦斯爆炸伤害后胸痛、咳嗽、气急、红色泡沫痰。

A. 伤后 8 小时仰卧位床头 X 线胸片示右上肺片状阴影、左上肺斑片状阴影。

B. 伤后 3 天仰卧位 X 线胸片及 CT 示双肺纹理增多，肺野透亮度减低，右上肺实变、密度增高，左肺斑片阴影增多、密实。

D. 伤后 1 周患者病情平稳，DR X 线胸片示左肺阴影吸收，右上肺阴影未完全吸收消散。

2. CT 与 MRI 表现

肺爆震伤无论是肺水肿还是肺出血，CT 均表现为腺泡结节状、小斑片状或大片状密度增高影，边缘模糊，密度不均匀（图 21－2C），肺血肿表现为境界清晰的圆形高密度影或含气液平面的囊腔（图

21-2B、C)。肺出血病变在 MRI 的 T1WI 图像上呈 T1 高信号改变，而肺水肿病变区域呈长 T1 低信号和长 T2 高信号改变。

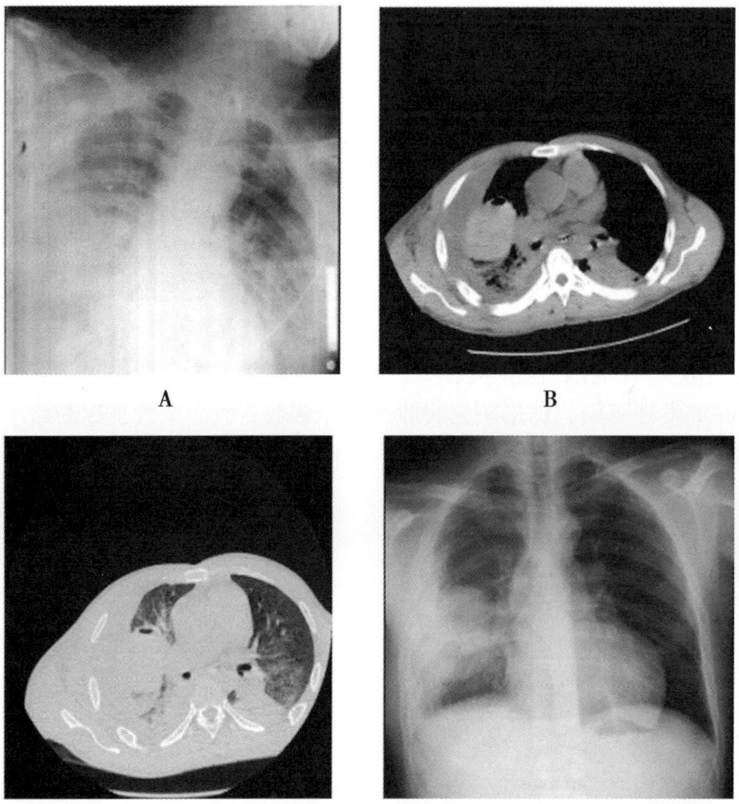

图 21-2　典型病例 2 之肺爆震伤

【典型病例 2】

男，30 岁，瓦斯爆炸伤害后胸痛、咳嗽、气急、血痰。

A. 伤后 12 小时仰卧位床头 X 线胸片示两肺透亮度减低，两肺内可见斑点状、斑片状阴影，右下肺团块状阴影。

B. 伤后 7 天 CT 示双肺云雾状阴影，两下肺实变，右肺内血肿形成，两侧胸腔积液。

D. 伤后 1 个月复查 DR 胸片示肺内阴影大部吸收，右肺肺血肿境界清晰，密度较高，未吸收。

（四）诊断要点

1. 瓦斯爆炸高压气浪冲击史。

2. 爆炸伤后立即或在治疗过程中突然出现咳嗽、气急、呼吸窘迫、发绀，有时出现粉红色泡沫痰。

3. 常合并鼓膜穿孔，胸壁、腹部、四肢、头颅的外伤。

4. 听诊两肺有明显的湿啰音。

5. 胸部　X 线早期为轻度间质性改变或肺纹理增粗，晚期为斑片状、大片状、云雾状阴影以及球形阴影等，可按或不按肺叶、肺段分布，吸收较慢。

瓦斯爆炸过程中冲击波所致的肺损伤多与胸壁、腹部脏器、四肢、头颅外伤合并发生，极可能在早期的检查诊断过程中被医务人员忽视，早期诊断就显得十分困难，待出现粉红色泡沫痰时多属晚期，典型的临床表现结合合理的影像学检查对早期诊断及治疗极其重要。

二、吸入性肺损伤

（一）概述

吸入性肺损伤是指吸入有害的气体或浓烟后产生的一系列肺部损伤。吸入性肺损伤在瓦斯爆炸中最常见，可造成大批的严重损伤，发病早，死亡率高。常伴有面部烧伤，鼻毛烧焦，气道、口鼻腔分泌物增多等临床表现，主要临床症状有胸痛、胸闷、声音嘶哑、呼吸困难、烦躁、意识障碍、昏迷或休克等。

瓦斯爆炸吸入性肺损伤致伤因素较复杂，主要有瓦斯爆炸后产生的高温有毒、有害气体，飞扬的煤尘及有毒的烟雾等。目前多数学者认为其致伤机制有：瓦斯爆炸时产生的高温干热空气的热损伤；烟雾中有毒物质如醛氨、盐酸、二氧化硫等的化学性损伤；缺氧和一氧化碳、氮氧化合物导致的窒息以及烧伤毒素、细胞介素炎性介质的作用等。病理形态变化主要有早期 6 小时内缺氧，伤后 6～48 小时支气管、肺泡黏膜充血、坏死、毛细血管通透性增加引起肺水肿、肺实变，伤后 48 小时出现肺部细菌感染，最终修复吸收。

煤矿瓦斯爆炸伤害的患者常有不同程度的呼吸道损伤，尤其是吸入大量有毒的烟雾颗粒或刺激性的化学物质和气体引起的呼吸道损伤最为严重，伤情轻重与井下瓦斯浓度、爆炸点的远近、伤员在现场停留时间等成正比关系，损伤程度越重，影像学表现越早、越明显。

（二）影像方法的选择

1. X 线检查

床旁 X 线胸片是本病早期诊断的实用有效的最佳选择，对了解伤情和伤情分度有重要意义，对伤后的影像随访更有价值。床旁 X 线摄影时间一般选择在伤后 6～48 小时肺水肿期进行首次检查，第 3～4 天复查了解病情发展，2 周左右复查了解吸收治愈情况。

2. CT 与 MRI 检查

CT 分辨率明显高于 X 线胸片，可敏感地显示吸入性损伤基本病变的部位、特征和范围，为临床诊断早期吸入性损伤提供可靠的资料。吸入性肺损伤患者多合并烧伤，一般病情危重，CT 与 MRI 检查受到明显限制，在条件许可的情况下，可行 CT 扫描作为补充。

（三）影像学表现

1. X 线表现

瓦斯爆炸后吸入性肺损伤 X 线胸片表现多种多样，无特异性，同一患者可有两种或两种以上表现。

（1）肺纹理改变：两肺纹理表现正常或两肺纹理增多、增粗，走行紊乱，边缘模糊，以中下肺野内中带为显著（图 21－3A，图 21－4A）。

（2）肺门改变：肺门阴影增宽、增浓，边缘模糊，肺门改变可随肺内病变的消退而恢复正常（图 21－4A、B）。

（3）肺野改变：两侧肺野透亮度减低，肺内弥漫性分布的小结节状、斑片状、大片状阴影，可以见于一侧或两侧肺野的任何部位，以两肺中下肺野偏外侧分布为主（图 21－3A、B）。如果病变范围较广，往往显示均匀密实的阴影，其内可见含气的支气管气像影。支气管周围袖口征、间隔线、胸腔积液少见。肺尖、肋膈角通常不受累而保持清晰。

（4）动态观察改变：肺纹理改变多 1 周内即可恢复正常。肺部阴影变化快，短期内有明显增多或吸收，肺部阴影的形态、范围及所在部位可随体位改变而发生变化（图 21－3A、B）。随病情的发展演变，如有坏死性支气管炎或剧咳，出现间质性肺气肿，可发生张力性气胸、纵隔气肿、皮下积气等改变（图 21－3C）。肺部阴影一般在 3～7 天内大部吸收，阴影吸收缓慢或范围扩大多并发感染，2 周左右阴影多数完全吸收恢复正常，部分患者可吸收不完全，残留机化纤维索条影（图 21－3D，图 21－4C）。

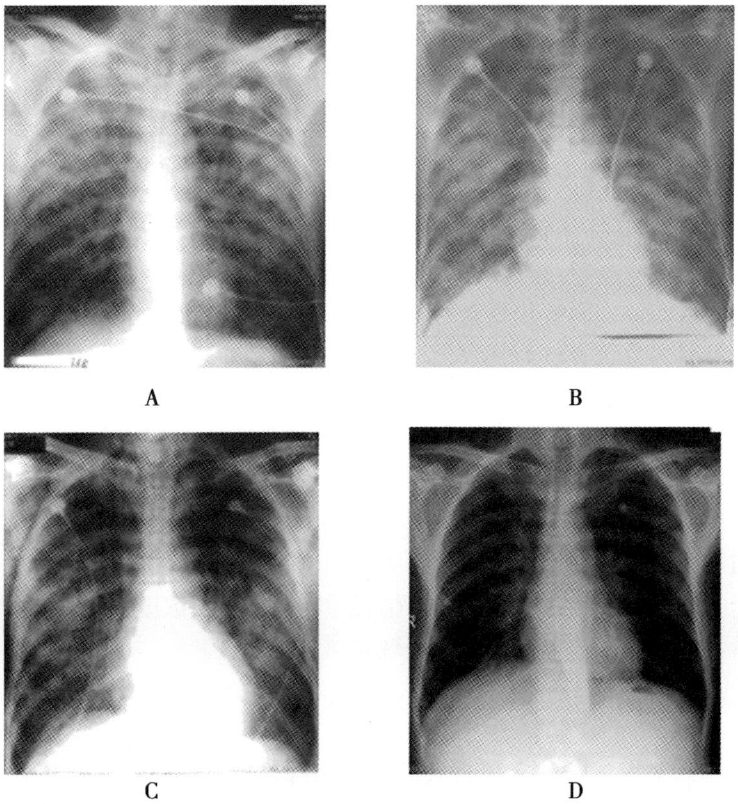

图 21－3 典型病例 3 之吸入性肺损伤

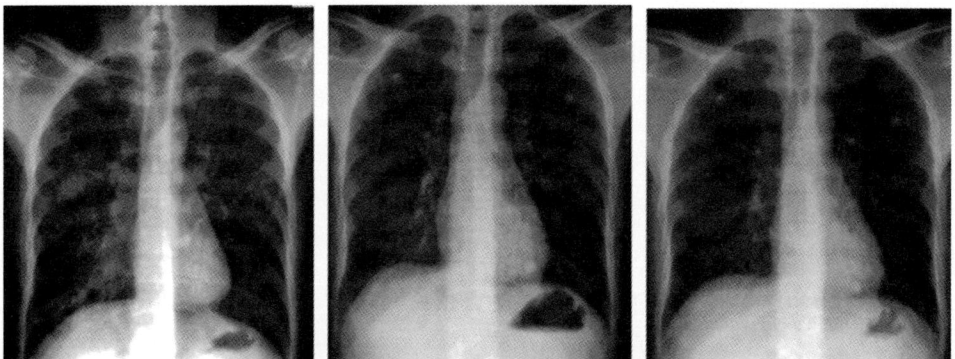

图 21－4 典型病例 4 之吸入性肺损伤

【典型病例 3】

男，30 岁，瓦斯爆炸伤害后胸闷、声音嘶哑、呼吸困难、烦躁。

A. 伤后 15 小时仰卧位床头 X 线胸片示两肺透亮度减低，两肺内弥漫性的云絮状、斑片状、小结节状阴影，以中上肺野分布为主。

B. 伤后 2 天两肺内阴影未见明显吸收消散，分布以中下肺野偏外侧分布为主。

C. 伤后 3 天患者呼吸困难加重，复查 X 线胸片示两肺内阴影部分吸收消散，合并间质性肺气肿。

D. 伤后 2 周复查 DR 胸片示肺内阴影完全吸收。

【典型病例 4】

男，37 岁，瓦斯爆炸伤害后胸闷、声音嘶哑、气急。

A. 伤后 13 小时 DR 胸片示两肺纹理增多、增粗，走行紊乱，两肺门影增大、增浓，两肺内多发斑点状、斑片状阴影。

B. 伤后 3 天 DR 胸片示两肺内阴影明显吸收好转，两肺门结构显示清晰。

C. 伤后 2 周复查 DR 胸片两肺内阴影吸收消散，右上肺残留索条影。

2. CT 表现

瓦斯爆炸吸入性肺损伤的 CT 表现为两肺纹理的增多、模糊，呈肺间质性改变，两肺门影增大、模糊，两肺内淡薄斑片状毛玻璃样改变，或片状浓密渗出性阴影，病变以肺的背侧为主，对称性分布，也可表现为肺实变、肺不张等。MRI 也可显示上述病变，但一般无需做 MRI 检查。

（四）诊断要点

1. 有瓦斯爆炸刺激性气体吸入或窒息史。

2. 患者颜面部烧伤明显，口、鼻腔及气管切开气道内常见黑色粉末。

3. 呼吸道症状表现多样，呼吸急促且进行性加重，肺部听诊常可闻及湿啰音。

4. 轻中度肺损伤 X 线胸片两肺纹理正常或仅显示肺纹理增强改变。

5. 重度肺损伤 X 线胸片主要表现为肺水肿，对称或不对称分布，以中下肺野中外带分布为主，可随体位变动而发生变化。

6. 肺部阴影动态变化显著，多 3～6 天内吸收。如合并感染或间质性肺气肿时，吸收较慢。

瓦斯爆炸吸入性损伤不单直接损伤呼吸道，而且易激发一系列反应，并发肺部感染、全身炎性反应综合征等多种并发症。降低吸入性肺损伤病死率的关键在于正确评估其严重程度。在治疗过程中做连续随访 X 线胸片检查，观察病变演变及转归，能给临床以治疗信息，评估预后。

三、成人呼吸窘迫综合征

（一）概述

成人呼吸窘迫综合征（adult respiratory distress syndrome，简称 ARDS）是指患者在严重创伤如休克、严重创伤和严重感染后所发生的急性、进行性、缺氧性呼吸困难及顽固性低氧血症。ARDS 的发生与机体的严重损伤有关，主要临床症状有突发性呼吸困难、呼吸急促、发绀，并进行性加重，意识障碍、昏迷或休克等。

瓦斯爆炸时高压冲击波、有害气体和浓烟吸入对肺的直接损伤以及休克、严重外伤对肺的间接损伤是导致 ARDS 发生的常见原因。ARDS 的发病机制较复杂，目前仍在研究之中。一般认为，各种原因直接或通过炎症反应，损伤毛细血管内皮和肺泡Ⅱ型上皮细胞，引起一系列病理生理改变，主要有：毛细血管通透性增高性肺水肿、肺透明膜形成、肺出血、小血管栓塞和小灶性肺梗死等。上述改变导致氧的弥散障碍，肺顺应性下降及肺内分流增加，严重影响了血液循环与肺泡间的气体交换，最终导致氧分压顽固性下降，造成体内严重缺氧，最后呼吸衰竭。

（二）影像方法的选择

1. X 线检查

ARDS 病情危重，变化快，早期诊断可减少死亡率，主要依靠床旁 X 线胸片检查。X 线胸片表现与临床相结合，可观察疾病的动态变化，判断有无胸部合并症及预后。

2. CT 与 MRI 检查

X 线胸片表现与临床结合即可对本病做出正确诊断，一般不采用 CT 和 MRI 检查。CT 检查主要用于鉴别诊断和发现合并感染时出现的空洞、胸腔积液等。

（三）影像学表现

1. X线表现

(1) 发病12小时内X线胸片检查可能无异常改变，也可见肺纹理增多、增粗、模糊。

(2) 发病1～2天后，两肺广泛分布网状、斑片状阴影，边缘模糊，肺门影增大、增浓（图21-5A）。

(3) 两肺透亮度减低，两肺内斑片融合及大片状模糊阴影，中下肺外带病变常较重（图21-5B）。

(4) 两肺内广泛分布的片状阴影，两肺野普遍变白，称之为“白肺”，心影轮廓消失（图21-5B）。

(5) 合并感染者可出现肺叶、肺段实变阴影，团块阴影和空洞、脓胸等。

(6) 心脏一般正常，一般无间隔线，也无肺血重新分配征象。

(7) 发病7天后X线阴影逐渐吸收消失，少数病人残留两肺纤维化（图21-5C）。

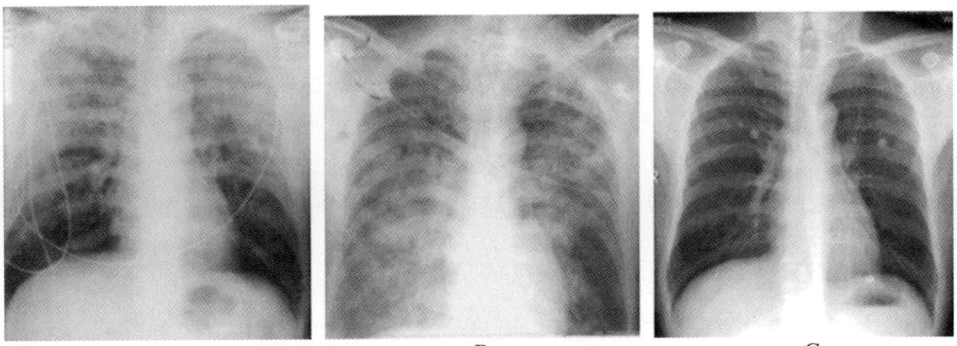

A　　　B　　　C

图21-5　成人呼吸窘迫综合征

【典型病例5】

男，44岁，瓦斯爆炸伤害后呼吸急促、发绀，并进行性加重，意识障碍，呼吸频率每分钟42次以上，化验检查氧分压5kPa，一般给氧治疗氧分压不能恢复，呼气末正压通气治疗氧合指数约150。

A. 伤后13小时DR胸片示两肺门影增大、增浓，两肺内多发斑点状、斑片状阴影，以中上肺野偏外侧为著。

B. 伤后2天患者病情危重，复查DR胸片示双肺野透亮度减低，两肺内广泛斑片状融合阴影及大片状阴影，右心缘轮廓消失。

C. 伤后1月复查DR胸片两肺内阴影完全吸收。

2. CT与MRI表现

CT检查更敏感，表现为双肺内广泛分布的网状、斑点状、片状及磨玻璃样阴影，两侧肺门影增大，病变分布外围肺野较重，或中央性分布而外围病变较轻微。患者如病情危重，一般不适宜做作CT、MRI检查。

（四）诊断要点

1. 急性起病，有引起此症的肺爆震伤、吸入性肺损伤等机体严重损伤。

2. 临床表现重，呼吸急促、发绀，并进行性加重，呼吸频率一般在35次/分以上。

3. 一般给氧治疗氧分压不能恢复，呼气末正压通气治疗动脉血氧分压/吸氧浓度（PaO_2/FiO_2）≤26.7kPa。

4. 肺动脉楔压（PaW）≤2.4kPa，无左心房高压的临床证据。

5. X线胸片两肺透亮度减低，呈磨玻璃样改变，广泛分布的片状阴影逐步融合扩大成“白肺”，心影轮廓消失。

瓦斯爆炸矿难事故时肺的直接或间接损伤容易导致ARDS的发生，临床表现危重，死亡率可达50%～80%。ARDS患者胸部X线表现多样，无明显特异性。当患者出现与肺部体征不相符的进行性胸闷、气促，动脉血气提示有进行性加重的低氧血症，高流量吸氧不能纠正，结合X线胸片表现应考虑到并发肺冲击伤、吸入性肺损伤导致ARDS的可能。

第二节 脑部影像学诊断

近年来，随着煤炭工业的迅猛发展及井下作业条件的复杂化，井下瓦斯爆炸呈现逐年上升趋势，对矿工的生命安全造成了极大威胁。目前，国内外对瓦斯爆炸后机体损伤的诊断方面主要依赖临床医生的体格检查及生命体征监测；国内外文献对瓦斯爆炸伤害后机体损伤的影像表现报道较少，影像学检查能够直观地反映瓦斯爆炸后机体损伤的病理改变，尤其动态观察能反映病变演变及转归，准确指导临床治疗和评估预后，为矿山急救提供了有效的检查手段。影像学检查包括X线摄影、计算机体层摄影（computer tomography，CT）和磁共振成像（magnetic resonance imaging），三者合理地联合应用能对瓦斯爆炸伤害后中枢神经系统的损伤、胸腹部损伤及全身骨折的诊断提供客观的依据，将明显降低矿难伤员的死亡率及致残率，对矿山工伤急救发挥更大的实质性的作用。

一、瓦斯爆炸伤害后中枢神经系统影像学表现

瓦斯爆炸伤害后的脑部改变主要包括颅脑损伤、缺氧和有毒气体中毒引起的脑部改变、创伤后应激在脑部的改变及乳突的病理改变，这几种表现可以单独出现，也可以同时发生。

1. 颅脑损伤

（1）概述

颅脑损伤系瓦斯爆炸复合性损伤的一种常见类型，类型较复杂，是由于瓦斯爆炸瞬间产生的高压冲击波作用于人体所致，文献报告矿井瓦斯爆炸时可产生的压力高达1.0MPa，爆炸冲击波速度可达2500m/s，可造成颅脑的一系列病理改变。其发病率和死亡率都比较高，是临床救治的重点和难点；要准确了解颅内损伤情况，应进行全面的实质性检查，包括CT或MRI，以便确定损伤后引起颅脑的一系列病理性变化。

（2）影像学检查方法的选择

以往单纯颅骨X线摄片及脑室造影、脑血管造影等方法逐渐被淘汰。目前，CT是急性颅脑损伤病人的首选检查方法，对颅骨骨折及颅内出血性病变显示敏感；由于MRI对软组织分辨率高、多方位成像、无骨伪影及具有功能成像等优势，可以清晰显示CT易疏漏的损伤，如非出血性损伤及弥漫性轴索损伤等，故MRI是颅脑损伤不可缺少的检查方法，CT和MR两者应互相补充。

（3）影像表现

按其损伤部位及性质分为：

①颅骨、软组织损伤；②颅内血肿；③颅内实质性损伤；

颅骨、软组织损伤：主要系颅骨骨折，CT检查为首选检查，表现为颅骨的连续性中断（图21-6，7），MRI在显示骨折线方面略逊于CT，但对凹陷性骨折的陷入深度及对脑组织损伤程度的观察优于CT。骨折线在T1、T2加权像均表现为直线或曲线样低信号，其周围在T1加权上有边界模糊的更低信号区，T2加权呈高信号，代表骨折后骨髓内创伤性水肿、出血、渗出改变。凹陷性骨折往往伴有局部脑组织的损伤。

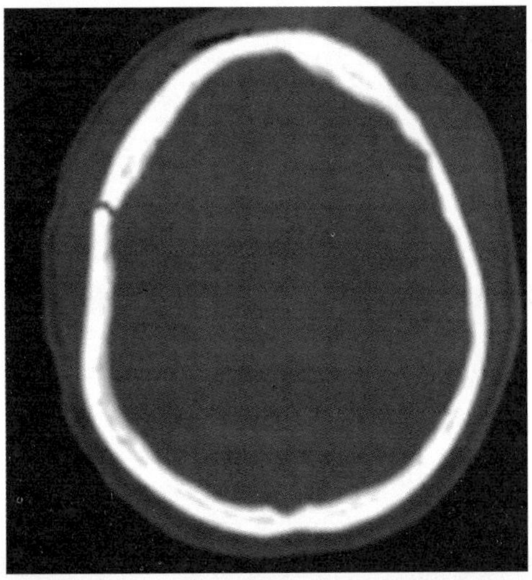

图 21－6　骨窗显示右侧顶骨连续性中断

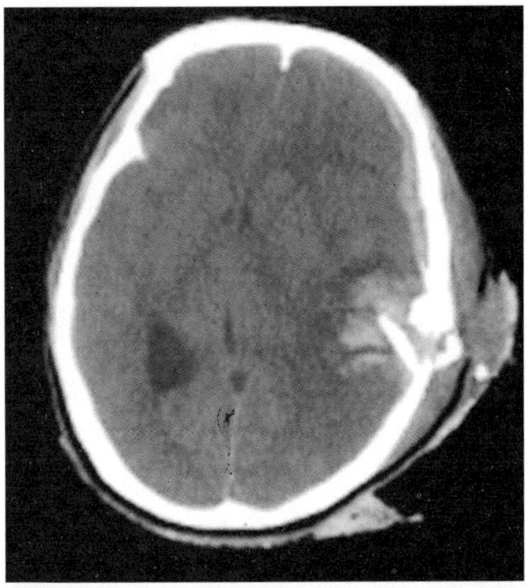

图 21－7　左侧颞骨粉碎性骨折，骨折片陷入颅内，局部脑组织挫裂伤

颅内血肿：包括硬膜下血肿、硬膜外血肿和脑内血肿；硬膜下血肿和硬膜外血肿在 CT 上分别表现为颅骨内板下方的新月形或半月形及双凸透镜状高密度影，与颅骨、脑实质界限清晰，CT 值为 40～100Hu，局部脑组织常常受压，出血量大者常伴中线结构移位或小脑扁桃体下疝等（图 21－8，9）；MRI 上形态学表现与 CT 相似，根据血肿的信号演变规律，血肿急性期表现为等 T1 短 T2 信号，亚急性期表现为短 T1 长 T2 高信号影，慢性期呈稍短 T1、长 T2 信号改变（图 21－10，11）。脑内血肿的信号演变也遵循上述规律。

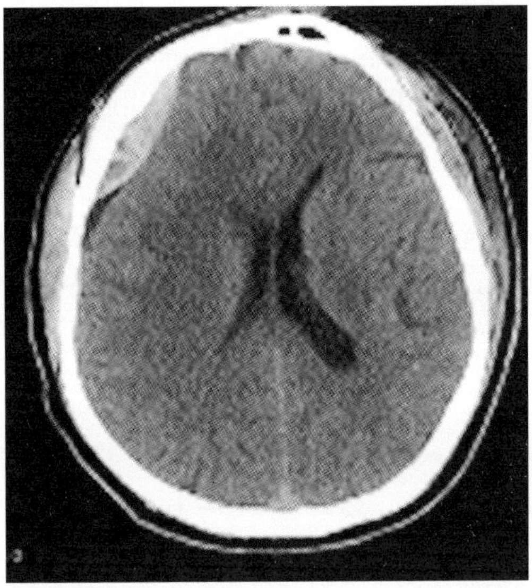

图 21－8　CT 示右侧额骨内板下双凸透镜状高密度（硬膜外血肿）

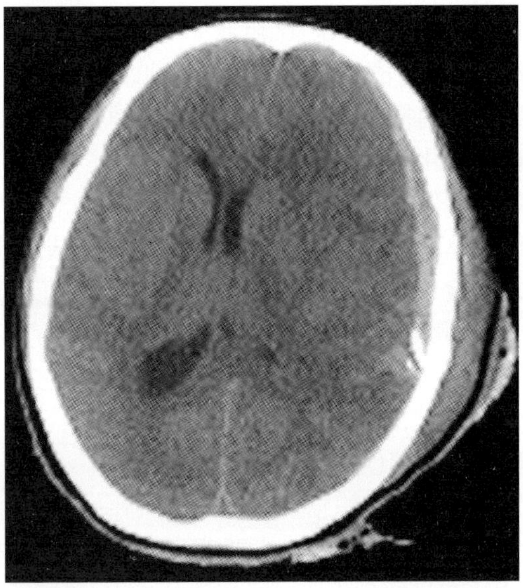

图 21－9　CT 示左侧额颞骨内板下新月形高密度影（硬膜下血肿）

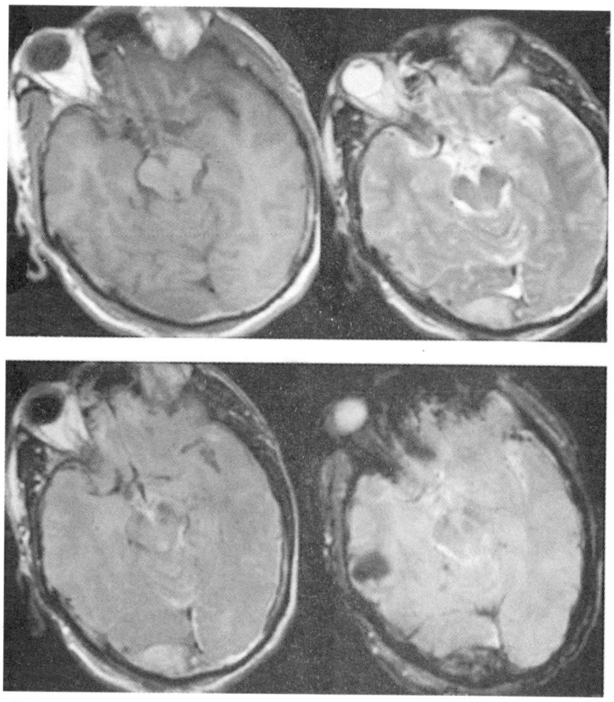

图 21-10　MR 轴位示右侧枕极硬膜外双凸透镜样等 T1 长 T2 异常信号影，FLAIR 上呈高信号影，磁敏感加权呈低信号改变

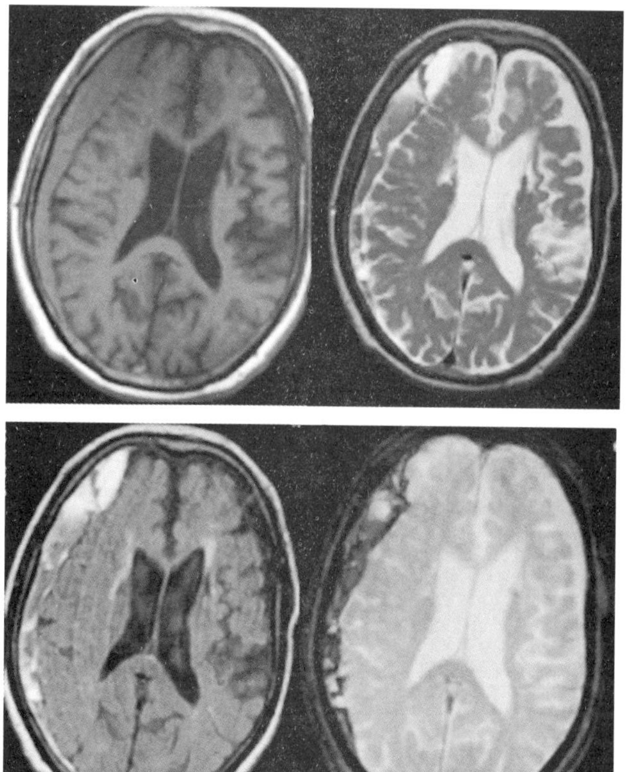

图 21-11　MRI 轴位示右侧大脑半球硬膜下新月形样等、稍短 T1 混杂 T2 异常信号影，FLAIR 上呈混杂高信号影，磁敏感加权呈大部低信号改变

颅内实质性损伤：主要是脑挫裂伤，常因脑组织的变形和剪性应力引起损伤，往往见于不同介质的结构之间，并以挫伤及点状出血为主。CT 能准确地反映其病理变化，CT 与 MRI 比较，对于急性脑挫裂伤伴有出血的损伤优于 MRI，表现为脑灰白质对比模糊不清，低密度脑水肿区中出现多发、散在的点状高密度出血灶（图 21－12）；MRI 对非出血性病变的敏感性高，在评价 CT 阴性而有神经学损害或临床症状与 CT 影像不成比例的病人方面起着重要作用，表现为脑组织内长 T1 长 T2 异常信号影，信号往往较混杂，边界不清晰，占位效应显著（图 21－13）。

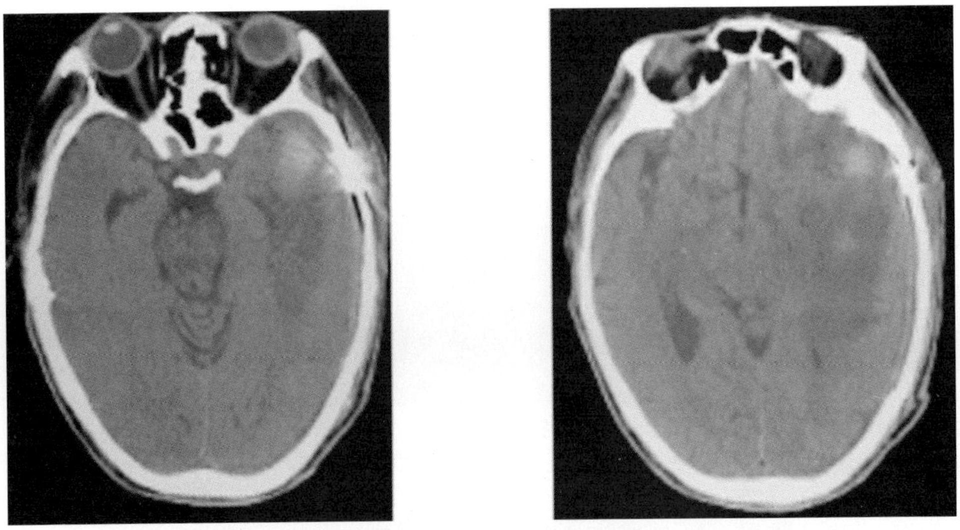

图 21－12　CT 示左侧颞叶脑组织内大片状低密度阴影中夹杂斑片状高密度，占位效应显著，脑干受压变形

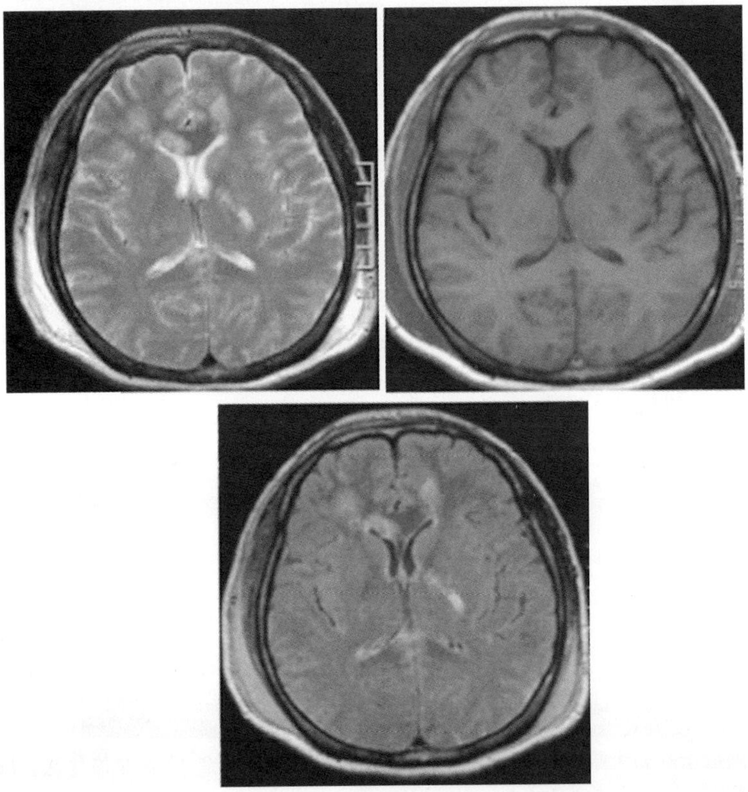

图 21－13　MRI 轴位示两侧脑室前角旁，胼胝体膝部、压部及左侧基底节区长 T1 长 T2 异常信号影，FLAIR 呈高信号

2. 瓦斯爆炸伤害后缺氧及有毒气体对脑部损伤的影像表现

(1) 概述

瓦斯爆炸后缺氧及有毒气体的摄入可以对神经系统造成一系列病理改变，包括大脑皮质、基底节核团、海马及脑干等结构的损伤。

理化性质上，瓦斯是一种混合性易燃有毒刺激性气体，成份复杂，以沼气（CH_4）为主，包括CO、CO_2、NO_2、NO、乙烯、乙烷、硫化氢等。相对密闭的矿井发生瓦斯爆炸时，消耗了巷道空气中的氧并产生大量低氧混合有毒气体，一般认为主要是CO，据有关部门测定其浓度可达0.6%，比允许浓度大420倍，导致人体中毒主要是由于CO所致；大脑对缺氧最敏感，可诱发脑水肿及脑血循环障碍及神经细胞变性坏死等一系列改变；刘颖菊等发现急性CO中毒可引起小鼠大脑皮质、海马、纹状体等部位脑细胞凋亡，凋亡细胞在中毒3天后明显增加，5～7天达到高峰，14天后逐渐恢复。目前有关的临床影像学动态表现报道极少。

解剖基础上，海马属于缺氧后极易受损的脑区，海马由终末动脉供血，海马的改变几乎在各种缺氧时均出现且是最典型的，其发生的原因虽较肯定，但其发生机制尚不太清楚。由于海马区对缺氧比较敏感，缺氧缺血后表现为T2WI信号明显增高，T1WI信号较低，结构显示模糊，轮廓界限不清；赵瑞峰等利用MRI研究的一组瓦斯爆炸后49例幸存者脑部的MRI影像表现显示，33例海马急性期显示肿胀，边界模糊，呈稍长T1、稍长或长T2信号，其中7例于DWI上呈异常高信号，ADC图呈低信号改变，与文献报道一致，显示了低氧混合有毒气体参与了海马的发病过程。2个月复查时病变海马大部分恢复正常信号或遗留稍长T2信号，少部分合并有侧脑室颞角的轻微扩大，6个月及1年复查时海马异常信号均消失，说明海马虽然极容易受到缺氧的影响，但缺氧所致病变恢复的可能性却很大。苍白球也是缺氧敏感部位之一，可能与苍白球由终末血管供血、血管细长、易于缺氧后发生局部脑缺血、水肿及继发局部血流动力学障碍有关。MRI表现为单侧或双侧苍白球不规则或类圆形长T1长T2异常信号改变，DWI呈异常高信号，ADC图上呈低信号，以后病变范围均缩小且呈软化灶改变，与文献报道一致；苍白球最终出现软化灶的比例较大，可能与终末血管供血有较大关系。

(2) 影像学检查方法的选择及其表现

在瓦斯爆炸后的混合低氧有毒气体对脑实质的早期损害引起的微观病理变化显示方面，CT检查敏感性较低，检出率低，典型表现为脑实质内出现低密度影，尤以基底节区和大脑白质最为常见，这与该处血管较少、血液供应相对不足有关，而脑组织轻微水肿引起的密度改变肉眼不足于分辨，CT无法检出病变，难以全面判断脑部损伤的范围和程度，从而出现影像学表现与临床症状不匹配的现象，对临床治疗和预后判断产生不利影响。而MRI早期就可以很敏感地检出脑组织的水肿，表现为大脑皮质、基底节区、脑干及海马等区片状或脑回状稍长T1稍长T2异常信号改变，并且MRI扩散加权成像（diffusion-weighted imaging，DWI）可以显示水分子的布朗运动，对水分子的扩散受限与否能宏观地显示出来，是检出脑水肿最敏感的方法，较常规MRI检查更能显示病变（图21-14，15，16，17）。MRI检查应作为瓦斯爆炸后幸存者脑部检查的首选。

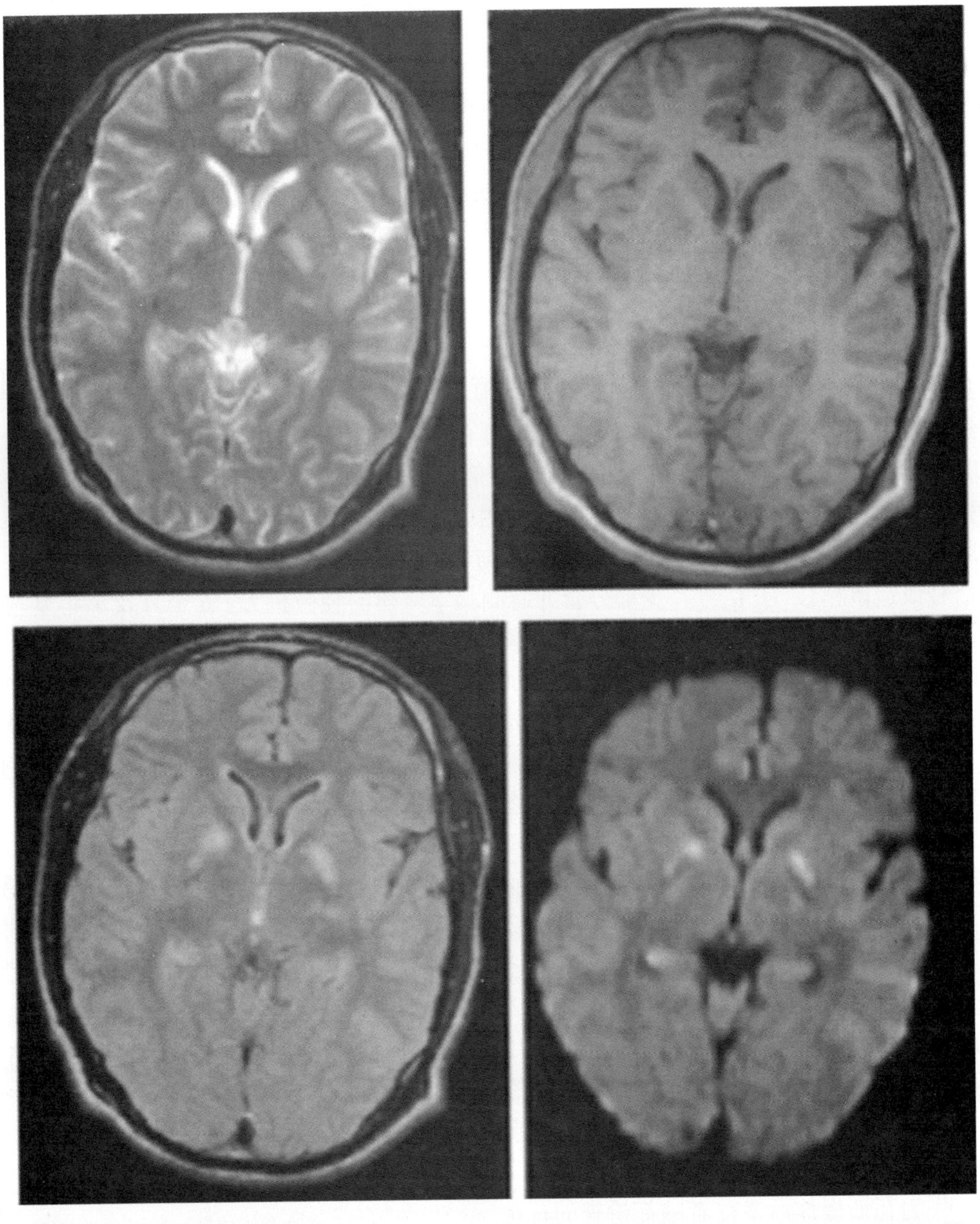

图 21－14 MRI 轴位示两侧苍白球区可见对称性不规则片状长 T1 长 T2 信号影，FLAIR 及 DWI 成像均呈高信号影

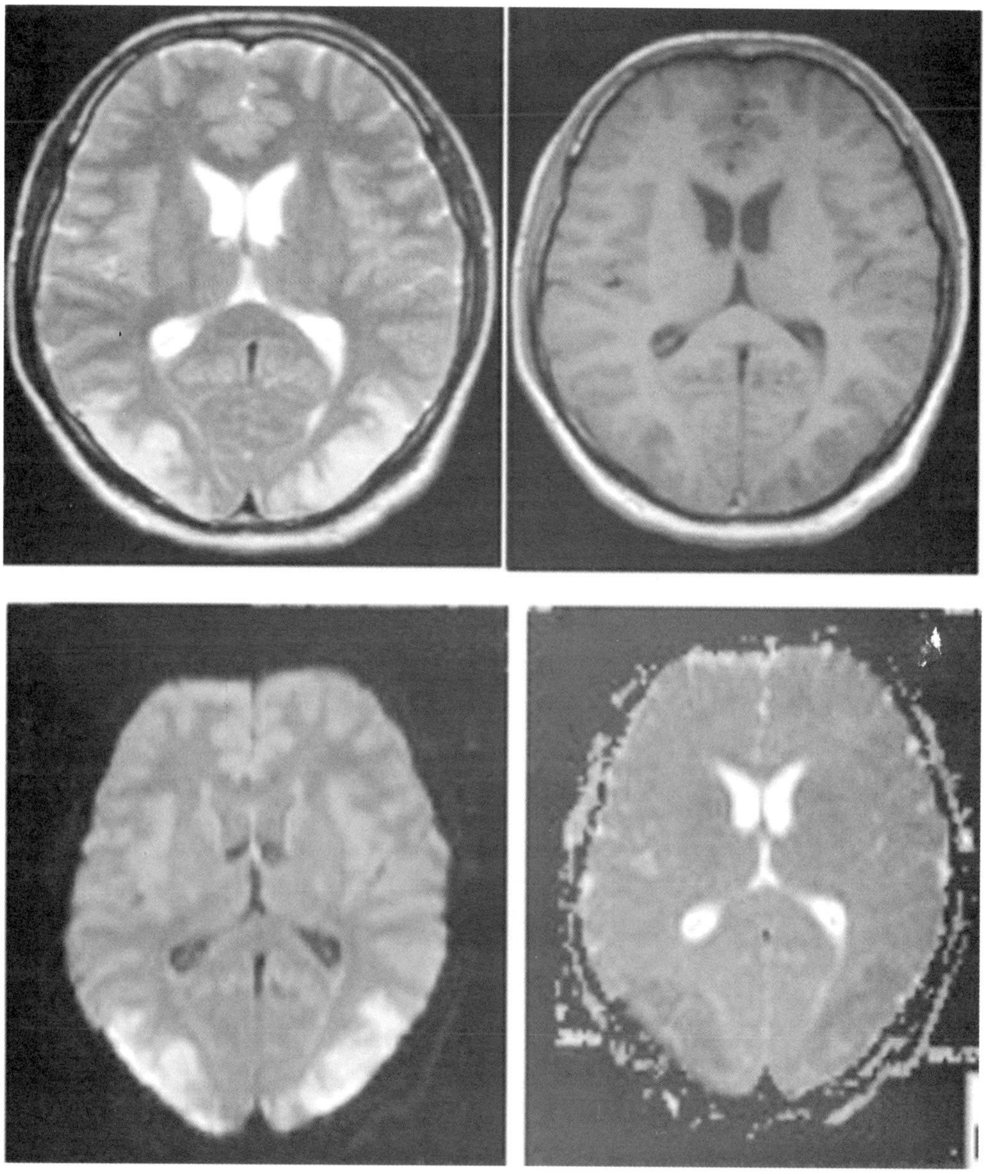

图 21－15　MRI 轴位示两侧枕叶皮质及部分皮质下实质可见脑回样长 T1 长 T2 信号影，DWI 成像呈高信号影，ADC 图呈低信号

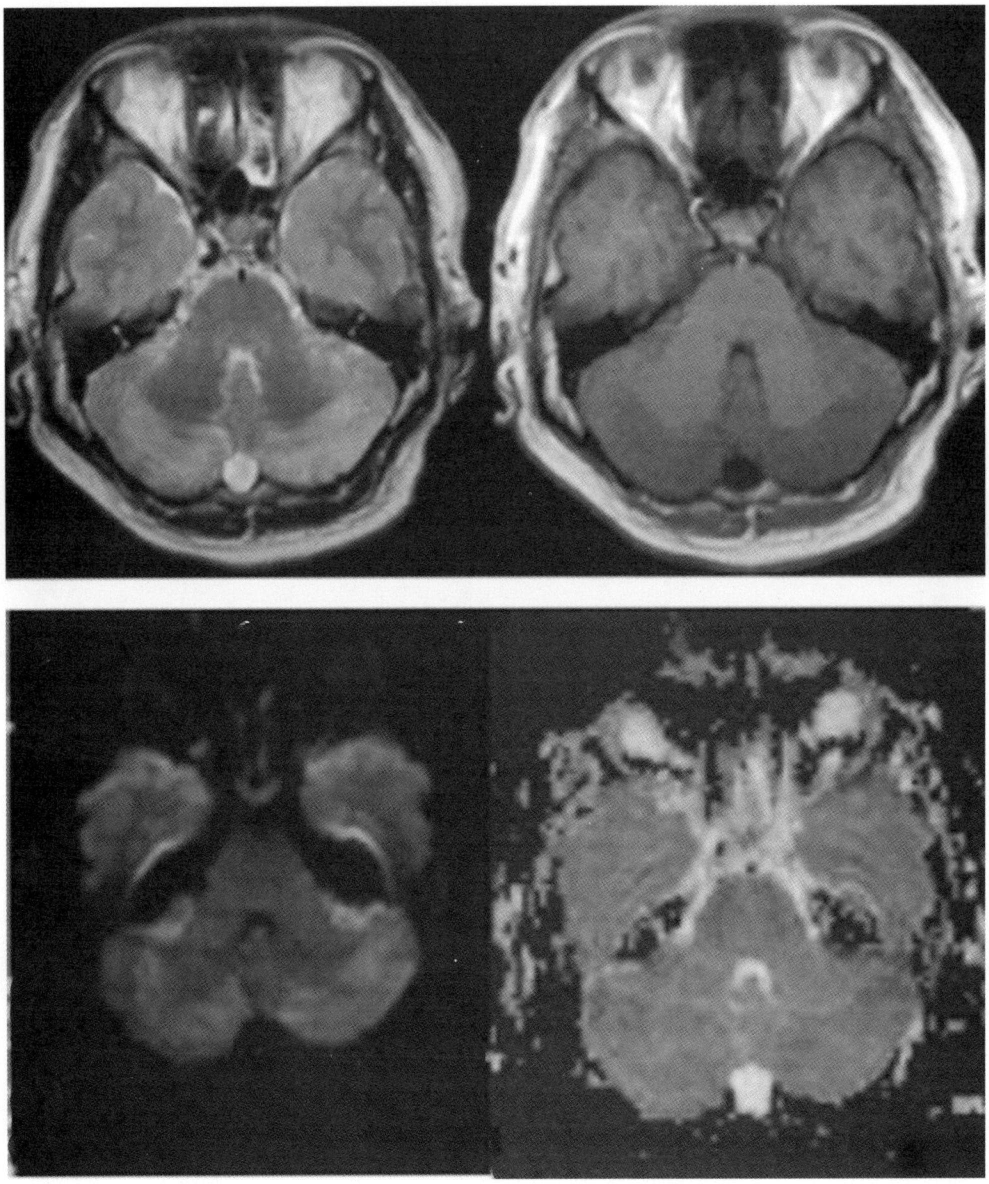

图 21-16　MRI 轴位示两侧小脑半球可见脑回样长 T1 长 T2 异常信号影，DWI 成像呈高信号影，ADC 图呈低信号

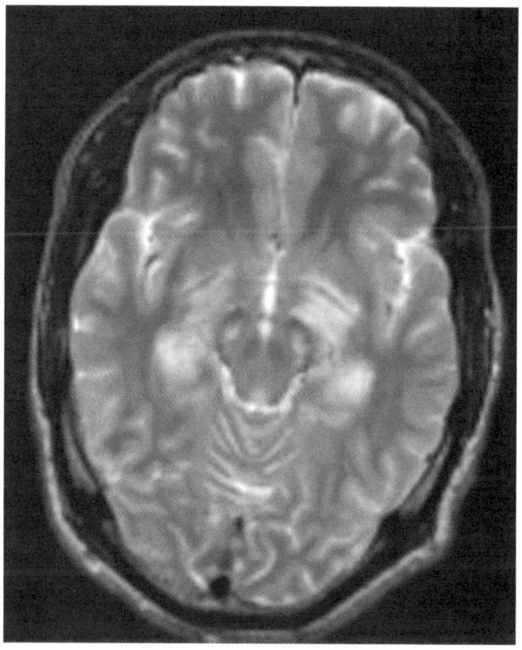

图 21－17　轴位 T2WI 示两侧大脑脚及海马区对称性片状长 T2 异常信号影，边界欠清晰

3. 瓦斯爆炸创伤应激反应对脑部刺激的影像学表现

（1）概述

创伤后应激障碍（post-traumatic stress disorder，PTSD），是指对创伤等严重应激因素的一种异常的精神反应。它是一种延迟性、持续性的心身疾病。是由于受到异乎寻常的威胁性、灾难性心理创伤，导致延迟出现和长期持续的心理障碍。矿难事故会使幸存者产生不同程度的精神心理损害，特别是瓦斯爆炸伤害后更容易发生，矿工经历了矿难事件后，会在接下来几天或几周内表现出一些 PTSD 的症状。影像学检查可以清晰地显示其脑部靶器官海马区的异常信号改变，动态观察还可以跟踪其演变规律。PTSD 发病机制复杂，是多种因素参与的结果。海马是一个中颞叶结构，属于古皮质，是边缘系统的重要组成部分。在哺乳类动物，脑内海马是皮质激素受体密度最高的结构之一，也是应激激素作用的靶器官。大量动物实验研究显示，应激和应激激素（如糖皮质激素）可导致海马神经元树突形态学改变和抑制神经的发生，加速海马神经细胞的死亡，进而广泛地影响认知和学习过程，损害海马依赖性记忆。赵瑞峰等分别测量了 1～3 天及 2 个月时患者两侧海马的扩散加权成像 ADC 值，将患者按照 PTSD 和非 PTSD 分组后进行统计学分析，结果显示 1～3 天时海马的 ADC 值在 PTSD 与非 PTSD 之间差异无统计学意义，2 个月时左侧海马的 ADC 值在 2 组之间差异仍无统计学意义，但右侧海马 ADC 值在 2 组之间的差异却有显著统计学意义，此可能与左、右侧海马对应激的敏感性不同有关，PTSD 的发生可能与右侧海马的损害相关。

（2）影像学方法的选择及影像表现

CT 由于软组织分辨率较低，对海马轻微含水量的增加显示不理想，常常显示为正常，不能有效地检出病变。MRI 仍然是最佳的影像检查手段。急性期 MRI 表现为单侧或两侧海马略肿胀，呈稍长 T1、稍长或长 T2 信号改变，边界欠清晰，DWI 成像病变呈高信号，在 ADC 图上呈低信号；慢性期复查：海马区异常信号会逐渐消失而恢复正常，部分患者海马体积呈现轻度萎缩改变，伴有侧脑室颞角的轻微扩大（图 21－18）。

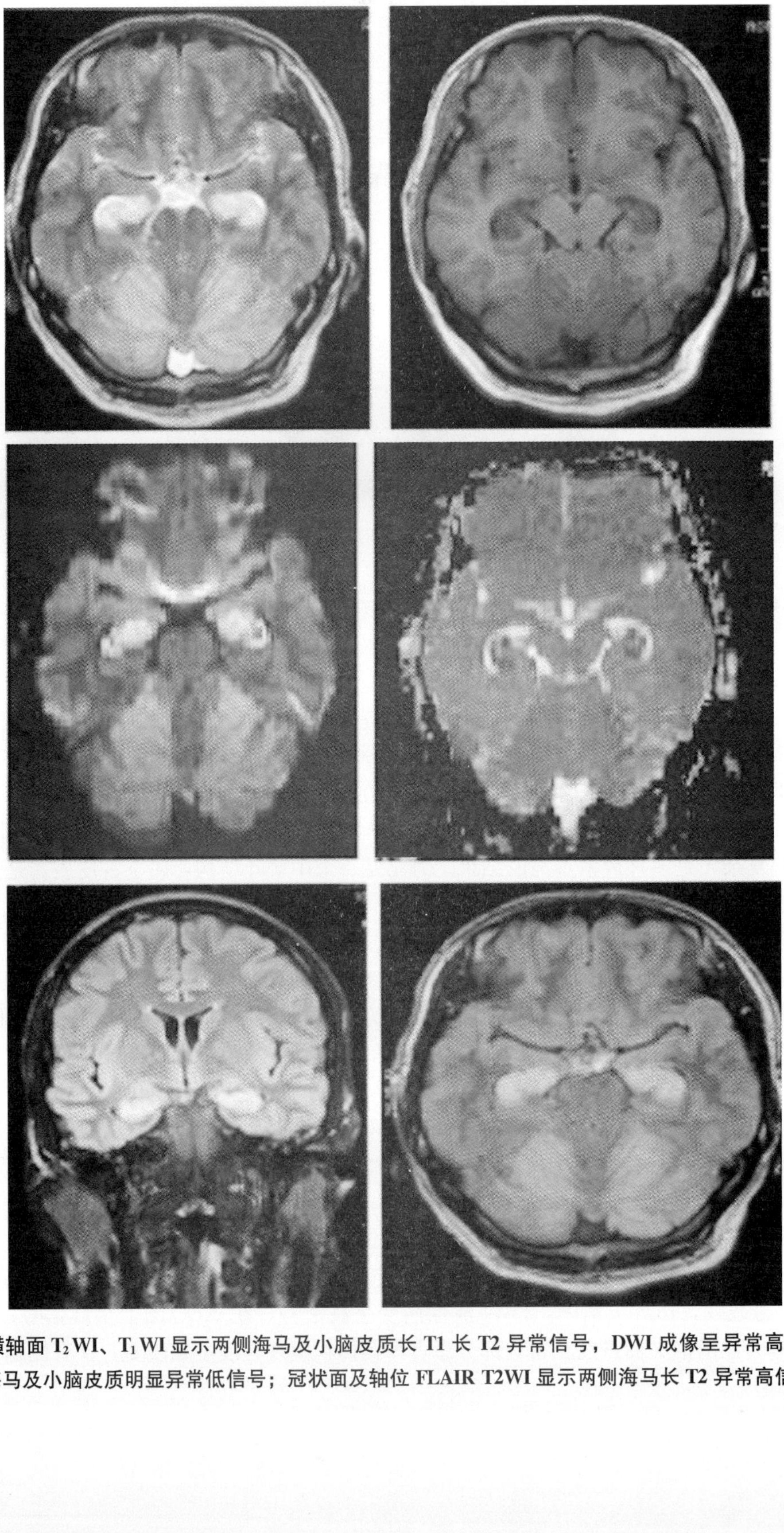

图 21－18　横轴面 T_2WI、T_1WI 显示两侧海马及小脑皮质长 T1 长 T2 异常信号，DWI 成像呈异常高信号，ADC 图显示两双侧海马及小脑皮质明显异常低信号；冠状面及轴位 FLAIR T2WI 显示两侧海马长 T2 异常高信号

4. 瓦斯爆炸伤害后乳突的影像学表现

(1) 概述

瓦斯爆炸的第一致伤因素是强大的冲击波，可使全身多脏器发生严重的冲击伤，冲击波和强噪声可使所有患者两耳鼓膜穿孔、听小骨断裂或脱位及内耳毛细胞损伤，从而造成严重听力障碍。还有瓦斯爆炸时产生的大量有害气体，其中最主要的CO可致中毒性脑病，分析其原因可能是因为瓦斯爆炸后产生大量有害气体（主要是CO）引发CO中毒性脑病，导致乳突炎，CO中毒性脑病引发乳突炎的机制，文献没有报道，我们分析其原因主要是CO中毒引起脑组织缺氧，缺氧引起微循环改变，导致乳突淋巴液渗出，引发乳突炎。上述因素共同导致了乳突在影像学上的渗出性改变。我们回顾性地对我院MR室近两年来CO中毒性脑病11例患者的影像资料进行了总结分析，其中并发乳突炎的有8例，占72.7%，这一影像学改变也证实了CO中毒性脑病可以引发乳突的渗出性改变。

(2) 影像表现

将瓦斯爆炸伤害后乳突的这种渗出性改变称为乳突炎，其MRI表现为两侧或单侧乳突区蜂窝状稍长、等T1长T2异常信号改变，信号不均匀，边界不清晰（图21-19）；并依据其发生速度的快慢分为速发型和迟发型，速发型指瓦斯发生后3天内发生的乳突炎，迟发型是指瓦斯爆炸发生3天后发生的乳突炎。

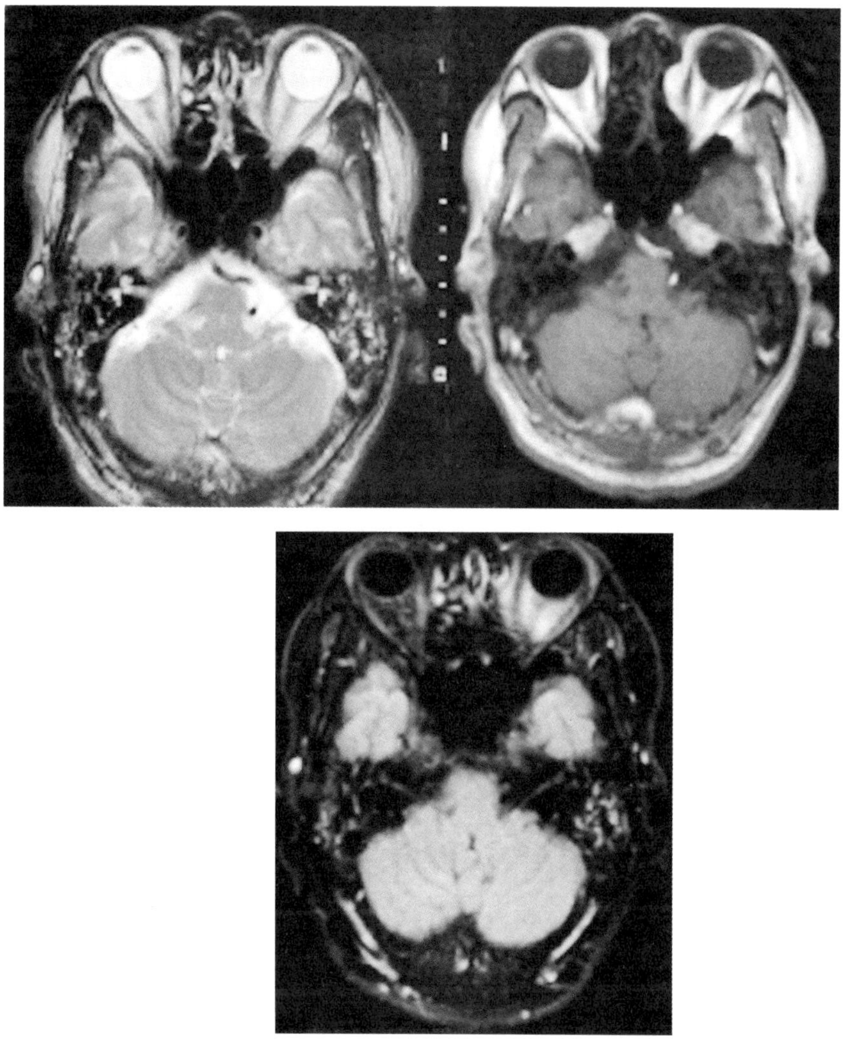

图21-19　MRI轴位示双侧乳突区蜂窝状等T1长T2异常信号影

第三节　脊柱影像学诊断

一、概述

瓦斯爆炸伤害是典型的复合型损伤，爆炸时瞬间产生的高压气浪可以将人抛出很远，从而造成人体的损伤。此类伤情严重复杂，多发伤、复合伤较多，并发症多，其中脊柱损伤常成批发生，脊柱损伤可分为脊椎损伤、脊髓损伤和脊神经损伤；由于受伤方式不同所致暴力大小和方向也不同，可产生不同程度的骨折和脱位，部分损伤改变脊柱的稳定性，产生不同程度的脊髓损伤，甚至立即死亡。如何做到早期发现并准确诊断损伤程度，其对临床治疗和预后估计意义极其重要。

二、影像检查手段的选择

X线检查常规摄脊柱正侧位、必要时照斜位，X线片基本可确定骨折部位及类型。CT检查有利于判定移位骨折块侵犯椎管的程度以及发现突入椎管的骨块或椎间盘。MRI检查对骨折本身的作用不大，对判定脊髓损伤状况极有价值，MRI可显示椎体的脱臼、椎体变形以及椎管狭窄的程度、脊髓损伤早期的水肿、出血，并可显示脊髓损伤的各种病理变化，包括脊髓受压、脊髓横断、脊髓不完全性损伤、脊髓萎缩或囊性变等，X线摄影及CT检查对骨挫伤的检查有着很大的局限性，MRI却有着巨大的优势。可以发现X线平片和CT未能发现的骨挫伤和骨水肿的范围。

三、影像学表现

1. 骨挫伤

(1) 概述

骨挫伤是指直接或间接外力创伤引起的骨松质内的局限性水肿和出血，而没有发生骨皮质的断裂与移位。其是一种隐匿性骨损伤，基本病理变化是骨髓的水肿或出血，相应的软骨和骨皮质正常。早期骨髓组织的水肿机制可能与骨髓细胞外间质水含量增多及局部灌注量增多有关，之后骨髓腔内局部骨小梁断裂、相互嵌顿，骨髓腔内小血管的损伤引起局部充血水肿。由于没有骨皮质的断裂与移位，很容易被临床医师所忽视。而普通X线及CT等影像学检查对于骨挫伤的诊断价值都很有限，在MRI没有广泛地应用于临床之前，影像科医师对骨挫伤的认识也很模糊。MRI尤其对骨髓改变具有极高的敏感性，是目前诊断骨挫伤最好的无创检查方法，是完善骨创伤影像学检查的必不可少的手段（图21－20）。MRI的应用为骨挫伤提供了可靠的检查方法，能够为患者的康复治疗提供足够的影像诊断信息。经影像检查确诊后，临床上常不需要特殊处理。

(2) 影像学表现

X线与CT检查结果均无任何异常表现；急性期MRI表现为骨质内斑片状稍长T1、稍长T2信号影，准T2及脂肪抑制上也显示高信号，信号欠均匀，提示骨髓水肿或出血，但看不到骨折线，椎体形态无改变。如在T1、T2上均显示低信号区，则提示有骨小梁骨折，其周围可伴有高信号影改变，边界不清晰；几个月后骨质异常信号恢复正常，有时可见稍短T1、等长T2脂质沉积征象。MRI对骨折的显示不如X线和CT，但可清晰显示脊髓损伤与否，可以显示脊髓的水肿、出血及椎体骨挫伤等征象。

总之，骨挫伤的诊断越来越受到临床科室的重视，而MRI检查是最重要的无创检查方法应该作为骨挫伤的首选检查。

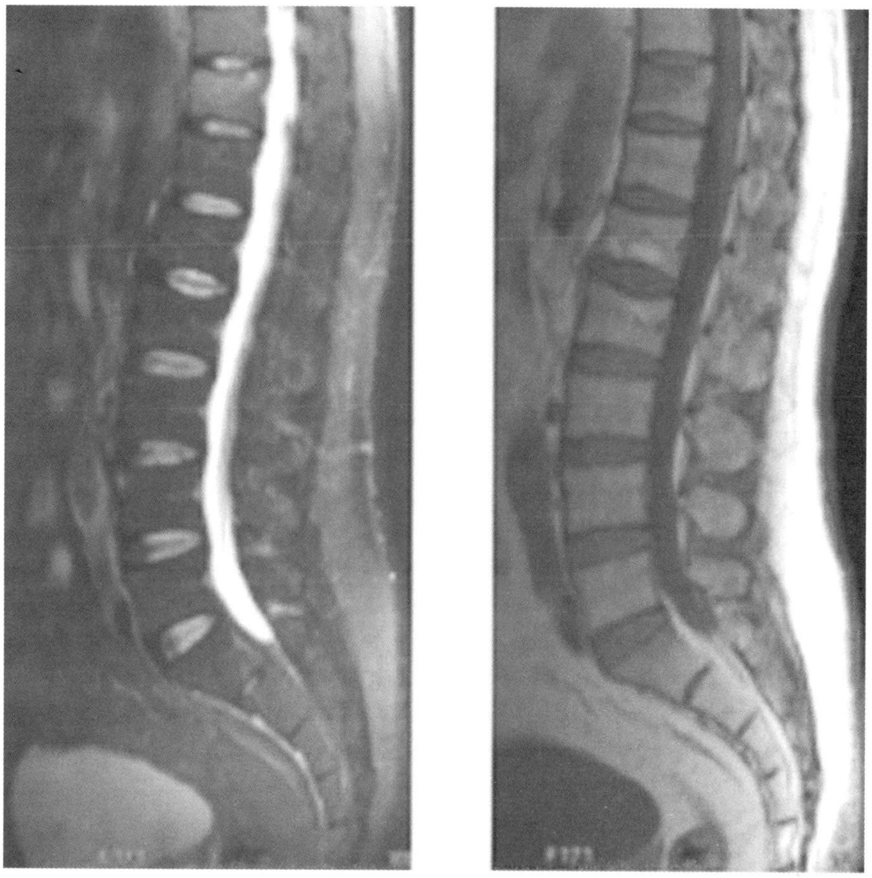

图 21-20　矢状位 T1WI、T2WI 示胸 11 椎体内骨质呈片状稍长 T1 稍长 T2 信号影，椎体形态正常

2. 骨折

（1）概述

脊柱骨折包括压缩性骨折和爆裂性骨折。压缩性骨折是指以椎体纵向高度被“压扁”为主要表现的一种脊柱骨折，也是脊柱骨折中最多见的一种类型，临床症状较轻，预后较好；爆裂性骨折属于不稳定骨折，骨折碎片容易侵入椎管内造成脊髓损伤，此型比较少见。X 线、CT 及 MR 三者联合应用、互为补充，能对骨折情况做出全面的判断，为临床提供有价值的影像信息。

（2）影像学表现

X 线平片检查是脊柱外伤不可缺少的重要检查方法，不仅能确定是否有骨折，还能明确骨折局部的病理改变和类型，如压缩程度及脱位等，明显的压缩骨折在正位 X 线上显示椎体上部塌陷，其上缘有折断和下凹现象，两侧或一侧边缘骨皮质也可有内凹折断等征象，多见为楔形变（图 21-21）。CT 除能显示 X 线上的病理改变外，还能清楚观察到骨折块对椎管的压迫，以及能很好显示附件的微小骨折。MRI 对骨折的显示不如 X 线和 CT，其可清晰显示脊髓损伤与否，可以显示脊髓的水肿、出血及椎体骨改变等征象（图 21-22）。

3. 脊髓损伤

（1）概述

脊髓损伤是指由于外界直接或间接因素导致脊髓损伤，在损害的相应节段出现各种运动、感觉和括约肌功能障碍，肌张力异常及病理反射等的相应改变。严重的脊柱椎体损伤大多属于不稳定损伤，常合并骨折块的移位或椎间盘的突出等，造成对硬膜囊和脊髓的压迫，脊髓损伤的程度和临床表现取决于原

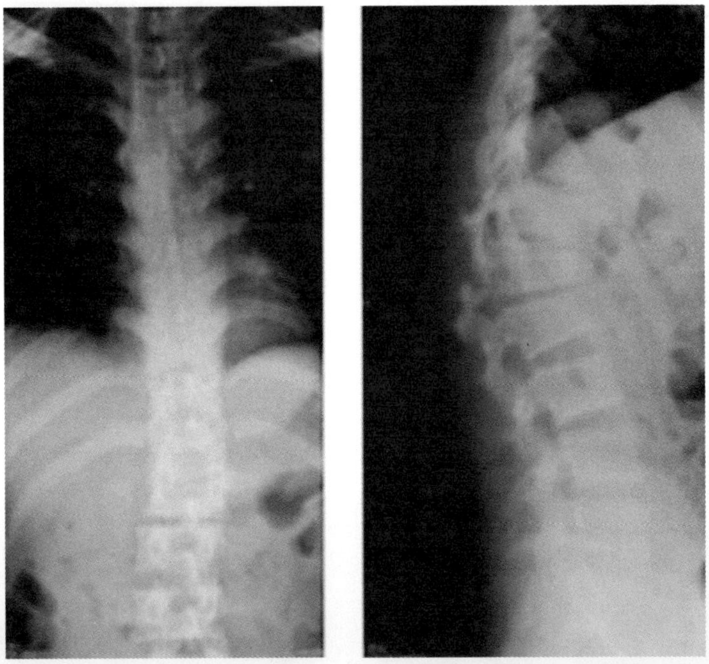

图 21-21　X 线片示腰 1、2 椎体楔形变，局部呈后凸改变

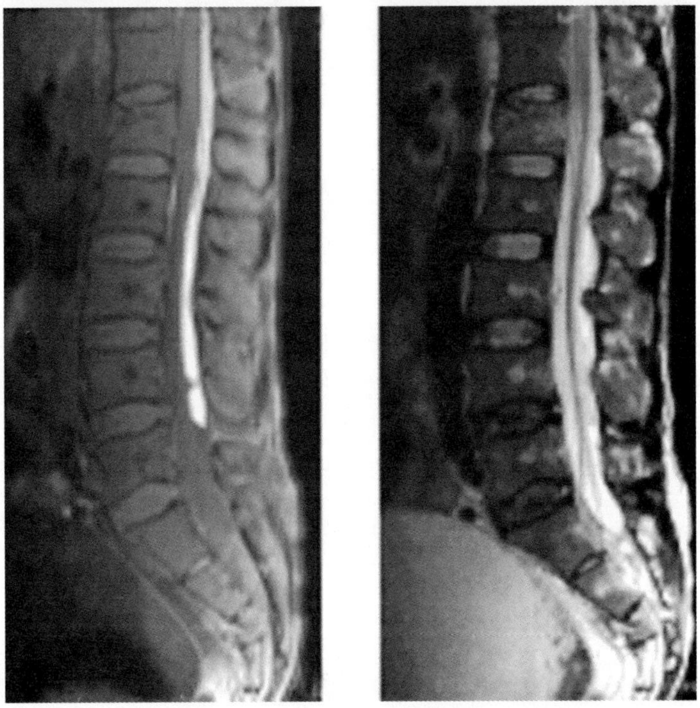

图 21-22　矢状位 T1WI、T2WI 示腰 1 椎体上缘骨折征象，周围骨质信号呈长 T1 长 T2 改变，同时胸腰段硬膜外可见纵长条形短 T1 长 T2 血肿信号影

发性损伤的部位和性质。病理上按损伤的轻重可分为脊髓震荡、脊髓挫裂伤、脊髓压迫或横断、椎管内血肿。对于严重损伤的脊髓，没有根本性治疗方法，现在的治疗是使压迫和继发损害不再进一步发展。

（2）影像学表现

CT 可以显示脊髓的肿胀、增粗，伴有出血时可见散在混杂高密度影，但不能显示没有出血的脊髓水肿及损伤。MRI 可以很敏感地检出脊髓的水肿改变，一般损伤轻微时只有水肿，表现为 T1WI 呈等或略低信号，T2WI 呈高信号影。与脑挫伤一样，脊髓损伤急性期水肿、出血和肿胀常混合存在，血肿存在时表现为 T2WI 和准 T2WI 上散在低信号影，其周围多有大面积的水肿，预后差。慢性期可以软化，同时伴有脊髓的萎缩、变细（图 21－23）。

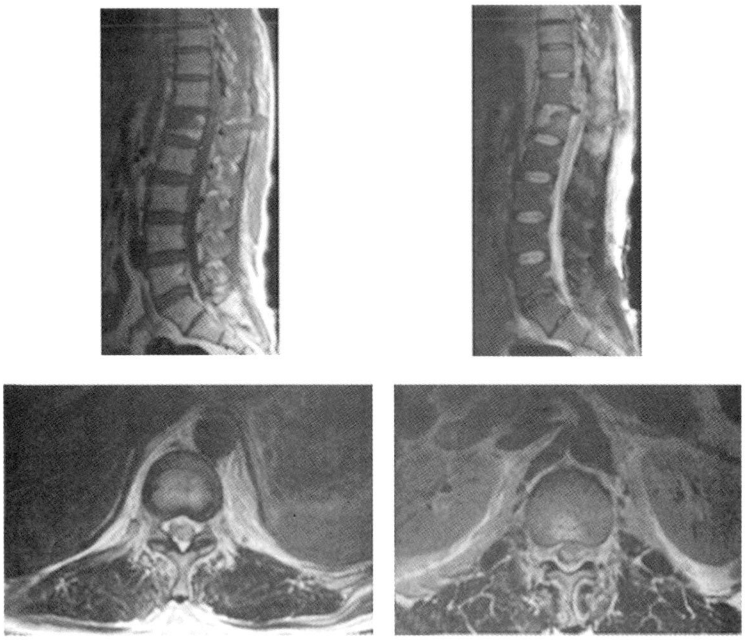

图 21－23　矢状位 T1WI、T2WI 及横断位 T2WI 示腰 1 椎体前上缘凹陷性改变，骨质呈斑片状长 T1 长 T2 异常信号影，信号混杂；胸 12、腰 1 椎间盘向后突出，脊髓受压，同水平髓内可见等 T1、长 T2 异常信号影

第四节　腹部脏器损伤影像学诊断

一、概述

井下瓦斯爆炸事故发生时，密闭的空间内各种致伤因子向四周急速冲击，可以使得人体和物体位移、抛掷而造成继发性损伤。除了常见的肺爆震损伤、鼓膜爆震损伤外，腹部损伤常同时合并，冲击波作用于腹部后，肝、脾等实质性脏器可发生包膜下血肿、破裂等，胃肠空腔脏器常出现浆膜面和黏膜层出血、撕裂等。外轻内重，伤情发展迅速，腹部症状较隐蔽，因此也容易被临床医生忽视，不及时治疗往往致命，是非现场死亡的重要原因。发现可疑有腹内脏器损伤的伤者，应严格检查，腹腔穿刺最简便易行，可以在多部位穿刺，如抽出不凝血，可以确诊有内出血，抽出有混浊血性液，应考虑有空腔脏器损伤。以往对损伤情况难以估计，也难以明确哪一脏器损伤，死亡率较高，CT 和 MRI 扫描不仅能明确损伤的部位，还能显示损伤的程度及损伤的范围以及附近的骨骼情况，更能显示腹腔是否出血并判断出血量，对临床治疗方案提供依据，明显减少了不必要的手术治疗和术后并发症。肝、脾及双肾是腹部脏器损伤最常见的发病部位。

二、影像学表现

X 线摄影在腹部脏器损伤的作用不大；肝、脾、肾等脏器挫裂伤表现为实质的水肿、出血、坏死或胆汁外渗等，在 CT 平扫呈形态不规则的混杂密度影或以低密度为主；MRI 上 T1WI 和 T2WI 上为混杂信号，用脂肪抑制后短 T1 高信号无变化。急性期血肿在 CT 上呈高信号影，T1 低信号、T2 高信号（图 21－24，25，26）。总之 CT 和 MRI 扫描可以直观地发现实质脏器的挫裂伤范围和程度的改变。

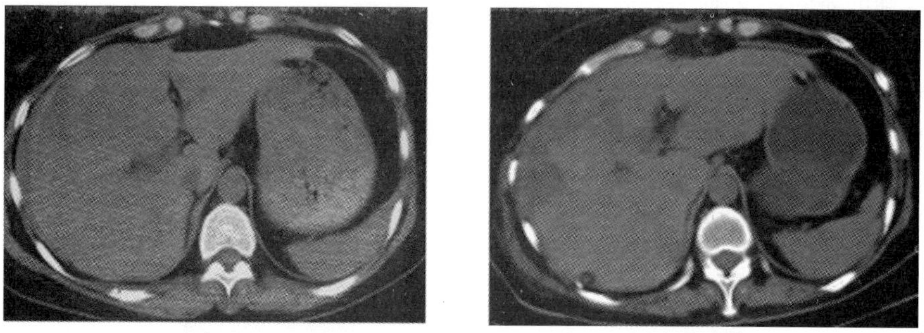

A　　　　　　　　　　B

图 21－24　肝损伤患者，急性期 CT 示肝左叶内侧段混杂密度影，肝周可见血肿密度影；复查示肝左叶内侧段与肝右叶实质内不规则低密度影

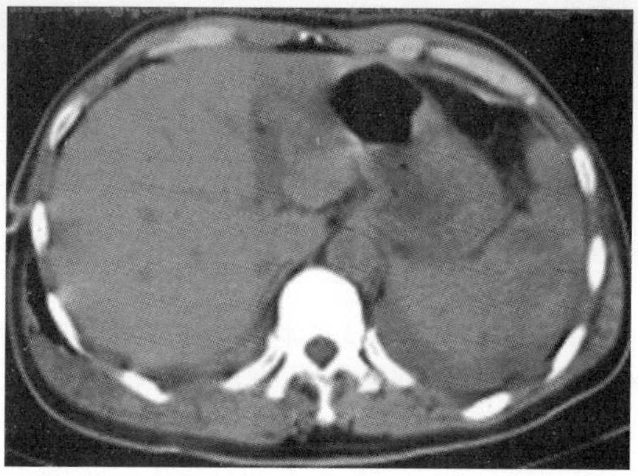

图 21－25　急性期 CT 示脾实质内混杂低密度影，脾周可见新月形低密度影

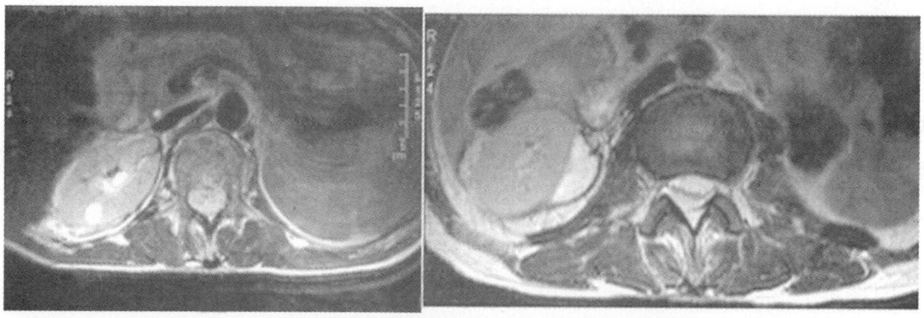

A　　　　　　　　　　B

图 21－26　轴位 T2WI 示右侧肾实质信号增高、混杂，包膜下可见长 T2 信号影

第五节　挤压综合征

一、概述

挤压综合征也叫创伤性横纹肌溶解症，为四肢或躯干遭受重物长时间挤压，在挤压解除后出现的一系列与骨骼肌坏死相关的损害效应，包括肢体肿胀、肌红蛋白尿、高血钾和急性肾损伤等。瓦斯爆炸伤害后挤压综合征常见。肢体挤压伤后，出现低血容量休克使周围血管收缩，肾缺血，肾血流量和肾小球滤过减少，肾小管主要依靠肾小球出球动脉供血，肾小球动脉收缩，可加重肾小管缺血程度，甚至坏死。休克时5-羟色胺、肾素增多，可加重肾小管的损害。肌肉组织坏死后释放的大量肌红蛋白需肾小管滤过，在酸中毒、酸性尿情况下可沉积于肾小管，形成肌红蛋白管型，加重肾损害程度，终至发生急性肾衰竭。临床表现的局部主要体征是受伤肢体严重肿胀，全身表现为：①休克；②肌红蛋白尿；③高钾血症。影像学在其中的应用，为临床提供了客观的影像信息（参考第十二章第二节）。

二、影像学表现

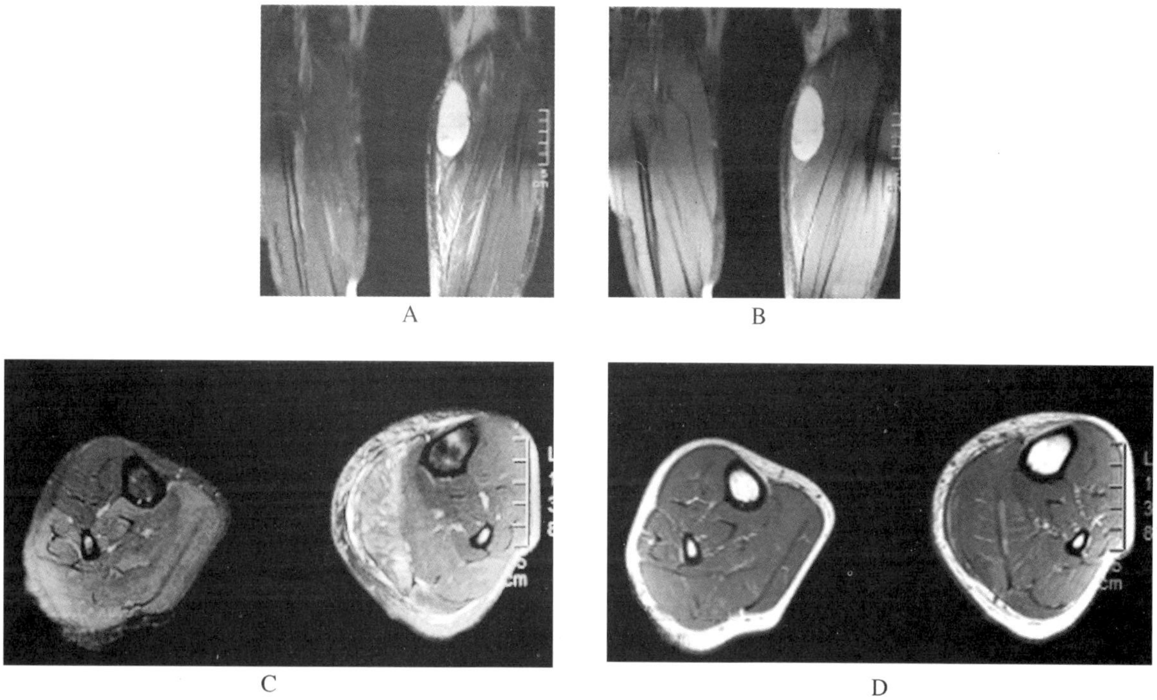

图 21-27　MRI冠状位、横断位T2WI及T1WI示左侧下肢比目鱼肌及腓肠肌肿胀，信号呈等T1、长T2改变，信号混杂，中间可见椭圆形短T1、长T2血肿高信号，肌间隙模糊

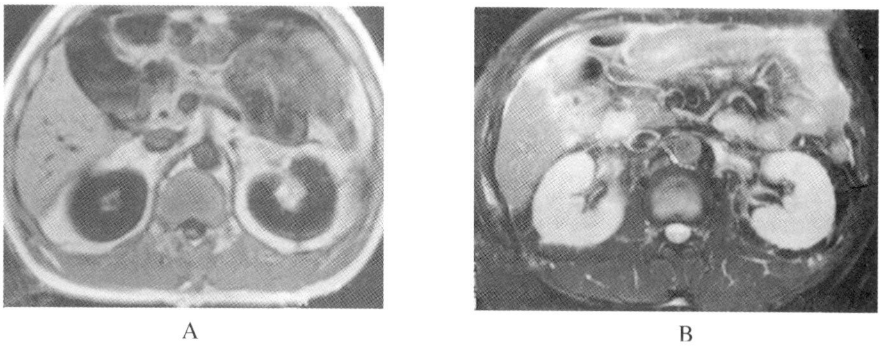

图 21-28　上述同一病例临床诊断肾功能不全，MRI横断位T2WI及T1WI示双侧肾体积增大，皮、髓质分辨消失、不清，整个实质呈弥漫性长T1、长T2异常信号影。

参考文献

[1] 周燕发. 胸部X线、CT、MRI诊断学. 北京：科学出版社，2000，2：429-433.

[2] 黄国雨，黄建国，晏鹰等. 烧伤合并肺爆震伤早期气管切开12例. 中华烧伤杂志，2005，(21) 8：305.

[3] 陈粹，邬薇薇，胡锡浩等. 烧伤复合肺爆震伤（附19例报告）. 现代实用医学杂志，2002，(11) 7：372-374.

[4] 段维勋，侯晓彬，张金洲. 爆炸性胸部创伤伤情特点分析. 中国急救医学，2004 (24) 4：258-260.

[5] 王建民，王正国，朱佩芳等. 爆炸冲击波对肺微血管通透性影响的研究. 中国急救医学，2001，(21) 10：568-570.

[6] 钟代星，程庆书，朱常亮等. 爆轰塔内胸部爆震伤模型建立及初期病理生理改变. 第四军医大学学报，2008，(29) 19：1749-1752.

[7] 赵风德，孙伟，韩明锋等. 火药爆炸特重度烧伤合并肺冲击伤、吸入性肺损伤临床诊治的初步探讨. 安徽医学，2007，(28) 6：504-505.

[8] 王恒仁，李永，任千里. 创伤性湿肺的X线诊断分析. 工企医刊，2002 (15) 2：10-11.

[9] 荣独山 主编. X线诊断学（胸部）. 上海：上海科学技术出版社，1993. 154-156.

[10] 李海学，延晋峰，董志红等. 火药燃烧致群体一氧化碳中毒的影像学表现及分析. 中国中西医结合影像学杂志，2008，(6) 5：341-343.

[11] 阳纯兵，游贵方，罗新中等. 火药爆炸致吸入性损伤108例分析. 中国现代医学杂志，2002，(12) 4：69-70.

[12] 陈新晖，张廷，葛昊等. 瓦斯爆炸吸入性损伤的影像学随访研究. 中华劳动卫生职业病杂志，2006，24 (11)：690-691.

[13] 杨宗城. 吸入性损伤研究进展. 中华烧伤杂志，2000，16：137-140.

[14] 李文军，杨晓东，张宏等. 吸入性损伤的病因机制与临床特点. 实用医药杂志，2004，21：70-71.

[15] 张廷. CR系统在吸入性损伤床旁X线摄影中的应用价值. 中华劳动卫生职业病杂志，2006 (24) 8：512.

[16] 张廷，陈新晖，葛昊等. 瓦斯燃烧吸入性肺损伤的影像与临床分析. 实用放射学杂志，2006，(22) 4：496-497.

[17] 刘林洪，孟伟正，李嵩岳等. 瓦斯爆炸烧伤并发成人呼吸窘迫综合征17例临床分析，郑州大学学报，2007，(42) 7：803-804.

[18] 王肖蓉，董莉. 煤矿瓦斯爆炸伤的急救. 河南医学信息，2003，24：20.

[19] 闫立民，董季平，宁文德. 一氧化碳中毒脑损伤的CT、MRI研究. 实用放射学杂志，2003，19：681-684.

[20] Hull AM. Neuroimaging findings in post-traumatic stress disorder. Systematic review. Br J Psychiatry，2002，181：102-110.

[21] 李则宣，李凌江. 创伤后应激障碍的生物学机制研究. 中华精神科杂志，2003，36：254-256.

[22] McFarlane AC，Yehuda R，Clark CR. Biologic models of traumatic memories and post-traumatic stress disorder. The role of neural networks. Psychiatr Clin North Am，2002，25：253-270.

[23] 赵瑞峰，晋记龙. 瓦斯爆炸有毒气体中毒后脑部MRI表现及其与创伤后应激障碍的相关性研究. 中华放射学杂志，2008. 12.

[24] 杨波，周义成，夏军等. 创伤后应激障碍的海马容积和氢质子波谱研究. 中华放射学杂志，2006，40：36-40.

[25] Ahovuo JA，Kiuru MJ，Kinnunen JJ，et al. MR imaging of fatigue stress injuries to bones：intra-and interobserver agreement. Magn Reson Imaging，2002，20 (2)：401-406.

[26] 曹庆选，李文华，王倩等. 膝关节骨挫伤的比较影像学. 中国中西医结合影像学杂志，2006，4 (4)：263-267.

[27] 徐文坚，Sebastian lange. 泌尿系统影像诊断学. 北京：人民卫生出版社，2003. 220-239.

[28] 叶慧义，李树峰等，实用腹部综合影像诊断学（胆道、胰腺、脾脏、腹膜腔和胃肠道分册）. 北京：人民军医出版社，2006. 192.

[29] 叶慧义，李树峰. 实用腹部综合影像诊断学（肝脏分册）. 北京：人民军医出版社，2004. 130-132.

（赵瑞峰　张惠英　晋记龙　李华兵　李海学　张宏庆）

第二十二章　瓦斯爆炸伤害后的心理干预与治疗

第一节　创伤后应激障碍

近年来，煤矿安全事故频发，新疆阜康、辽宁孙家湾、陕西铜川、黑龙江的鹤岗等煤矿特大安全事故接二连三，造成了严重的人员伤亡，对于幸存者来说，他们在一定程度上说是幸运的，但是，矿难是一种典型的生活事件，可视为大规模的集体性的应激处境，极大地超出个人及团体的应对能力，在人的心理上会造成严重损害，而这种应激反应又会延续下去持续地影响当事人的心身健康，严重者将会出现创伤后应激障碍（post traumatic stress disorder，PTSD）。

一、PTSD 的基本概念

PTSD 是指由异乎寻常的创伤性事件引起的精神障碍，也即对异乎寻常的威胁性、灾难性事件的延迟或持久的反应，是目前第四个最常见的精神疾病。

自然灾害（地震、洪水、火灾）、空难、矿难、战争、重大生产事故、交通事故、严重疾病的威胁、烈性传染病的传播以及其他任何导致恐惧、绝望、失控感的创伤事件均可导致 PTSD 的发生。

世界许多地区自然及人为灾害已经持续并且对个人、地区和整个社会构成极大威胁。美国“9.11”袭击事件发生以后，美国研究中心公布的一份民意调查结果显示，有十分之七的人感到情绪沮丧，有将近一半的人声称难以集中精力，有三分之一的人失眠。

二、PTSD 的临床特征

（一）重复出现创伤性体验

1. 不能控制地经常回忆创伤性经历和创伤性事件，这种创伤性情景会在患者的思维和记忆中不由自主地涌现，患者控制不住感到精神很痛苦。

2. 经常反复出现创伤性内容的噩梦。

3. 有时患者可能会生动地看到创伤当时的情境，仿佛创伤性事件被唤醒，创伤事件再次发生，恍如再度身临其境，自己又完全置身于创伤性事件的情境中，重新表现出创伤性事件发生时所伴发的各种情感表现，持续时间可从数秒钟至数天不等。

4. 反复出现与矿难有关的触景生情式的精神痛苦。

矿难造成的严重精神创伤，在人们的脑海中留下了深刻的、痛苦的记忆。这种痛苦性记忆很容易被某些因素影响而唤醒，如矿难日、看到死难矿工的家属等。

另外，遇到与此创伤事件有关的具有象征意义的或者实际的线索，都会引起患者强烈的心理反应（恐惧、焦虑、抑郁等）和生理反应（心跳加快、出汗、呼吸加快等）。如经历过井下透水事故者，每当听到流水声就不由自主地产生恐惧感，甚至虚脱倒地。

（二）回避性症状

在矿难后患者对矿难相关的刺激存在持续性的回避。头脑中一出现创伤有关的记忆，患者就会承受与创伤相联系的痛苦，所以个体会尽最大可能避免想起或者感觉到创伤，回避的对象不仅限于具体的场景和情境，还包括有关的想法、感受和话题。虽然这种回避可以暂时缓解痛苦，但是也导致患者远离了正常的生活。

1. 极力避免谈论与矿难有关的事情，不看与矿难有关的报纸和电视。

2. 极力避免参加能引起痛苦回忆的活动。甚至出现社会性退缩，也不愿意参加其他类型的社交活动，脱离和疏远与别人的情感交流，对以往的爱好失去兴趣，对自己的前途失去信心，本来乐观向上、追求自我的理想的个体，可能会因为重大的精神刺激而变得意志消沉，个性脆弱，不求上进，显现一种慢性挫折状态。

3. 心因性遗忘

有的患者不能回忆精神创伤过程中的一些重要情景，这是心理防御机制中超限抑制的结果。

对创伤性事件的某些重要方面失去记忆也被视为回避的表现之一。回避的同时还有被称之为“心理麻木”或“情感麻木”的表现。患者描述自己不再有强烈的情感了，或是感到麻木不仁，即所谓的“情感分离”现象。这种情感分离可以暂时切断创伤性记忆与痛苦情感之间的联系，但是严重情感分离会阻碍患者与他人建立正常的交往，享受日常生活，保持创造力，以及计划未来等多个方面。为了回避痛苦，他们经常以一种单调固定的方式生活。患者参与活动或某些事情的兴趣丧失。对周围发生的任何事情都无动于衷，对于过去热衷的事情也失去了兴趣。多数经历过矿难的人，往往都会感觉到每一件事情都不重要了，与他的同伴变得疏远，甚至也疏远他的孩子和亲人，这是一种严重的情感障碍。

（三）警觉性增高症状

警觉性增高的症状包括入睡困难和睡眠不深，睡眠中易惊醒，情绪不稳，易激惹，易激动或发脾气，常常与周围人发生纠纷，注意力不集中，过分警惕，易惊和认知功能障碍，过度的惊恐发作，紧张不安，恐惧等。警觉性增高症状中，睡眠问题可能与害怕创伤性事件再次发生和思虑过多、情绪忧郁而致心情难以平静下来有关。在危机中这样的反应是适应性的，但是在安全的情境中，过高的警觉性会扰乱患者的正常生活，患者或许会花上大量的时间去寻找环境中的威胁，使人感到精疲力竭。

易激惹和愤怒的情绪暴发显示个体不能控制自己的反应。医生们可能容易理解这种易激惹，遭受创伤的个体似乎不断地从不重要的刺激中识别出危险性刺激。事实上这就是警觉性增高的表现。在他们的行为中，有个患者总是将椅子靠背贴着墙，以防别人从身后袭击他，就连骑自行车都很慢，因为他害怕有人骑车跟在他的身后，甚至连正常的刺激如关门声也可能引起极度吃惊。注意困难也与这种细察行为（scanning behavior）有关，而当真正危险发生时，却不会发生注意困难，这时个体可能非常活跃，并能回忆所有细节，但是阅读两页书后，他或她将会忘掉所阅读的内容，并且必须开始再重新阅读；当去商店买食品时常忘记要买的东西，而需要在去商店前写下购物清单。警觉性增高的症状具有相当的破坏性质，正常交往和日常活动都变得杂乱无章，个体因应对这些症状而难以适应，而表现为回避和退缩。

（四）分离性症状

又被称为“环创伤性分离”（peritraumatic dissociation），这些症状是个体创伤性体验的一部分，在对创伤性体验的回忆中重现，感到一个创伤性情境（traumatic situation）似乎变得永恒，尽管这种创伤性情境可能只是存在于一个短暂的瞬间。这种事件也可能被体验为类似电影中的慢动作镜头，在这个场景中声音可能发生变化甚至缺失。环创伤性分离描述了知觉改变，特别是在时间与空间关系中的变化。例如一个正在井上办公室工作经历了矿井瓦斯爆炸的个体，当时窗户的玻璃被爆震粉碎成上千个小的颗粒而四处飞散，然而，他体验到它们就像非常缓慢落下的小雨滴，响声就像教堂的钟声。因此，一个事件的创伤值（traumatic value）有可能改变知觉。这种改变可能涉及时间、声音和地点，同时这种体验也可能被自我感觉为不真实的或者仿佛它并未真地发生。

第二节　瓦斯爆炸伤害后应激障碍

一、瓦斯爆炸伤害后应激障碍特征

（一）早期应激反应

1. 未受到躯体损伤者，突然巨大声响，常常会使他们出现一过性知觉丧失，醒来后出现恐惧、烦躁不安、兴奋狂躁等精神症状。一般通过对症处理1～2周后症状大多缓解或消失。

2. 遭到严重复合伤损害者，主要表现为精神兴奋、躁动不安、头晕、头痛、

恶心、呕吐、情绪激动或低落、精神萎靡、抑郁、幻视、谵妄、不语等，这些精神症状也可能与休克或吸入性中毒等多因素有关。据银永革报告，发生率约为38.7%（24/62），邓永峰报告，精神抑郁、表情淡漠、反应迟钝18/42例，恐惧8/42例，产生昏迷的6/42例。这些精神症状通常可以持续在3～5天左右，也有的可以持续15天之久。

因有害气体中毒引起的精神反应，多有头晕、头痛、恶心、呕吐等症状，而单纯的心理性精神反应则主要表现为精神抑郁、表情淡漠、情绪激动、恐惧等，有时二者不易简单地加以区别。最好的鉴别方法是脑电图异常改变，主要表现为α波减少，β波增加。其中焦虑症以β波增高为主，抑郁症以α波波幅降低为主，失眠症以调幅变化、α波减少为主。如果θ波范围超过额中叶正中区。则表明皮质过度兴奋。

3. 群体烧伤属突发性灾难，有人死亡，有人存活目睹同伴的死亡，患者心理复杂。重者求生欲望强烈，产生恐惧心理；轻者担心毁容，瘢痕造成今后生活不便，易产生焦虑心理，甚至拒绝治疗。

七台河“11·29”矿难经历者张国良，在矿难发生时正和30几个工友一起作业，他眼睁睁地看着10工友一个个被瓦斯气浪卷走，摔死。当他获救后一直不吃不喝不睡。当记者采访他时，他正傻傻地坐在一间空房里，目光茫然，谁也不看。知情人说，都两天了，他就这样不吃不喝，哭累了睡，一睡就梦见矿井里晃动的胳膊、撕心裂肺地喊叫，于是便被吓醒，醒后再哭，再睡，再被惊醒……。他几乎不会说其他的话，反复说都是“我不好，我真没用”。

（二）迁延性应激障碍

1. 经历恐怖的爆炸现场，多数长时间存在恐惧心理，经常出现尖叫、恶梦、烦躁、拒食等，也有的表现为沉默、悲观、拒食等。

2. 疑似精神分裂症，比如，有一位被解救出来的矿工，长时间以来一直处于严重的心理障碍状态，甚至不能站着小便，一听到水流声就会晕倒，因此不得不在尿盆内垫一块毛巾，以防止“水流声”。

二、诊断

1. 临床表现

（1）意识障碍型：以意识蒙胧为主，对周围事物感知不清晰、情绪悲愤、惊恐、激动，甚至出现冲动行为，不配合治疗等，事后问其又不能回忆。

（2）兴奋型：以行为兴奋为主，警觉性和激惹性增高，表现为易激惹、发脾气、嬉笑、多话、注意力不集中、睡眠障碍，甚至殴人毁物等。

（3）抑郁型：以抑郁心境占优势，表现为失眠、悲观失望、言语减少、顾虑重重、食欲不振，严重时出现消极观念和自杀行为。

（4）偏执型：以被害妄想为主，敏感多疑，出现错觉、幻觉，常有短暂的“重演”性发作，再度恍如身临其境，并伴有强烈的情绪反应及生动的情感体验。

2. PTSD 自测（仅供参考）

问：您曾经亲身经历过恐怖或危险的事件吗？

答：

□ 我感到恐怖的事件一遍又一遍的发生。这种感觉经常在没有任何预示的情况下发生。

□ 我经常做恶梦，并对恐怖事件有恐惧的记忆。

□ 我有意远离能让我回想起恐怖事件的地点。

□ 当一些没有预兆的事件发生时，我感到非常心烦意乱。

□ 我难以相信他人或很少感到和他人亲近。

□ 我十分易怒。

□ 因为别人死了而我还活着，我会感到内疚。

□ 我失眠，而且肌肉紧张。

判断：如果您有以上症状，则可能患有创伤后应激障碍。

三、病程及预后

PTSD 多在创伤性事件后 3 个月内发病，病程持续 1 个月以上，大多数长达数月，少数长达数年、数十年。症状严重程度呈波动性，多年后仍可触景生情，出现应激性生理与心理反应。

第三节　瓦斯爆炸伤害后应激障碍的预防

一、预防的必要性

据统计，90%以上受到瓦斯爆炸伤害的患者，都会出现程度不同的精神障碍。早期表现的精神兴奋、躁动不安、恶心、头痛、精神萎靡、抑郁、幻视、谵妄等精神症状可能与休克、冲击波致脑震荡、脑缺血、吸入性中毒等多因素有关，随后产生的怕死亡、怕残疾、怕痛苦的“三怕”心理则为心理障碍，严重者可产生视听幻觉、迫害妄想、精神抑郁等症状甚至精神分裂症。因此，全程进行心理精神障碍干预与治疗，树立患者面对和接受现实、配合治疗的决心以及敢于重新适应社会的信心非常重要。

二、预防的方法

（一）心理教育

2006 年 4 月 25 日晚 9 时，澳大利亚塔斯马尼亚州比肯斯菲尔德一场里氏 2.1 级地震造成有着百年历史的金矿坍塌，井下当时有 17 名工人，其中 14 人跑到避难所安全获救，但拉塞尔和韦布被困井下，奈特不幸死亡。

被困井下 14 天的澳大利亚矿工托德·拉塞尔和布朗特·韦布 9 日凌晨获救，澳大利亚一片欢腾，总理霍华德称“整个国家都为之松了一口气”。9 日晚，在比肯斯菲尔德的“俱乐部旅馆”酒吧，拉塞尔与矿友们开怀畅饮。这家酒吧是矿工们的最爱，被他们称作“硬石酒吧”。为了庆祝拉塞尔和韦布的归来，酒吧宣布全部啤酒免费。拉塞尔身穿粉色 T 恤衫，虽然走起路来脚还有些跛，但兴致很高。他不停地与前来问候的熟人交谈，还畅饮威士忌。当天凌晨获救后，拉塞尔经过身体检查后便前往一所教堂，在那里他参加了另一名同伴、在矿难中不幸去世的矿工拉里·奈特的葬礼。拉塞尔和韦布随后被送往朗塞斯顿总医院接受检查。“他们的身体状况相当不错，”院长斯蒂芬·艾尔说。但他认为，长时间受困在地下一个小笼子的经历可能会给他们造成一定精神创伤。澳大利亚心理学协会会员鲍勃·蒙哥马利说，“几乎每个受过创伤的人都会出现一种剧烈的压力反应。”“我们需要特别注意这些人心理上的反应，要通过家人和大家的努力来帮助他们，”艾尔说。

由此可见，对于矿工经常进行心理教育，将心理教育纳入日常培训制度是非常重要的。

（二）被困群体中组织者的作用

凡矿井下被困的矿工，面对死亡，他们的心理是极其复杂而沉重的。2005年2月14日15时03分，阜新矿业集团公司孙家湾煤矿发生了一起特大瓦斯事故，遇难者人数达213人。面对工友那一张张忧郁的脸、救护队抬出的一具具尸体、尸体抬走后的一堆堆遗物，就是铁石心肠者也会黯然落泪。

2005年4月24日，吉林省蛟河市腾达煤矿发生透水事故，矿长带领38名矿工自救27小时安全脱险。由此说明，因井下事故被困的群体中，任何一名组织者，那怕班组长或工人领头人，只要承担起主心骨的作用，就能够使遇难矿工建立信心，团结抗灾，转危为安。

（三）心理干预

所谓的心理危机干预，就是经过专业培训的人士通过交谈、引导、沟通、疏导、抚慰等方式，帮助心灵遭遇短期失衡的患者进行情绪释放、宣泄和重新调整，并尽快恢复正常的心理状态的一种科学的心理治疗方式。其效果可谓“神奇”。

2002年大连“5·7”空难后，北京大学精神卫生研究所几位专家为一些遇难者家属进行了心理危机干预。离开大连时，不少接受过心灵抚慰的遇难者家属心情开始恢复平静，而许多拒绝接受心灵抚慰的家属仍然无法接受现实。

在浙江，2004年台风“云娜”后，杭州市心理危机干预中心的心理医生紧急赶赴灾区，11天时间内夜以继日干预了400多位灾民。一个月后回访，接受过干预的人心理状态明显比没有接受过的好。一个被“云娜”夺走4位亲人的小伙子，在接受干预后，很快从痛苦中解脱出来，并投入到灾后重建工作中。

为什么心理危机干预会具有如此不可思议的神奇功效？灾后脆弱的心灵更容易遭受创伤，抚慰心灵的“灾难”显得更为重要。浙江工商大学心理学教师蒋云说，“当人出现心理危机和情绪危机时，往往自我控制能力减弱。这时如果没有一定的外界阻力和约束在起作用的话，很容易导致意外事件的发生。”杭州市心理危机干预中心执行主任赵国秋则把心理危机干预比作一根拐杖，他说：“当你下山时腿累得发抖，这根拐杖可以助你一臂之力。”

国务院《中国精神卫生工作规划（2002年—2010年）》中规定：“发生重大灾难后，当地应进行精神卫生干预，并展开受灾人群心理应急救援工作，使重大灾难后受灾人群中50%获得心理救助服务。”但是，目标与现状还有很大差距。特别是对矿难的幸存者和死亡者家属的心理干预，需要进行不懈地努力！

第四节　瓦斯爆炸伤害后应激障碍的治疗

一、PTSD的治疗

（一）治疗原则

1. 减轻PTSD症状的严重程度。
2. 预防和减少创伤相关的并发症。
3. 提高适应性的功能，恢复正常生活。
4. 医疗保护和预防复发。

（二）心理治疗

心理治疗在治疗应激反应中起着重要的作用，不仅有助于减轻症状、提高疗效，而且还可以巩固疗效、促进康复和减少复发。

1. 一般性原则

要改变或转移环境，与刺激脱离接触，在生活上帮助他们，保证营养与日常生活需要，注意安全和护理，逐渐消除他们的无助感和恐惧感。心理复原所需要花费的时间及恢复程度受到许多因素的影响，如和灾难靠近的程度、受灾难破坏的程度、社会支持系统的强弱等。然而，在刚发生灾害的这段时间，建立安全感乃是当务之急，而且重点在于：

(1) 利用资源的转介系统使矿工得到明确、正确的信息（包括社会环境、身体、心理多种可能的问题及其解决方式)。

(2) 任何危机的干预均应和矿工商量，让他们成为主动参与者，以恢复其权力及控制感（灾民要注意控制自己的身体，如吃饭、睡觉、活动的平衡，避免持续的警觉度增加)。

(3) 成立庇护所、安全的亲友或社会支持网络，建立安全的生活情况、及发展未来保护计划等，以形成安全的环境。要降低创伤后压力的核心症状，如创伤事件历历在目、回避某些情境、避免勾起伤痛、引起不适感等。

2. 心理治疗的程序

(1) 治疗受创伤者的重点是了解教育程度、安全感和忍受力，帮助教育患者了解伤情和恢复过程。认识到他们的症状是对过度抑制应激的心理、生理反应，而不是衰弱无力的征象。临床医生应采取非批评性倾听，并且向患者强调他不是孤单的。

(2) 面谈有助于与受创伤者建立治疗同盟，并且有助于患者了解治疗的必要性。

(3) 侧重于提供支持、帮助患者接受所面临的不幸与自身反应，鼓励患者面对事件，表达、宣泄与创伤性事件相伴随的情感，避免形成压抑。

(4) 治疗者要帮助患者认识其所具有的应对资源，以合理的思维方式分析问题，制定切实可行的计划，并同时学习新的应对方式。

(5) 治疗中不仅要注意 PTSD 的症状，还要识别与处理好其他共存的情绪，如相当比例创伤性事件的幸存者有强烈的内疚和自责，及时治疗对良好的预后具有重要的意义。

(6) 除采用特殊的心理治疗技术外，为患者及其亲友提供有关 PTSD 及其治疗的知识也很重要，还需要注意动员患者家属及其社会关系的力量，强化社会支持。

3. 心理治疗的方法

临床上有很多的心理学理论模型，如学习理论、情绪加工理论、社会认知理论及双重表征理论等，并在此基础上发展了一些治疗技术，如应激免疫训练、暴露技术、认知加工治疗、眼动脱敏和再加工等治疗方法。大部分治疗方法的原理复杂，可操作性差，以下主要介绍暴露治疗、系统脱敏治疗、支持性心理治疗和心理干预治疗。

(1) 暴露治疗（prolonged exposure，PE)

暴露治疗又称满灌疗法和快速脱敏疗法，是指让患者直接接触引起恐怖或焦虑的情境，帮助患者面对痛苦的记忆和感受、控制情绪、理性处理事务、正视现实，最大限度地消除不合理理念，坚持到恐怖或焦虑症状消失的一种快速行为治疗方法。这种治疗对 PTSD 的闯入性症状、警觉性增高和回避性症状都有较好的效果。治疗一般进行 9 次，每周二次，每次大约进行 60～90 分钟。实施暴露治疗时，由于该治疗的特殊性，应首先向患者说明接受这项治疗必须付出的痛苦代价，并且要考虑患者的文化程度、个性特点和躯体健康状况等因素，排除心、肝、肾、内分泌等严重躯体疾病，排除癫痫及重精神病等。在实施治疗前须征得患者和家属的同意并在治疗协议上签字。

(2) 系统脱敏（systematic desensitization，SD)

系统脱敏治疗是临床常用的治疗技术，按照一定的治疗程序诱导患者缓慢地暴露出导致焦虑、害怕及其他强烈情绪反应的情境，并通过心理放松来对抗这种情绪状态，从而达到逐渐消除不良情绪的目的。实施心理治疗时，应从引起个体最低程度的焦虑或恐惧反应的刺激开始进行治疗，并给予渐进松弛训练，使个体轻度的焦虑或恐惧反应消失；然后，治疗者可向处于松弛状态下的个体呈现另一个比前一刺激略强一点的刺激。循序渐进，最终接触最强的刺激。如果在给予刺激时出现恐惧或焦虑的情绪时，应尽量忍耐，不允许有回避或停止行为产生，并同时进行肌肉放松训练予以对抗，直至达到最高等级的恐怖情境，也不引起惊恐反应或反应轻微且能忍受为止。

（3）支持性心理治疗

帮助患者宣泄痛苦情绪，不阻止、不批评地正确引导，使之将心中的痛苦诉出来，以减轻患者的症状和痛苦。治疗者应当用简单明了、通俗易懂的语言，对患者做合适的解释和保证，使之恢复信心。对于慢性患者，他们的社会心理因素较为复杂，既有致病因素的作用，又有本身的心理防御或心理应对方面的问题，还有长期疾病所致的继发的心理改变及新的其他心理社会因素，都应有的放矢地给予相应帮助。

（4）心理干预

心理咨询是一个认知过程，帮助患者提高他们的思想和信念的认知，并通过认知的改变，以合理的理念代替消极因素，重在思维而不是直接的情绪情感的渲染。

4. 药物治疗

对有明显的焦虑、紧张、担忧、害怕、失眠、胸闷、气急等精神性和躯体性焦虑的患者可选药物治疗。

（1）SSRIs

SSRIs 是指抗忧郁药物的种类，主要包括氟西汀（百优解）、帕罗西汀（赛乐特）、舍曲林（左洛复）、氟伏沙明（兰释）以及西酞普兰（喜普妙）。SSRIs 类的上述 5 个产品曾被我国精神医学界形象地称为 SSRIs 类的“五朵金花”，2006 年上市的艾司西酞普兰又被喻为“第六朵金花”，它为西酞普兰的左旋异构体，为高度选择性的 5 - HT 再摄取抑制剂，对去甲肾上腺素和多巴胺再摄取作用微弱，其作用为西酞普兰右旋体作用的 100 倍，不良反应较西酞普兰更为轻微。

（2）三环类抗抑郁剂和单胺氧化酶抑制剂

丙咪嗪、阿米替林和苯乙肼等药物都曾尝试用于 PTSD 的治疗，似乎对闯入性回忆与噩梦有一定疗效。但由于这两类药物副作用较大，临床应用受到一定限制。

（3）苯二氮䓬类药物

这类药物能够减轻焦虑情绪，改善睡眠。但是对 PTSD 的核心症状是否有预防和治疗效果尚无可靠证据。由于这类药物有潜在的成瘾性，因而不宜长期应用。

（4）精神病药物

对伴有精神病性症状的 PTSD 患者以及一线治疗方法效果不明显的患者可给予适量抗精神病药物，可以选择的抗精神病药物有利培酮（维思通）、喹硫平、奥氮平等药物。在使用抗精神病药物前，一定要排除谵妄、痴呆、原发妄想、物质滥用和闭合的颅脑损伤。

特别需要指出的是，用药前一定要对患者做好解释工作，不同的患者可能会对服用精神科药物有不同的反应，如感到服药是种耻辱、医生在应付他或是心理治疗无效才不得不采用等。

参考文献

[1] 张本．矿难心理干预与应激精神障碍的诊断和治疗．程爱国等主编，实用矿山医疗救护，北京：北京大学医学出版社，2007．267-295.

[2] 原宁育，陈志刚. 16例爆炸伤救治的体会. 宁夏医学杂志，1997，19（6）：351.
[3] 银永革，韦明忠. 62例特重瓦斯爆炸烧伤治疗分析. 右江民族医学院学报，2002，24（2）：241.
[4] 邓永峰，刘大东，陈宁等. 瓦斯爆炸致危重复合伤42例救治体会. 中华劳动卫生职业病杂志，2003，21（5）：387-388.
[5] 任文杰，孟伟正，李高击等. 346例瓦斯爆炸烧伤伤情特点. 中华创伤杂志，2007，23（ll）：873 870-873.
[6] 邓雪莉，黄之琦. 群体烧伤的急救护理. 厂矿医药卫生，1999，15（6）：391.
[7] 徐卫红，侯翠侠. 成批烧伤患者的急救及护理. 蚌埠医学院学报，2006，31（6）：675-676.
[8] 张功宝，李松岳，刘东海. 瓦斯爆炸伤致精神障碍26例治疗分析. 中国煤炭工业医学杂志，2007，10（6）：711-713.

（白俊清　张　本　程爱国）

第二十三章　瓦斯爆炸伤害的基础性研究

时至今日，国内外对瓦斯爆炸伤害的基础性研究并不多。这是因为①国外对此研究没有必要性，因为瓦斯爆炸事故发生率少见；②国内研究又因经济条件、实验环境而受到限制。随着我国经济状况的好转，近几年只有发生瓦斯爆炸事故为世界第一的我国才有必要、有条件开展了初步的基础研究。现综述如下，以促进更加深入地研究。

第一节　动物模型的建立

一、实验场所的选择与条件

（一）实验场所

如今世界上有 2 个专供瓦斯爆炸试验研究用的场所：一是波兰的瓦斯爆炸试验场，它是由旧煤矿井改建而成的；二是中国煤炭科学院重庆分院的瓦斯爆炸试验场，它是在山洼内专门为了研究瓦斯爆炸而建立的。其中有模拟煤矿矿井巷道而在山内开凿而成的；也有不同管径、长度的钢管结构。医学动物实验使用的是 Φ2000 瓦斯爆炸系统，其圆柱形管道直径 2 m、长度 29 m，起爆端是封闭的，而出口端是开放的（图 23－1）。

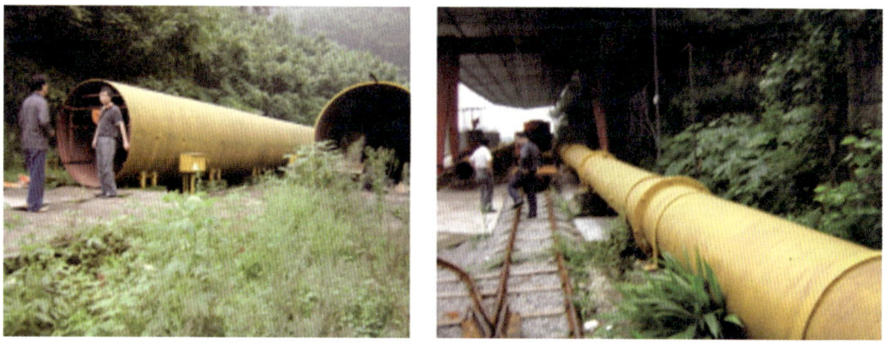

图 23－1　Φ2000 瓦斯爆炸系统结构外观

（二）测试系统

数据采集采用成都泰斯特电子信息有限责任公司开发的 CS20000 动态测试分析系统，使用 8 路采集通道，采样频率为 1 秒内完成所有数据采集，最大采集箱间距离为 100m，采样时间为 2.66 s，温度传感器采用中科院自动化研究所生产的 CIT－2MK 红外线性化温度传感器，其测温范围为 400～2000℃，测量精度为满量程的±1%，压力传感器采用宝鸡传感器研究所生产的 CYG 系列固态压阻压力传感器，量程分别为 0.2MPa 和 0.1MPa。

（三）实验条件

1. 空间条件

如图 23－2 所示，起爆室封膜处距管端距离为 5.7 m，封膜为牛皮纸，起爆室体积为 17.9 m^3 圆柱形。动物固定笼用钢筋和钢网焊接而成，直径 20 cm，分上下排列 2 个，每个笼子分上、中、下 3 层，

用角钢焊接固定在 Φ2000 管道内，位置离管道出口 3.5 m 处。ch2、ch3、ch9、ch13 为压力传感器，ch8、ch14、ch16 为火焰传感器，ch10、ch15 为温度传感器。

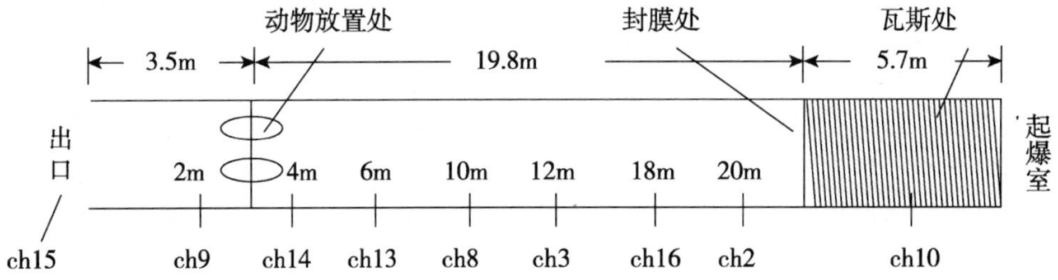

图 23-2 起爆室示意图

2. 实验条件

将实验大鼠均匀放置于固定于爆炸装置内的笼子内，根据瓦斯爆炸的三角区图，选用氧气浓度为18%～20%，瓦斯浓度为 10%～15%的专用瓦斯气体（图 23-3），中心燃爆压力为 1.6～2.0kg 条件。将每只笼子内放置 10 只 SD 白鼠，放置在距离中心燃爆点 10、15、20、25、30、35、40 米的位置。

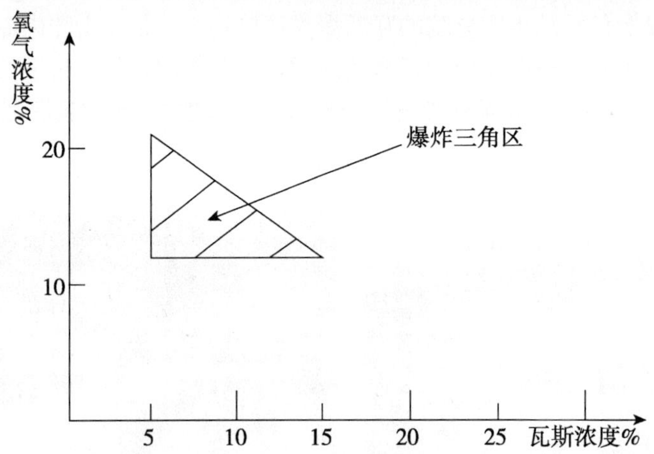

图 23-3 瓦斯爆炸三角

二、实验动物的选择

在生命科学领域中，实验研究是学科发展的基础，尤其是动物实验，是生命科学实验研究中的重要组成部分。为了保证动物实验更科学、更准确和重复性好，实验研究的动物应该以经济性、适用性、复制符合最优化为原则，推荐选择更具有价廉、易得、容易满足饲养条件、伦理性、耐受力强、不会受雌激素影响的大鼠为实验动物。

实验用大鼠有两种——SD 大鼠和 Wistar 大鼠，二者有以下的区别：（图 23-4）

SD 大鼠：生长快，繁育性能好，大多用于安全性试验及营养与生长发育有关的研究。该品系对性激素敏感，对呼吸道疾病有较强的抵抗力。广泛用于药理、毒理、药效及 GLP 实验。

Wistar 大鼠：Wistar 大鼠由美国费城 Wistar 研究所育成。常用的既有近交系，也有远交群。其被毛呈白色，特征为头部较宽、耳朵较长、尾的长度小于身长。Wistar 大鼠性情温顺，性周期稳定，早熟多产，平均每窝可产 10 只左右，生长发育快，乳腺癌发病率很低，对传染病抵抗力强。

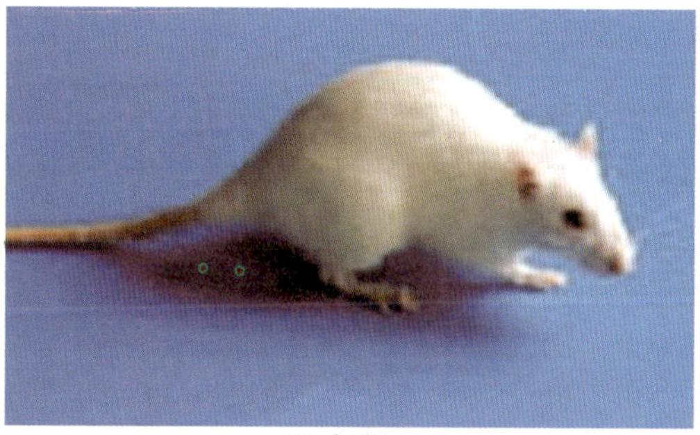
SD大鼠

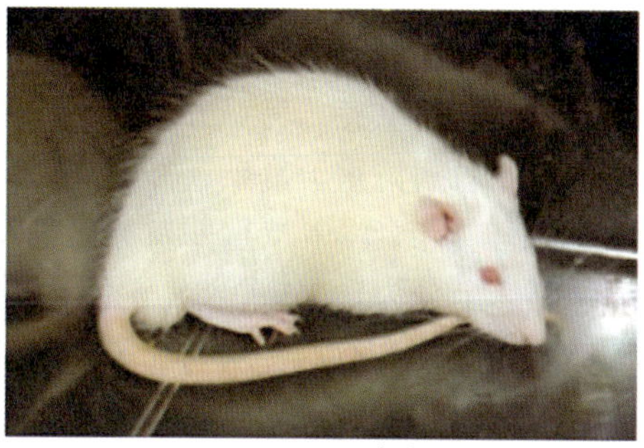
Wistar大鼠

图 23－4　SD 大鼠与 Wistar 大鼠外观

三、实验方法

任文杰等将 192 只 SD 大鼠随机分为 A、B 二组，置于 Φ2000 瓦斯爆炸系统内以不同的爆炸条件致伤，观察伤前、伤后 1、2、4、8、12、24、48 h 大鼠的一般情况、动脉血气和病理改变。爆炸参数包括瓦斯量、最大压力值、最大压力时间、火焰锋面速度、最大温度值，以上参数 A、B 组分别为 1.36 m^3 和 1.62 m^3、0.039MPa 和 0.043MPa、0.699 s 和 0.788 s、162m /s 和 168m /s、853℃和 810℃（表 23－1）。结果发现，受伤大鼠普遍存在皮肤烧伤。光、电镜观察发现肺、脑、肝和肾上腺的微结构及超微结构有不同程度损伤，尤以肺损伤严重。低氧血症以伤后 4 h 最明显，随时间延长逐渐好转，但直到伤后 48 h 仍未恢复正常，死亡率为 16.2%（24/192）。由此说明，瓦斯爆炸产生的冲击波压力越大，所引起的损伤越重，当冲击波压力达到 0.043MPa 时，大鼠受伤严重，死亡率高。在瓦斯爆炸的诸多致伤因素中，冲击波压力的大小对受伤动物的损害程度和死亡率起着决定性作用。

表 23－1　A、B 两组瓦斯爆炸参数（$\bar{X}\pm S$）

组别	瓦斯量（m^3）	瓦斯浓度（%）	最大压力值（Mpa）	最大压力时间（s）	火焰锋面速度（m/s）	最大温度值（℃）
A 组	1.36	9.08	0.039±0.05	0.699±0.054	162±15	853±45
B 组	1.62	9.05	0.043±0.007	0.788±0.095	168±13	810±33

根据任文杰等的一系列实验研究，可以认为：采用的中国煤炭科学院重庆分院 Φ2000 瓦斯爆炸系统，具有完善和准确的监测和记录系统，能够记录受伤动物在爆炸瞬间承受的冲击波的压力值、持续时间、火焰温度、火焰锋面速度参数，通过控制瓦斯的容积，获得需要的爆炸能量，具有良好的重复性和稳定性，所致动物模型重复性和稳定性也较好，是一种理想的开展瓦斯爆炸伤害医学研究动物模型。

第二节　肺、心、脑脏器病理学特征及其分子生物学机制

瓦斯爆炸是发生在煤矿井下相对密闭环境里由甲烷等气体和煤尘参与的瞬间燃烧和爆炸。瓦斯爆炸伤害是一种特殊受伤类型，其致伤机制复杂，以爆炸冲击伤、减压伤、机械性损伤、有害气体吸入、缺氧窒息、高温烧伤等损害为主，常造成机体多脏器统功能损害。其中早、中期主要以肺、心、脑损害为主。

一、肺（吸入性损伤）

（一）吸入性损伤临床特征

吸入性损伤是瓦斯爆炸伤害第一严重性损伤，患者的病死率极高。吸入性损伤后，大量化学物质、

炭粒吸到呼吸道内，随后会有受损组织坏死脱落，气管黏膜分泌物等均不利于气体的正常交换，单靠自身的咳嗽排痰是不够的。对于严重吸入性损伤患者，即使气管切开通气，在脱落期和修复期，坏死黏膜脱落也会发生呼吸道梗阻窒息。另一方面，由于热、烟雾或化学物质被吸入气道，造成的气道或肺实质损伤。吸入性损伤患者病情重、复杂、并发症多，若不及时采取有效的治疗措施，多可因窒息、肺部感染或 ARDS、多器官功能衰竭等严重并发症而危及生命。

吸入性损伤临床上分为轻、中、重三度。其病程虽然是连续性的，但也有的呈阶段性。从影像学表现与临床发展转归相关性来看，早期表现为肺水肿、肺渗出性改变或肺不张，即表现为肺纹理增多或淡薄、斑片状的磨玻璃样改变，斑片状、团絮样模糊的渗出性病灶（图 23－5，6），散在性、点片状渗出灶，或部分肺实变；继而并发肺部感染，并随治疗转归而逐渐吸收。多于伤后 1 天内两肺表现以肺纹理增粗、模糊为主，多为间质性肺水肿，重者为渗出性改变，第 3 天肺水肿或吸入性肺炎加重。肺水肿是急性损伤中最为常见和主要的病理改变，而且直接影响受伤动物的预后。肺部感染在伤后 4～8 天为高峰。有报告说，轻度吸入性损伤者于第 8 天影像表现开始吸收好转，且最后病变完全吸收；重者可吸收不完全，留有机化性索条。

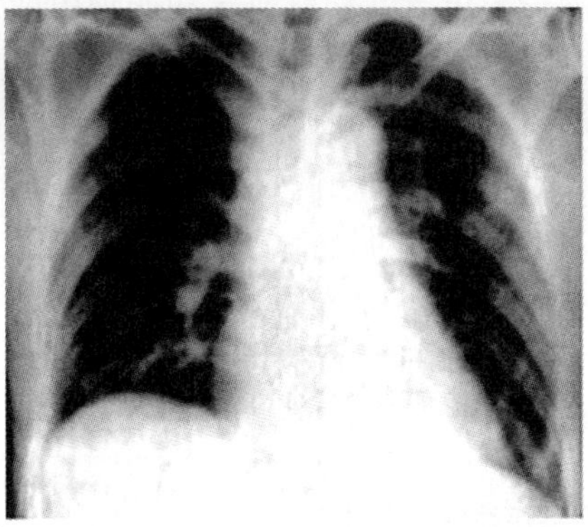

A. 伤后12天，两肺斑片状，絮状模糊阴影，散在分布，右肺中下野和左肺中上野为主

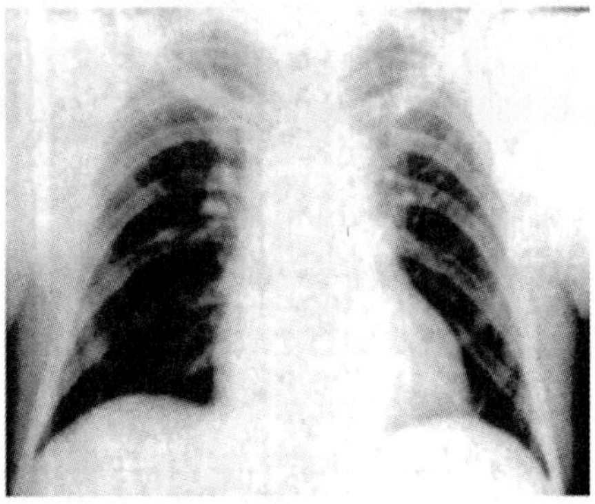

B. 伤后19天两肺絮状阴影，左中野模糊斜行条状影

图 23－5　吸入性损伤患者的 X 线表现（a，b）

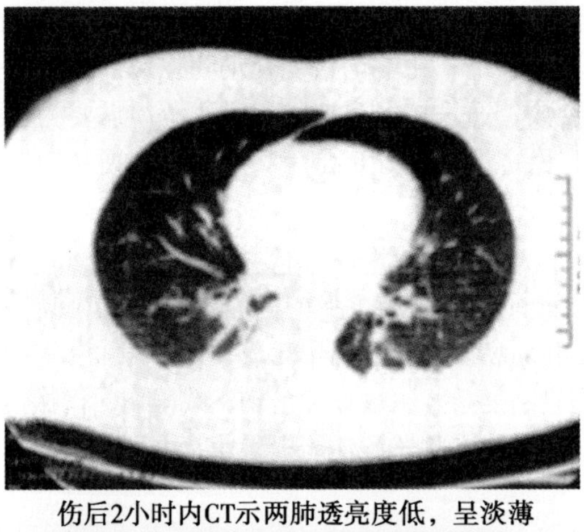

伤后2小时内CT示两肺透亮度低，呈淡薄磨玻璃样改变并两肺下叶斑片状模糊影

图 23－6　吸入性损伤患者的胸部 CT 表现

（二）呼吸道和肺组织病理变化

1. 肺组织的伤情评估　①轻度肺损伤——仅少数动物肺呈散在的点状出血，出血总面积小于全肺面积的10%；②中度肺损伤——肺的损伤及破裂面积在50%～10%；③重度肺损伤——肺大片状出血，出血总面积占全肺面积的50%以上。

2. 肺形态学改变　光镜下可见气管黏膜上皮脱落，管壁明显充血、水肿、中性粒细胞浸润。肺泡壁毛细血管充血，肺泡间质内见大量红细胞，肺泡腔内见红细胞及淡粉色水肿液，甚至呈灶状及大片状出血，以伤后30 min～2 h最为明显（图23－7）。电镜下可见肺泡Ⅰ、Ⅱ型上皮细胞变性、脱落，此改变以2 h内最明显，尤其是Ⅱ型上皮细胞改变更为明显，出现核固缩、胞质局灶性溶解、板层小体数量减少及密度降低，甚至细胞坏死、脱落，有中性粒细胞浸润（图23－8）。肺泡上皮细胞凋亡随时间的推移而增多，2天后增高快且持续时间较长。

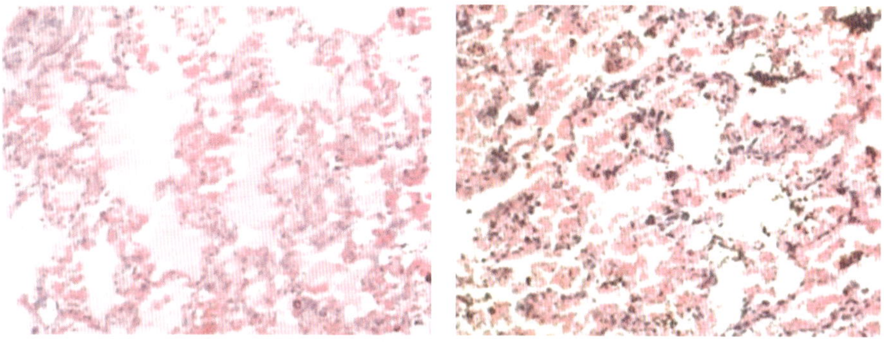

图23－7　光学显微镜下瓦斯爆炸伤后2h肺水肿（HE×100）

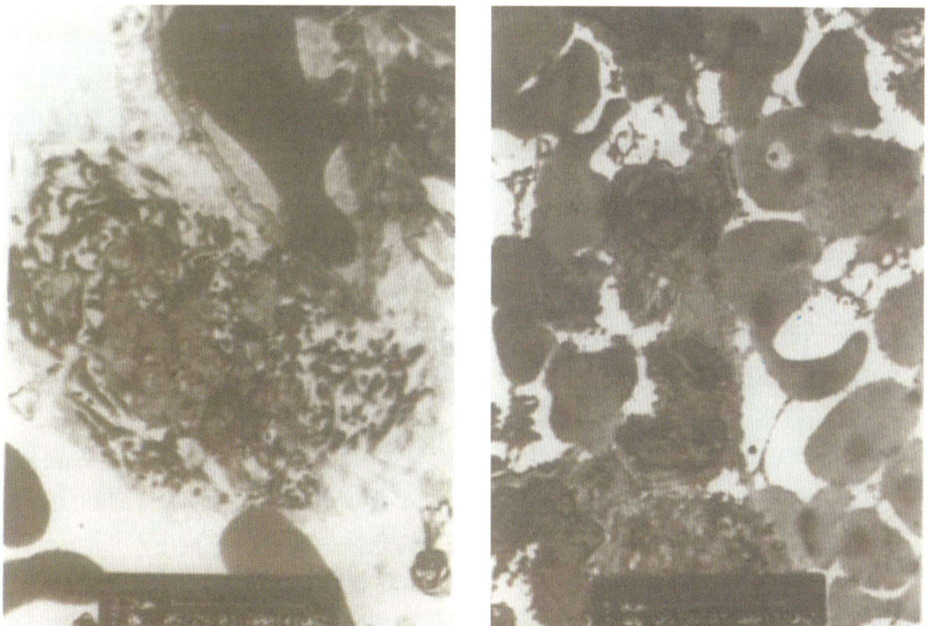

A：细胞核固缩、胞质溶解（HE×3000）　B：细胞坏死、中性粒细胞浸润（HE×3000）

图23－8　电镜下瓦斯爆炸伤后2h肺泡Ⅱ型细胞的形态学改变

3. 缺氧诱导因子-1α（HIF-lα）蛋白等的表达及其作用机制

（1）缺氧诱导因子1（hypoxia inducible factor-1，HIF-1）：是缺氧条件下广泛存在于哺乳动物和人体内的一种转录因子。HIF-1是以异源二聚体的形式存在的，由120kD的α亚单位（HIF-1α）和91～94 kD的β亚单位（HIF-1β）组成。缺氧条件下，HIF-1可调控下游多种靶基因，其主要涉及血管生成、能量代谢、红细胞生成、细胞增殖和存活、血管重塑以及血管舒缩反应。HIF-1的生理活性是由HIF-1α亚基的活性和表达决定的。在缺氧条件下，HIF-1α的羧基端转录活性区被激活，从而增加了HIF-1α羧基端与P300 /CBP-CH1的结合力，后者为核磷酸蛋白，是HIF-1调控DNA的重要信号传导蛋白。激活的HIF-1α通过该核磷酸蛋白将转录信号传给血管内皮生长因子（vascular endothelial growth factor，VEGF），开始发挥其转录活性，最终促使新生血管形成。任文杰等的实验研究发现：HIF-1α蛋白及其信使核糖核酸（mRNA）表达明显增加，2h达高峰，8h内维持较高水平。HIF-1α参与了损伤后缺血缺氧的继发损害过程，且与肺损伤程度及形态学改变呈正相关。进一步研究又发现，NF-1α蛋白及细胞间黏附分子-l（ICAM-1）蛋白均表达于气管、支气管黏膜上皮细胞、肺泡上皮细胞及血管内皮细胞，以伤后2h为最明显。

（2）半胱氨酸天冬氨酸蛋白酶（Caspase）-3蛋白表达在伤后2h达高峰，并在12h内维持较高水平，与HIF-1α密切相关。提示Caspase-3可能参与了瓦斯爆炸伤致肺组织缺氧后的损伤机制。

（3）细胞核因子κB（nuclear factor κB，NF-κB）是1986年由Sen和Baltimore首先描述，最初发现它是一种B细胞核因子，可与免疫球蛋白的kappa链基因结合，故而命名为细胞核因子或称k基因结合核因子。后来随着研究的深入，NF-κB是一种广泛存在于各种细胞、具有多种调节作用的转录因子。NF-κB属Bel蛋白家族成员，由多肽p50和p65亚基形成。NF-κB的抑制物为IkB，包括6种成分，分别是Ik Bα、Ik Bβ、Ik Bγ、Ik Bδ、Ik Bε和Bcl-3。其中Ik Bα、Ik Bβ是NF-κB的主要调控蛋白。细胞在静息状态下，NF-κB以无活性的潜在状态存在于胞质中，Iκ Bα与NF-κ B二聚体结合成三聚体复合物，以无活性的形式存在于胞质中，阻止NF-κ B进入胞核与目标基因启动子区域的特定序列结合，从而抑制NF-κ B的转录活性。当细胞受到氧自由基、细菌、内毒素、前炎症细胞因子如白介素（IL）-2等的刺激后被激活，经历快速移至核内，结合在被诱导基因启动子序列上与之相同的κ B位点，致转录增加，蛋白质合成增加。

Michie等发现，NF-κB是与创伤相关的核转录因子之一，是多种信号转导途径的汇聚点，在调控炎症反应的基因表达方面起关键作用。主要存在于胞质中，由P50、P65和抑制蛋白kB三部分构成。刘林洪等采用了NF-κB为P65进行瓦斯爆炸伤害作用下肺组织表达的研究，结果显示，瓦斯爆炸造成的早期肺组织充血、水肿，随后出现肺泡上皮细胞脱落、增生、巨噬细胞增生，中性粒细胞浸润等形态学改变，NF-κB mRNA及其蛋白表达也相应地明显增加，2h达高峰，48h表达仍明显高于对照组。ICAM-l的表达水平随着NF-κB水平增高而升高，48h仍高于对照组。而对照组大鼠肺组织几乎不表达NF-κB。这一结果证实了瓦斯爆炸伤害后肺组织内的NF-κ B被活化，从而提示NF-κ B的激活在瓦斯爆炸伤害性脏器伤机制中可能发挥了重要的作用。其可能的机制为复合伤可使细胞产生活性氧族（ROS）增多。ROS的产生可导致Iκ Bα磷酸化和降解以及NF-κ B的核内聚集，致使促炎转录因子-NF-κ B活性增强，从而产生一系列促炎症反应，使许多促炎因子及炎症标志物如TNF-α、IL-6、CRP、PAI-I等增加。这与以往研究相一致，在创伤后的急性炎症反应过程中，NF-κB参与巨噬细胞及白细胞活化，并控制着许多促炎因子的基因表达；这一调节环节的失控将引起炎症反应放大乃至组织损伤。因NF-κB的表达增高导致这些因子的表达增加，或许是其在严重创伤所致多器官功能损害的发生发展中起中心作用的原因。

（4）细胞黏附分子（CAMs）是细胞膜蛋白的组成成分，属多糖蛋白，在维持细胞正常功能及形态上起着重要的作用。CAMs分为五大家族，即整合素家族、免疫球蛋白超家族、选择素家族、钙黏附分子家族和碳水化合物家族，每一大家族在脏器中的作用各不相同，细胞间黏附分子（ICAM）－1属于免疫球蛋白超家族，它参与细胞因子、炎症介质对实质脏器的损害，这是因为在白细胞和血管内皮细胞的黏附和对内皮细胞的激活和损伤主要是靠ICAM－1参与的。

王桂芝等研究发现，ICAM－1的表达与NF－kB的表达相平行，随着NF－kB水平增高，ICAM－1水平随之升高，48h仍高于对照组。

（5）HIF－1α及Caspase－3均表达于气管、支气管黏膜上皮细胞、肺泡上皮细胞，以伤后2 h为最明显，48 h仍高。由此说明HIF－1α在瓦斯爆炸伤致肺缺氧的继发性损害发病机制中起着重要作用，且与损伤程度密切相关。减少HIF－1α及Caspase－3的过量表达，或许可减轻瓦斯爆炸所致的肺损伤，减轻肺的继发性损害及炎症反应。

综上所述，NF－1α、ICAM－1、Caspase－3、NF－kB mRNA、ICAM－1、Fas/FasL蛋白均表达于气管、支气管黏膜上皮细胞、肺泡上皮细胞及血管内皮细胞，也以伤后2h为最明显。其中除NF－1α8h内维持较高水平外，其余的蛋白表达均在48小时还维持较高的水平。由此说明，瓦斯爆炸伤害后，在缺氧、缺血、外伤等因素的影响下，各种炎性因子严重地影响着救治效果和预后。如何通过抑制上述因子表达，寻找到拮抗其病理生理作用的关键靶点，并切实有效地应用于临床，尚需要深入地进行研究。对于慢性糖尿病后NF－κB激活的机制尚应进行深入的研究。

二、心肌

王桂芝等研究发现，受瓦斯爆炸伤害的影响，部分动物出现胸、腹腔积液，以爆炸后30 min至2 h时为重。部分可见心内膜附壁血栓形成，但未见实质脏器破裂。光镜下见心肌细胞出现不同程度的肿胀、脂肪变性，部分心肌纤维断裂，也可见小灶性坏死，炎性细胞浸润，以伤后30 min至4 h为明显。也可见血管扩张充血，甚至小灶性出血。少数动物心肌间质纤维组织增生，淋巴细胞浸润，以8～12 h为显著，并见附壁血栓。电镜下见心肌细胞水肿，肌膜下水肿，质膜液泡形成。线粒体肿胀、空化，内质网扩张，部分肌丝排列紊乱，肌丝有局灶性溶解，闰盘分离。核形不规则，异染色质边集，可见核溶解，及髓鞘样结构形成。毛细血管周围间隙增宽，内皮细胞肿胀，管腔狭窄。核固缩、核形不规则，异染色质边集。此病变在4 h内明显，随时间延长，病变程度逐渐减轻。

HIF－1α mRNA表达明显增加（图23－9）。而且心肌内的2、4 h表达基本持平，明显高于30 min组及48 h组。高峰值持续时间较长，以后才迅速下降。

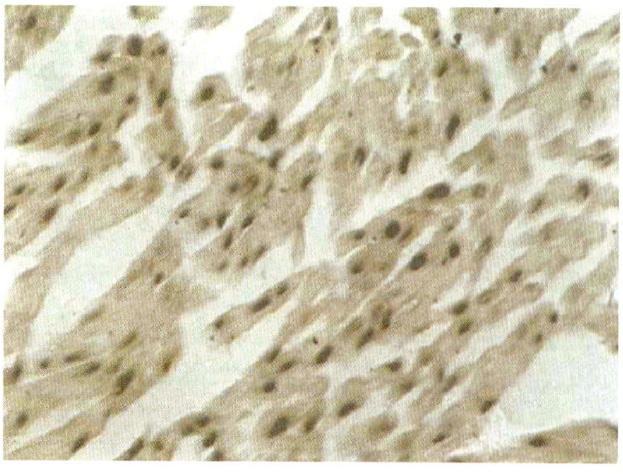

图23－9 瓦斯爆炸伤后2 h大鼠心肌HIF－α mRNA表达位于核周胞质内（NBT×200）

三、脑组织

（一）伤害后临床特征

详见第十四章之“瓦斯爆炸伤害性颅脑外伤的特点”。

（二）影像学改变

脑CT扫描显示，急性期多为对称性皮质肿胀、脑水肿等表现，而苍白球、海马的密度多属正常。脑MRI扫描也发现，多数病例常仅苍白球显示异常信号，而海马区常无异常信号改变，海马区最终并无软化灶形成。推测可能与苍白球由终末小血管供血，缺氧极易造成苍白球的缺血坏死有关。

（三）脑组织病理改变

脑组织的HE染色后在光镜可见：爆炸后30 min，大鼠脑组织神经元则可见有明显的变化，4 h神经元水肿，皮质及海马可见广泛的神经元嗜伊红染色增强，核浓缩，12 h神经元水肿明显，48 h皮质锥体细胞、海马神经元数量开始减少，5 d神经元大量丢失、死亡，神经胶质增生，个别软化灶及出血。电镜所见：脑组织结构疏松、水肿，有局灶性溶解性病变，神经元内线粒体内质网肿胀、空化、血管周围间隙明显增宽、内皮细胞肿胀、管腔狭窄、髓鞘变性、分层或融解，胶质细胞核形不规则，异染色质边集。

（四）蛋白表达

瓦斯爆炸对大鼠脑皮质神经细胞PKCα mRNA表达的影响：对照组大鼠脑皮质及海马神经细胞内均有少许表达，差异无统计学意义（$P>0.05$）。瓦斯爆炸30 min、4 h、12 h组表达有增加但无统计学意义（$P>0.05$），24 h、48 h、72h组的表达较对照组明显升高，差异具有统计学意义（$P<0.05$，$P<0.01$），且48 h最高。

瓦斯爆炸致脑损伤对脑c-fos表达的影响：皮质及海马c-fos表达较对照组均有不同程度增强，且30 min表达即已增强，4 h呈高峰状态（$P<0.01$）以后逐渐降低，5 d仅见少许表达并与对照组无明显差异。

研究表明，c-fos是最早基因之一，c-fos基因表达及调控变化与多种疾病的发生、发展有关。王桂芝等的研究结果显示，瓦斯爆炸伤后4 h基因表达达到高峰，以后强度逐渐降低，一直持续至72 h。据此可推测：早期广泛且短暂的c-fos表达是神经元轻度损伤的反映，在此阶段，c-fos基因被激活，机体开始了对神经元结构与功能的抗损伤的修复过程。c-fos基因表达与神经元选择性易损伤有关，是神经元将要死亡的标志。近年来有关PKC及第2信使钙、肌酸肌醇等对c-fos基因表达的调控作用引起了人们的注意。Trom发现细胞内游离钙浓度高低为c-fos转录激活作用所必需，降低或增PKCα活力，可减少c-fos mRNA水平。Soh等采用基因突变功能分析法分析PKC家族成员对c-fos基因表达作用的研究发现，PKCα对c-fos基因表达的信号传递起决定作用。瓦斯爆炸伤致脑组织缺血缺氧可促进脑神经细胞蛋白激酶Cα mRNA的表达，PKCα mRNA可调节c-fos基因的表达，二者均参与了瓦斯爆炸伤早期神经细胞的损伤过程，在瓦斯爆炸致脑损伤的早期保护过程中能起到重要的作用。

第三节　基础研究方向的思考

一、实验动物模型的标准化

平顶山煤业集团总医院的任文杰等，首次采用中国煤炭科学院重庆分院Φ2000瓦斯爆炸系统，成功地建立了重复性和稳定性均能够达到实验要求的动物模型，并在此基础上，进行了主要器官病理形态学、动脉血气分析、相关因子基因表达等研究，发表了多篇论文，为临床治疗提供了可靠的理论依据。

但是，达到实验动物模型的标准化（符合瓦斯爆炸伤害的临床特征，具有经济性、适用性、易行性、重复性、可靠性、稳定性、可控性等特点，其科学性实用于瓦斯爆炸伤害的研究）的要求还有一定的差距，需要模拟瓦斯爆炸事故后不同爆源距离、直接和间接冲击力、解救出的不同时间、得到有效救治的不同时间等，深入进行全身代谢、脏器功能损害等的研究，特别是煤矿瓦斯爆炸伤害造成全身脏器损害的序贯性更需要进行动物实验，以为早期高级生命支持及其方法提供理论基础。

二、可能的免疫调节对策

受煤矿瓦斯爆炸伤害的伤者，在伤后的1～2周内多数会继发白细胞、血小板持续性下降？其原因是机体免疫过度耗竭还是免疫抑制？……都需要深入地进行创伤免疫学的研究。

应激后宿主的免疫反应加剧是一把双刃剑，目前的免疫治疗目标是既保护其防御机制又可以抑制其副作用，一般采用的是免疫调节的方法，而不是阻滞某个炎性介质。免疫调节的原理多是基于性激素/受体拮抗剂对T细胞和单核细胞的免疫调节特性。通常，免疫调节治疗集中于保护淋巴细胞、巨噬细胞、粒细胞和内皮细胞，既避免它们过渡激活又避免过度抑制。虽然应用抑制一些特别的介质如IL-1或TNF-α取得了很好的实验研究效果，但临床效果却不明显。也有人在围手术期应用G-CSF以诱导手术后释放新的单核细胞而防止大手术后免疫抑制，但是G-CSF的这种免疫保护作用是否能够减少手术后患者感染的发生率和死亡率还有待证实。临床上已经使用性激素/受体拮抗剂氟他胺和/或雌二醇，以及类似雌二醇的药物脱氢表雄酮进行免疫调节，这些药物调节单核细胞和T细胞的反应性，是否真正能够成为临床创伤患者安全、有效的免疫抑制治疗药物，也还需要深入探讨（详见第十八章）。

三、自体挤压伤或自体挤压性挤压综合征致急性肾损伤的“三早原则”

临床实践已经证实，早期发现、早期诊断和早期治疗的“三早原则”是挽救生命、确保肢体的唯一方法，可是要达到“三早原则”的目的，除严密观察病情变化之外，重要的是全身MRI检查，而严重瓦斯爆炸性复合伤的患者多数是没有条件施行全身核磁共振成像检查的，在这种条件下，开辟一种无创性物理监护和诊断的方法是非常重要的。

四、肠道黏膜功能的保护

肠道黏膜的缺血、缺氧、通透性增加，是导致内毒素、细菌移位和内毒素血症、脓毒血症的重要途径，也是导致全身炎性反应综合征和全身脏器功能衰竭综合征的“启动器”。因此，早期进行肠道黏膜功能保护的干预是非常重要的。利用口服思密达对消化道黏膜的强有力的覆盖能力和对消化道内的病毒、病菌及其产生的毒素有极强的选择性固定抑制作用；利用多黏菌素B对内毒素的灭活作用和不能被肠壁所吸收的特性，将多黏菌素B为亲和配基固定到思密达载体上成为一种新型的肠道吸附剂，在休克复苏的同时从肠道给药就有可能从源头上阻断内毒素释放入血循环以及减少活性肠道内毒素和细菌的浓度，从而降低休克后内毒素血症和菌血症的发生和发展（详见第二十章）。

参考文献

[1] Brown RF, Cooper GJ, Maynard RL. The ultrastructure of rat lung following acute primary blast injury. Int J Exp Patho, 1993, 74: 151-162.

[2] Cernak I, Savic J, MrsuljaB, et al. Pathogenesis of pulmonary edemacaused by blastwaves. Vojnosanit Preg, l 1991, 48: 507-514.

[3] 任文杰，秦祖暄，王桂芝等. 大鼠瓦斯爆炸伤伤情特点. 中华创伤杂志，2005，21（3）：208-211.

[4] 游贵芳，阳纯兵，莫伟等. 瓦斯爆炸致吸入性损伤106例分析. 中华烧伤杂志，2000，16（3）：170-172.

[5] 方之杨，吴中立，高学书等. 烧伤理论与实践. 沈阳：辽宁科学技术出版社，1989，177-179、483-487.

[6] Mayorga MA. The pathology of primary blastoverpressure injury. Tox-icology，1997，121：17-28.

[7] 陈新晖，张廷，葛昊等. 瓦斯爆炸吸入性损伤的影像随访研究. 中华劳动卫生职业病杂志，2006，24（11）：690-692.

[8] 王桂芝，任文杰，王正国等. 瓦斯爆炸伤致大鼠肺脏缺氧的研究. 中国公共卫生，2004，20（12）：1461-1463.

[9] 任文杰，刘良明，王桂芝等. 大鼠瓦斯爆炸伤后肺 HIF-la、NF-KB、ICAM-1、CasPase-3 蛋白及 mRNA 表达的变化及意义. 中华创伤杂志，2007，23（6）：468-470.

[10] Semenza GL，Agani F，Booth G，et al. Structural and functional analysis of hypoxia - inducible factor 1 . Kidney Int，1997，51（2）：553～555.

[11] Jiang BH，Zheng JZ，Leung SW，et al. Transactivation and inhibitory domain of hypoxia - inducible factor 1 a：modulation of transcrip2 tional activity by oxygen tension. J Biol Chem，1997，272（31）：19253～19260.

[12] Kallio PJ，Okamoto K，O'BrienS，et al. Signal transduction in hypoxic cells：inducible nuclear translocation and recruitment of the CBP /p300 coactivator by the hypoxia-inducible factor-1 alpha. EMBOJ，1998，17（22）：6573～6586.

[13] Michie HR，Manogue KR，Spriggs DR，et al. Det TNF after endotoxin administration. N Eng J Med，1984，45：589-593.

[14] Rahman I，MacNee W. Role Of transcription factors inflammatory lung diseases. Thorax，1998，53：601-612.

[15] 刘林洪，任文杰，王桂芝等. 瓦斯爆炸伤对大鼠肺组织核因子-B及细胞间黏附分子-1表达的影响及意义. 中华劳动卫生职业病杂志，2006，24（7）：409-411.

[16] Abraham E. NF-kapaB activation. Crit Car Med，2000，28（suppl）：100-104.

[17] 刘景生. 细胞信息与调控. 北京：北京医科大学中国协和医科大学联合出版社，1998. 625-28.

[18] Amberger A，Maczek C，Jurgens G，et al. Co-expression of ICAM-1，VCAM-1，ELAM-1 and Hsp60 in human arterial and venous endothelial cells in response to cytokines and oxidized lowdensitylipoproteins. Cell-Stress-Chaperones. 1997；2（2）：94-103

[19] 王桂芝，任文杰，吴松远等. 瓦斯爆炸对大鼠心肌损伤过程中 HIF-1α 的动态变化. 第三军医大学学报，2005，27（7）：640-642.

[20] 张永亮，李灵芝，辛军平等. FOS蛋白和JUN蛋白在侧位液压冲击脑损伤大鼠大脑皮质的表达. 中国危重病急救医学，2000，12：710-713.

[21] 王桂芝，任文杰，秦祖暄等. 瓦斯爆炸伤大鼠脑组织蛋白激酶 CαmRNA 与 c-fos 基因表达的关系. 中华劳动卫生职业病杂志，2005，23（1）：24-26.

（程　光　张　柳　白俊清）

附录 1　国家突发公共事件总体应急预案

2006 年 01 月 08 日

1　总则

1.1　编制目的

提高政府保障公共安全和处置突发公共事件的能力，最大程度地预防和减少突发公共事件及其造成的损害，保障公众的生命财产安全，维护国家安全和社会稳定，促进经济社会全面、协调、可持续发展。

1.2　编制依据

依据宪法及有关法律、行政法规，制定本预案。

1.3　分类分级

本预案所称突发公共事件是指突然发生，造成或者可能造成重大人员伤亡、财产损失、生态环境破坏和严重社会危害，危及公共安全的紧急事件。

根据突发公共事件的发生过程、性质和机理，突发公共事件主要分为以下四类：

（1）自然灾害。主要包括水旱灾害，气象灾害，地震灾害，地质灾害，海洋灾害，生物灾害和森林草原火灾等。

（2）事故灾难。主要包括工矿商贸等企业的各类安全事故，交通运输事故，公共设施和设备事故，环境污染和生态破坏事件等。

（3）公共卫生事件。主要包括传染病疫情，群体性不明原因疾病，食品安全和职业危害，动物疫情，以及其他严重影响公众健康和生命安全的事件。

（4）社会安全事件。主要包括恐怖袭击事件，经济安全事件和涉外突发事件等。

各类突发公共事件按照其性质、严重程度、可控性和影响范围等因素，一般分为四级：Ⅰ级（特别重大）、Ⅱ级（重大）、Ⅲ级（较大）和Ⅳ级（一般）。

1.4　适用范围

本预案适用于涉及跨省级行政区划的，或超出事发地省级人民政府处置能力的特别重大突发公共事件应对工作。

本预案指导全国的突发公共事件应对工作。

1.5　工作原则

（1）以人为本，减少危害。切实履行政府的社会管理和公共服务职能，把保障公众健康和生命财产安全作为首要任务，最大程度地减少突发公共事件及其造成的人员伤亡和危害。

（2）居安思危，预防为主。高度重视公共安全工作，常抓不懈，防患于未然。增强忧患意识，坚持预防与应急相结合，常态与非常态相结合，做好应对突发公共事件的各项准备工作。

（3）统一领导，分级负责。在党中央、国务院的统一领导下，建立健全分类管理、分级负责，条块结合、属地管理为主的应急管理体制，在各级党委领导下，实行行政领导责任制，充分发挥专业应急指挥机构的作用。

（4）依法规范，加强管理。依据有关法律和行政法规，加强应急管理，维护公众的合法权益，使应对突发公共事件的工作规范化、制度化、法制化。

（5）快速反应，协同应对。加强以属地管理为主的应急处置队伍建设，建立联动协调制度，充分动员和发挥乡镇、社区、企事业单位、社会团体和志愿者队伍的作用，依靠公众力量，形成统一指挥、反应灵敏、功能齐全、协调有序、运转高效的应急管理机制。

（6）依靠科技，提高素质。加强公共安全科学研究和技术开发，采用先进的监测、预测、预警、预防和应急处置技术及设施，充分发挥专家队伍和专业人员的作用，提高应对突发公共事件的科技水平和指挥能力，避免发生次生、衍生事件；加强宣传和培训教育工作，提高公众自救、互救和应对各类突发公共事件的综合素质。

1.6　应急预案体系

全国突发公共事件应急预案体系包括：

（1）突发公共事件总体应急预案。总体应急预案是全国应急预案体系的总纲，是国务院应对特别重大突发公共事件的规范性文件。

（2）突发公共事件专项应急预案。专项应急预案主要是国务院及其有关部门为应对某一类型或某几种类型突发公共事件而制定的应急预案。

（3）突发公共事件部门应急预案。部门应急预案是国务院有关部门根据总体应急预案、专项应急预案和部门职责为应对突发公共事件制定的预案。

（4）突发公共事件地方应急预案。具体包括：省级人民政府的突发公共事件总体应急预案、专项应急预案和部门应急预案；各市（地）、县（市）人民政府及其基层政权组织的突发公共事件应急预案。上述预案在省级人民政府的领导下，按照分类管理、分级负责的原则，由地方人民政府及其有关部门分别制定。

（5）企事业单位根据有关法律法规制定的应急预案。

（6）举办大型会展和文化体育等重大活动，主办单位应当制定应急预案。

各类预案将根据实际情况变化不断补充、完善。

2　组织体系

2.1　领导机构

国务院是突发公共事件应急管理工作的最高行政领导机构。在国务院总理领导下，由国务院常务会议和国家相关突发公共事件应急指挥机构（以下简称相关应急指挥机构）负责突发公共事件的应急管理工作；必要时，派出国务院工作组指导有关工作。

2.2　办事机构

国务院办公厅设国务院应急管理办公室，履行值守应急、信息汇总和综合协调职责，发挥运转枢纽作用。

2.3　工作机构

国务院有关部门依据有关法律、行政法规和各自的职责，负责相关类别突发公共事件的应急管理工作。具体负责相关类别的突发公共事件专项和部门应急预案的起草与实施，贯彻落实国务院有关决定事项。

2.4　地方机构

地方各级人民政府是本行政区域突发公共事件应急管理工作的行政领导机构，负责本行政区域各类突发公共事件的应对工作。

2.5　专家组

国务院和各应急管理机构建立各类专业人才库，可以根据实际需要聘请有关专家组成专家组，为应急管理提供决策建议，必要时参加突发公共事件的应急处置工作。

3　运行机制

3.1　预测与预警

各地区、各部门要针对各种可能发生的突发公共事件，完善预测预警机制，建立预测预警系统，开展风险分析，做到早发现、早报告、早处置。

3.1.1　预警级别和发布

根据预测分析结果，对可能发生和可以预警的突发公共事件进行预警。预警级别依据突发公共事件可能造成的危害程度、紧急程度和发展势态，一般划分为四级：Ⅰ级（特别严重）、Ⅱ级（严重）、Ⅲ级（较重）和Ⅳ级（一般），依次用红色、橙色、黄色和蓝色表示。

预警信息包括突发公共事件的类别、预警级别、起始时间、可能影响范围、警示事项、应采取的措施和发布机关等。

预警信息的发布、调整和解除可通过广播、电视、报刊、通信、信息网络、警报器、宣传车或组织人员逐户通知等方式进行，对老、幼、病、残、孕等特殊人群以及学校等特殊场所和警报盲区应当采取有针对性的公告方式。

3.2　应急处置

3.2.1　信息报告

特别重大或者重大突发公共事件发生后，各地区、各部门要立即报告，最迟不得超过4小时，同时通报有关地区和部门。应急处置过程中，要及时续报有关情况。

3.2.2　先期处置

突发公共事件发生后，事发地的省级人民政府或者国务院有关部门在报告特别重大、重大突发公共事件信息的同时，要根据职责和规定的权限启动相关应急预案，及时、有效地进行处置，控制事态。

在境外发生涉及中国公民和机构的突发事件，我驻外使领馆、国务院有关部门和有关地方人民政府要采取措施控制事态发展，组织开展应急救援工作。

3.2.3　应急响应

对于先期处置未能有效控制事态的特别重大突发公共事件，要及时启动相关预案，由国务院相关应急指挥机构或国务院工作组统一指挥或指导有关地区、部门开展处置工作。

现场应急指挥机构负责现场的应急处置工作。

需要多个国务院相关部门共同参与处置的突发公共事件，由该类突发公共事件的业务主管部门牵头，其他部门予以协助。

3.2.4　应急结束

特别重大突发公共事件应急处置工作结束，或者相关危险因素消除后，现场应急指挥机构予以撤销。

3.3　恢复与重建

3.3.1　善后处置

要积极稳妥、深入细致地做好善后处置工作。对突发公共事件中的伤亡人员、应急处置工作人员，以及紧急调集、征用有关单位及个人的物资，要按照规定给予抚恤、补助或补偿，并提供心理及司法援助。有关部门要做好疫病防治和环境污染消除工作。保险监管机构督促有关保险机构及时做好有关单位和个人损失的理赔工作。

3.3.2　调查与评估

要对特别重大突发公共事件的起因、性质、影响、责任、经验教训和恢复重建等问题进行调查评估。

3.3.3　恢复重建

根据受灾地区恢复重建计划组织实施恢复重建工作。

3.4　信息发布

突发公共事件的信息发布应当及时、准确、客观、全面。事件发生的第一时间要向社会发布简要信息，随后发布初步核实情况、政府应对措施和公众防范措施等，并根据事件处置情况做好后续发布工作。

信息发布形式主要包括授权发布、散发新闻稿、组织报道、接受记者采访、举行新闻发布会等。

4　应急保障

各有关部门要按照职责分工和相关预案做好突发公共事件的应对工作，同时根据总体预案切实做好应对突发公共事件的人力、物力、财力、交通运输、医疗卫生及通信保障等工作，保证应急救援工作的需要和灾区群众的基本生活，以及恢复重建工作的顺利进行。

4.1　人力资源

公安（消防）、医疗卫生、地震救援、海上搜救、矿山救护、森林消防、防洪抢险、核与辐射、环境监控、危险化学品事故救援、铁路事故、民航事故、基础信息网络和重要信息系统事故处置，以及水、电、油、气等工程抢险救援队伍是应急救援的专业队伍和骨干力量。地方各级人民政府和有关部门、单位要加强应急救援队伍的业务培训和应急演练，建立联动协调机制，提高装备水平；动员社会团体、企事业单位以及志愿者等各种社会力量参与应急救援工作；增进国际间的交流与合作。要加强以乡镇和社区为单位的公众应急能力建设，发挥其在应对突发公共事件中的重要作用。

中国人民解放军和中国人民武装警察部队是处置突发公共事件的骨干和突击力量，按照有关规定参加应急处置工作。

4.2　财力保障

要保证所需突发公共事件应急准备和救援工作资金。对受突发公共事件影响较大的行业、企事业单位和个人要及时研究提出相应的补偿或救助政策。要对突发公共事件财政应急保障资金的使用和效果进行监管和评估。

鼓励自然人、法人或者其他组织（包括国际组织）按照《中华人民共和国公益事业捐赠法》等有关法律、法规的规定进行捐赠和援助。

4.3　物资保障

要建立健全应急物资监测网络、预警体系和应急物资生产、储备、调拨及紧急配送体系，完善应急工作程序，确保应急所需物资和生活用品的及时供应，并加强对物资储备的监督管理，及时予以补充和更新。

地方各级人民政府应根据有关法律、法规和应急预案的规定，做好物资储备工作。

4.4　基本生活保障

要做好受灾群众的基本生活保障工作，确保灾区群众有饭吃、有水喝、有衣穿、有住处、有病能得到及时医治。

4.5　医疗卫生保障

卫生部门负责组建医疗卫生应急专业技术队伍，根据需要及时赴现场开展医疗救治、疾病预防控制等卫生应急工作。及时为受灾地区提供药品、器械等卫生和医疗设备。必要时，组织动员红十字会等社会卫生力量参与医疗卫生救助工作。

4.6　交通运输保障

要保证紧急情况下应急交通工具的优先安排、优先调度、优先放行，确保运输安全畅通；要依法建立紧急情况社会交通运输工具的征用程序，确保抢险救灾物资和人员能够及时、安全送达。

根据应急处置需要，对现场及相关通道实行交通管制，开设应急救援“绿色通道”，保证应急救援工作的顺利开展。

4.7 治安维护

要加强对重点地区、重点场所、重点人群、重要物资和设备的安全保护，依法严厉打击违法犯罪活动。必要时，依法采取有效管制措施，控制事态，维护社会秩序。

4.8 人员防护

要指定或建立与人口密度、城市规模相适应的应急避险场所，完善紧急疏散管理办法和程序，明确各级责任人，确保在紧急情况下公众安全、有序的转移或疏散。

要采取必要的防护措施，严格按照程序开展应急救援工作，确保人员安全。

4.9 通信保障

建立健全应急通信、应急广播电视保障工作体系，完善公用通信网，建立有线和无线相结合、基础电信网络与机动通信系统相配套的应急通信系统，确保通信畅通。

4.10 公共设施

有关部门要按照职责分工，分别负责煤、电、油、气、水的供给，以及废水、废气、固体废弃物等有害物质的监测和处理。

4.11 科技支撑

要积极开展公共安全领域的科学研究；加大公共安全监测、预测、预警、预防和应急处置技术研发的投入，不断改进技术装备，建立健全公共安全应急技术平台，提高我国公共安全科技水平；注意发挥企业在公共安全领域的研发作用。

5 监督管理

5.1 预案演练

各地区、各部门要结合实际，有计划、有重点地组织有关部门对相关预案进行演练。

5.2 宣传和培训

宣传、教育、文化、广电、新闻出版等有关部门要通过图书、报刊、音像制品和电子出版物、广播、电视、网络等，广泛宣传应急法律法规和预防、避险、自救、互救、减灾等常识，增强公众的忧患意识、社会责任意识和自救、互救能力。各有关方面要有计划地对应急救援和管理人员进行培训，提高其专业技能。

5.3 责任与奖惩

突发公共事件应急处置工作实行责任追究制。

对突发公共事件应急管理工作中做出突出贡献的先进集体和个人要给予表彰和奖励。

对迟报、谎报、瞒报和漏报突发公共事件重要情况或者应急管理工作中有其他失职、渎职行为的，依法对有关责任人给予行政处分；构成犯罪的，依法追究刑事责任。

6 附则

6.1 预案管理

根据实际情况的变化，及时修订本预案。

本预案自发布之日起实施。

附录 2　国务院关于全面加强应急管理工作的意见

各省、自治区、直辖市人民政府，国务院各部委、各直属机构：

加强应急管理，是关系国家经济社会发展全局和人民群众生命财产安全的大事，是全面落实科学发展观、构建社会主义和谐社会的重要内容，是各级政府坚持以人为本、执政为民、全面履行政府职能的重要体现。当前，我国现代化建设进入新的阶段，改革和发展处于关键时期，影响公共安全的因素增多，各类突发公共事件时有发生。但是，我国应急管理工作基础仍然比较薄弱，体制、机制、法制尚不完善，预防和处置突发公共事件的能力有待提高。为深入贯彻实施《国家突发公共事件总体应急预案》（以下简称《国家总体应急预案》），全面加强应急管理工作，提出以下意见：

一、明确指导思想和工作目标

（一）指导思想。以邓小平理论和"三个代表"重要思想为指导，全面落实科学发展观，坚持以人为本、预防为主，充分依靠法制、科技和人民群众，以保障公众生命财产安全为根本，以落实和完善应急预案为基础，以提高预防和处置突发公共事件能力为重点，全面加强应急管理工作，最大程度地减少突发公共事件及其造成的人员伤亡和危害，维护国家安全和社会稳定，促进经济社会全面、协调、可持续发展。

（二）工作目标。在"十一五"期间，建成覆盖各地区、各行业、各单位的应急预案体系；健全分类管理、分级负责、条块结合、属地为主的应急管理体制，落实党委领导下的行政领导责任制，加强应急管理机构和应急救援队伍建设；构建统一指挥、反应灵敏、协调有序、运转高效的应急管理机制；完善应急管理法律法规，建设突发公共事件预警预报信息系统和专业化、社会化相结合的应急管理保障体系，形成政府主导、部门协调、军地结合、全社会共同参与的应急管理工作格局。

二、加强应急管理规划和制度建设

（三）编制并实施突发公共事件应急体系建设规划。依据《国民经济和社会发展第十一个五年规划纲要》（以下简称"十一五"规划），编制并尽快组织实施《"十一五"期间国家突发公共事件应急体系建设规划》，优化、整合各类资源，统一规划突发公共事件预防预警、应急处置、恢复重建等方面的项目和基础设施，科学指导各项应急管理体系建设。各地区、各部门要在《"十一五"期间国家突发公共事件应急体系建设规划》指导下，编制本地区和本行业突发公共事件应急体系建设规划并纳入国民经济和社会发展规划。城乡建设等有关专项规划的编制要与应急体系建设规划相衔接，合理布局重点建设项目，统筹规划应对突发公共事件所必需的基础设施建设。

（四）健全应急管理法律法规。要加强应急管理的法制建设，逐步形成规范各类突发公共事件预防和处置工作的法律体系。抓紧做好突发事件应对法的立法准备工作和公布后的贯彻实施工作，研究制定配套法规和政策措施。国务院各有关部门要根据预防和处置自然灾害、事故灾难、公共卫生事件、社会安全事件等各类突发公共事件的需要，抓紧做好有关法律法规草案和修订草案的起草工作，以及有关规章、标准的修订工作。各地区要依据有关法律、行政法规，结合实际制定并完善应急管理的地方性法规和规章。

（五）加强应急预案体系建设和管理。各地区、各部门要根据《国家总体应急预案》，抓紧编制修订本地区、本行业和领域的各类预案，并加强对预案编制工作的领导和督促检查。各基层单位要根据实际情况制订和完善本单位预案，明确各类突发公共事件的防范措施和处置程序。尽快构建覆盖各地区、各行业、各单位的预案体系，并做好各级、各类相关预案的衔接工作。要加强对预案的动态管理，不断增强预案的针对性和实效性。狠抓预案落实工作，经常性地开展预案演练，特别是涉及多个地区和部门的预案，要通过开展联合演练等方式，促进各单位的协调配合和职责落实。

（六）加强应急管理体制和机制建设。国务院是全国应急管理工作的最高行政领导机关，国务院各有关部门依据有关法律、行政法规和各自职责，负责相关类别突发公共事件的应急管理工作。地方各级人民政府是本行政区域应急管理工作的行政领导机关，要根据《国家总体应急预案》的要求和应对各类突发公共事件的需要，结合实际明确应急管理的指挥机构、办事机构及其职责。各专项应急指挥机构要进一步强化职责，充分发挥在相关领域应对突发公共事件的作用。加强各地区、各部门以及各级各类应急管理机构的协调联动，积极推进资源整合和信息共享。加快突发公共事件预测预警、信息报告、应急响应、恢复重建及调查评估等机制建设。研究建立保险、社会捐赠等方面参与、支持应急管理工作的机制，充分发挥其在突发公共事件预防与处置等方面的作用。

三、做好各类突发公共事件的防范工作

（七）开展对各类突发公共事件风险隐患的普查和监控。各地区、各有关部门要组织力量认真开展风险隐患普查工作，全面掌握本行政区域、本行业和领域各类风险隐患情况，建立分级、分类管理制度，落实综合防范和处置措施，实行动态管理和监控，加强地区、部门之间的协调配合。对可能引发突发公共事件的风险隐患，要组织力量限期治理，特别是对位于城市和人口密集地区的高危企业，不符合安全布局要求、达不到安全防护距离的，要依法采取停产、停业、搬迁等措施，尽快消除隐患。要加强对影响社会稳定因素的排查调处，认真做好预警报告和快速处置工作。社区、乡村、企业、学校等基层单位要经常开展风险隐患的排查，及时解决存在的问题。

（八）促进各行业和领域安全防范措施的落实。地方各级人民政府及有关部门要进一步加强对本行政区域各单位、各重点部位安全管理的监督检查，严密防范各类安全事故；要加强监管监察队伍建设，充实必要的人员，完善监管手段。各有关部门要按照有关法律法规和职责分工，加强对本系统、本行业和领域的安全监管监察，严格执行安全许可制度，经常性开展监督检查，依法加大处罚力度；要提高监管效率，对事故多发的行业和领域进一步明确监管职责，实施联合执法。上级主管部门和有关监察机构要把督促风险隐患整改情况作为衡量监管机构履行职责是否到位的重要内容，加大监督检查和考核力度。各企业、事业单位要切实落实安全管理的主体责任，建立健全安全管理的规章制度，加大安全投入，全面落实安全防范措施。

（九）加强突发公共事件的信息报告和预警工作。特别重大、重大突发公共事件发生后，事发地省级人民政府、国务院有关部门要按规定及时、准确地向国务院报告，并向有关地方、部门和应急管理机构通报。要进一步建立健全信息报告工作制度，明确信息报告的责任主体，对迟报、漏报甚至瞒报、谎报行为要依法追究责任。在加强地方各级人民政府和有关部门信息报告工作的同时，通过建立社会公众报告、举报奖励制度，设立基层信息员等多种方式，不断拓宽信息报告渠道。建设各级人民政府组织协调、有关部门分工负责的各类突发公共事件预警系统，建立预警信息通报与发布制度，充分利用广播、电视、互联网、手机短信息、电话、宣传车等各种媒体和手段，及时发布预警信息。

（十）积极开展应急管理培训。各地区、各有关部门要制订应急管理的培训规划和培训大纲，明确培训内容、标准和方式，充分运用多种方法和手段，做好应急管理培训工作，并加强培训资质管理。积极开展对地方和部门各级领导干部应急指挥和处置能力的培训，并纳入各级党校和行政学院培训内容。加强各单位从业人员安全知识和操作规程培训，负有安全监管职责的部门要强化培训考核，对未按要求

开展安全培训的单位要责令其限期整改，达不到考核要求的管理人员和职工一律不准上岗。各级应急管理机构要加强对应急管理培训工作的组织和指导。

四、加强应对突发公共事件的能力建设

（十一）推进国家应急平台体系建设。要统筹规划建设具备监测监控、预测预警、信息报告、辅助决策、调度指挥和总结评估等功能的国家应急平台。加快国务院应急平台建设，完善有关专业应急平台功能，推进地方人民政府综合应急平台建设，形成连接各地区和各专业应急指挥机构、统一高效的应急平台体系。应急平台建设要结合实际，依托政府系统办公业务资源网络，规范技术标准，充分整合利用现有专业系统资源，实现互联互通和信息共享，避免重复建设。积极推进紧急信息接报平台整合，建立统一接报、分类分级处置的工作机制。

（十二）提高基层应急管理能力。要以社区、乡村、学校、企业等基层单位为重点，全面加强应急管理工作。充分发挥基层组织在应急管理中的作用，进一步明确行政负责人、法定代表人、社区或村级组织负责人在应急管理中的职责，确定专（兼）职的工作人员或机构，加强基层应急投入，结合实际制订各类应急预案，增强第一时间预防和处置各类突发公共事件的能力。社区要针对群众生活中可能遇到的突发公共事件，制订操作性强的应急预案，经常性地开展应急知识宣传，做到家喻户晓；乡村要结合社会主义新农村建设，因地制宜加强应急基础设施建设，努力提高群众自救、互救能力，并充分发挥城镇应急救援力量的辐射作用；学校要在加强校园安全工作的同时，积极开展公共安全知识和应急防护知识的教育和普及，增强师生公共安全意识；企业特别是高危行业企业要切实落实法定代表人负责制和安全生产主体责任，做到有预案、有救援队伍、有联动机制、有善后措施。地方各级人民政府和有关部门要加强对基层应急管理工作的指导和检查，及时协调解决人力、物力、财力等方面的问题，促进基层应急管理能力的全面提高。

（十三）加强应急救援队伍建设。落实“十一五”规划有关安全生产应急救援、国家灾害应急救援体系建设的重点工程。建立充分发挥公安消防、特警以及武警、解放军、预备役民兵的骨干作用，各专业应急救援队伍各负其责、互为补充，企业专兼职救援队伍和社会志愿者共同参与的应急救援体系。加强各类应急抢险救援队伍建设，改善技术装备，强化培训演练，提高应急救援能力。建立应急救援专家队伍，充分发挥专家学者的专业特长和技术优势。逐步建立社会化的应急救援机制，大中型企业特别是高危行业企业要建立专职或者兼职应急救援队伍，并积极参与社会应急救援；研究制订动员和鼓励志愿者参与应急救援工作的办法，加强对志愿者队伍的招募、组织和培训。

（十四）加强各类应急资源的管理。建立国家、地方和基层单位应急资源储备制度，在对现有各类应急资源普查和有效整合的基础上，统筹规划应急处置所需物料、装备、通信器材、生活用品等物资和紧急避难场所，以及运输能力、通信能力、生产能力和有关技术、信息的储备。加强对储备物资的动态管理，保证及时补充和更新。要建立国家和地方重要物资监测网络及应急物资生产、储备、调拨和紧急配送体系，保障应急处置和恢复重建工作的需要。合理规划建设国家重要应急物资储备库，按照分级负责的原则，加强地方应急物资储备库建设。充分发挥社会各方面在应急物资的生产和储备方面的作用，实现社会储备与专业储备的有机结合。加强应急管理基础数据库建设和对有关技术资料、历史资料等的收集管理，实现资源共享，为妥善应对各类突发公共事件提供可靠的基础数据。

（十五）全力做好应急处置和善后工作。突发公共事件发生后，事发单位及直接受其影响的单位要根据预案立即采取有效措施，迅速开展先期处置工作，并按规定及时报告。地方各级人民政府和国务院有关部门要依照预案规定及时采取相关应急响应措施。按照属地管理为主的原则，事发地人民政府负有统一组织领导应急处置工作的职责，要积极调动有关救援队伍和力量开展救援工作，采取必要措施，防止发生次生、衍生灾害事件，并做好受影响群众的基本生活保障和事故现场环境评估工作。应急处置结

束后，要及时组织受影响地区恢复正常的生产、生活和社会秩序。灾后恢复重建要与防灾减灾相结合，坚持统一领导、科学规划、加快实施。健全社会捐助和对口支援等社会动员机制，动员社会力量参与重大灾害应急救助和灾后恢复重建。各级人民政府及有关部门要依照有关法律法规及时开展事故调查处理工作，查明原因，依法依纪处理责任人员，总结事故教训，制订整改措施并督促落实。

（十六）加强评估和统计分析工作。建立健全突发公共事件的评估制度，研究制订客观、科学的评估方法。各级人民政府及有关部门在对各类突发公共事件调查处理的同时，要对事件的处置及相关防范工作做出评估，并对年度应急管理工作情况进行全面评估。各地区、各有关部门要加强应急管理统计分析工作，完善分类分级标准，明确责任部门和人员，及时、全面、准确地统计各类突发公共事件发生起数、伤亡人数、造成的经济损失等相关情况，并纳入经济和社会发展统计指标体系。突发公共事件的统计信息实行月度、季度和年度报告制度。要研究建立突发公共事件发生后统计系统快速应急机制，及时调查掌握突发公共事件对国民经济发展和城乡居民生活的影响并预测发展趋势。

五、制定和完善全面加强应急管理的政策措施

（十七）加大对应急管理的资金投入力度。根据《国家总体应急预案》的规定，各级财政部门要按照现行事权、财权划分原则，分级负担公共安全工作以及预防与处置突发公共事件中需由政府负担的经费，并纳入本级财政年度预算，健全应急资金拨付制度。对规划布局内的重大建设项目给予重点支持。支持地方应急管理工作，建立完善财政专项转移支付制度。建立健全国家、地方、企业、社会相结合的应急保障资金投入机制，适应应急队伍、装备、交通、通信、物资储备等方面建设与更新维护资金的要求。建立企业安全生产的长效投入机制，增强高危行业企业安全保障和应急救援能力。研究建立应对突发公共事件社会资源依法征用与补偿办法。

（十八）大力发展公共安全技术和产品。在推进产业结构调整中，要将具有较高技术含量的公共安全工艺、技术和产品列入《国家产业结构调整指导目录》的鼓励类发展项目，在政策上积极予以支持。对公共安全、应急处置重大项目和技术开发、产业化示范项目，政府给予直接投资或资金补助、贷款贴息等支持。采取政府采购等办法，推动国家公共安全应急成套设备及防护用品的研发和生产。加强对公共安全产品的质量监督管理，实行严格的市场准入制度，确保产品质量安全可靠。

（十九）建立公共安全科技支撑体系。按照《国家中长期科学和技术发展规划纲要》的要求，高度重视利用科技手段提高应对突发公共事件的能力，通过国家科技计划和科学基金等，对突发公共事件应急管理的基础理论、应用和关键技术研究给予支持，并在大专院校、科研院所加强公共安全与应急管理学科、专业建设，大力培养公共安全科技人才。坚持自主创新和引进消化吸收相结合，形成公共安全科技创新机制和应急管理技术支撑体系。扶持一批在公共安全领域拥有自主知识产权和核心技术的重点企业，实现成套核心技术与重大装备的突破，增强安全技术保障能力。

六、加强领导和协调配合，努力形成全民参与的合力

（二十）进一步加强对应急管理工作的领导。地方各级人民政府要在党委领导下，建立和完善突发公共事件应急处置工作责任制，并将落实情况纳入干部政绩考核的内容，特别要抓好市（地）、县（区）两级领导干部责任的落实。各地区、各部门要加强沟通协调，理顺关系，明确职责，搞好条块之间的衔接和配合。建立和完善应对突发公共事件部际联席会议制度，加强部门之间的协调配合，定期研究解决有关问题。各级领导干部要不断增强处置突发公共事件的能力，深入一线，加强组织指挥。要建立并落实责任追究制度，对有失职、渎职、玩忽职守等行为的，要依照法律法规追究责任。

（二十一）构建全社会共同参与的应急管理工作格局。全面加强应急管理工作，需要紧紧依靠群众，军地结合，动员社会各方面力量积极参与。要切实发挥工会、共青团、妇联等人民团体在动员群众、宣

传教育、社会监督等方面的作用，重视培育和发展社会应急管理中介组织。鼓励公民、法人和其他社会组织为应对突发公共事件提供资金、物资捐赠和技术支持。积极开展基层公共安全创建活动，树立一批应急管理工作先进典型，表彰奖励取得显著成绩的单位和个人，形成全社会共同参与、齐心协力做好应急管理工作的局面。

（二十二）大力宣传普及公共安全和应急防护知识。加强应急管理科普宣教工作，提高社会公众维护公共安全意识和应对突发公共事件能力。深入宣传各类应急预案，全面普及预防、避险、自救、互救、减灾等知识和技能，逐步推广应急识别系统。尽快把公共安全和应急防护知识纳入学校教学内容，编制中小学公共安全教育指导纲要和适应全日制各级各类教育需要的公共安全教育读本，安排相应的课程或课时。要在各种招考和资格认证考试中逐步增加公共安全内容。充分运用各种现代传播手段，扩大应急管理科普宣教工作覆盖面。新闻媒体应无偿开展突发公共事件预防与处置、自救与互救知识的公益宣传，并支持社会各界发挥应急管理科普宣传作用。

（二十三）做好信息发布和舆论引导工作。要高度重视突发公共事件的信息发布、舆论引导和舆情分析工作，加强对相关信息的核实、审查和管理，为积极稳妥地处置突发公共事件营造良好的舆论环境。坚持及时准确、主动引导的原则和正面宣传为主的方针，完善政府信息发布制度和新闻发言人制度，建立健全重大突发公共事件新闻报道快速反应机制、舆情收集和分析机制，把握正确的舆论导向。加强对信息发布、新闻报道工作的组织协调和归口管理，周密安排、精心组织信息发布工作，充分发挥中央和省级主要新闻媒体的舆论引导作用。新闻单位要严格遵守国家有关法律法规和新闻宣传纪律，不断提高新闻报道水平，自觉维护改革发展稳定的大局。

（二十四）开展国际交流与合作。加强与有关国家、地区及国际组织在应急管理领域的沟通与合作，参与有关国际组织并积极发挥作用，共同应对各类跨国或世界性突发公共事件。大力宣传我国在应对突发公共事件、加强应急管理方面的政策措施和成功做法，积极参与国际应急救援活动，向国际社会展示我国的良好形象。密切跟踪研究国际应急管理发展的动态和趋势，参与公共安全领域重大国际项目研究与合作，学习、借鉴有关国家在灾害预防、紧急处置和应急体系建设等方面的有益经验，促进我国应急管理工作水平的提高。

国务院

二 00 六年六月十五日

附录3　矿山事故灾难应急预案

1　总则

1.1　目的

进一步增强应对和防范矿山安全生产事故风险和事故灾难的能力，最大限度地减少事故灾难造成的人员伤亡和财产损失。

1.2　工作原则

（1）以人为本，安全第一。矿山事故灾难应急救援工作要始终把保障人民群众的生命安全和身体健康放在首位，切实加强应急救援人员的安全防护，最大限度地减少矿山事故灾难造成的人员伤亡和危害。

（2）统一领导，分级管理。国家安全生产监督管理总局（以下简称安全监管总局）在国务院及国务院安全生产委员会（以下简称国务院安委会）的统一领导下，负责指导、协调矿山事故灾难应急救援工作。地方各级人民政府、有关部门和企业按照各自职责和权限，负责事故灾难的应急管理和应急处置工作。

（3）条块结合，属地为主。矿山事故灾难应急救援工作实行地方各级人民政府行政领导负责制，事故现场应急救援指挥由地方人民政府统一领导，相关部门依法履行职责，专家提供技术支持，企业充分发挥自救作用。

（4）依靠科学，依法规范。遵循科学原理，充分发挥专家的作用，实现科学民主决策。依靠科技进步，不断改进和完善应急救援的装备、设施和手段。依法规范应急救援工作，确保预案的科学性、权威性和可操作性。

（5）预防为主，平战结合。贯彻落实“安全第一，预防为主，综合治理”的方针，坚持事故应急与预防相结合。按照长期准备、重点建设的要求，做好应对矿山事故的思想准备、预案准备、物资和经费准备、工作准备，加强培训演练，做到常备不懈。将日常管理工作和应急救援工作相结合，充分利用现有专业力量，努力实现一队多能；培养兼职应急救援力量并发挥其作用。

1.3　编制依据

《安全生产法》、《矿山安全法》、《安全生产许可证条例》等法律、法规和《国家安全生产事故灾难应急预案》。

1.4　适用范围

本预案适用于矿山（含尾矿库）发生的除石油天然气开采以外的下列事故灾难应对工作：

（1）特别重大矿山事故；

（2）跨省（区、市）行政区的重大事故；

（3）省级应急救援力量和资源不足，需要增援的事故；

（4）国务院领导同志有重要批示，社会影响较大的事故；

（5）安全监管总局认为有必要启动本预案的事故。

2　组织指挥体系与职责

2.1　协调指挥机构与职责

在国务院及国务院安委会统一领导下，安全监管总局负责统一指导、协调特别重大矿山事故灾难的应急救援工作，国家煤矿安全监察局（以下简称煤矿安监局）指导、协调煤矿事故应急救援工作，国家安全生产应急救援指挥中心（以下简称应急指挥中心）具体承办有关工作。安全监管总局成立矿山事故应急工作领导小组（以下简称领导小组）。领导小组的组成及成员单位主要职责：

组长：安全监管总局局长

副组长：安全监管总局分管调度、应急管理和非煤矿山安全监管的副局长和煤矿安监局局长

成员单位：办公厅、政策法规司、安全生产协调司、调度统计司、监督管理一司、应急指挥中心、煤矿安监局综合司、煤矿安监局安全监察司、煤矿安监局事故调查司、矿山救援指挥中心、矿山医疗救护中心、机关服务中心、通信信息中心。

（1）办公厅：负责应急值守，及时向安全监管总局领导报告事故信息，传达安全监管总局领导关于事故救援工作的批示和意见；向中央办公厅、国务院办公厅报送《值班信息》，同时抄送国务院有关部门；接收党中央、国务院领导同志的重要批示、指示，迅速呈报安全监管总局领导阅批，并负责督办落实；需派工作组前往现场协助救援和开展事故调查时，及时向国务院有关部门、事发地省级政府等通报情况，并协调有关事宜。

（2）政策法规司：负责事故信息发布工作，与中宣部、国务院新闻办及新华社、人民日报社、中央人民广播电台、中央电视台等主要新闻媒体联系，协助地方有关部门做好事故现场新闻发布工作，正确引导媒体和公众舆论。

（3）安全生产协调司：根据安全监管总局领导指示和有关规定，组织协调安全监察专员赶赴事故现场参与事故应急救援和事故调查处理工作。

（4）调度统计司：负责应急值守，接收、处置各地、各部门上报的事故信息，及时报告安全监管总局领导，同时转送安全监管总局办公厅和应急指挥中心；按照安全监管总局领导指示，起草事故救援工作指导意见；跟踪、续报事故救援进展情况。

（5）监督管理一司：提供非煤矿山事故单位相关信息，参与事故应急救援和事故调查处理工作。

（6）应急指挥中心：根据安全监管总局领导指示和有关规定下达有关指令，协调指导事故应急救援工作；提出应急救援建议方案，调度有关救援力量参加救援工作；跟踪事故救援情况，及时向安全监管总局领导报告；协调组织专家咨询，为应急救援提供技术支持。

（7）煤矿安监局综合司：根据煤矿安监局领导的指示，协调事故应急救援及调查处理有关工作。

（8）煤矿安监局安全监察司：提供煤矿事故单位有关安全监察的情况和信息，以及安全评估、建设项目安全设施“三同时”等情况；参与煤矿事故应急救援工作。

（9）煤矿安监局事故调查司：参与煤矿事故应急救援工作，组织或参与煤矿重大和特别重大事故调查处理工作。

（10）矿山救援指挥中心：根据安全监管总局和应急指挥中心的统一部署，具体组织协调事故应急救援工作；组织调集相关资源，参加事故应急救援工作；提出应急救援建议方案，组织专家进行咨询、论证，为应急救援提供技术支持；提供矿山应急救援的基础资料和信息。

（11）矿山医疗救护中心：协调指导矿山事故的医疗救护及卫生防疫工作，必要时派遣医疗救护专家赴事故现场协助治疗和救护。

（12）机关服务中心：负责安全监管总局事故应急处置过程中的后勤保障工作。

（13）通信信息中心：负责保障安全监管总局外网、内网畅通运行，及时通过网站发布事故信息及救援进展情况。

2.2 事故现场应急救援指挥部及职责

按事故灾难等级（见7.1响应分级标准）和分级响应原则，由相应的地方人民政府组成现场应急救援指挥部，总指挥由地方政府负责人担任，全面负责应急救援指挥工作。按照有关规定由熟悉事故现场

情况的有关领导具体负责现场救援指挥。现场应急救援指挥部及时向安全监管总局报告事故及救援情况，需要外部力量增援的，报请安全监管总局协调，并说明需要的救援力量、救援装备等情况。

2.3 矿山应急救援专家组及职责

安全监管总局设立矿山应急救援专家组，为矿山事故应急救援提供技术支持。矿山应急救援专家组的职责是：

（1）参与矿山事故灾难救援方案的研究；

（2）研究分析事故信息、灾害情况的演变和救援技术措施，为应急救援决策提出意见和建议；

（3）提出事故防范措施建议；

（4）为恢复生产提供技术支持。

3 预警和预防机制

3.1 信息监控与报告

（1）安全监管总局统一负责全国矿山企业重特大事故信息的接收、报告、初步处理、统计分析，制定相关工作制度。

（2）安全监管总局建立全国矿山基本情况、重大危险源、重大事故隐患、重大灾害事故数据库。

（3）安全监管总局对全国存在的重大危险源、风险高的矿山企业实施重点监控，及时分析重点监控信息并跟踪整改情况。

（4）各级安全生产监督管理部门、煤矿安全监察机构掌握辖区内的矿山分布、灾害等基本状况，建立辖区内矿山基本情况和重大危险源数据库，同时上报安全监管总局备案。

（5）矿山企业根据地质条件、可能发生灾害的类型、危害程度，建立本企业基本情况和危险源数据库，同时报送当地安全生产监督管理部门或煤矿安全监察机构，重大危险源在省级矿山救援指挥中心备案。

3.2 预警预防行动

各级安全生产监督管理部门、煤矿安全监察机构、矿山应急救援指挥机构定期分析、研究可能导致安全生产事故的信息，研究确定应对方案；及时通知有关部门、单位采取针对性的措施预防事故发生。发生事故后，根据事故的情况启动事故应急预案，组织实施救援。必要时，请求上级机构协调增援。

重大（Ⅱ级）矿山安全生产事故，或矿山事故扩大，有可能发生特别重大事故灾难时，安全监管总局调度统计司负责调度、了解事态发展，及时报告安全监管总局领导，并通知领导小组成员单位负责人。应急指挥中心得知事故信息后，及时通知有关矿山应急救援基地、救援装备储备单位、救援专家和救援技术支持机构，做好应急准备。

4 应急响应

4.1 信息报告和处理

（1）矿山企业发生事故后，现场人员要立即开展自救和互救，并立即报告本单位负责人。

（2）矿山企业负责人接到事故报告后，应迅速组织救援，并按照国家有关规定立即如实报告当地人民政府和有关部门。

中央直属企业在上报当地政府的同时上报安全监管总局和企业总部。

（3）地方人民政府和有关部门接到事故报告后，应当按照规定逐级上报。事故灾难发生地的省（区、市）人民政府应当在接到特别重大事故信息报告后2小时内，向国务院报告，同时抄送安全监管总局。

地方各级人民政府和有关部门应当逐级上报事故情况，并应当在2小时内报告至省（区、市）人民政府，紧急情况下可越级上报。

(4) 安全监管总局调度统计司实行24小时值班制度，接收全国矿山事故报告信息。

(5) 安全监管总局调度统计司接到重大（Ⅱ级）矿山事故灾难报告后，要立即报告安全监管总局分管领导并通报应急指挥中心。接到特别重大（Ⅰ级）矿山事故灾难报告后，要立即报告安全监管总局局长，通报应急指挥中心和领导小组成员单位。安全监管总局办公厅及时报告国务院办公厅。4.2 分级响应程序

根据事故灾难的可控性、严重程度和影响范围，将矿山事故分为特别重大事故（Ⅰ级）、重大事故（Ⅱ级）、较大事故（Ⅲ级）和一般事故（Ⅳ级）（见7.1响应分级标准）。事故发生后，发生事故的企业及其所在地政府立即启动应急预案，并根据事故等级及时上报。

发生Ⅰ级事故及险情，启动本预案及以下各级预案。Ⅱ级及以下应急响应行动的组织实施由省级人民政府决定。地方各级人民政府根据事故灾难或险情的严重程度启动相应的应急预案，超出本级应急救援处置能力时，及时报请上一级应急救援指挥机构启动上一级应急预案实施救援。

4.2.1 Ⅱ级事故应急响应

发生重大（Ⅱ级）矿山事故灾难时，省级人民政府立即启动应急预案，组织实施应急救援。

领导小组成员单位进入预备状态，做好如下应急准备：

(1) 调度统计司立即向领导小组组长和有关成员单位报告事故情况，领导小组主要成员到位；向事故发生地传达领导小组组长关于应急救援的指导意见。

(2) 应急指挥中心及时掌握事态发展和现场救援情况，及时向领导小组组长汇报。

(3) 应急指挥中心根据事故类别、事故地点和救援工作的需要，通知矿山应急救援专家组、国家级矿山救援基地、国家矿山医疗救护中心、矿山抢险排水站等单位做好应急救援准备。

(4) 根据需要派有关人员和专家赶赴事故现场指导救援工作。

4.2.2 Ⅰ级事故应急响应

发生特别重大（Ⅰ级）矿山事故灾难时，安全监管总局启动本预案，按下列程序和内容响应：

(1) 调度统计司接到事故报告后，立即报告领导小组组长并通知应急指挥中心。

(2) 根据领导小组组长指示，立即通知领导小组成员单位负责人到调度统计司集中。

(3) 调度统计司和应急指挥中心进一步了解事故情况，整理事故相关资料和图纸等，为领导小组决策提供基础资料。

(4) 领导小组研究、决策救援方案，确定委派现场工作组和救援专家组人选，各成员单位按照应急救援方案认真履行各自的职责。

(5) 根据救援工作的需要，协调调动国家级矿山救援基地的救援力量增援。对于矿井瓦斯煤尘事故、大型火灾事故，可调动国家级矿山救援基地的大型装备实施救灾；对于特大水灾或顶板事故，可调动矿山抢险排水站的大型排水设备和煤炭地质局的深孔钻机实施救灾。

(6) 根据受伤人员情况，协调调动国家级矿山医疗救护中心专家组奔赴现场，加强医疗救护的指导和救治。

(7) 及时向国务院上报事故和救援工作进展情况，并适时向媒体公布。

4.3 指挥和协调

(1) 矿山事故救援指挥遵循属地为主的原则，按照分级响应原则，当地人民政府负责人和有关部门及矿山企业有关人员组成现场应急救援指挥部，具体领导、指挥矿山事故现场应急救援工作。

(2) 企业成立事故现场救援组，由企业负责人、矿山救护队队长等组成现场救援组，矿长担任组长负责指挥救援。

(3) 安全监管总局统一协调、指挥特别重大事故（Ⅰ级）应急救援工作，主要内容是：

①指导、协调地方人民政府组织实施应急救援。

②协调、调动国家级矿山救援基地的救援力量，调配国家矿山应急救援资源。

③协调、调动安全监管总局矿山医疗救护中心的救护力量和医疗设备，加强指导救护、救助工作。

④派工作组赴现场指导矿山事故灾难应急救援工作。

⑤组织矿山应急救援专家组，为现场应急救援提供技术支持。

⑥及时向国务院报告事故及应急救援进展情况。

4.4　现场紧急处置

(1) 现场处置主要依靠地方政府及企业应急处置力量，事故发生后，事故单位和当地政府首先组织职工、群众开展自救、互救，并通知有关专业救援机构。

(2) 事故单位负责人要充分利用本单位和就近社会救援力量，立即组织实施事故的应急救援工作，组织本单位和就近医疗救护队伍抢救现场受伤人员。根据矿山事故的危害程度，及时报告当地政府，疏散、撤离可能受到事故波及的人员。

(3) 当地政府要迅速成立现场应急救援指挥部，制定事故的应急救援方案并组织实施，根据需要，及时修订救援方案。

(4) 当地救援力量不足时，现场应急救援指挥部应向上级矿山应急救援组织提出增援请求。

(5) 当地医疗机构的救护能力不足时，现场应急救援指挥部应向上级政府或上级矿山应急救援组织请求，调动外地的医学专家、医疗设备前往现场加强救护，或将伤者迅速转移到外地救治。

(6) 参加应急救援的队伍和人员在现场应急救援指挥部统一指挥、协调下，进行应急救援和处置工作。

(7) 当地政府、现场应急救援指挥部负责组织力量清除事故矿井周围和抢险通道上的障碍物。当地政府组织公安、武警、交通管理等部门开辟抢险救灾通道，保障应急救援队伍、物资、设备的畅通无阻。

(8) 根据事态发展变化情况，出现急剧恶化的特殊险情时，现场应急救援指挥部在充分考虑专家和有关方面意见的基础上，依法采取紧急处置措施。涉及跨省（区、市）、跨领域影响严重的紧急处置方案，由安全监管总局协调实施，影响特别严重的报国务院决定。

(9) 在矿山事故救援过程中，出现继续进行抢险救灾对救援人员的生命有直接威胁，极易造成事故扩大化，或没有办法实施救援，或没有继续实施救援的价值等情况时，经过矿山应急救援专家组充分论证，提出中止救援的意见，报现场应急救援指挥部决定。

4.5　救援人员的安全防护

在抢险救灾过程中，专业或辅助救援人员，根据矿山事故的类别、性质，要采取相应的安全防护措施。救援井工矿山事故必须由专业矿山救护队进行，严格控制进入灾区人员的数量。所有应急救援工作人员必须佩戴安全防护装备，才能进入事故救援区域实施应急救援工作。所有应急救援工作地点都要安排专人检测气体成分、风向和温度等，保证工作地点的安全。

4.6　信息发布

安全监管总局是矿山事故灾难信息的指定来源。安全监管总局负责矿山事故灾难信息对外发布工作。必要时，国务院新闻办派员参加事故现场应急救援指挥部工作，负责指导协调矿山事故灾难的对外报道工作。

4.7　应急结束

事故现场得以控制，环境符合有关标准，导致次生、衍生事故隐患消除后，经现场应急救援指挥部确认和批准，现场应急处置工作结束，应急救援队伍撤离现场。矿山事故灾难善后处置工作完成后，现场应急救援指挥部组织完成应急救援总结报告，报送安全监管总局和省（区、市）人民政府，省（区、市）人民政府宣布应急处置结束。

5 后期处置

5.1 善后处置

省（区、市）人民政府负责组织善后处置工作，包括遇难人员亲属的安置、补偿，征用物资补偿，救援费用的支付，灾后重建，污染物收集、清理与处理等事项。尽快恢复正常秩序，消除事故后果和影响，安抚受害和受影响人员，确保社会稳定。

应急救援工作结束后，参加救援的部门和单位应认真核对参加应急救援人数，清点救援装备、器材；核算救灾发生的费用，整理应急救援记录、图纸，写出救灾报告。

地方人民政府应认真分析事故原因，强化安全管理，制定防范措施。

矿山企业应深刻吸取事故教训，加强安全管理，加大安全投入，认真落实安全生产责任制，在恢复生产过程中制定安全措施，防止事故发生。

5.2 保险

事故灾难发生后，保险机构及时派员开展相关的保险受理和赔付工作。

5.3 工作总结与评估

应急响应结束后，地方人民政府应认真分析事故原因，制定防范措施，落实安全生产责任制，防止类似事故发生。

地方安全生产监督管理部门、煤矿安全监察机构或应急救援指挥机构负责收集、整理应急救援工作记录、方案、文件等资料，组织专家对应急救援过程和应急救援保障等工作进行总结和评估，提出改进意见和建议，并在应急响应结束一个月内，将总结评估报告报安全监管总局。

6 保障措施

6.1 通信与信息保障

有关人员和有关单位的联系方式保证能够随时取得联系，有关单位的调度值班电话保证 24 小时有人值守。

通过有线电话、移动电话、卫星、微波等通信手段，保证各有关方面的通讯联系畅通。

安全监管总局与各省（区、市）人民政府，省级安全生产监督管理部门，各级煤矿安全监察机构，省级矿山救援指挥中心，国家级矿山救援基地，国家矿山救援物资储备单位，矿山医疗救护中心建立畅通的应急救援指挥通信信息系统。

依托中国金属非金属矿山尾矿库安全技术中心安全技术信息系统，随时掌握全国尾矿库现场情况。

应急指挥中心负责建立、维护、更新有关应急救援机构、省级应急救援指挥机构、国家级矿山救援基地、矿山医疗救护中心、矿山应急救援专家组的通信联系数据库；负责建设、维护、更新矿山应急救援指挥系统、决策支持系统和相关保障系统。

各省（区、市）安全监督管理部门或省级煤矿安全监察机构负责本区域内有关机构和人员的通信保障，做到即时联系，信息畅通。矿山企业负责保障本单位应急通信、信息网络的畅通。

6.2 应急支援与保障

6.2.1 已有救援装备保障

（1）国家级矿山救援基地（煤矿）储备重点救援装备情况见附件。

（2）国家矿山排水设备储备单位及电话见附件。

（3）深孔钻机装备储备情况见附件。

（4）矿山企业负责局部通风机、导风筒、施工材料等必要救灾装备和物资的储备。

6.2.2　救援装备的储备

根据矿山事故灾难应急救援工作的需要和矿山救援新技术、新装备的开发应用，应建立必要的救援资源储备，包括具有较高技术含量的先进救灾装备、设施等，以提高国家应对复杂矿山事故的能力。

6.2.3　紧急征用救援装备

在应急救援中，储备的资源不能满足救灾需求，安全监管总局需要紧急征用国家及有关部门的救援装备时，涉及到的部门必须全力支持，积极配合，保证救灾的顺利进行。征用救援装备所需的费用，由当地政府和事故单位予以解决。

6.2.4　救援队伍保障

(1) 应急指挥中心负责协调全国矿山应急救援工作和救援队伍的组织管理。全国矿山救护队分布情况见附件。

(2) 省级矿山救援指挥中心负责组织、指导协调本行政区域矿山应急救援体系建设及矿山应急救援工作。

(3) 有矿山企业的县级以上地方各级人民政府应建立矿山应急组织。

(4) 矿山企业必须建立专职或兼职人员组成的矿山救援组织。不具备单独建立专业救援组织的小型矿山企业，除应建立兼职的救援组织外，还应与临近的专业救援组织签订救援协议，或者与临近的矿山企业联合建立专业救援组织。

(5) 国家级矿山救援基地在应急指挥中心的组织协调下，参加全国矿山重特大事故的应急救援工作。国家级矿山救援基地的主要救援区域及联系方式和分布示意图见附件。

(6) 各省（区、市）根据辖区内矿山分布及受自然灾害威胁程度，建立1～3个省级矿山救援基地，由省级矿山救援指挥中心组织、指导，参加矿山事故的应急救援工作。

(7) 矿山救援人员按隶属关系，由所在单位为矿山救援人员每年缴纳人身保险金，保障救援人员的切身利益。

6.2.5　交通运输保障

(1) 各地有关交通管理部门，对救援工作应大力支持。在应急响应时，利用现有的交通资源，协调铁道、民航、军队等系统提供交通支持，协调沿途有关地方人民政府提供交通警戒支持，以保证及时调运矿山事故灾难应急救援有关人员、队伍、装备、物资。

(2) 矿山救援和医疗救护车辆配用专用警灯、警笛，事故发生地省级人民政府组织对事故现场进行交通管制，开设应急救援特别通道，最大限度地赢得应急救援时间。

6.2.6　矿山救援医疗保障

(1) 安全监管总局矿山医疗救护中心负责指导全国矿山事故伤员的急救工作。设立安全监管总局矿山医疗救护专家组，为矿山事故应急救援提供医疗救护方面的技术支持。

(2) 各省（区、市）选择医疗条件较好的医疗单位，作为省级矿山医疗救护中心，指导、参加矿山事故中危重伤员的救治工作。

(3) 矿山企业建立矿山医疗救护站（或与企业所在地医院签订医疗救护协议），负责企业矿山事故伤员的医疗急救和矿山救援队伍医疗救护知识专项培训工作。

6.2.7　治安保障

由事故发生地省级人民政府组织事故现场治安警戒和治安管理，加强对重点地区、重点场所、重点人群、重要物资设备的防范保护，维持现场秩序，及时疏散群众。发动和组织群众，开展群防联防，协助做好治安工作。

6.2.8　经费保障

矿山企业应当做好事故应急救援必要的资金准备。安全生产事故灾难应急救援资金首先由事故责任单位承担，事故责任单位暂时无力承担的，由当地人民政府协调解决。国家处置矿山事故灾难所需资金按照《财政应急保障预案》的规定解决。

6.3 技术支持与保障

安全监管总局设立矿山应急救援专家组，为矿山事故应急救援提供技术支持。

省级地方人民政府矿山应急组织设立矿山应急救援专家组，为矿山事故应急救援提供技术支持。

依托有关院校和科研单位，开展事故预防和应急技术以及矿山救援技术设备的研究和开发。

6.4 宣传、培训和演习

6.4.1 公众信息交流

各级政府、各矿山企业要按规定向公众和员工说明矿山作业的危险性及发生事故可能造成的危害，广泛宣传应急救援有关法律法规和矿山事故预防、避险、避灾、自救、互救的常识。

6.4.2 培训

(1) 应急指挥中心负责全国矿山救护队的培训工作。矿山救护队要加强日常战备训练，并按规定对救护队组织培训，确保矿山应急救援队伍的战斗力。并及时对后备救援队伍进行培训。

(2) 实施矿长资格培训时必须进行矿山救援知识的培训。

各省（区、市）安全生产监督管理部门负责本辖区内矿山企业负责人应急救援知识的培训。

(3) 矿山企业负责组织本企业职工救援与自救、互救知识的培训。

6.4.3 演习

安全监管总局每年组织一次国家矿山应急救援指挥系统启动模拟演习。

地方人民政府矿山应急救援指挥机构每年要组织一次本辖区内救灾指挥系统启动模拟演习。

矿山企业要严格按规定每年至少组织一次矿井救灾演习。

6.5 监督检查

安全监管总局对矿山事故灾难应急预案实施的全过程进行监督和检查。

7 附则

7.1 响应分级标准

按照事故灾难的可控性、严重程度和影响范围，将矿山事故应急响应级别分为Ⅰ级（特别重大事故）响应、Ⅱ级（重大事故）响应、Ⅲ级（较大事故）响应、Ⅳ级（一般事故）响应等。

出现下列情况时启动Ⅰ级响应：造成或可能造成30人以上死亡，或造成100人以上中毒、重伤，或造成1亿元以上直接经济损失，或特别重大社会影响等。

出现下列情况时启动Ⅱ级响应：造成或可能造成10～29人死亡，或造成50～100人中毒、重伤，或造成5000～10000万元直接经济损失，或重大社会影响等。

出现下列情况时启动Ⅲ级响应：造成或可能造成3～9人死亡，或造成30～50人中毒、重伤，或直接经济损失较大、或较大社会影响等。

出现下列情况时启动Ⅳ级响应：造成或可能造成1～3人死亡，或造成30人以下中毒、重伤，或一定社会影响等。

7.2 预案管理与更新

省级安全生产应急救援指挥机构和有关应急保障单位，都要根据本预案和所承担的应急处置任务，制定相应的应急预案，报安全监管总局备案。

本预案所依据的法律法规、所涉及的机构和人员发生重大改变，或在执行中发现存在重大缺陷时，由安全监管总局及时组织修订。安全监管总局定期组织对本预案评审，并及时根据评审结论组织修订。

7.3 奖励与责任

（1）对在应急救援工作中有突出贡献的单位和个人由所在单位、上级管理部门、地方人民政府给予表彰和奖励。

（2）在应急救援工作中受伤、致残或者死亡的人员，按照国家有关规定给予医疗、抚恤。救援工作中为抢救人或国家财产英勇牺牲的，由所在单位上报政府主管部门，经地方人民政府批准后，追认为烈士。

（3）对不服从指挥部调遣、临阵脱逃、谎报情况的人员，按照有关规定给予行政处分或经济处罚，构成犯罪的，依法追究其刑事责任。

7.4 预案解释部门

本预案由安全监管总局负责解释。

7.5 预案实施时间

本预案自发布之日起施行。

8 附件（略）

国家安全生产监督管理总局
二〇〇六年十月

后 记

编著《瓦斯爆炸伤害学》一书曾是我国煤炭系统从事创伤救治老一辈医学专家梦寐以求的愿望。但鉴于以下两个原因致使这一良好的夙愿年久不能实现：一是煤炭系统一线医护人员虽然具有丰富的临床经验，但要编写成著作出版不仅时间有限，而且将临床经验上升为理论也是很不容易的；二是河北联合大学的学者们虽然具备一定的理论基础，编写著作也是强项，但却缺乏瓦斯爆炸伤害救治的临床经验。近年来，国家安全生产监督管理总局应急救援模式的改变，使河北联合大学创伤外科学者与矿山创伤救治专家得以联手共事，在重大矿山事故医疗救援、救治过程中，用理论指导临床实践，反过来又将临床实践经验上升为理论，使瓦斯爆炸伤害的救治水平提高到了一个新水平。

为了完成前辈的夙愿和时代负于的责任，由河北联合大学与晋城煤业集团总医院联手合作，组成编写委员会，历经3年多的辛苦劳作，终于完成了《瓦斯爆炸伤害学》的编撰工作，并被列入“十二五”国家重点图书，以此可以告慰前辈们的在天之灵：放心吧，你们的遗愿实现了！

作为主审的我们，在编撰和审阅过程中也曾多次遇到过盲点和误区，欣慰的是在王正国院士、岳茂兴教授等的指导下，终于走出来了。当然对于我们个人而言，能够在步入老年之际完成这样一种有意义的工作，自然有一份欣喜在其中。不过，对于学者来说，恐怕很快就要开始新的工作了，这是一种职业的注定。

囿于学识，不足之处，请同道们指正。

程爱国　李世波